中医诊治肌无力疾病的基础与临床

刘小斌　陈凯佳　主　编

U0289451

全国百佳图书出版单位

中国中医药出版社

·北京·

图书在版编目（CIP）数据

中医诊治肌无力疾病的基础与临床 / 刘小斌，陈凯佳主编. -- 北京：中国中医药出版社，2024. 12.

ISBN 978-7-5132-9056-2

Ⅰ. R277.761

中国国家版本馆 CIP 数据核字第 2024V11H51 号

中国中医药出版社出版

北京经济技术开发区科创十三街 31 号院二区 8 号楼

邮政编码　100176

传真　010-64405721

北京盛通印刷股份有限公司印刷

各地新华书店经销

开本 880×1230　1/32　印张 17.25　彩插 0.5　字数 475 千字

2024 年 12 月第 1 版　2024 年 12 月第 1 次印刷

书号　ISBN 978 – 7 – 5132 – 9056 – 2

定价　75.00 元

网址　www.cptcm.com

服 务 热 线　010-64405510

购 书 热 线　010-89535836

维 权 打 假　010-64405753

微信服务号　zgzyycbs

微商城网址　https://kdt.im/LIdUGr

官 方 微 博　http://e.weibo.com/cptcm

天猫旗舰店网址　https://zgzyycbs.tmall.com

如有印装质量问题请与本社出版部联系（010-64405510）

本书获以下项目资助

第七批全国老中医药专家学术经验继承工作项目（国中医药人教函〔2022〕76号）

第五批全国中医临床优秀人才研修项目（国中医药人教函〔2022〕239号）

刘小斌省名医传承工作室建设项目（粤中医办函〔2023〕108号）

《中医诊治肌无力疾病的基础与临床》
编 委 会

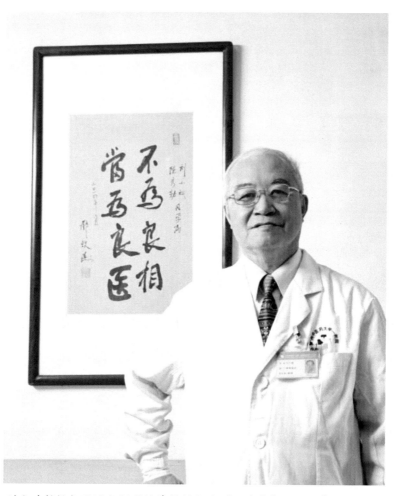

刘小斌教授与国医大师邓铁涛教授题字"不为良相，当为良医"合影

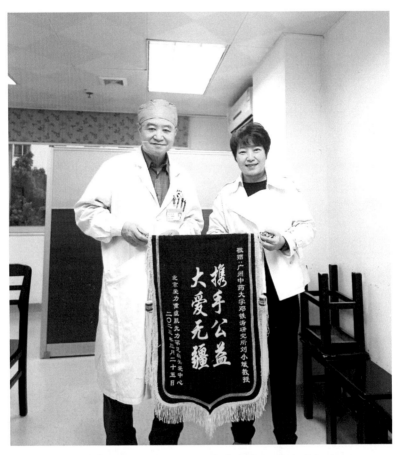

北京爱力重症肌无力罕见病关爱中心赠送刘小斌
"携手公益，大爱无疆"锦旗

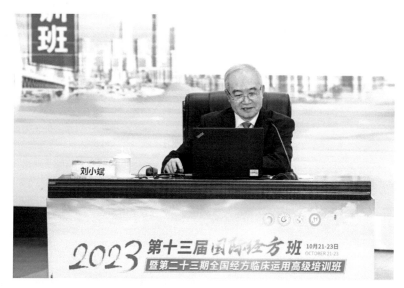

刘小斌应邀参加第十三届国际经方班作主题报告（重庆）

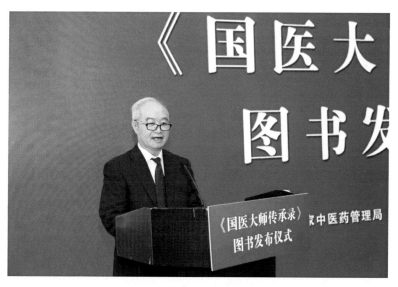

刘小斌作为国医大师传承人代表参加《国医大师传承录》
图书发布仪式（北京）

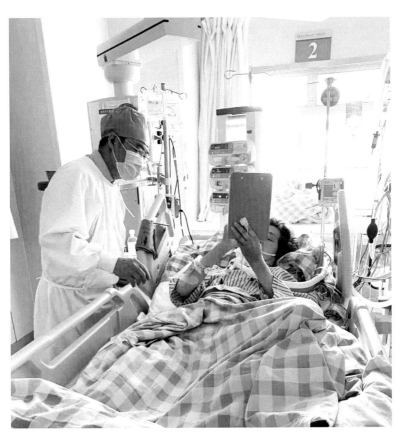

刘小斌救治患者

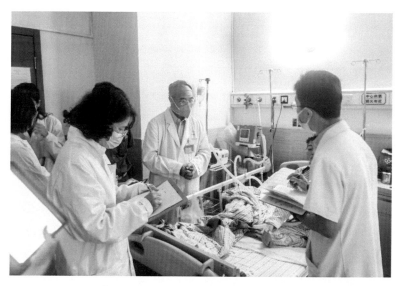

刘小斌临床带教国家中医药管理局第七批全国老中医药专家
学术经验继承工作继承人（陈凯佳、江其龙）

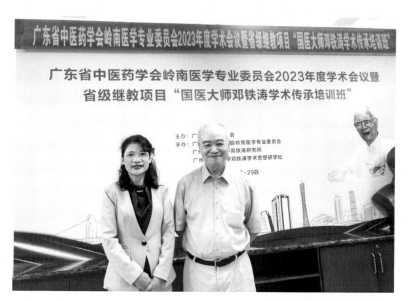

刘小斌与陈凯佳在"国医大师邓铁涛学术传承培训班"上的合影

邱　序

　　中医药事业的发展，离不开中医药人才的培养；名老中医学术经验的继承与创新，是中医药人才培养的关键环节。国医大师邓铁涛教授（以下尊称"邓老"）曾经强调："中医的生命力在临床。"刘小斌教授是全国老中医药专家学术经验继承工作指导老师、广东省名中医，是邓老的学术继承人。《中医诊治肌无力疾病的基础与临床》一书是刘小斌教授学术经验的总结与提炼，其出版与发行，是名老中医学术经验的传承与创新以著作为载体进行表达的重要展现形式。

　　岭南名医刘小斌教授与余相交相知 40 余年，其深厚的医学造诣、独特的诊疗方法，使其成为当今中医界诊治肌无力疾病的知名学者。同时，他还是岭南医学研究的资深专家，他的学术思想和临床经验，不仅为无数患者带来了福音，还为中医药事业的发展作出了卓越贡献。

　　本书共分为八章。内容涉及重症肌无力、肌萎缩侧索硬化、进行性肌营养不良、多发性肌炎皮肌炎、多发性硬化、吉兰－巴雷综合征和慢性炎症性脱髓鞘性多发性神经病、周期性麻痹、眼睑痉挛（梅热综合征）、脊髓延髓性肌萎缩（肯尼迪病）、糖原贮积病Ⅱ型、腓骨肌萎缩症、多系统萎缩、线粒体肌病等肌无力相关临床罕见、疑难病。余细读之，认为本书有以下几个特点：

　　一是学术的传承性。肌无力疾病大多属于中医学"痿证"

范畴。邓老在20世纪80年代即开始运用五脏相关理论诊治重症肌无力等神经肌肉疾病，在全国处于领先地位，影响深远。刘小斌教授作为邓老的代表性传承人，跟师40余年，掌握了邓老学术的精华并传承。本书对主要肌无力疾病，均设专节对邓铁涛师承团队辨治该病的学术主张及临床体会进行论述，书中案例部分由刘小斌教授学术传承人参与整理，凸显了邓老学术的一脉相承。

二是学术的创新性。有传承才有创新。中医的创新性很多时候体现在先深挖经典，再临床实践，用经典指导临床的过程中。书中辨章学术，考镜源流，如对重症肌无力的不同症状分别进行源流梳理，古说参证，细辨证候、病因、病机、治法，并广纳诸家学说，兼容并蓄，显示了深厚的学术底蕴和开放包容的学术作风。治疗上，本书结合西医学知识，中西医融合，西药中用，执两用中，凸显了学术的创新性。

三是临床的真实性。刘小斌教授躬身临床50余年，诊治重症肌无力患者过万，积累了丰富的临床经验。书中列举的典型临床案例，均为一手临床资料，部分附有图片与原始检测数据，弥足珍贵。通过对诊疗过程和治疗效果的展示，能让读者更为直观地了解这位名医的诊疗风格和临床经验，字里行间显示出的医患交流情况更体现了医者的仁心仁术。

肌无力是一类临床罕见疾病，患者常感到肌肉疲劳、无力，甚至无法进行日常生活活动。这种疾病给患者及其家庭带来了巨大的困扰和痛苦，故刘教授将自己的临床经验进行总结和整理，编成《中医诊治肌无力疾病的基础与临床》一书，希望能为饱受肌无力疾病困扰的患者及其家属提供帮助。

国家中医药管理局第七批全国老中医药专家学术经验继承工作继承人、第五批全国中医临床优秀人才陈凯佳教授送来此书稿，邀余作序。本书既是中医学术的守正创新，又可以帮助更多的患者获得有效的治疗。希望通过本书的出版，能够激发更多人对肌无力疾病的关注和研究热情。乐为之序！

邱健行

2023 年 11 月 17 日

（邱健行，教授，博士研究生导师，第九届全国人民代表大会代表、主席团成员，全国名中医，广东省名中医，全国老中医药专家学术经验继承工作指导老师。）

前　言

在"第七批全国老中医药专家学术经验继承工作指导老师及继承人名单的通知""第五批全国中医临床优秀人才研修项目（国中医药人教函〔2022〕239号）"陆续发布的背景下，开展师带徒工作，整理随诊医案成为传承发扬中医诊治肌无力疾病学术经验的重要一环。本书所述之肌无力疾病，大部分为张抒扬主编《罕见病诊疗指南》，以及国家卫生健康委员会等6部门联合制定的《第二批罕见病目录》（2023年9月发布）所列病种范畴。本书所列肌无力疾病医案均为笔者及团队的一手临床资料。能成此书，在此要特别感谢我的导师国医大师邓铁涛教授。

笔者自1979年考取邓老研究生后，乃有机会跟随邓老上门诊、查房、会诊、抄方。正是在跟随邓老学习的这40年，才让我有机会参与以重症肌无力为主的神经肌肉疾病的诊治工作，满满的充实感、获得感、认知感，让我深深体会到跟名师、重临床、读经典的重要性。此乃人生之大幸。邓老矢志岐黄八十载，以其精湛医术活人无算，救治危重病患者不知凡几。一代名医流芳百世，一代名师教泽流长。邓老常说"恫瘝在抱"，就是要把患者的疾苦当作自己的病痛放在心上。硕德难量，高山仰止，景行行止，虽不能至，然心向往之。吾辈学生弟子，虽然不能达到像邓老那样至高至上的思想境界，但仍然努力向往，薪火相传，延续邓老的学术精华。

1987 年，邓老正式在广州中医药大学第一附属医院开设重症肌无力专科，构筑学术平台，诊治患者，培育人才，影响力辐射全国，来自全世界各地的重症肌无力患者至今已上万。从诊治重症肌无力开始，笔者陆续接诊了本书所介绍的肌萎缩侧索硬化、进行性肌营养不良等疑难、罕见的肌肉疾病。由于它们都有肌肉无力或肌肉萎缩的临床表现，在进行病因病机、证候分析、诊断、鉴别诊断及临床用药的过程中，笔者经常以邓老验方强肌健力饮为基础方，异病同治或同病异治，逐步领会到邓老提出的五脏相关理论学说对于神经肌肉疾病诊治的指导意义。如在新型冠状病毒感染疫情期间，有大量肌肉疾病患者因肺部感染入院。新型冠状病毒感染病位在肺，但病毒在攻击人体免疫系统的同时也涉及其他脏器，故需要同病异治。中医五脏相关理论学说在解释临床危急重症及疑难病症方面有它的普适性。

邓老题词"中医之道在传承"。本书的另一主编陈凯佳教授是我的学术经验继承人，同时也是经严格考核遴选的第五批全国中医临床优秀人才。本书能够出版，亦得到了第五批全国中医临床优秀人才研修项目的资助。本书收录的医案多来自笔者侍诊邓老时的记录或后来笔者临证主诊的临床实录，由第七批全国名老中医药专家学术经验继承工作继承人陈凯佳、江其龙，以及医院"师带徒"弟子黄子天、晏显妮临床收录整理。数十年的临床实践，给予笔者最大安慰的是，经抢救治疗的许多患者接受了中医药的诊治理念。中医学术理论需要大量临床医案印证、凝练、提高，才能造福广大患者。这也是笔者撰写本书的一些小小体会。

关于本书的特点。一是对肌无力的认识，中医学将其归属于"痿证"范畴，也可谓"肌病"。它的定义是肢体的皮、肉、筋、骨、脉受到外邪浸淫，或因五脏内伤而失养引起的，以筋脉弛缓、软弱或萎缩无力、不能随意运动为特征的一种难治病。本病可突然而发，但更常见的是缓慢形成，轻者肢软无力，重者四肢痿废不用，并发吞咽、呼吸困难，生活不能自理，甚至五脏衰竭，危及生命。对于该类慢性、虚损性、消耗性、个别致死性的神经肌肉疾病，中医病证分类与代码是"痿证类病（A07.07.）"（2023 年 6 月前称为"痿病类证"，2023 年 6 月后改为"痿证类病"）。笔者理解痿证，可以将其归类于疑难病、罕见病、危重病范畴；类病，类五脏相关之病。有的患者突然晕厥，意识丧失，神明失守卒中，病位在脑、在心；四肢无力，肌肉萎缩，病位在脾；肢体强直，肌肉颤动，病位在肝；脑为髓海，肾主髓，病位在肾；呼吸无力，需要呼吸机辅助呼吸，病位在肺。邓老五脏相关理论是指导痿证类病诊治用药的理论依据与学术源泉。类病还包括各种兼夹证，如兼夹痰瘀证、急性虚证（西医谓"炎症风暴"）、慢性虚损证、地域湿热证等。故笔者对该类痿证的中医诊断多冠以"痿证类病"之名，然后分型分类诊治。这种命名方法符合中西医融合方向，即诊断为中医痿证，但又包含了西医学多种神经肌肉疾病与罕见病。

二是笔者近读仝小林院士提出的"新病机十九条"，其中提到"诸颤瘫痿，腰脊难挺，皆属于髓"，觉得是对《素问·卷第十二》中风、痹、痿、厥四个病证合为一卷的最好诠释。古人早已对与痿证证候相似的中风、痹证、厥证有所认识，《黄帝内经》中论述这 4 种病证篇章的排列顺序为《风论篇第四十二》《痹论篇第四十三》《痿论篇第四十四》《厥论篇第四十五》，4 篇合而成为"卷第十二"。仝小林提出的"诸颤瘫痿，腰脊难挺，皆属于髓"符合临床所见。脑为髓海，与痿证类病相对应的西医学疾病的确多与脊髓、脑髓有关，如肌萎缩侧索硬化、慢性炎症性脱髓鞘性多发性神经病、脊髓延髓性肌萎缩、多系统萎缩等，临床可以见到"诸颤瘫痿，腰脊难挺"，即肢体肌肉震颤，瘫痪难行，躯干腰脊畸形，难以挺直的痿证类病，尤其是脑脱髓鞘免疫谱系病变，证候尤其复杂。又如重症肌无力抗 MuSK（骨骼肌受体酪氨酸激酶）抗体阳性患者以延髓支配的肌肉如颈肌、吞咽肌及呼吸肌受累为主，病机皆属于髓，尤为难治。

三是部分痿证还有遗传性、异质性的特点，需要进行基因检测才能确诊。中医学早已认识到该类痿证具有遗传性，古说参证，临床中可借助禀赋理论、体质学说进行论治。《类经》云："夫禀赋为胎元之本，精气之受于父母者是也。"《圣济经》云："其禀赋也，体有刚柔，脉有强弱，气有多寡，血有盛衰，皆一定而不易也。"《幼科发挥》曰："夫男女之生，受气于父，成形于母。故父母强者，生子亦强；父母弱者，生子亦弱。所以肥瘦、长短、大小、妍媸，皆肖父母也。"故人生堕地，禀赋即定。目前研究认为，许多遗传性、异质性疾病没有根治方法，如肌营养不良、腓骨肌萎缩症、努南综合征等，或虽有药治，但药价昂贵，无法久用。因此，《医源·先天后天说》："降生之初，有清浊厚薄之不同，则有生以后，亦遂有强弱寿夭之不齐。此皆非药石所能治，而其所可调养补益者，则惟后天之形质耳。至于先天，何由致力哉？然先天者，后天之主宰也，后天者，先天之宅宇也。后天损坏而先天亦从之去矣，譬之屋宇损废，而人犹能安其宅乎？故培养后天，亦正所以防卫先天也。"

基于上述三点认识，笔者临证首先辨病名、病位以明确诊断。痿证类病，有病种、病位不同，有以一方而治之者。痿证病位有阴阳、脏腑、经络、气血差异，"痿证类病"可以更好地诠释痿证各类证候的成因，而成痿以后，在临床中要抓住脾肾虚损、肝血不足的核心关键，治以健脾补肾柔肝、填精益髓养血，随症加减治之，可以取得阶段性疗效。这是笔者对邓老强肌健力系列治疗痿证理论的进一步认识。

其次辨病势，辨兼夹证。所谓病势，指痿证如全身型重症肌无力病情的临床发展趋势，尤其是危象前的状态及危象发生处理。如 MGFA Ⅳa 型（重度全身型）肌无力危象前状态，症状快速恶化，可能在短期（数日至数周）发生危象。又如抗MuSK 抗体阳性患者，气管插管 MGFA Ⅴ型、装置胃管就诊的患者，儿童重症肌无力发热、吞咽困难患者，临床症状有可能迅速恶化，并出现危及生命的迹象，需要我们做出正确判断及处理，此谓辨病势。邓老说疑难病、危重病多兼夹证，如肺部感染、胸腺增生肿瘤、桥本甲状腺炎就是重症肌无力最常见的兼夹证。处理好兼夹证，原发病可得到有效缓解。

最后学习新知识，寻找科学证据诠释痿证的中医机制与疗效依据。例如，一全身型重症肌无力患者的 AChR-Ab（乙酰胆碱自身抗体）57.80nmol/L（参考范围 < 0.45nmol/L），经中药治疗后，其 AChR-Ab 下降为 24.84nmol/L，中医药的治疗降低了患者 AChR-Ab 水平可能是临床疗效好转的机制。又如，对中医辨证为肺脾肾虚，西医诊断为呼吸肌极度疲劳，无法维持正常呼吸功能，需要使用呼吸机辅助呼吸，且吞咽困难装置胃管的 42 例患者，将其血清送往香港中文大学进行血清蛋白质组学测试。实验研究发现，这些血清中有 19 条变化异常的肽及分属 6 种不同的蛋白。比较治疗前后患者的血清，发现有 7 条肽的表达量在治疗后发生了变化。其中，α-纤维蛋白原前体蛋白的片段 m/z1020.516 和补体 C3f 的片段 m/z1865.019、2021.128 在治疗后表达升高。这可能是中医药治疗肺脾肾虚型重症肌无力有效的微观物质基础之一。随着科技发展，基因检测技术不断应用于临床，本书案例也力求临床诊断与基因检测结果一致。

　　笔者编写此书，主要参考了我国著名中西医结合专家陈可冀院士主编的《实用中西医结合内科学》，孙怡、杨任民、韩景献教授主编的《实用中西医结合神经病学》。这两部现代医学巨著对笔者很有启发。同时，笔者也拜读了国医大师李济仁教授主编的《痿病通论》，以及《张静生教授辨治重症肌无力思想》。大师们对痿证很有研究，在中医学术源流、文献整理、临床治疗、专病专方、理论探讨等方面做了许多工作，给笔者编写是书提供了有益的启示。黄坤强编著的《重症肌无力》说理清楚，简明扼要，既通俗易懂，又体现了学术水平，启发了笔者思路。还有远在云南边陲的文山州中医医院李广文教授撰写的《中医痿病辨治心悟》，造福各地患者，也为笔者带来很多思考。李济仁教授、仝小林院士编著的《痹证痿病通论》给读者留下了一代名医的宝贵学术经验，以及对痹证、痿证的研究方法与思路。此外，本书的编写还参阅 2008 年中华中医药学会发布的《中医内科常见病诊疗指南：西医疾病部分》及 2019 年中华中医药学会发布的《中医内科临床诊疗指南：重症肌无力》。

　　本书的许多资料来自笔者的患者。笔者在为患者治病的过程中，同时得到了他们的帮助，不少患者主动给笔者提供资料，客观地反映了服药后的身体变化及症状改善的情况，配合拍摄、录制医疗教学图像资料。他们患上了难治之病证，无论是生理上还是心理上都是非常痛苦的。一旦罹患神经肌肉疾病，意味着身体某部分的生理功能下降或者丧失，运动能力低下，会严重影响生活质量甚至对生命造成危害，患者及其家属岂能不忧心？在这种情况下，他们为了使以后得病的患者能够有更好的诊疗方案，主动给我们提供医教研材料。这就是患者们默默无闻的奉献。邓老常说"患者是我们的好老师"，洵非虚言。

古语有云：医乃仁术。《备急千金要方》又云："人命至重，有贵千金，一方济之，德逾于此。"时代虽然变迁，但笔者认为，中医学这一优秀传统文化，仍然需要大力继承发扬。宣传科学，反对迷信，普及卫生保健知识，提高民族素质，也是仁术的一方面。笔者曾于20余年前出版《常见肌肉疾病中西医诊疗与调养》一书，十分畅销。虽然它只是一本科普读物，但丝毫没有因此而影响它的学术水平。书中既有西医的明确疾病诊断，又有中医认知的理法方药，还有中西医结合的治病方法，若读者能略领其中之一二，相信会有所受益，此为笔者之所望。现应广大读者要求，才使笔者有机会撰写《中医诊治肌无力疾病的基础与临床》一书。是书之所成，首先要感谢邓老的言传身教，把我培养成有一技之长之人；其次要感谢我院胸外科王继勇主任果敢抢救许多危重症患者及提供手术胸腺瘤原始资料；再次要感谢李俊院长实现了邓老的遗愿，成立肌病科；最后要感谢杨晓军主任，作为肌病科负责人给予的大力支持。笔者在此完稿之际，时年72岁，心里甚感快慰。有句流行语说："一个人一生应该种一棵树，写一本书。"培养徒弟就是植树，十年树木，百年树人，期待他们早日成才，患者可以找到好医生；写一本书，总结行医历程，记述治病之得失，亦可裨益于患者，或为后来研究者提供借鉴。

刘小斌

2023 年 12 月 21 日

目　录

第一章　重症肌无力

重症肌无力（myasthenia gravis, MG）是一种由神经肌肉接头处传递功能障碍所引起的自身免疫性疾病。其主要特征为受累肌肉极易疲劳，经休息后可部分恢复。患者全身肌肉均可受累，轻则上睑下垂，复视或斜视，眼球转动不灵；重则四肢无力，全身疲倦，颈软头倾，吞咽困难，饮水反呛，咀嚼乏力，呼吸气短，构音不清，生活不能自理，甚至呼吸困难，发生危象。

据北京协和医院神经科许贤豪教授主编的《现代内科学》（1998 年版）记录的统计数据，重症肌无力的发病率为（8～20）/10 万，患病率为 5/1 万。按 14 亿人口计算，我国患此疾病的人数在 70 万以上。而根据《中国重症肌无力诊断和治疗指南（2020 版）》公布的资料，我国重症肌无力的发病率约为 0.68/10 万，女性发病率略高；住院死亡率为 14.69‰，主要死亡原因包括呼吸衰竭、肺部感染等。国家卫生健康委员会等五部门已把成人全身型重症肌无力列为罕见病。若该病治疗不及时，则会使患者劳动力丧失，甚至危及生命，给其家庭和社会带来种种问题和困难。

重症肌无力是世界公认的难治病症，服药治疗时间长，患者及其家属就诊时往往会向医生咨询较多的问题。中医学虽无重症肌无力的病名，但从重症肌无力的病理机制和临床表现来看，其应属中医学的"虚损证"。根据邓老提出的脾胃虚损、五脏相关理论，指导重症肌无力治疗全过程，可取得良好效果。笔者在总结邓老的经验基础上，综合有关文献，并结合多年临床工作实践，谈谈重症肌无力的中西医诊疗与调理。

第一节　西医学对重症肌无力的认识

对于重症肌无力，读者往往不像对高血压、冠心病、慢性胃炎、慢性肝炎等疾病那样了解。但实际上，人类对重症肌无力的认识已有300余年的历史。笔者曾拜读刘卫彬教授主编的《重症肌无力》一书，该书第一章"重症肌无力的历史回顾"由哈尔滨医科大学第二附属医院付锦教授撰写，内容资料及图像非常丰富，更加深了笔者对于重症肌无力一病的理解。因此，在谈述重症肌无力诊疗之前，简单回顾一下重症肌无力研究的历史，对大家是有帮助的。

一、重症肌无力研究的历史回顾及发展现状

早在1672年，英国学者托马斯·威廉斯（Thomas Willis）首先描述了骨骼肌极易疲劳和休息后症状减轻的典型病例。1877年，英国内科医师对1例有上述症状的死者进行了尸体解剖，结果无异常发现。同年，有医师描述此病为肌肉易于疲劳之病症。1887年，德国奥本海姆（Oppenheim）认为，此病是一种找不到病理损害的慢性进行性延髓麻痹症，其以延髓神经支配范围内的肌肉受累最多。1893年，波兰戈德芙拉姆（Goldflam）指出，该病不是肌肉麻痹而是肌肉疲劳。1895年，德国乔利（Jolly）根据该病之症状特点，首先注意到间接刺激肌肉后其抽搐张力降低，并把该病正式命名为"重症肌无力"。从重症肌无力命名的历史来看，可以了解到其英文名字本身"myasthenia gravis"也是个外来语。"mys"是希腊语，指"肌肉"，"asthenia"有"软弱、衰弱、无力"之义；"gravis"是拉丁语，译为"严重的"。即其原意为"严重的肌肉无力"，又译为"重性肌无力"。

1900年，坎贝尔（Campbell）等详细描述了60例重症肌无

力的临床表现。随着临床报道样本量逐渐增大，医学家们对该病有了更深入的了解。1912 年，在斯塔尔（Starr）描述了 250 例重症肌无力的临床特点后，该病的临床表现基本确立下来。其后，重症肌无力病名在欧美各国得到广泛承认。据当时的医学文献记载，该病属于一种罕见疾病。这是人类对重症肌无力认识的最初阶段，人们开始逐步认识了重症肌无力的临床表现。

20 世纪初，欧美医学界已经认识到重症肌无力是神经肌肉接头传递障碍所致，并与胸腺有联系，但当时尚无特效药剂治疗，病死率很高。1901 年，拉克（Laquer）报道重症肌无力患者有胸腺异常。1934 年，在英国伦敦郊区医院，玛丽·沃克（Mary Walker）有关毒扁豆素试验的成功，让人们发现了抗胆碱酯酶制剂治疗重症肌无力的有效性。这类药物起效迅速，能短暂缓解症状，使类似药物用于此病的诊断治疗，但当时误认为本病病变部位在神经肌肉接头处突触前膜。

国内方面，最早公开发表论文报道重症肌无力的学者是许英魁。他在英文版《中华医学杂志》1937 年第 51 卷中报道了 1 例重症肌无力病例；其后，北京协和医院眼科劳远琇，在《中华眼科杂志》1951 年创刊号中发表了《重症肌无力之眼症》一文；浙江省立金华医院毛应骧，在《中华神经精神科杂志》1955 年第 1 期发表了《重症肌无力》一文；上海第一医学院张逢春，在《中华神经精神科杂志》1958 年第 4 期发表了《重症肌无力 51 例报告》一文。这些都是 20 世纪 50 年代有影响力的学术文献。当时医学界认为，重症肌无力是比较罕见的疾病，新斯的明试验是诊断该病最可靠的方法。临床医师也逐渐注意到重症肌无力。因此，该病的病例报道也较过去大为增多。

1960 年，辛普森（Simpson）和纳斯奇克（Nastuk）几乎同时提出了重症肌无力可能是一种自身免疫性疾病的假说。此后不久，这种假说即得到了实验室和临床的支持，类固醇免疫抑制剂开始在临床上应用于重症肌无力的治疗，并且取得疗效。自身免疫说是人类认识重症肌无力疾病本质的一大发现。我国对重症肌无力的命名也有相似的含义，即指后天获得性，以神经肌肉接头处突触后膜乙酰胆碱受体为靶子的自身免疫性疾病。本病实应名为获得性自身免疫性重症肌无力，正式命名为重症肌无力。

1971年，米乐迪（Miledi）等用亲和层析柱成功地从美洲电鳗中纯化了乙酰胆碱受体。1973年，帕特里克（Partrick）等用纯化了的电鳗乙酰胆碱受体反复接种家兔，制成了实验重症肌无力动物模型。1975年，列侬（Lennon）等又制成了大白鼠和豚鼠的重症肌无力模型，从而肯定了乙酰胆碱作为自身抗原在重症肌无力中的发病学地位。这就是说，直至20世纪70年代末，医学界才逐渐真正阐明其自身免疫的本质，其病变部位在神经肌肉接头处突触后膜（注：过去误认为是在突触前膜）上的乙酰胆碱受体。

20世纪80年代后，国内学者也开展了这方面的研究并取得成果。北京协和医院神经科许贤豪教授、第二军医大学第一附属医院神经科涂来慧教授、青岛医学院附属医院神经科丛志强教授等，在《中华神经精神科杂志》上发表了一系列研究重症肌无力的学术论文。上海华山医院吕传真教授1987年编著出版了《骨骼肌疾病》，并在《实用内科学》（1983年第7版、1993年第9版）中负责撰写重症肌无力相关内容。孙怡教授主编《实用中西医结合神经病学》（1999年版），并负责撰写重症肌无力相关内容。

上述学者的论著，反映了西医学对该病研究的发展趋势，比较认同重症肌无力是一种由自身免疫病变而导致的突触后膜的病变，它的抗原就是自身的乙酰胆碱受体。或者说，重症肌无力是累及神经肌肉接头处突触后膜上乙酰胆碱受体的自身免疫性疾病，由于神经肌肉接头处的安全系数降低而致骨骼肌易疲劳。

21世纪以来，有关重症肌无力的专著不断出现，医学界对重症肌无力的病因病理、诊断治疗的认识不断深入。2006年，吴以岭、陈金亮教授主编《重症肌无力》出版。2009年，郑州大学第二附属医院心胸外科张清勇、张振香、郑蔚主编《重症肌无力临床医学与护理研究》出版。2010 年，涂来慧教授主编《重症肌无力》出版。2014 年，广州中山大学附属第一医院神经科刘卫彬教授主编《重症肌无力》出版。2017 年，温州医科大学第一附属医院的张旭教授翻译出版了卡明斯基（Henry J.Kaminski）所著《重症肌无力与相关疾病》。

2005 年至 2010 年，国内重症肌无力危象死亡率为 18%～30%。如华中科技大学同济医院主办的《内科急危重症杂志》2005 年第 3 期报道了 176 例重症肌无力危象患者，死亡率为 18.75%。中国免疫学会神经免疫分会《中国重症肌无力诊断和治疗指南（2015 版）》提出：在广泛使用免疫抑制药物治疗之前，重症肌无力的病死率高达 30%，而随着机械通气、重症监护技术及免疫抑制剂广泛应用于 MG 的治疗，目前病死率（直接死于重症肌无力及其并发症的比例）已降至 5% 以下。

从 2012 年起，免疫抑制药物及抗排斥药物广泛使用于重症肌无力治疗，如硫唑嘌呤、环孢霉素 A、吗替麦考酚酯、甲氨蝶呤、环磷酰胺、他克莫司等，尤其是他克莫司被广泛使用。目前公认的治疗方法有 6 种：①使用抗胆碱酯酶药物如新斯的明、溴吡斯的明等；②使用激素及免疫抑制剂，如泼尼松、地塞米松、甲泼尼龙、硫唑嘌呤、他克莫司等；③施行胸腺切除手术；④进行血浆置换；⑤使用静脉注射用丙种球蛋白；⑥胸腺放射治疗。但上述疗法的效果仍不够满意，存在服药治疗时间长、不良反应多、复发率高、医疗成本高等难题。

近年来，重症肌无力的诊疗取得了众多进展，积累了更多循证医学证据。为此，中国免疫学会神经免疫分会基于近 5 年国内外文献中的最新证据，参考相关国际指南，在对《中国重症肌无力诊断和治疗指南（2015 版）》更新修订的基础上编写了 2020 版新指南。新指南采用美国重症肌无力基金会（Myasthenia Gravis Foundation of America，MGFA）临床分型，替代临床沿用了 40

多年的 Osserman 分型，旨在对疾病严重程度进行量化评估；提出重症肌无力亚组分类，指导精准化治疗；对治疗目标进行了定义；提出针对胸腺切除、利妥昔单抗、依库珠单抗等生物制剂的应用。

二、重症肌无力的生理病理

（一）神经肌肉接头的生理功能

正常人体的运动系统，是由骨、骨连结、肌肉（骨骼肌）三部分组成，肌肉附着在骨上，并且跨过骨连结（可动的关节），在神经系统的支配下产生运动。运动系统的肌肉属于骨骼肌，骨骼肌具有收缩性，是运动系统的动力，人体的每一个动作，都是在神经系统的支配下，由肌群即多块肌肉的协作而共同完成的。

如上所述，人体骨骼肌的运动由神经支配，一个神经冲动自大脑运动皮层发出，经过神经传递而到达肌肉，在神经肌肉接头处有一种特殊的结构以保证冲动能迅速有效地由神经传导至骨骼肌纤维。一个运动神经元到达肌肉之前，可分出数十个至数千个分支，分别与肌纤维的肌膜紧密联结，构成突触前膜与突触后膜。突触前膜内有许多小泡，小泡内含有一种重要的神经递质叫乙酰胆碱，突触后膜则形成许多皱褶和凹陷，其隆起部布满了乙酰胆碱受体。

在正常情况下，当神经冲动抵达运动神经纤维末梢时，末梢释放乙酰胆碱，经突触间隙作用于突触后膜的乙酰胆碱受体上，即突触前膜小泡中的乙酰胆碱释放，与突触后膜上的乙酰胆碱受体相结合，引起突触后膜对钾、钠、钙离子通透性的改变。钠离子向细胞内转移产生肌细胞膜的去极化并形成终极电位，此终极电位沿肌膜向邻近扩散和传导，产生动作电位，使肌纤维兴奋即肌肉收缩。当神经兴奋终止后，乙酰胆碱很快被突触后膜上的胆碱酯酶水解而清除。

神经末梢的冲动传递，是靠神经末梢释放某种化学物质来实现的。这里有两个医学名词，一个是乙酰胆碱，一个是胆碱酯酶，它们是维持神经与肌肉接头之间正常生理功能活动的一对化学物质，也称介质或递质。乙酰胆碱是作用物，传递神经冲动，产生动作电位；而胆碱酯酶是对抗物，水解乙酰胆碱，将其清除。这就是说，神经纤维末梢释放的乙酰胆碱在作用于受体后，即被特异的胆碱酯酶对抗而迅速水解清除，这一对化学物质共同维持神经肌肉接头传递的生理功能平衡，某一个环节发生异常，即可能出现神经肌肉接头障碍的病变。临床上用抗胆碱酯酶药如新斯的明、溴吡斯的明治疗重症肌无力，即根据这一原理，中和或消除对抗物胆碱酯酶，而使作用物乙酰胆碱得以延长其效能，从而减少其传递功能的障碍。

（二）神经肌肉接头的病理改变

神经肌肉接头处的病理改变是重症肌无力患者最主要的病理变化。重症肌无力患者血液中存在作用于乙酰胆碱受体的抗体，导致神经肌肉接头突触后膜有效乙酰胆碱受体的数目减少和乙酰胆碱传递功能障碍，引起肌肉无力症状。多数患者伴发不同程度的胸腺异常，横纹肌的血管周围常有淋巴细胞聚集。光镜下观察可见，肌纤维排列整齐，结构完整，细胞核大小基本一致。采用肋间肌肉活检，并应用免疫组化染色，在电镜下可发现，重症肌无力患者神经肌肉接头处有体积大的吞噬细胞浸润，活检肌肉组织肌原纤维均匀、清晰，运动终板的突触前神经末梢中的囊泡数目和直径均无改变，但神经肌肉接头与肌纤维间隙不规则，突触前、后膜间隙增宽，突触后膜在形态上受到破坏，表现为褶皱减少、变平和缩短，内有膜样碎片，突触后膜上的触角显著减少，致使后膜的结构简单化，突触后膜长度、突触后膜与前膜长度之比明显减小，突触后膜的平均面积和乙酰胆碱受体数量减少，神经末梢的面积减小，其内的囊泡数量减少，可见部分囊泡空泡化。在突触后膜上，还可以发现局部有 IgG 及 $C_2 \sim C_9$ 的沉积，末端突触内囊泡可有空泡化，但线粒体保存完好。由此可见，神经肌肉接头超微结构中突触后膜上乙酰胆碱受体减少是发生重症肌无力的病理基础。

在乙酰胆碱受体单克隆抗体制成的急性和慢性实验性自身免疫性重症肌无力动物模型上，运用免疫组织化学、电子显微镜检查，可发现神经肌肉接头处突触前膜变小、皱缩，突触后膜延长，皱褶减少、皱缩、表面破碎，皱褶破坏成二级、三级突触裂隙和皱褶。突触裂隙增宽，可由正常的 20nm 增宽到 40～60nm，而突触裂隙内则可见基底膜样物质聚积。上述形态学改变构成部分神经肌肉传导阻滞的基础。

（三）重症肌无力的发病机制

自 1973 年帕特里克（Patrick）和法姆布鲁（Fambrough）分别应用电鳗放电器官纯化了的乙酰胆碱受体，免疫家兔产生实验性重症肌无力，以及在重症肌无力患者的肌肉标本中发现乙酰胆碱受体数目减少以后，医学界普遍认为，重症肌无力是由自身乙酰胆碱受体致敏的自身免疫疾病，病变部位在神经肌肉接头处突触后膜。突触后膜学说是目前国内外学者比较认同的一种学说。

1. 体液免疫

由乙酰胆碱受体抗体（AChR-Ab）介导的体液免疫被认为是导致重症肌无力的主要原因。广州中医药大学重症肌无力临床研究课题组对 80 例重症肌无力患者进行血清乙酰胆碱受体抗体的检测，有 73 例为阳性反应，检出率达 91%；而健康人对照组 30 例中无一例检出有阳性反应。上述结果说明，重症肌无力的病变位置在突触后膜，它的抗原就是自身的乙酰胆碱受体，自身抗原乙酰胆碱受体与抗乙酰胆碱受体抗体结合，使功能受体数目减少，成为重症肌无力发病的重要原因，血清乙酰胆碱受体抗体水平与患者重症肌无力严重程度相关。研究发现，85%～95%重症肌无力患者血清中乙酰胆碱受体抗体增高，且 AChR-Ab

的增高水平与重症肌无力严重程度相关；若用血浆置换或胸导管淋巴引流除去乙酰胆碱受体抗体，则重症肌无力患者的肌无力严重程度明显好转；若把患者 IgG 或乙酰胆碱受体抗体再输回，则患者病情加重。15% ～ 20% 的重症肌无力患者血清中检测不到 AChR-Ab，其中 40% ～ 70%AChR-Ab 阴性的重症肌无力是以血清烟碱型乙酰胆碱受体抗体（nAChR-Ab）为主，是多种抗体介导的自身免疫性疾病。重症肌无力患者 nAChR-Ab 阳性率较高（70% ～ 90%），且特异性强，但血清抗体滴度变化大，与病情轻重并非一致。20% ～ 40% 重症肌无力患者的血清查不出 AChR-Ab，称为血清阴性重症肌无力（seronegative MG，SNMG）。近年来，用不同的肌肉抗原可以查出多种非 AChR 抗原引发的抗体，如 38% ～ 70% 的 SNMG 患者血清可以查出人抗骨骼肌受体酪氨酸激酶抗体（muscle specific recept or tyrosine kinase antibody，MuSK-Ab），国外已将其用于 AChR-Ab 阴性的重症肌无力的诊断。然而，中国 SNMG 患者此种抗体检出率低，仅为 0% ～ 3.8%。肌联蛋白存在时，抗 MuSK-Ab 阳性血清可抑制乙酰胆碱受体的聚集，推测部分重症肌无力的发病与此有关。

此外，国内外研究显示，39% 的重症肌无力患者血清中可以检测到人抗连接素抗体（titin-Ab），在合并胸腺瘤的 MG 中，抗 titin-Ab 阳性率高达 95%，能够协助临床发现 MG 患者合并胸腺瘤。titin 是横纹肌细丝巨型蛋白，对骨骼肌收缩功能起重要作用。胸腺瘤组织中含有 AChRD373 ～ AChRD380 表位和连接素表位等价物的自身抗原，存在交叉反应，能够诱发针对 AChR 和连接素的自身免疫应答，因而引起重症肌无力。

2. 细胞免疫

重症肌无力患者胸腺中既有 T 细胞又有 B 细胞，活化的 B 细胞转化成浆细胞分泌乙酰胆碱受体抗体，T 细胞对这一过程进行调节。此外，多种细胞因子也参与重症肌无力的发病。

3. 补体

重症肌无力活动期患者血清中补体含量减少，减少的程度与临床肌无力的程度相一致。由此可见，补体也参与重症肌无力的发病。乙酰胆碱受体抗体与突触后膜乙酰胆碱受体结合，激活补体而破坏突触后膜，在重症肌无力突触后膜可见到乙酰胆碱受体抗体和补体的免疫复合物。

目前，重症肌无力的病因仍不十分清楚，内因与个体易感性有关，外因与胸腺瘤和胸腺的慢性病毒感染有关。有学者认为，MG 的发病与遗传因素密切相关。家系研究表明，重症肌无力患者的亲属发病率为 2% ~ 4%，且患其他自身免疫病的概率也高于一般人群。

总之，重症肌无力是神经肌肉接头处突触后膜上乙酰胆碱受体的自身免疫性疾病，这一点是目前普遍公认的。如果说上面有很多深奥的医学术语使读者难以明白的话，那么笔者想用电灯开关的例子，对神经肌肉接头的复杂关系做一形象比喻——打开开关，电灯亮了，即神经冲动正常传递到肌肉；打开开关，电灯不亮，检查开关、电灯都没问题，那就是电线有问题。电线是靠金属离子传导的，好比人体的神经，金属离子好比人体的乙酰胆碱之类的物质，重症肌无力就好比电线里面的金属离子传导有问题，导致打开开关，电灯不亮。应用中药、西药，就是要使这种传递障碍得以恢复，或者说积极地防止它可能出现这种障碍。

三、重症肌无力的诊断

重症肌无力是西医病名，因此应该了解该病西医诊断的相关情况。本部分内容参考《中国重症肌无力诊断和治疗指南（2015版）》及《中国重症肌无力诊断和治疗指南（2020 版）》撰写。

（一）临床表现

对于该病的诊断，必须具备临床症状，即有典型骨骼肌（过去用横纹肌，骨骼肌属于横纹肌，横纹肌还包括心肌，骨骼肌主要分布于四肢）无力及易疲劳表现，休息后减轻，活动后加重，或朝轻暮重。其主要临床表现如下。

1. 上睑下垂（俗称眼睑下垂）

上睑下垂有波动性的特点，为眼外肌无力所致对称或非对称性上睑下垂和（或）双眼复视，是重症肌无力最常见的首发症状，见于 80% 以上的患者；还可出现交替性上睑下垂、双侧上睑下垂、眼睑闭合不全、眼球活动障碍或斜视等。上睑下垂不属于眼科疾病，患者瞳孔大小正常，对光反应正常。

2. 肢体无力

患者全身骨骼肌均可受累，骨骼肌无力表现为波动性和易疲劳性，晨轻暮重，活动后加重，休息后可减轻。无力经常从一组肌群开始，逐渐累及其他肌群，直到全身肌无力，包括四肢无力、躯干无力、颈肌无力，抬头困难，面肌无力可致鼓腮漏气或口唇外翻，苦笑或呈肌病面容。

3. 延髓麻痹症状

延髓支配的肌肉受累时表示病情较重，表现为吞咽困难、饮水呛咳、构音不清或鼻音、咀嚼困难及声音嘶哑等。

4. 其他

部分患者短期内出现全身肌肉收缩无力，尤其是呼吸肌无力导致呼吸困难，可出现肌无力危象，需行人工辅助呼吸，多与吞咽困难、构音障碍一并出现。

（二）专科检查

专科检查要注意患者全身营养状况，是否存在激素样不良反应，如满月脸、水牛背、痤疮等；形体是否消瘦、大肉脱落。详细检查患者躯干及四肢肌力情况，包括上肢肌疲劳试验、下肢肌疲劳试验、抬颈试验；眼肌肌力即眼睑上抬及闭合情况，包括埋睫征试验、眼肌疲劳试验、眼球活动（内视、外展、上旋、下旋四个方向活动）等检查。此外，还要进行神经系统深浅反射检查等。

专科检查经常需要制定评分量表。《中国重症肌无力诊断和治疗指南（2020版）》根据美国重症肌无力基金会的重症肌无力临床分型制定了重症肌无力疾病定量评分（QMGS）表，以判断其严重程度（表1-1）。

表 1-1　QMGS 项目及评分标准表

检查项目	评分标准			
	正常（0分）	轻度（1分）	中度（2分）	重度（3分）
左右侧视出现复视（s）	≥61	11～60	1～10	自发
上视出现眼睑下垂（s）	≥61	11～60	1～10	自发
眼睑闭合	正常	闭合时可抵抗部分阻力	闭合时不能抵抗阻力	不能闭合
吞咽100mL水	正常	轻度呛咳	严重呛咳或鼻腔反流	不能完成
数数1～50（观察构音障碍）	无构音障碍	30～49	10～29	0～9
坐位右上肢抬起90°时间（s）	240	90～239	10～89	0～9
坐位左上肢抬起90°时间（s）	240	90～239	10～89	0～9
肺活量占预计值（%）	≥80	65～79	50～64	<50
右手握力（kg）男	≥45	5～44	5～14	0～4

续表

检查项目	评分标准			
	正常（0分）	轻度（1分）	中度（2分）	重度（3分）
右手握力（kg）女	≥ 30	10 ～ 29	5 ～ 9	0 ～ 4
左手握力（kg）男	≥ 35	15 ～ 34	5 ～ 14	0 ～ 4
左手握力（kg）女	≥ 25	10 ～ 24	5 ～ 9	0 ～ 4
平卧位抬头45°（s）	120	30 ～ 119	1 ～ 29	0
平卧位右下肢抬起45°（s）	100	31 ～ 99	1 ～ 30	0
平卧位左下肢抬起45°（s）	100	31 ～ 99	1 ～ 30	0

相较而言，用 QMGS 表评估的操作时间较长、难度较大。如左右侧视出现复视可能要观察 61 秒，患者需要吞咽 100mL 水来判断是否有呛咳，从 1 数到 50 判断是否有构音障碍，平卧位抬头 45° 保持 120 秒等。此外，还有肺活量占预计值（%）、男女左右手握力检查等。因此，用这种方法评估一个患者要 20 分钟以上。笔者认为，直接用疾病严重程度评分表更为合适，符合临床实际应用（表 1-2）。

表1-2 MG 患者疾病严重程度评分表

项目/分级	0	1	2	3	评分
说话	正常	间歇性说话含糊或有鼻音	一直有说话含糊或有鼻音,但能被听者理解	难以听懂	
咀嚼	正常	咀嚼固体食物乏力	咀嚼软食乏力	插胃管	
吞咽	正常	偶有哽咽感	常有哽咽感,需改变饮食	插胃管	
呼吸	正常	用力时感到气短	静息下气短	呼吸机辅助	
刷牙或梳头困难	无	稍感费力,但不需要休息	需要休息	不能完成	
从椅子上站起困难	无	轻度困难,有时需用手帮忙	中度困难,常需上肢帮助	严重困难,需要别人帮助	
视物成双	无	有,但并非每日都有	每日有,但不持续	持续存在	
眼睑下垂	无	有,但并非每日都有	每日有,但不持续	持续存在	

笔者在临床中避繁就简,会让患者的受累肌肉在短时间内做重复收缩活动,如肌无力明显加重,经休息后又恢复者,为疲劳试验阳性。对有上睑下垂者,嘱其持续向上注视,会出现眼睑下垂更明显,而后让其闭目休息数分钟后再睁眼,眼睑下垂症状有改善,为眼肌疲劳试验阳性。连续1分钟内出现上臂抬举困难,为上肢疲劳试验阳性。平卧下肢抬起90°,不能抬举1分钟者为下肢疲劳试验阳性。检查喉肌时,让患者发出"啊"的声音,若其软腭不能上提,则为阳性。检查颈肌,让患者抬头45°,不能坚持1分钟者为颈肌疲劳试验阳性。埋睫征试验,让患者用力闭合双眼睑,若眼睑闭合不全即为典型的埋睫征阳性,尤其适用于眼睑闭合不全患者。

（三）药理学检查

新斯的明试验

新斯的明试验是目前诊断重症肌无力最简单、有效的方法。笔者自 1987 年以来，曾为数百名患者进行新斯的明试验。根据经验，新斯的明试验最好选择在患者病情较重、体征较明显的时候进行，如上睑下垂遮盖角膜 1/3 以上，或双眼复视、斜视，或肌疲劳试验阳性（包括眼肌、颈肌、吞咽肌、上肢、下肢）。这样才容易得出结论。

新斯的明注射液，又名甲基硫酸新斯的明注射液。规格：每安瓿 2mL，内含新斯的明 1mg。

（1）新斯的明用法用量：成人肌内注射 0.5 ～ 1mg。《中国重症肌无力诊断和治疗指南（2020 版）》推荐用 1 ～ 1.5mg。笔者认为，对未使用过新斯的明的受试者，通常使用 0.75mg 较为合适。近 30 年来，笔者为数百名患者进行了新斯的明试验，暂未发现 M 胆碱样不良反应。如果使用 1mg 以上（含 1mg）的用量如 1.5mg，通常会有 M 胆碱样不良反应，可能需要肌内注射硫酸阿托品 0.5mg，以消除 M 胆碱样不良反应。儿童每次每千克体重肌内注射 0.0125mg。这是老教科书（20 世纪 70 年代中山医学院编写的《儿科学讲义》）的用量，笔者认为尚未过时。

近几年来，新斯的明试验都在病房进行，但因各方面原因如经济困难，或凡入院试验阳性者要按照临床路径用药及进行全面检查，故对不愿住院或者没有经济能力住院者，基于新斯的明试验的原则，笔者采用口服溴吡斯的明的方法进行诊断性治疗，治疗 3 ～ 5 天（不超过 1 周）后复诊。该方法为许多患者尤其是儿童患者所接受。如果患者在口服溴吡斯的明后，眼睑下垂、复视、斜视、面部表情呆滞、肢体无力的症状能有效改善，达到相对评分 ≥ 60% 的结果，也可以认为是新斯的明试验阳性，或抗胆碱酯酶药物试验阳性。

《中国重症肌无力诊断和治疗指南（2020版）》提出，记录改善最显著时的单项绝对分数，依照公式计算出相对评分，以此作为试验结果判定值。相对评分=（试验前该项记录评分－注射后每次记录评分）/试验前该项记录评分×100%。其中小于等于25%为阴性，26%～59%为可疑阳性，大于等于60%为阳性。如检测结果为阴性，仍然不能排除重症肌无力的诊断。新斯的明试验结果是否阳性与操作者的临床经验关系极大。

（2）新斯的明试验观察内容：进行新斯的明试验，除计算单项绝对分数外，还可以制作一个观察表，主要内容包括患者姓名、性别、注射新斯的明时间（年、月、时、分）、注射新斯的明用量及注射前后的反应等（表1-3）。

表1-3 新斯的明试验观察表

姓名：＿＿	性别：＿＿	注射时间：＿＿		注射用量：＿＿			
症状、体征	注射前	注射后					
		15分钟	20分钟	30分钟	40分钟	50分钟	60分钟
左眼睑裂宽							
右眼睑裂宽							
左眼球活动							
右眼球活动							
复视或斜视							
面部表情、口唇闭合							
眼肌疲劳试验、眼睑闭合							
颈肌、喉肌疲劳试验							
上、下肢肌疲劳试验							

（3）新斯的明试验注意事项

1）哮喘及机械性肠梗阻患者禁止注射新斯的明。

2）肌内注射新斯的明后，20 ～ 30 分钟为阳性反应出现最明显的时间，应及时做好观察记录。药效一般可以维持 50 分钟，60 分钟后药效逐渐消失，患者恢复原状。

3）注射新斯的明后，有小部分患者（约 10%）可能出现腹痛、唾液分泌增多、汗出、呕吐等毒蕈碱样反应。因此，在做新斯的明试验前，应向患者说明可能出现的不良反应，并做好相应的预防准备工作。不宜在患者空腹饥饿时做注射新斯的明试验，女性月经期间有痛经者不宜做新斯的明试验，感冒发热者不宜做新斯的明试验。

注射新斯的明后，如果出现上述腹痛、唾液分泌增多、汗出、呕吐等毒蕈碱样反应时，成人立刻肌内注射阿托品 0.5mg，静脉注射 50% 葡萄糖 40mL 加维生素 C 0.5g。儿童反应多见呕吐、冷汗出、腹痛，可口服消旋山莨菪碱片半片（5mg），多数患儿无须进行阿托品肌内注射。儿童新斯的明试验的用药量要严格控制，试验用药量为每次每千克体重 0.0125mg，治疗量为每次每千克体重 0.025mg。治疗呕吐，静脉注射 50% 葡萄糖 20mL 加维生素 B_6 25mg（半支）。

4）为减轻新斯的明的毒蕈碱样反应，在肌内注射新斯的明时，可同时加用阿托品，即成人肌内注射 0.5 ～ 1mg 新斯的明，同时肌内注射 0.5mg 阿托品；儿童每千克体重肌内注射 0.0125mg 新斯的明，同时每千克体重肌内注射 0.01mg 阿托品。

笔者观察做新斯的明试验的患者发现，如果成人新斯的明的用量为 0.75mg，一般不会出现腹痛、唾液分泌增多、汗出、呕吐等毒蕈碱样反应。因此，笔者近十年来在为患者进行新斯的明试验时用量基本为 0.75mg，一般都不需要同时肌内注射阿托品。但如果新斯的明的用量为 1mg，则可能会出现不同程度的毒蕈碱样反应。因此，应把阿托品注射液、消旋山莨菪碱片、加味藿香正气丸等药物预先准备好。

笔者观察儿童新斯的明试验用药量发现，如果按照每次每千克体重 0.0125mg，一般不会出现腹痛、唾液分泌增多、汗出、呕吐等毒蕈碱样反应。笔者刚开始为儿童进行新斯的明试验时，按照《常用药物手册》（广东科技出版社，1982 年出版）介绍的用量，每次每千克体重 0.05mg，有时会出现不同程度的毒蕈碱样反应。曾有一例 5 岁男孩做新斯的明试验，用 0.25mg 新斯的明肌内注射，20 分钟后出现呕吐，冷汗出，面色苍白，立即肌内注射阿托品 0.2mg，静脉推注 50% 葡萄糖注射液 20mL 加维生素 B_6 注射液 50mg，成功对抗了新斯的明毒蕈碱样反应。笔者观察发现，腹痛、唾液分泌增多、汗出、呕吐等毒蕈碱样反应，大多在肌内注射新斯的明后的 20 ～ 35 分钟出现。因此，在这段时间内，要主动询问患者有无腹痛，胃脘有没有不舒服，唾液多不多，出不出冷汗，有无胸闷，同时检查患者心率、瞳孔大小。如有腹痛、唾液分泌增多、汗出、呕吐者，可以肌内注射阿托品，也可以口服山莨菪碱片，或者静脉推注 50% 葡萄糖注射液加维生素 C 注射液 0.5g，反应轻仅有胃脘不适者，可以口服加味藿香正气丸 1 包。笔者按上述步骤操作，30 年来为超过 300 名患者做新斯的明试验，未发现有严重的不良反应。

（四）血清抗 AChR 等抗体检测

1. 骨骼肌 AChR 抗体

骨骼肌 AChR 抗体为诊断重症肌无力的特异性抗体，50% ～ 60% 的单纯眼肌型重症肌无力患者的血液中可检测到 AChR 抗体；85% ～ 90%（临床观察 70% 左右）的全身型 MG 患者血液中可检测到 AChR 抗体。结合肌无力病史，如抗体检测结果为阳性则可以确立 MG 诊断；如检测结果为阴性，仍不能排除 MG 诊断。

2. 抗 MuSK 抗体

在部分 AChR 抗体阴性的全身型 MG 患者的血液中可检测到抗 MuSK 抗体，其余患者可能存在抗 LRP4 抗体及某些神经肌肉接头未知抗原的其他抗体，或因抗体水平和（或）亲和力过低而无法被现有技术手段检测到。欧洲、美洲国家患者抗 MuSK 抗体的阳性率较亚洲国家患者高。笔者观察到约 5% 的患者检测结果为抗 MuSK 抗体阳性，成人患者较多，可单独出现，也可以与 AChR 抗体阳性一同出现（图 1-1）。

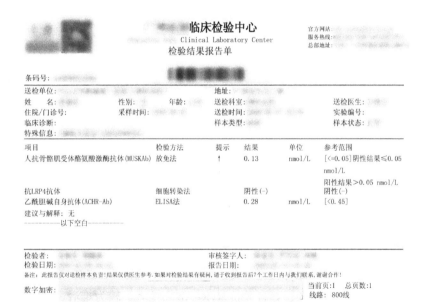

图1-1　某患者的血清抗体检测报告单

注：该患者人抗骨骼肌受体酪氨酸激酶抗体（MuSK-Ab）为阳性，但 AChR 抗体为阴性。

3. 抗横纹肌抗体

抗横纹肌抗体包括人抗连接素抗体（titin-Ab）、人抗兰尼碱受体钙释放通道抗体（RyR-Ab）等。此类抗体在伴有胸腺瘤、胸腺退化不全、病情较重的晚发型 MG 患者或对常规治疗不敏感的 MG 患者中阳性率较高，但对 MG 诊断无直接帮助，可以作为提示和筛查胸腺瘤的标志物。抗横纹肌抗体阳性可能提示 MG 患者伴有胸腺肿瘤。目前广州地区多采用某临床检验中心的组合项目（图 1-2）。

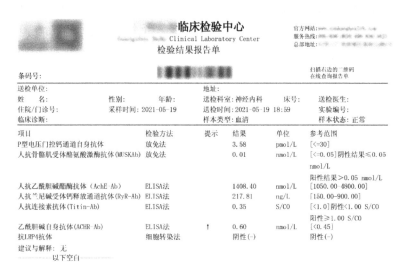

图 1-2　广州某临床检验中心检验的七项组合项目

注：图中七项项目之中，乙酰胆碱自身抗体（AChR-Ab）为阳性，结合患者临床有骨骼肌无力及易疲劳表现，可以诊断为重症肌无力。

儿童重症肌无力检测单纯乙酰胆碱自身抗体（AChR-Ab）阳性者病情相对较轻，如合并抗 RyR-Ab 阳性者，较为难治。

（五）肌电图检查

肌电图检查也是诊断重症肌无力的重要依据，尤其是延髓型不以眼睑下垂为首发症状的患者，新斯的明试验无法观察其眼睑变化。因此，进行肌电图检查十分必要。目前肌电图检查的方法有两种。

1. 重复神经电刺激（RNS）

重复神经电刺激结果的阳性表现是刺激呈衰减效应，其衰减率在 10% 以上。肌电图是传统的诊断肌肉疾病的一种重要方法，通过记录神经、肌肉的电活动，就可了解到神经肌肉接头的功能状态。从 1935 年林兹利（Lindsly）首次报道重症肌无力肌电图异常至今，重复神经电刺激动作电位衰减效应一直是诊断重症肌无力的主要依据。其方法是采用低频（2 ~ 5Hz）超强重复电刺激神经干，在相应肌肉记录复合肌肉动作电位。在正常情况下，神经末梢释放乙酰胆碱常超过肌膜去极化许多倍，即使重复刺激也不会使乙酰胆碱耗尽，因而反复刺激时诱发电位幅度不致下降。重症肌无力患者由于乙酰胆碱受体（AChR）减少，刺激开始尚能引起肌纤维去极化产生肌纤维收缩，但如果重复刺激的时候，每次刺激释放的乙酰胆碱不能产生足够强大的终极电位，故诱发电位幅度下降。

常规检测的神经包括面神经、副神经、腋神经和尺神经。持续时间为 3 秒，结果判断时用第 4 或第 5 波与第 1 波的波幅进行比较，波幅衰竭 10% 以上为阳性，称为波幅递减。服用胆碱酯酶抑制剂的 MG 患者需停药 12 ~ 18 小时后做此项检查，并需要充分考虑病情。

广州中医药大学重症肌无力课题组与生理教研室在经过不断的探索研究后认为，重症肌无力患者不同肌肉部位重复电刺激的动作电位衰减率各有不同，以眼轮匝肌、前臂三角肌、手小指展肌三个部位电刺激的动作电位衰减率有代表性且易于检查。有研究对 252 例重症肌无力患者进行肌电图检测，上述 3 个部位重复神经电刺激的动作电位衰减率在 10% 以上者有 241 例，阳性率为95.6%。

2. 单纤维肌电图（SFEMG）

单纤维肌电图结果的阳性表现是颤抖（jitter）增宽，大于 55微秒或阻滞。

单纤维肌电图是 20 世纪 70 年代后期才开始用于临床的一种电生理检测技术。该技术使用特殊的单纤维针电极测定颤抖（Jitter），研究神经肌肉传递功能。颤抖通常持续 15 ～ 35 微秒；超过 55 微秒为颤抖增宽。若一块肌肉记录的 20 个颤抖中有 2 个或 2 个以上大于 55 微秒，则为异常。若在检测过程中出现阻滞（block），也可判定为异常。SFEMG 并非常规的检测手段，但其敏感性高，不受胆碱酯酶抑制剂影响，主要用于眼肌型重症肌无力或临床怀疑重症肌无力但 RNS 未见异常的患者。

《中国重症肌无力诊断和治疗指南（2020 版）》认为："在具有典型重症肌无力临床特征（波动性肌无力）的基础上，满足以下 3 点中的任意一点即可做出诊断。"其中，以下 3 点是指药理学检查、肌电图检查及血清抗 AChR 等抗体检测。

四、传统的重症肌无力分型

传统的重症肌无力的分型即 Osserman 分型，1987 年，全国肌病及周围神经病座谈会制订了《肌肉疾病分类》，当时，重症肌无力即参考此标准进行分型，适合于从事临床、科研的医务工作者使用。目前临床医师多根据上海医科大学陈灏珠主编的《实用内科学》(第 11 版) 及《中国重症肌无力诊断和治疗指南（2015 版）》有关内容执行，至笔者撰写本书（2021 年 10 月）时，医院的疾病编码暂时还没有改用美国 MGFA 分型。笔者认为，保留传统的内容以使读者了解疾病诊断沿革过程仍然有必要，故以下内容主要讨论传统的重症肌无力分型。

（一）成人重症肌无力

《中国重症肌无力诊断和治疗指南（2015 版）》仍然沿用传统的临床分型，主要根据改良的 Osserman 分型，将重症肌无力分为 5 型。

1. Ⅰ型

Ⅰ型为眼肌型，病变仅局限于眼外肌，2 年之内其他肌群不受累。

2. Ⅱ型

Ⅱ型为全身型，有一组以上肌群受累。Ⅱa 型：轻度全身型，四肢肌群轻度受累，伴或不伴眼外肌受累，通常无咀嚼、吞咽和构音障碍，生活能自理。Ⅱb 型：中度全身型，四肢肌群中度受累，伴或不伴眼外肌受累，通常有咀嚼、吞咽和构音障碍，生活自理困难。

3. Ⅲ型

Ⅲ型为重度激进型，起病急，进展快，发病数周或数月内累及咽喉肌；半年内累及呼吸肌，伴或不伴眼外肌受累，生活不能自理。

4. Ⅳ型

Ⅳ型为迟发重度型，隐袭起病，缓慢进展。2 年内逐渐进展，由Ⅰ型、Ⅱa 型、Ⅱb 型进展而来，累及呼吸肌。

5. Ⅴ型

Ⅴ型为肌萎缩型，起病半年内可出现骨骼肌萎缩、无力。

此外，《神经内科疾病诊疗指南》（第 3 版）上尚有 Osserman 分级，按照患者的活动受限程度分为 5 级。

1 级：无症状。

2 级：重复运动后出现轻度无力。

3 级：轻度无力，稍事活动就受限。

4 级：日常活动受限，休息时就有明显症状。

5 级：日常生活完全依赖别人的料理。

按照 20 世纪 70 年代的《实用内科学》的传统分型方法，重症肌无力可分为眼肌型、全身型、延髓型（脊髓肌型）、危象等。这是按照受累肌群的轻重及范围加以划分定型。目前，很多基层医院的临床医生仍在使用这种传统的分型方法，如重症肌无力

（眼肌型）、重症肌无力（全身型）。

（二）儿童重症肌无力

儿童重症肌无力可分为少年型重症肌无力、新生儿一过性重症肌无力、家族性婴儿型重症肌无力、先天性重症肌无力。

1. 少年型重症肌无力

少年型一般在青春期发病，以眼睑下垂、眼肌麻痹为主要表现。但临床观察有 5% ～ 8% 的患儿可出现吞咽、呼吸困难、全身无力，多由感染发热诱发危象，病情凶险。

2. 新生儿一过性重症肌无力

患儿母亲有肌无力病史，患儿出生时眼睑下垂，1 个月左右体内乙酰胆碱受体抗体排清后症状消失。

3. 家族性婴儿型重症肌无力

母亲无肌无力病史，但婴儿患有重症肌无力，家族中亦有其他重症肌无力患者，如姐妹、兄弟等，孪生者尤其易发。

4. 先天性重症肌无力

母亲无肌无力病史，新生儿即表现为喂食困难、哭闹声音低微、躯干四肢无力。

儿童重症肌无力病例几乎都以眼肌受累为主，临床表现为眼睑波动性下垂，朝轻暮重，或复视，或斜视，眼球活动受限，病情时好时坏，感染后病情加重，眼睑下垂左右交替出现，但经过治疗或调养，大多患者可以临床治愈或缓解。

五、现今的重症肌无力分型

（一）MGFA 分型

2013 年 10 月，美国重症肌无力基金会（MGFA）任命了由 15 位国际专家组成的小组为 MG 制订治疗指南。该指南采用兰德公司（RAND）与加利福尼亚大学洛杉矶分校（UCLA）的合理性方法制订。该指南定义了治疗目标、最轻微表现、缓解、眼肌型 MG、肌无力危象前状态及肌无力危象、难治性 MG，确定了 7 个推荐的诊疗议题。7 个诊疗议题分别是症状和免疫抑制（IS）治疗、Ⅳ免疫球蛋白（ⅣIg）和血浆置换（PLEX）、即将发生的和明显的肌无力危象、胸腺切除术、儿童及青少年重症肌无力（JMG）、与人抗骨骼肌受体酪氨酸激酶（MuSK）抗体相关的重症肌无力、妊娠期重症肌无力。初步指导性陈述由文献综述发展而来。经过 3 轮匿名电子邮件投票，再根据专家组意见进行修改，最终形成该指南。MGFA 分型如下。

MGFA Ⅰ型：可有眼闭合无力或任何眼外肌无力，常表现为晨轻暮重，但面肌、球部肌和四肢肌群肌力均正常。

MGFA Ⅱ型：除眼肌外，其他肌群轻度无力。

MGFA Ⅲ型：除眼肌外，其他肌群中度无力。

MGFA Ⅲ型：分为Ⅲa 型、Ⅲb 型。Ⅲa 指主要肌无力累及躯干肌、四肢肌；Ⅲb 型主要指肌无力累及咽喉肌、呼吸肌。

MGFA Ⅳ型：肌群重度无力，分为Ⅳa 型、Ⅳb 型。Ⅳa 型为肌无力危象前状态，症状正快速恶化，可能在短期（数日至数周）发生危象。Ⅳb 型表现为吞咽不下，患者需要装置胃管。

MGFA Ⅴ型：患者临床症状迅速恶化并出现危及生命的迹象，或因辅助通气引起气道受损或延髓功能障碍。患者需气管插管或无创通气，如需鼻饲不需插管则为Ⅳb 型，术后常规管理期间需气管插管不属于危象。

（二）中国学者对 MGFA 分型的细化解读

中国近年来在重症肌无力诊疗方面取得了众多进展，积累了更多循证医学证据。中国免疫学会神经免疫分会在 2021 年第 1 期《中国神经免疫学和神经病学杂志》正式发表《中国重症肌无力诊断和治疗指南（2020 版）》（以下简称《新指南》）。该指南由常婷执笔，通讯作者为李柱一、胡学强。《新指南》采用 MGFA

分型替代 Osserman 分型，旨在对疾病严重程度进行量化评估；提出重症肌无力亚组分类，指导精准化治疗；对治疗目标进行了定义；关于胸腺切除，对利妥昔单抗、依库珠单抗等生物制剂的应用，眼肌型重症肌无力早期免疫抑制治疗，以及免疫检查点抑制剂治疗相关重症肌无力等方面提出了新的建议。

重症肌无力亚组分类及临床特点，是美国 MGFA 分型的研读难点。常婷执笔起草的指南认为，重症肌无力的临床表现具有极大异质性，以血清抗体及临床特点为基础的亚组分类，对重症肌无力个体化治疗及预后评估更具指导意义。亚组分类分为 5 类，具体如下。

1. 眼肌型重症肌无力（OMG）

眼肌型重症肌无力可发生于任何年龄阶段。我国儿童及青少年重症肌无力以眼肌型为主，很少向全身型转化。成人眼肌型重症肌无力患者，在眼肌症状出现 2 年内容易向全身型转化，亚裔人群 2 年自然转化率为 23%～31%，低于西方人群（50%～80%）；合并胸腺瘤、异常重复神经电刺激（RNS）结果、AChR 抗体阳性、病情严重的 OMG 更易发生转化。早期免疫抑制治疗可减少 OMG 继发转化，部分儿童及青少年 OMG 可能会自行缓解。

2. 全身型 MG（GMG）

该类患者血清 AChR 抗体阳性，无影像学怀疑或病理确诊的胸腺瘤。依据发病年龄，其可分为早发型 MG（early-onset myasthenia gravis，EOMG）及晚发型 MG（late-onset myasthenia gravis，LOMG）。EOMG 是指首次发病年龄在 50 岁之前，女性发病率略高于男性，常合并胸腺增生，切除胸腺可获益，其发病与 HLA-DR3、HLA-B8 及其他自身免疫性疾病风险基因相关。LOMG 是指首次发病年龄在 50 岁以后，男性发病率略高于女性，以胸腺萎缩多见，少数伴胸腺增生的患者切除胸腺可能获益（图 1-3）。

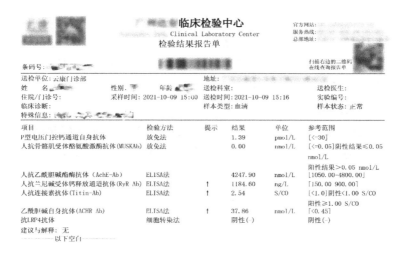

图 1-3　全身型重症肌无力患者的化验报告单

注：该患者为全身重症肌无力，除乙酰胆碱自身抗体（AChR-Ab）为阳性外，人抗兰尼碱受体钙释放通道抗体（RyR-Ab）、人抗连接素抗体（titin-Ab）也为阳性。

3. 人抗骨骼肌受体酪氨酸激酶抗体重症肌无力（MuSK-MG）

1% ～ 4% 的 MG 患者血清中可检测到抗 MuSK 抗体，与 AChR 抗体（IgG 1 和 IgG 3）不同，绝大多数抗 MuSK 抗体属于 IgG 4 亚型，其与 AChR-IgG 极少同时出现。MuSK-MG 受累肌群较局限，以球部、颈部及呼吸肌受累为主，其次为眼外肌、四肢肌，主要表现为球麻痹、面颈肌无力。MuSK-MG 与 HLA-DQ5 相关，通常不伴有胸腺异常。不推荐该型患者做胸腺摘除手术。（注：经临床观察，MuSK-MG 发病率在 5% 以上，一般认为该型患者病情较重。）

4. 低密度脂蛋白受体相关蛋白4（LRP4）抗体重症肌无力（LRP4-MG）

在 1% ～ 5% 的 MG 及 7% ～ 33% 的 AChR、抗 MuSK 抗体阴性的 MG 患者的血清中，可检测出 LRP4 抗体。LRP4-MG 的临床特点尚不完全明确，有研究表明，该亚组患者临床症状较轻，部分患者仅表现为眼外肌受累，很少出现肌无力危象；也有研究发现，LRP4 抗体阳性患者均为 GMG，表现为严重的肢带肌无力和（或）进行性延髓麻痹。目前研究尚未发现 LRP4-MG 伴有胸腺异常。低密度脂蛋白受体相关蛋白 4（LRP4）抗体作为一种新的 MG 致病性抗体逐渐被大多数研究者接受。

5. 抗体阴性 MG

极少部分患者血清无上述可检测到的抗体，包括 AChR 抗体、抗 MuSK 抗体及 LRP4 抗体，称为抗体阴性 MG（图 1-4）。（注：笔者发现，此类患者有 10% 左右，每次门诊 20 多人，大约 2 人为抗体阴性 MG，国外有学者认为，抗体受相关因素干扰如抗体亲和力或浓度过低等可导致阴性。）

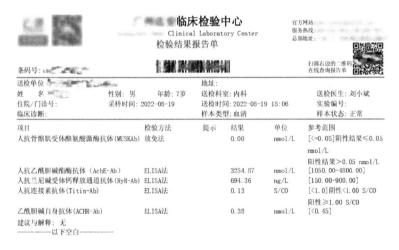

图 1-4 抗体阴性重症肌无力患者的化验报告单

注：该患者五项抗体均为阴性，新斯的明试验阳性，服用溴吡斯的明有效。

（三）《新指南》与 Osserman 分型的区别

1. 删除肌萎缩型

Osserman 分型中的 V 型，即肌萎缩型，表现为起病半年内可出现骨骼肌萎缩、无力。《新指南》认为，其是由其他肌肉疾病引起的，故将该类型删除，并增加了多种与重症肌无力相类似的疾病鉴别，如咽颈臂丛型吉兰－巴雷综合征（PCB），为免疫介导的急性炎症性脱髓鞘性周围神经病，以球麻痹、抬颈及双上肢近端无力为主要表现；先天性肌无力综合征（CMS），患者多在出生时、婴幼儿期出现眼睑下垂、睁眼困难、喂养困难及运动发育迟滞等症状，青春期逐渐出现眼球固定，与重症肌无力的临床及电生理表现类似，鉴别主要依靠血清学抗体检测及全外显子测序；还有兰伯特－伊顿（Lambert-Eaton）综合征（LEMS）、神经系统副肿瘤综合征等。笔者临床观察发现，重症肌无力肌萎缩型的确极少见，但可能存在。根据门诊电脑记录，2013 年至2018 年，笔者门诊接诊重症肌无力患者 6000 例以上，有几例为经其他三甲医院诊断后转我院治疗。近 2 年来，笔者留意患者的抗体检测结果，观察到 1 例骨骼肌 AChR 抗体阳性、手术胸腺增生，无法停用溴吡斯的明肌萎缩型的患者；1 例抗 RyR 抗体阳性，需要服用溴吡斯的明、甲泼尼龙的患者。另外，笔者发现，抗MuSK 抗体阳性患者的面部及颈部肌肉有异于乙酰胆碱自身抗体阳性患者。

2. 对危象的定义

Osserman 分型没有明确危象属于哪一型。MGFA 分型删除了Osserman 分型的Ⅲ型（重度激进型）、Ⅳ型（迟发重症型），明确了 MGFA Ⅴ型，需要气管插管（有创呼吸机），或病情快速恶化，需要立即开放气道，辅助通气（无创呼吸机），即为危象。据笔者临床所见，对于 MGFA Ⅳ型，要注意肌无力危象前状态，此时患者症状正迅速恶化（肌内注射新斯的明才能短暂缓解），可能在数日（或突然发生）需要采用无创呼吸机。因此，MGFA 分型更加贴近临床实际情况。

3. 关于儿童重症肌无力

Osserman 分型中有儿童重症肌无力与成人重症肌无力的分型。MGFA 分型把儿童重症肌无力归入眼肌型重症肌无力

（OMG），称为 JMG（儿童及青少年重症肌无力）。该型患者肌无力以眼肌型为主，很少向全身型转化。据笔者观察，该描述符合临床实际情况。在笔者接诊的大部分儿童及青少年重症肌无力患者中，要求减少或者停用类固醇、体形虚胖、睡眠不安、容易感冒是发病的主要原因。儿童及青少年重症肌无力极少发生危象，笔者接诊的危象患者不超过 10 例，多为呼吸道感染诱发，控制感染、合理应用类固醇后，病情基本可以得到控制，患者好转出院。

4. 难治性重症肌无力

《新指南》增加了难治性重症肌无力的概念及推荐用药。Osserman 分型中无难治性重症肌无力，《新指南》做了相应补充，这点非常重要。笔者在病房会诊或门诊时总会遇到几个很难治的患者，对传统的糖皮质激素或者至少 2 种免疫抑制剂（足量、足疗程）治疗无效，特别是抗 MuSK 抗体阳性患者，不能耐受免疫抑制剂的不良反应或有免疫抑制剂使用禁忌证，需要反复给予静脉注射用免疫球蛋白、血浆置换以缓解病情。笔者所见的难治性重症肌无力多为恶性胸腺瘤术后的患者，或伴有药物不良反应，导致功能受限（药物致残如股骨头坏死，脊椎压缩性骨折，贫血，皮肤损害，糖尿病）。《新指南》还补充了依库珠单抗、利妥昔单抗对难治性重症肌无力的临床应用方法。其中，关于利妥昔单抗的应用，笔者在 2022 年观察了 6 例，其中 3 例有阶段性效果，3 例无效。2023 年，笔者在临床上开始应用艾加莫德，疗效肯定，但其费用昂贵，不入医保，且需要较长时段多次使用，这也成为阻碍其在临床上进一步推广使用的一大难题。在美国，1瓶 400mg 艾加莫德的批发价约为 6000 美元，假如一名患者体重60 千克，按照每 90 天注射 4 次（每次 2 瓶）的频率计算（连续用药 4 周为 1 个治疗周期，治疗结束后一般有 30 ～ 60 天的观察缓解期），每年的治疗费用约 20 万美元。美国重症肌无力的累计患病率为每 10 万人中有 14 ～ 20 人，即总共有 36000 ～ 60000 人。

若要达到 29 亿美元的年销售总额，每年需要有 1.5 万患者使用该药物。达到这一结果虽然并非不可能，但应用范围需要覆盖大部分美国患者，其他国家也需要批准上市使用。

5. 手术治疗重症肌无力

Osserman 分型没有对手术治疗非胸腺瘤重症肌无力患者的说明，因此胸外科研究者有"我们主张手术治疗重症肌无力"的相关论述。《新指南》对关于手术治疗重症肌无力的证据与推荐有言简意赅的列表说明，对临床很有帮助。笔者作为中医，在临床经常遇到患者提问：我要不要去做胸腺摘除手术？吃中药后能不能不做手术？在过去，血清抗体检测不普及，我们只能凭经验回答这些问题。但现有的乙酰胆碱血清抗体七项检测结果，可以给患者一个比较满意的答复。一是儿童重症肌无力或成人 80 岁以上不考虑手术；二是激素用量无法减少至 4 粒以下的中年患者，尤其是女性患者，应该考虑择期手术；三是对于胸腺瘤患者，劝说其尽早手术，不做恐怕会转移至胸膜，失去手术机会；四是特殊工种人员，如公务员、警务人员、教师、律师、艺术人员、运动员、企业高管等，年龄段在青壮年，在经过中西药物干预以后，症状仍然未能缓解的，手术摘除胸腺大多能够得益。抗MuSK 抗体阳性患者，指南认为"证据不足"，不宜手术，但笔者临床观察到 2 例患者，术后仍然能够获益。

6. 新增亚组分类

《新指南》增加了以血清抗体及临床特点为基础的亚组分类。在过去，血清抗体检测还不普及（现在由于自费、价高，使用仍然局限），重症肌无力的诊断与许多临床症状未能得到合理解释，临床治疗用药全凭经验。《新指南》增加了以血清抗体及临床特点为基础的亚组分类，使临床医生关注血清抗体的指标与症状变化，或者说使治疗目标有了循证依据。笔者接诊过 1 例由外院转来的 MGFA Ⅴ型（气管插管）、抗 MuSK 抗体阳性的 33 岁女性患者，3 月 12 日初次检查抗 MuSK 抗体数值为 0.27nmol/L（参考

范围 ≤ 0.05nmol/L），至 5 月 18 日危象状态下，复查抗 MuSK 抗体数值升高至 0.40nmol/L（参考范围 ≤ 0.05nmol/L）。该检查结果合理解释了患者重度呼吸肌吞咽肌无力导致插管后脱机困难的原因。"双阳"即两项抗体阳性，患者病情往往较重，如乙酰胆碱自身抗体（AChR-Ab）、人抗连接素抗体（titin-Ab）均为阳性的中老年患者多有胸腺问题，可以考虑进行微创胸腺治疗。

7. 疗效评价与治疗目标

Osserman 分型中的临床疗效分为临床治愈、显效、好转、无效。由于重症肌无力是一个容易反复的慢性疾病，不同的疗效评价时间往往差异很大。患者及家属也经常提问"究竟要吃多长时间的药（中西药）"等问题。《新指南》对重症肌无力的治疗目标进行了说明。①完全缓解：至少 1 年无肌无力的症状或体征，在此期间没有接受过任何重症肌无力的药物治疗，经专业的神经肌病医生检查未发现任何肌肉无力的证据，允许出现轻微眼睑闭合无力。②药物缓解：标准同完全缓解，需通过服药达到上述状态，但服用胆碱酯酶抑制剂除外。③微小状态：没有任何因肌无力引起的功能受限，经专业的神经肌病医生检查可发现某些肌肉无力。④改善：与治疗前相比，肌无力临床症状明显减轻或重症肌无力治疗药物剂量明显减少。⑤无变化：临床症状及重症肌无力治疗药物剂量与治疗前无明显变化。⑥加重：与治疗前相比，肌无力临床症状明显加重或重症肌无力治疗药物剂量明显增加。⑦恶化：已经达到完全缓解、药物缓解或微小状态，出现了新的临床症状。（注：笔者经常以"反复"一词代替"恶化"，如危象出现则用"恶化"。）⑧死亡：死于重症肌无力或重症肌无力的并发症，或者胸腺切除术后 30 天内死亡。这样能够细分层次，客观评价药物疗效，又能够较好地回答患者提出的疑问。

根据《新指南》起草者常婷的解读，《新指南》更新的要点有 11 个，值得认真研读。笔者只是根据临床体会缩减为 7 点。《新指南》的结语写得非常中肯："重症肌无力临床表现具有很大异质性，在临床实践中，需考虑患者的发病年龄、疾病严重程度、是否合并胸腺瘤、血清学特点、治疗并发症及治疗费用等，尽量做到安全、有效、精准化治疗。"

由于笔者是中医，临床接触的多为按照《新指南》用药但要求减药的患者。例如，《新指南》认为，成人 OMG，尤其是晚发型、合并胸腺瘤、AChR 抗体阳性及 RNS 异常的患者，推荐早期使用激素及免疫抑制剂（多为足量治疗）。尽管目前尚无随机对照研究的证据，但多项回顾性研究及荟萃分析结果表明，早期使用泼尼松及其他免疫抑制剂不仅可改善眼肌无力症状，还可防止 OMG 继发全身化。对于成人 GMG，激素和免疫抑制剂联合使用为一线治疗方法。

因此，笔者认为可以"西药中用"，既然重症肌无力患者具有很大的异质性，疗效评估就要尊重患者的意见。西医的理论也可以"兼蓄并存"，MGFA 分型与 Osserman 分型可以新旧并存，互为对照参考，即使是《实用内科学》中提到的重症肌无力分型，也可以在临床中参考使用。

（四）医院重症肌无力分型与疾病编码

MGFA 分型与《中国重症肌无力诊断和治疗指南（2020 版）》临床分型适合于研究型医院使用，为当前科研投标必备。然而，在以临床治疗为主的医院，主要采用疾病编码的形式对重症肌无力进行分类，至 2021 年 8 月，重症肌无力的疾病编码如下。重症肌无力：2019G70.000，儿童型重症肌无力：2019G70.008，先天性重症肌无力：2019G70.201，母体重症肌无力新生儿：2019P00.813，短暂性新生儿重症肌无力：2019P94.000，妊娠合并重症肌无力：2019O99.310，重症肌无力（肌萎缩型）：2019G700.001，重症肌无力（眼肌型）：2019G700.002，重症肌无力（轻度全身型）：2019G700.003，重症肌无力（中度全身型）：2019G700.004，重症肌无力（迟发重症型）：

2019G700.006，重症肌无力（急性重症型）：2019G700.005。此
为临床医疗的分型，是在《实用内科学》及妇科、儿科学相关著
作与 Osserman 分型的基础上形成的（图 1-5）。

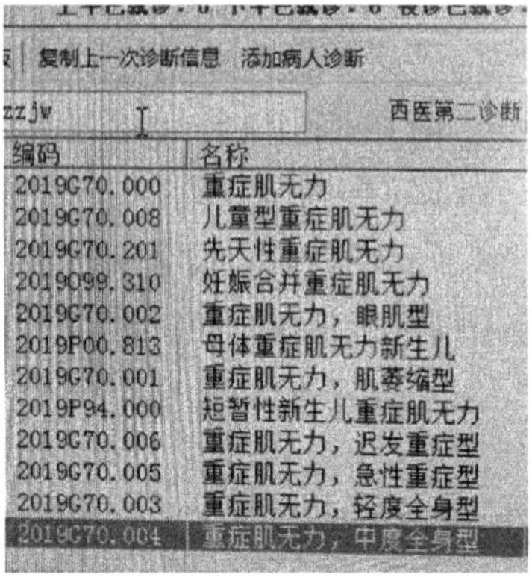

图 1-5　重症肌无力的疾病编码

由此可见，MGFA 分型和《中国重症肌无力诊断和治疗指南
（2020 版）》中提到的分型，与中国临床医疗实践中还有一段逐渐
适应的过程。笔者认为，可以兼收并蓄，互为参考，逐渐过渡。

六、临床治疗

（一）胆碱酯酶抑制剂

胆碱酯酶抑制剂是治疗所有类型重症肌无力的一线药物，主
要用于改善临床症状，特别用于新近诊断患者的初始治疗，常用
制剂如下。

1. 溴吡斯的明

溴吡斯的明又名溴化吡啶斯的明、吡啶斯的明，患者俗称其
为"小明"，是目前临床中最常用的胆碱酯酶抑制剂。溴吡斯的
明对延髓支配的肌肉如吞咽肌、颈肌、眼肌、面肌等疗效较好，
对四肢肌肉无力也有效果。片剂，每片 60mg。口服，成人每次

60mg，每日 3 次。以下具体用法供参考。

日常治疗用量：成人每次 60mg，每日 3 ~ 4 次。每日最大用量为 480mg，即 8 片。临床观察发现，也有用至 720mg 即 12 片的患者，凡是需要服用 8 片以上者，应该及时调整治疗方案。儿童用量，1 岁以下，每次 10mg，每日 2 ~ 3 次；1 ~ 2 岁，每次 15mg，每日 3 ~ 4 次；3 ~ 6 岁，每次 20mg，每日 3 次；7 ~ 10 岁，每次 30mg，每日 2 ~ 3 次；11 ~ 14 岁，每次 30mg，每日 3 次；14 岁以上按成人给药。

该药在境外又名美定隆，由瑞士生产。服用方法同上，成人每次 60mg，儿童每次 10mg。其优点是胃肠反应比较少，容易溶水崩解，适合鼻饲给药及儿童用药。不足之处是药效似乎没有国产的强。

2. 新斯的明

新斯的明又名普洛斯的明。新斯的明注射液，规格为 1mg 或 2mL。肌内注射，成人每次 0.5 ~ 1mg，每日 3 次。儿童每次每千克体重 0.025 ~ 0.04mg。以下具体用法供参考。

新斯的明试验，成人每次 0.5 ~ 1mg，肌内注射。做新斯的明试验时，患者往往是第一次使用该药，笔者习惯用每次 0.75mg，肌内注射。儿童每次每千克体重 0.0125mg，肌内注射。

重症肌无力危象抢救，成人每次 0.5 ~ 1mg，每日 3 ~ 4 次，肌内注射。留置胃管后则无须肌内注射，改鼻饲溴吡斯的明。儿童每次每千克体重 0.025mg，肌内注射。笔者仍然按照老教科书上的方法，儿童每次每千克体重 0.0125mg，肌内注射。

新斯的明注射液不宜静脉注射。

新斯的明的作用维持时间是 30 ~ 60 分钟。

新斯的明片，规格为每片 15mg。口服，成人每次 15 ~ 30mg，每日 3 次。儿童根据年龄，1 岁者每次 1mg，每增长 1 岁增加 1mg，每日 3 次。

3. 美斯的明

美斯的明又名酶抑宁。片剂，规格为每片 5mg 或每片 10mg。口服，成人每次 5～10mg，每日 3 次。儿童每日每千克体重 0.5mg，分 3 次服。

上述药物虽然能够通过抑制胆碱酯酶，促进末梢神经释放乙酰胆碱，作用于骨骼肌运动终板使其作用加强，能够短暂地缓解肌肉无力的症状，但长期服用的不良反应也很多，如恶心、呕吐、痰涎分泌增多、心动过缓、肌肉震颤等。故抗胆碱酯酶药物只能治标，它对疾病的免疫学发病机制毫无作用，不宜长期单独使用。如出现明显的胃肠道反应，可以配合使用消旋山莨菪碱片（654-2 片），每次 5～10mg，每日 3 次，与溴吡斯的明同服。该药有咽喉干燥、小便不利等不良反应，不能耐受者可用加味藿香正气丸，每次半包，每日 3 次，与溴吡斯的明同服。儿童用量减半。

（二）糖皮质激素

目前常用于治疗重症肌无力的糖皮质激素包括醋酸泼尼松、甲泼尼龙、地塞米松。

1. 醋酸泼尼松

醋酸泼尼松的剂型一般为片剂，每片 5mg，用法与用量目前仍不大一致。有主张从大剂量开始应用，即每千克体重用醋酸泼尼松 0.5～1mg，每晨顿服；也有主张从小剂量开始应用，即 20mg，每晨顿服，之后每 3 天增加醋酸泼尼松 5.0mg 直至足量（60～80mg）。该药通常 2 周内起效，6～8 周效果最为显著。根据笔者临床体会，醋酸泼尼松从 10mg 开始使用较安全。这种药总体疗效要比甲泼尼龙稍好，故至今仍未能淘汰。

2. 甲泼尼龙

甲泼尼龙的常用规格为片剂，每片 4mg，用法参照醋酸泼尼松。糖皮质激素的剂量换算关系为 5mg 醋酸泼尼松 =4mg 甲泼尼龙 =0.75mg 地塞米松。甲泼尼龙的注射剂又名甲基强的松龙、甲泼尼龙琥珀酸钠，规格为每瓶 40mg 或每瓶 500mg，用于危重症抢救。

3. 地塞米松

地塞米松片剂，每片 0.75mg，但临床上一般不采用口服地塞米松片剂治疗，而使用地塞米松注射液，规格为每支 2mg 或每支 5mg，静脉注射用法见"重症肌无力危象抢救"。

使用糖皮质激素期间须严密观察病情变化，如首次大量（6 粒以上或冲击疗法）使用激素，40% ~ 50%MG 患者的肌无力症状会在 4 ~ 10 天一过性加重并有可能促发肌无力危象。因此，对病情危重、有可能发生肌无力危象的 MG 患者，应慎重使用糖皮质激素；同时应注意类固醇肌病。长期服用糖皮质激素，可引起食量增加、体重增加、向心性肥胖、血压升高、血糖升高、白内障、青光眼、内分泌功能紊乱、精神障碍、骨质疏松、股骨头坏死、消化道症状、感染等，应引起重视。对儿童患者，要谨慎使用糖皮质激素。服用糖皮质激素期间，还需酌情同时服用下述药物：①钙剂，成人可用碳酸钙 D$_3$ 片，每次 1 片，每日 1 ~ 2 次；阿法骨化醇片，每片 0.25μg，每次 1 片，每日 1 次；维生素 AD 丸，每次 1 粒，每日 2 次。儿童多服用儿童维 D 钙咀嚼片，每日 1 片；乳酸钙颗粒，每次 1 包，每日 1 ~ 2 次；葡萄糖酸钙锌口服溶液，每次 1 支，每日 1 次，以预防骨质疏松。②钾剂：氯化钾缓释片，每次 1 ~ 2 片，每日 3 次；门冬氨酸钾镁片，每次 1 ~ 2 片，每日 3 次；枸橼酸钾颗粒，每日 1 次，每次 1 ~ 2 包（儿童常用），以对抗激素引起的电解质紊乱（低钾）。③保护胃黏膜药如奥美拉唑肠溶片，或抗酸类药物如复方氢氧化铝片等护胃药，预防胃肠道并发症。④治疗类固醇激素长期服用并发症的相关药物。

（三）免疫抑制剂

成年人全身型 MG 和部分眼肌型 MG 患者，早期联合使用免疫抑制剂，如硫唑嘌呤、环孢素 A 或他克莫司等，可尽快减少糖皮质激素的用量或停止使用，获得稳定而满意的疗效，减少激素不良反应。

1. 硫唑嘌呤

硫唑嘌呤是治疗重症肌无力的一线药物。眼肌型 MG 和全身型 MG 皆可使用，可与糖皮质激素联合使用，短期内有效减少糖皮质激素用量。部分儿童（＞3 岁）及青少年 MG 患者经胆碱酯酶抑制剂和糖皮质激素治疗后效果仍不佳者，可慎重考虑联合使用硫唑嘌呤。

硫唑嘌呤片，规格为每片 50mg。以下具体用法供参考。

儿童每日每千克体重 1～2mg，成人每日 25mg，分 2～3 次口服。从小剂量（笔者经常从 1/4 片，即每日 12.5mg 用起，服用 9 个月无效停药）开始服用，逐渐增加，一般 3～6 个月起效，1～2 年后达全效，可使 70%～90% 的 MG 患者症状得到明显改善。初始阶段，硫唑嘌呤常与糖皮质激素联合使用，疗效较单用糖皮质激素好，同时可以减少糖皮质激素的用量，但单用效果不如糖皮质激素。

不良反应：部分患者转氨酶升高，骨髓抑制，有特殊的流感样反应，白细胞计数减少，血红蛋白、血小板计数减少，出现消化道症状和脱发等。因此，患者开始服用硫唑嘌呤 7～10 天后需查血常规和肝功能。长期服用硫唑嘌呤的 MG 患者，在服药期间至少 2 周复查 1 次血常规，4 周复查肝、肾功能各 1 次。如无严重和（或）不可耐受的不良反应，可长期服用硫唑嘌呤。

2. 环孢菌素 A

环孢菌素 A 主要用于因糖皮质激素或硫唑嘌呤不良反应或疗效欠佳，不易坚持用药的 MG 患者，可用于治疗全身型和眼肌型 MG。临床观察发现，环孢菌素 A 对女性患者效果较好。服用其他免疫抑制剂导致贫血的患者可选择环孢菌素 A。

环孢菌素 A 片的规格有每片 25mg 或每片 50mg 两种，笔者体会用每片 50mg 规格效果较好。成人用量为每日 50 ～ 100mg，通常使用 3 ～ 6 个月起效。环孢菌素 A 也可早期与糖皮质激素联合使用，可显著改善肌无力症状，并降低血中 AChR 抗体的滴度。环孢菌素 A 的疗效和硫唑嘌呤相当，但不良反应较硫唑嘌呤少。

不良反应：血压升高、震颤、牙龈增生、肌痛、肾功能损害和流感样症状等。服药期间至少每月查血常规、肝功能和肾功能各 1 次，以及监测血压。使用过程中注意监测血浆环孢菌素 A 的药物浓度，并根据浓度调整环孢菌素的剂量。如无严重不良反应，可长期和糖皮质激素联合使用。根据笔者观察，该药的临床有效者还是比不良反应者多。

3. 他克莫司

他克莫司又名 FK506，是一种强效的免疫抑制剂，适用于不能耐受糖皮质激素和其他免疫抑制剂不良反应或对其疗效差的 MG 患者，特别是抗 RyR 抗体阳性的 MG 患者。他克莫司也可与糖皮质激素早期联合使用，以尽快减少糖皮质激素的用量，减少其不良反应。

他克莫司的常用剂型为胶囊剂，有不同规格，每粒 0.5mg 或每粒 1mg。成人用量每日 1 ～ 3mg。该药起效较快，一般 2 周左右起效。快代谢型 MG 患者需要加大药物剂量，直到疗效满意为止。目前该药在临床较为常用，有条件者可检测他克莫司血药浓度并根据血药浓度调整药物剂量。

不良反应：消化道症状、麻木、震颤、头痛、血压和血糖升高、血钾升高、血镁降低、肾功能损害等。服药期间至少每月查血常规、血糖、肝功能和肾功能各 1 次。如无严重不良反应，可长期服用。笔者临床见过多例缺铁性贫血、皮肤损害、脱发患者。但该药的临床有效者还是比不良反应者多，故该药目前在临床广泛使用。

4. 环磷酰胺

对上述糖皮质激素如泼尼松、地塞米松等治疗无效或者不能耐受的患者，以及不能或者拒绝手术摘除胸腺的患者，可试用环磷酰胺（cyclophosphamide，CTX）治疗。

环磷酰胺片剂，规格为每片 50mg。成人口服，每次 50mg，每日 2 次，直至服用总量至 10～20g，个别患者需要服用到 30g。

注射用环磷酰胺，规格为每安瓿 100mg 或每安瓿 200mg。成人静脉注射，每次 200mg，每日 1 次或隔日 1 次。每次注射前均需要复查血常规和肝功能。

不良反应：白细胞计数减少、脱发、恶心、呕吐、腹泻、出血性膀胱炎、骨髓抑制、远期肿瘤风险等。儿童重症肌无力患者慎用或不宜使用。笔者在临床中较少使用注射用环磷酰胺，只用环磷酰胺片。

5. 吗替麦考酚酯

吗替麦考酚酯（MMF）为治疗 MG 的二线药物，但也可早期与糖皮质激素联合使用。

吗替麦考酚酯胶囊的规格是每粒 250mg；吗替麦考酚酯片剂，规格是每片 500mg。吗替麦考酚酯胶囊价格昂贵，国内少用或不用，境外常用，成人用量为每日 8 粒，分 2 次服用。吗替麦考酚酯与硫唑嘌呤和环孢菌素 A 相比，较安全，肝、肾不良反应小。

不良反应：中性粒细胞计数减少，有胃肠道反应如恶心、呕吐、腹泻、腹痛等。服用本药第 1 个月，每周查 1 次全血细胞计数；第 2、第 3 个月，每个月查 2 次；3 个月后，每个月查 1 次。如果发生中性粒细胞计数减少，应停药或酌情减量。本药不能与硫唑嘌呤同时使用。据笔者观察，相对而言，吗替麦考酚酯的不良反应较少，但药效不及硫唑嘌呤片、他克莫司。

6. 抗人 CD 单克隆抗体

抗人 CD 单克隆抗体（利妥昔单抗）适用于对糖皮质激素和传统免疫抑制药物治疗无效的 MG 患者，特别是抗 MuSK 抗体阳性的 MG 患者。

抗人 CD 单克隆抗体，针剂，规格有每安瓿 100mg 或 10mL，每安瓿 500mg 或 50mL。成人静脉滴注，$375mg/m^2$，每周 1 次，22 天为 1 个疗程，共给药 4 次。

不良反应：发热、寒战、心脏毒性、支气管痉挛、白细胞计数减少、血小板计数减少和进行性多灶性白质脑病等。对出现呼吸系统症状或低血压的患者至少监护 24 小时，对出现严重呼吸困难、支气管痉挛和低氧血症的患者应立即停止使用。2021 年，笔者用抗人 CD 单克隆抗体治疗 8 例重症肌无力患者，据患者自诉，有效 4 例，无效 3 例，1 例使用 1 次后停用。该药不能使用医保，治疗成本较高。笔者在临床中发现，该药对难治性重症肌无力仍有阶段性效果，可以 3 个月进行 1 次治疗。笔者使用该药治疗过 1 名 14 岁的女孩儿，但效果不理想，最后要用丙种球蛋白加中药才能脱呼吸机。

7. 甲氨蝶呤

甲氨蝶呤的常用剂型为片剂，规格为每片 2.5mg，成人每周口服 4 片。14 岁以下儿童不用该药。甲氨蝶呤为老药，治疗成本低。笔者执医年限长，在过去经常使用，现在临床基本不用，很多年轻医生也不使用，但笔者现在仍然在临床使用其治疗难治性患者，多有不错的效果。该药尤其适合经济困难的患者。

注意事项：在使用上述免疫抑制剂和（或）免疫调节剂时，应定期检查肝功能、肾功能、血常规和尿常规等，如患者出现不能耐受的不良反应则应停用或改药。抗乙型肝炎抗原抗体阳性且肝功能不全者应慎用此类药物。笔者通过临床观察，发现使用上述免疫抑制剂 9 个月至 1 年后，大多要调整改换另一个品种。

（四）静脉注射丙种球蛋白

丙种球蛋白主要用于病情急性进展、做术前准备的重症肌无力患者，可与免疫抑制药物或大剂量糖皮质激素联合使用。

针剂：规格为每瓶 2.5g（5%，50mL）。静脉注射，成人每日 8 ～ 10 瓶，儿童每日每千克体重 400mg，5 天为 1 个疗程。丙种球蛋白多于使用后 5 ～ 10 天起效，作用可持续约 2 个月。笔者经常在门诊给有需要的患者使用丙种球蛋白，每次用 2 瓶，连续静脉滴注 2 天。

不良反应：头痛、无菌性脑膜炎、流感样症状和肾功能损害等。

注意事项：丙种球蛋白的疗效与血浆置换相同，不良反应更小，但二者不能同时使用，且在病情稳定的中、重度 MG 患者中，重复使用丙种球蛋白并不能增加疗效或减少糖皮质激素的用量。丙种球蛋白的治疗成本较高，过去为自费药，还要到院外购买（自 2021 年起，该药已进入全身型重症肌无力的医保报销目录），多次使用困难。笔者在临床中观察发现，危象抢救的关键不是丙种球蛋白冲击疗法。长期使用类固醇者适合结合丙种球蛋白共同治疗，有较好效果。

（五）血浆置换

血浆置换指输入正常人新鲜血浆或代血浆，换出带有抗乙酰胆碱受体抗体的血浆。血浆置换主要用于病情急性进展期、肌无力危象、胸腺切除术前和围手术期处理及免疫抑制治疗初始阶段。

方法：每次用健康人血浆 1500mL 和 706 代血浆 500mL 置换，第 1 周隔日 1 次，共 3 次，若改善不明显，则其后每周 1 次，常规进行 5 ～ 7 次。血浆置换多于首次或第 2 次血浆置换后 2 天左右起效，作用可持续 1 ～ 2 个月。

不良反应：血钙降低、低血压、继发性感染和出血等。

注意事项：因血浆置换容易继发感染，并发感染的重症肌无力患者需在感染得到控制后才能使用，如置换期间发生感染，则要积极控制感染，并根据病情决定是否继续进行血浆置换。笔者在临床中观察发现，血浆置换有一定效果，但治疗成本较高。在过去，对于危象患者及难治性患者，笔者经常给予其每周输入200mL健康人新鲜血浆，价廉且效果较好。

（六）胸腺摘除手术

临床观察发现，10%以上的重症肌无力患者有胸腺肿瘤；在没有肿瘤的患者中，80%也有胸腺增生（不少患者胸部CT平扫甚至加强都没有问题，但术后胸腺病理结果显示"胸腺增生"，个别患者的小胸腺瘤都是在手术中发现的）。儿童重症肌无力也可以伴发胸腺肿瘤。笔者曾诊治过2名重症肌无力伴发胸腺肿瘤的患者，年龄都只有7岁。但不论是否伴发胸腺肿瘤，多数重症肌无力患者在胸腺切除后，症状均有好转。

胸腺是重要的免疫器官，早在半个多世纪前，人们就已知道它与重症肌无力的发病密切相关。贝尔（Bell）对56例因重症肌无力死亡的患者尸体进行病理检查，发现其胸腺内质均有淋巴细胞浸润，其中17例合并有胸腺肥大，10例有胸腺肿瘤。1936年，在布拉洛克（Blalock）对1例胸腺肿瘤合并重症肌无力的患者施行胸腺及肿瘤切除术获得成功后，胸腺与重症肌无力的关系引起了越来越多学者的密切关注。在重症肌无力患者的胸腺中，有较健康人群更多的B淋巴细胞和更少的T淋巴细胞。研究发现，实验性肌无力动物的骨骼肌中有较多的淋巴细胞浸润，浸润的部位与肌无力的部位一致。如果将重症肌无力患者的淋巴细胞输给动物，动物能够被制作成实验性重症肌无力模型；若预先切除实验动物的胸腺，则实验动物无法被制作成实验性重症肌无力模型。在临床上，淋巴管引流可使重症肌无力症状减轻，若将这种引流液重新输入机体，则症状复发。由此可以推测，以胸腺为主的细胞免疫反应异常也是重症肌无力发病的重要原因，而胸腺的病毒感染可能是其诱因。

一经确诊纵隔胸腺肿瘤、胸腺瘤，应该进行胸腺摘除手术治疗。黄玲等报道 95 例经病理证实的伴胸腺瘤的重症肌无力患者，发现伴胸腺瘤的重症肌无力患者 Osserman 分型以Ⅱb 型最多，为 38.9%（37/95）；胸腺瘤病理分型以 B2 型多见，为 35.8%（34/95）；术后症状好转或症状消失 70 例，其中 70.0%（49/70）在术后 20 天～ 11 年，肌无力症状加重或复发；症状加重或复发的 49 例患者复查胸部 CT，32.7%（16/49）的患者胸腺瘤复发或转移；46.3%（44/95）的患者在病程中曾发生过肌无力危象；胸腺瘤 B3 型肌无力危象的发生率为 72.7%，远高于其他类型；42.9%（12/28）的患者在术后放疗过程中肌无力症状加重；随访 10 个月～ 8.6 年，死亡 3 例（3.2%），均死于肌无力危象。该研究认为，伴胸腺瘤的重症肌无力病情复杂，肌无力症状易反复，肌无力危象发生率高，肿瘤复发或转移率高，但病死率低。因此，怀疑为胸腺瘤的重症肌无力患者应尽早行胸腺摘除手术，早期手术治疗可以降低胸腺肿瘤浸润和扩散的风险。总体来说，多数胸腺异常的 MG 患者能从手术中获益，一般选择手术的年龄为 18 周岁以上。通常手术后 2 ～ 24 个月，患者病情逐渐好转、稳定，用药剂量亦减少。

症状严重的 MG 患者，除非怀疑高度恶性胸腺瘤，可以先药物治疗，待病情改善、稳定后，再行手术治疗，有助于减少、防止手术后发生肌无力危象。需要紧急手术的患者，术前可予丙种球蛋白等药物，以防止患者手术后出现肌无力危象。

（七）胸腺放射

胸腺放射治疗能抑制胸腺免疫功能，使胸腺萎缩。随着放射治疗技术的日益成熟，MG 胸腺放射治疗重新受到重视。此疗法适用于胸腺增生、全身无力、药物疗效不佳、浸润性胸腺瘤不能手术、未完全切除胸腺瘤或术后复发的患者。分次日量 1 ～ 2Gy，每周 5 次，一般总量 50 ～ 60Gy，可获疗效。胸腺放疗的不良反应较大，如白细胞计数减少、胃肠反应、局部皮肤肌肉红肿疼痛等。

（八）重症肌无力危象抢救

重症肌无力危象指由于肌无力累及延髓肌、呼吸肌而致机体不能维持正常的通气功能，严重危及患者生命的一种呼吸衰竭状态，临床表现为呼吸困难、气息将停、不能吞咽，危在顷刻。

美国重症肌无力基金会制订的《重症肌无力管理国际共识指南》中指出，肌无力危象为 MGFA 分型 V 型，指重症 MG 患者临床症状迅速恶化并出现危及生命迹象，或因辅助通气引起气道受损或延髓功能障碍。患者需气管插管或无创通气，如需鼻饲不需插管则为 IVb 型，但术后常规管理期间需气管插管不属于危象。

《中国重症肌无力诊断和治疗指南（2015 版）》中指出，呼吸肌功能受累导致严重呼吸困难，危及生命者，应积极行人工辅助呼吸，包括正压呼吸、气管插管或气管切开，监测动脉血气分析中血氧饱和度和二氧化碳分压，并进一步判断 MG 危象的类型。如为肌无力危象，应酌情增加胆碱酯酶抑制剂的剂量，直到安全剂量范围内肌无力症状改善满意；如有比较严重的胆碱能过量反应，应酌情使用阿托品拮抗；如不能获得满意疗效时考虑用甲泼尼龙冲击；部分患者还可考虑同时应用血浆置换或大剂量丙种球蛋白冲击。对于重症肌无力危象，处理方法中最主要的措施是保持呼吸道通畅，积极行人工辅助呼吸，包括气管切开，或鼻腔插管、鼻饲导管和辅助呼吸，并进一步判断 MG 危象的类型。随着医学科学技术的发展，目前胆碱酯酶抑制剂的使用剂量有限（一般日总剂量不超 480mg），胆碱能危象已极为少见。只要呼吸道通畅、人工呼吸机工作正常，可停用抗胆碱酯酶药物。下表是肌无力危象与胆碱能危象的区别，供临床参考（表 1-4）。

表1-4 肌无力危象与胆碱能危象的区别

项目	肌无力危象	胆碱能危象
心率	心动过速	心动过缓
肌肉	肌肉无力	肌肉无力和肌束震颤
瞳孔	正常或变大	缩小
皮肤	苍白，可伴发凉	潮红、温暖
腺体分泌	正常	增多
新斯的明试验	肌无力症状改善	肌无力症状加重

《中国重症肌无力诊断和治疗指南（2015版）》指出，如病情危重，在经良好医患沟通并做好充分机械通气准备下，可试用大剂量激素冲击治疗：甲泼尼龙每日1000mg，连续静脉滴注3天，然后改为每日500mg，静脉滴注2天；或者地塞米松每日10～20mg，静脉滴注1周；冲击治疗后改为醋酸泼尼松或者甲泼尼龙，晨顿服。顿服用量没有具体描述。北京协和医院过去的用量为醋酸泼尼松片，每日90mg（16片）。现在多数医院已改为醋酸泼尼松片，每日60mg，或甲泼尼龙片，每日48mg，或加用他克莫司软胶囊。也有医院用醋酸泼尼松片，每日100～120mg，隔日1次。同时也可使用大剂量丙种球蛋白静脉滴注疗法，成人每次10～20g，静脉滴注，每日1次，连用5～6天。

（九）其他辅助治疗方法

其他辅助治疗方法，如进行呼吸肌训练和在轻型MG患者中进行力量锻炼，可以改善肌力。建议患者控制体重，适当限制日常活动，注射季节性流感疫苗等。这些措施对部分患者可能有帮助。

综上所述，西医治疗重症肌无力的方法虽然很多，但仍存在许多亟待解决的问题。通常，患者必须不断服药，若停药，则重症肌无力复发，且长期服药有加重不良反应的风险，会抑制免疫力。此外，西医治疗手段成本较高，一些患者无法承受而放弃治疗。重症肌无力临床表现具有极大的差异性，因此，对重症肌无力个体化治疗及预后评估显得尤为重要。中医药治疗不仅可以补虚益损，改善临床症状，还可以减轻西药的不良反应，增强人体抵抗力，减少感染，改善患者的精神状态，预防和延缓危象的发生，促使疾病从西医的缓解到中医的临床治愈。中西医结合治疗是重症肌无力未来的治疗方向。

第二节　中医学对重症肌无力的认识

一、学术源流梳理

中医学虽无重症肌无力的病名，但可以"古说参证"（邓老语），首先从该病的中医主要证候入手，进行学术源流的探讨。从重症肌无力的病理机制和临床表现看，邓老认为，其应属中医学的"虚损证"范畴。虚损证不同于一般的虚证，它有虚弱与损坏的双重含义，虚弱着眼于功能，损坏着眼于形体。重症肌无力是自身免疫性疾病，临床上既有功能障碍又有器质性损害，具有病程长、易反复、治疗难度大，甚至危及生命等特点，故用虚损证才能说明该病的本质。在此前提下，根据重症肌无力的临床表现及分型，又可具体细分，如单纯眼睑下垂者属"睑废"；四肢痿软无力者属"痿证"；重症肌无力危象，中医称为"大气下陷"。

重症肌无力的临床主要表现有 4 个方面：一是眼肌受累，眼睑下垂，或复视，或斜视，眼球活动受限。复视可导致头晕，故患者常有此主诉。二是脾主肌肉功能失调，四肢及颈肌与躯干肌均无力。三是脑髓（延髓）支配肌肉受累者，见构音不清、面部表情僵硬、口唇外翻、吞咽困难、饮水反呛。四是危重者呼吸困难，气短不足以息，大气下陷，危在顷刻。

（一）眼睑下垂，或复视，或斜视

《北史》有"睑垂覆目"的记载："四年，帝亲戎东讨，至河阴遇疾，口不能言，睑垂覆目，不得视，一足短缩，又不得行。僧垣以为诸脏俱病，不可并疗，军中之要，莫过于语，乃处方进药，帝遂得言。次又疗目，目疾便愈。未及足，足疾亦瘥。比至华州，帝已痊复。"《北史》的这段文献除有"睑垂覆目，不得视"的描述外，患者还兼有"口不能言""又不得行"相关证候，这些都与重症肌无力构音不清、肢体乏力不能行走的症状有相似之处。

中医学关于眼睑下垂的相关记载可追溯到《黄帝内经》，书中类似眼睑下垂或眼睑闭合不全的症状名有"目不开""目瞑"。如《灵枢·经筋》云："足阳明之筋……急者目不合，热则筋纵，目不开……治之以马膏，膏其急者；以白酒和桂以涂其缓者。""手太阳之筋……目瞑，良久乃得视。"隋·巢元方《诸病源候论》中关于眼睑下垂的证候名为"睢目候"，亦名"侵风"。随着历代医家对眼的解剖结构、生理功能和病理现象论述逐渐完备，后世医家对于"眼睑下垂"这一疾病的认识也形成了不同的观点和认知体系，从而使中医学关于眼睑下垂的论治内容日益丰富，并彰显出多层次化。

1. 对其病变部位在脾逐步明确

《黄帝内经》中有"五轮学说"，曰"肌肉之精为约束"，但并未记载"眼睑""睑"或类似的解剖结构，而是用"目不开""目瞑"来描述其症状。隋·巢元方在《诸病源候论》中记载了"睑"这一解剖结构，并在"睢目候"的条目下记述："目是脏腑血气之精华，肝之外候，然则五脏六腑之血气，皆上荣于目也。

若血气虚，则肤腠而受风。风客于睑肤之间，所以其皮缓纵，垂覆于目，则不能开。"该书明确提出本病的病变部位在睑。此后，亦有医家以"眼皮下达""胞垂""胞合""睥倦"来描述本病，但无论是"眼皮""目胞"还是"睥轮"，皆与眼睑名异而实同。

根据文献记载，自《诸病源候论》之后，眼睑下垂的病名、病位逐渐明确，如隋·杨上善《黄帝内经太素》对《灵枢·大惑论》"肌肉之精为约束"中的"约束"注解为："脾精主肉，肉气之精以为眼之束约裹撷。"《类经》注解为："约束，眼胞也，能开能阖，为肌肉之精，主于脾也。"据此可知，《黄帝内经》认为，眼睑开合与肌肉有关，而肌肉功能的正常与否则取决于脾，脾的功能可以间接影响到眼睑的开合。

又如我国现存最早的眼科专著《秘传眼科龙木论》曰："脾脏有病，应于肉轮，肉轮病……夜半甚于黄昏，日没增于早起，此是脾脏之病，治宜脾也。"除此之外，《秘传眼科龙木论》中的"五轮歌"载："总管肉轮脾脏应（肉轮属脾），两睑脾应病亦侵（两睑属脾）。"更加明确指出眼睑与脾脏的关系最为密切。该症状的描述与现代临床重症肌无力眼睑下垂表现多为"朝轻暮重"有相似之处，且属于脾脏疾病，即对于该病，皆宜从脾论治。

2. 对其相关证候描述趋于翔实、丰富

眼睑下垂往往伴随其他相关证候，隋·巢元方《诸病源候论·睢目候》记述："其皮缓纵，垂覆于目，则不能开。世呼为睢目，亦名侵风。"比较形象地说明了睢目即为上睑下垂，不能举起，以致睑裂变小，视物受阻之证。宋·朱肱《南阳活人书》以"目睑重不欲开"描述眼睑下垂。"睑重"即患者抬睑无力的自觉症状。其后《太平惠民和剂局方》亦载有"目睑垂重"的临床表现。元代《原机启微》描述该病患者有"眼睫无力，常欲垂闭，不敢久视，久视则酸疼"的伴随症状。明·张介宾《景岳全书》称其为"胞垂"。《银海指南·气病论》则将其诊为"眼皮宽纵"。清代《眼科奇书》记载患者"上眼皮时常下达，不喜睁开"。《双燕草堂眼科》以反映患者主观感受的"睥倦"作为眼睑下垂的病名，意为睥轮疲倦。清·黄庭镜《目经大成·睑废》曰："此症视目内如常，自觉亦无恙。只上下左右两睑，日夜长闭而不能开，攀开而不能眨，理有不解。尝见患者，一行一动，以手拈起眼皮方能视。"更形象地描述了眼睑下垂时患者的主观感受。由此可见，中医文献中关于眼睑下垂的症状描述日趋翔实全面、细致入微。

3. 对其病因病机及诊治用药认知日趋完善

金·李杲对脾虚导致眼之功能障碍的机制有更为详细的阐释，在《脾胃论·脾胃虚则九窍不通论》中，李杲将《黄帝内经》"清阳出上窍"的机制进一步阐发为"脾胃既为阴火所乘，谷气闭塞而下流，即清气不升，九窍为之不利"，明确提出"脾升清阳"的功能障碍是"目窍之不利"的直接原因。李杲的观点迅速被同时期及后世医家所汲取，更进一步用来阐发眼睑下垂的病因病机。元代眼科专著倪维德《原机启微》在论述"眼睫无力，常欲垂闭"时写道："足阳明胃之脉、足太阴脾之脉，为戊己二土，生生之原也……此病起自七情五贼、劳逸饥饱，故使生意下陷，不能上升。"明确地将眼睑下垂的病机归结为脾胃"生意下陷，不能上升"，提出"以群队升发，辅以和血补血，导入本经，助以相协收敛，用以清利除热，实脾胃"的治则治法，并依据此法创制了柴胡复生汤和助阳活血汤两个治疗方剂。

在脾虚阳气不升的病机理论和补脾升阳的治则确立后，后世医家进一步对其进行了丰富和发展。明·王肯堂《证治准绳·幼科》认为，从脾虚气陷论治眼睑下垂，应根据不同病因、病机有所侧重，柴胡复生汤的侧重点是升举阳气，适用于"因乳食失节，或过服寒凉之药，使阳气下陷不能升举"导致的"目不开"；而对于"胃气亏损，眼睫无力而不能开者"，则应在升阳的基础上再加补脾之品，故应选用李东垣补脾升陷的名方——补中益气汤。

清代医家对眼睑下垂从脾论治的观点更为明确。清·刘耀先《眼科金镜·治眼诸症经验方参考》曰："目能下视、不能上视，气虚也……目常欲垂闭属气虚。"进一步说明了脾胃气虚致眼睑下垂，故治疗以补气升阳为主。清代的《眼科奇书》应用补中益气汤治疗"上眼皮时常下达，不喜睁开"时，"重加升麻二两，服三四付，使阳气上升"，而当眼睑功能逐渐恢复后，则应将升麻、柴胡减为五钱，且"俱要蜜炙"。除此之外，黄庭镜在《目经大成》中阐释助阳活血汤的方义时，对眼睑下垂的病因病机做了新的补充。他认为此方适用于治疗目病久病不愈造成的"眼睫无力，常欲垂闭"，其病因病机是过服苦寒之眼药造成"真元不能通达九窍"及"虚阳下陷，清机沉寂"，故用黄芪、甘草、当归补气活血，以白芷、防风、柴胡、蔓荆子疗风助阳，故名助阳活血汤。

眼睑下垂可以发展为危重病证。岭南名医刘昉在《幼幼新书·卷三·病证形候第八》中首次提出"眼睑下垂"之名称，曰："孩子凡有诸色疾苦，但眼睑下垂牵，必定死矣。"

4. 关于复视或斜视的文献记载及评述

随着眼睑下垂病情的发展，病变可累及更多眼外肌，出现复视或斜视，甚至出现眼球固定。复视即视物重影，用两只眼一起看，会将一个东西看成两个；若遮住一只眼，则看到一个东西。在临床上，患者常有代偿性歪头、斜颈，以便使复视消失而看得清楚，严重者还可表现为斜视。

（1）复视：中医学早就有关于复视症状的记载，相关证候名有"目视一物为两候""视一为二症"等，现对其病名、病因、病机及相关证治的历史沿革阐述如下。

①目视一物为两候：《诸病源候论·卷二十八·目视一物为两候》曰："目是五脏六腑之精华。凡人脏腑不足，精虚而邪气乘之，则精散，故视一物为两也。"认为凡人脏腑不足，精气虚

衰，邪气乘之，则精气耗散，以致经脉失去协调，眼球不受其约束，故见复视。

②视一为二症：清·刘耀先《眼科金镜》曰："视一为二症，与视定反动者同也。因劳瞻竭视，过虑多思，精血耗损，元气亏乏，以致胆肾真一之精不足，而阳光失其主倚，故错乱而眇视为二三也。"谓一物而目视为二，即《黄帝内经》所谓视歧也。同时，文后附有治疗方法，认为"宜急速早治"，方用补肝散、千金磁朱丸。明·傅仁宇《审视瑶函》主张服用冲和养胃汤。

（2）斜视：《眼科金镜》对斜视的病名、病因病机进行了相关记载并提出了治疗方法："瞳神倚侧，言瞳神歪斜不正，皆由胆肾津液不足，目珠神膏亏耗，不能滋养瞳神之故……宜服犀角丸、滋阴养血汤。"

眼球活动障碍有"不能视上视下"的特征，《眼科金镜》曰："不能视上视下症，此谓目病，不痛不痒，不红不肿……不能上视，属气虚也；有能上视、不能下视，属血虚也；眼睑无力，目常欲闭，属中气不足，元阳亏损……眼目上吊，血虚受风。"宜服补中益气汤、助阳和血汤。眼球活动障碍也有"瞳神下垂"的特征，《眼科金镜》曰："瞳神下垂者……与瞳神倚侧症相仿，亦目珠神膏亏耗，元气下陷之故……宜服补中益气汤加五味子、白芍。"

（二）四肢无力，甚至肌肉萎缩

重症肌无力的临床特征是一部分或全身骨骼肌容易疲劳，晚期个别病例的骨骼肌可以发生萎缩或肌肉瘦削、肌肉松软，故临床上重症肌无力的临床表现为四肢无力，甚至全身乏力，少数可见四肢痿软。中医临床上将以此类症状为主的重症肌无力归属于"痿证"范畴进行辨证论治，可见古代中医学术源流是当代中医临床理论形成的基础。

1. 关于痿证病名及证候描述的鉴别

《黄帝内经》中有关于"脉痿""筋疾""肉痿""骨痿"等的记载，说明当时就已确立了"痿"的病名，如《素问》，把风、痹、痿、厥四个病证合为一卷（卷十二），排列顺序为"风论""痹论""痿论""厥论"，说明古人对与痿证病候相似的风证、痹证、厥证已有所认识，四者需要进行鉴别诊断。

《素问·痿论》曰："五脏使人痿，何也？岐伯对曰：肺主身之皮毛，心主身之血脉，肝主身之筋膜，脾主身之肌肉，肾主身之骨髓，故肺热叶焦，则皮毛虚弱急薄，著则生痿躄也。"张景岳注解道："五脏各有所合，故皆能使人痿。痿者，痿弱无力，举动不能也。"痿，犹萎也，痿与萎同。刘完素曰："秋金旺则雾气蒙郁，而草木萎落，病之象也。萎，犹痿也。"萎，有枯萎、萎缩之意。因此，痿即痿弱不用，痿软无力，肌肉萎缩，废而不用。古代医家选用"痿"作为病名的含义有二：其一，广义为不用，即肢体、组织器官功能衰退或废弛；其二，狭义为不荣、不举，即形体、肌肤、毛发等组织器官表现出来的萎缩枯槁之象，或器官功能减弱甚至丧失，如阳痿。

《素问》把风、痹、痿、厥四个病证合为一卷，四个病证的临床表现近似，需要进行辨别。金·张子和《儒门事亲·指风痹痿厥近世差玄说二》认为这四个病证本自不同，而近世不能辨。子和曰："风痹痿厥四论，《内经》言之详矣。今余又为之说，不亦赘乎！曰：非赘也。为近世不读《内经》者，指其差玄也。夫风痹痿厥四证，本自不同，而近世不能辨，一概作风冷治之，下虚补之，此所以旷日弥年而不愈者也。夫四末之疾，动而或劲者为风，不仁或痛者为痹，弱而不用者为痿，逆而寒热者为厥，此其状未尝同也。故其本源又复大异。风者，必风热相兼；痹者，必风湿寒相合；痿者，必火乘金；厥者，或寒或热，皆从下起。"

张子和提出四肢（四末）之疾，动而或劲者为风。风证起病急劲（骤），变化迅速，其性动摇，后世医家逐渐将其演变为中风，其病证以猝然昏仆、不省人事，伴口眼㖞斜、半身不遂、肢体偏枯、语言不利为特点。如明·薛己《内科摘要》中载一中风医案："一男子卒中，口眼㖞斜，不能言语，遇风寒四肢拘急，脉浮而紧，此手足阳明经虚，风寒所乘，用秦艽升麻汤治之，稍愈，乃以补中益气加山栀而痊。若舌暗不能言，足痿不能行，属肾气虚弱，名曰痱症，宜用地黄饮子治之。"

不仁或痛者为痹，痹证必与寒湿相合，后世医家逐渐将其演变为以肢体关节、肌肉、筋骨等处酸麻重着、疼痛，麻木、肿胀、屈伸不利，甚至关节僵硬、畸形为特点的一种病证。

逆而寒热者为厥，四肢或寒或热，气逆则乱，后世医家逐渐将其演变为以突然昏厥、四肢厥冷、自行逐渐苏醒、肢体无偏瘫、失语为特点的一种病证。

痿证，弱而不用者为痿，痿之为状，两足痿弱，不能行用；两手不举，不能握物。痿者，手足软弱无力，缓纵不收。后世医家逐渐将其演变为由各种原因导致的肢体筋脉弛缓、手足软弱无力，甚至足不任地、手不能举、肌肉萎缩的一种病证。

2. 历代医家对痿证病因病机的探讨

中医古籍中有很多对痿证病因病机的论述。痿证发病，或因六淫致病，或因七情所伤，或因房事劳累，或因饮食不节，或因阴阳气血亏虚等。笔者对痿证病因病机的相关文献进行归类整理分析，论述如下。

（1）湿热不攘，发为痿证；肺热叶焦，发为痿躄：《素问·生气通天论》曰："湿热不攘，大筋软短，小筋弛长，软短为拘，弛长为痿。"言湿热之邪阻滞筋脉为痿。从中医学角度看，西医学的脊髓灰质炎、多发性感染性神经炎等，都是在发热感染后，出现双下肢痿软无力甚至肌肉萎缩。故在《中医内科学》"痿证"一节的辨证分型中，湿热浸淫型排第一位。《素问·痿论》曰："有渐于湿，以水为事，若有所留，居处相湿，肌肉濡渍，痹而不仁，发为肉痿。"其主要表现为四肢活动不利，尤其是下肢痿软、行走不便、肌肉不仁。

《素问·痿论》有"肺热叶焦，发为痿躄"之说。其病因病机或因情志太过，或因久居湿地伤脾，或因思虑房劳过度，或因天热远足伤肾，或因膏粱太过，致使五脏有热，津液耗伤，五脏受累，而成痿躄。在五脏痿证中，痿躄与肺的关系最为密切。盖肺为五脏之华盖，为水之上源，水之上源不足，清肃之令失司，津液和水谷精微不能敷布，导致五脏六腑失去滋养而成痿。《素问·至真要大论》云："诸痿喘呕，皆属于上。"指出痿证乃肺病所致。

《素问·异法方宜论》曰："中央者，其地平以湿，天地所以生万物也众，其民食杂而不劳，故其病多痿厥寒热。"指出痿证与六淫气候、饮食劳倦等有关。

痿证与肺热或湿热有关。这种学术观点对后世影响深远，甚至当代学者在编修《中医内科学》"痿证"一节时，仍然保留有"肺热津伤，筋失濡养""湿热浸淫，气血不运"的证型。然自宋元开始，医家对痿证，更多是从五脏气血不足的视角进行辨证论治的。

（2）内脏精血虚耗，脾病四肢不用：宋·陈无择首次提出痿躄属内伤气血不足所致的论点，强调内脏不足，乃血气之虚的结果。《三因极一病证方论·五痿叙论》中明确指出："夫人身之有皮毛、血脉、筋膜、肌肉、骨髓以成形，内则有肝、心、脾、肺、肾以主之。若随情妄用，喜怒不节，劳逸兼并，致内脏精血虚耗，荣卫失度，发为寒热，使皮血、筋骨、肌肉痿弱，无力以运动，故致痿躄。状与柔风脚弱皆相类，以脉证并所因别之，不可混滥。柔风脚气，皆外所因；痿躄则属内，脏气不足之所为也，审之。"这弥补了《黄帝内经》只言五脏内热伤津致痿的不足，对痿证病因病机的认识又有所发展。明·张景岳认为，元气败伤，则精虚不能灌溉、血虚不能营养者亦不少，提出痿证由"内脏精血虚耗"而生，《景岳全书》曰："故因此而生火者有之，因此而败伤元气者，亦有之。元气败伤，则精虚不能灌溉，血虚不能营养者，亦不少矣。若概从火论，则恐真阳亏败，及土衰水涸者，有不能堪，故当酌寒热之浅深，审虚实之缓急，以施治疗，庶得治痿之全矣。"

四肢不用，病本在脾。《素问·太阴阳明论》曰："脾病而四肢不用何也？岐伯曰：四肢皆禀气于胃，而不得至经，必因于脾，乃得禀也。今脾病不能为胃行其津液，四肢不得禀水谷气，气日以衰，脉道不利，筋骨肌肉皆无气以生，故不用焉。"明·马莳注："此言有脾病者，四肢之所以不能举也。帝言脾在内，四肢在外，然脾有病而四肢不用者何也？伯言四肢皆禀气于胃，而胃气不能自至于四肢之各经，必因于脾气之所运，则胃中水谷之气，化为精微之气者，乃得至于四肢也。今脾经受病，如上文腹满、闭塞、飧泄、肠澼之类，则不能为胃化其水谷，行其津液，故四肢者，不得禀水谷所化之气，而各经之气日以衰微，脉道不利，筋骨肌肉，皆无气以生，故四肢安得而举焉？"脾胃乃仓廪之官、后天之本、津液气血及精气化生之源。如素体脾胃虚弱，或饮食不节，损伤脾胃；或忧思伤脾，或情志不舒，郁怒伤肝，损伤脾胃；或久病体虚，纳差食少，损及脾胃。脾胃日损，接济无源，气血俱虚，则五脏六腑、四肢百窍皆不得后天水谷精微之滋养而发为痿证。

3. 历代医家对痿证证治的分析

（1）湿热成痿证治：《素问·痿论》"肺热叶焦，发为痿躄"说对后世医家影响深远。张子和《儒门事亲》延续此说，认为："痿躄属肺，脉痿属心，筋痿属肝，肉痿属脾，骨痿属肾。总因肺受火热，叶焦之故，相传于四脏，痿病成矣。直断曰痿病无寒。故痿之作也，五月、六月、七月，皆其时也……故痿发此三月之内，以为热也。"治疗上不建议使用温热药、蒸汤灸燔之药。而其医案中曾用黄连解毒汤及泻心汤、凉膈散、柴胡饮子治疗疾病。

朱丹溪《丹溪心法·痿》亦用清燥汤治疗"湿热成痿，以燥金受湿热之邪，是绝寒水生化之源，源绝则肾亏，痿厥之病大作，腰以下痿软，瘫痪不能动"。此外，朱丹溪以二妙散治疗湿热成痿之病证。朱丹溪治痿的贡献在于："痿证断不可作风治而用风药。有湿热、湿痰、气虚、血虚、瘀血。湿热，东垣健步丸，加燥湿、降阴火，苍术、黄芩、黄柏、牛膝之类；湿痰，二陈汤加苍术、白术、黄芩、黄柏、竹沥、姜汁；气虚，四君子汤加黄芩、黄柏、苍术之类；血虚，四物汤加黄柏、苍术，煎送补阴丸；亦有食积、死血妨碍不得下降者，大率属热，用参术四物汤、黄柏之类。"

（2）阴虚血少肝肾不足痿证证治：痿证不单囿于肺热叶焦、湿热成痿，亦有属于内伤不足虚证者，从宋元开始，医家对此有所侧重。如宋代《太平圣惠方》曰："治虚劳痿痹，百节沉重，四肢不举，食饮减少，羸瘦乏力方，宜服补肾丸方。"补肾丸中的主要药物有熟地黄、石斛、牛膝、菟丝子、肉苁蓉、巴戟天、黄芪、人参、白茯苓、桂心、山茱萸等，都是补益肝肾、调养气血之品。

宋·陈无择用加味四斤丸（肉苁蓉、牛膝、天麻、木瓜干、鹿茸、熟地黄、菟丝子、五味子）治疗"肝肾脏虚，热淫于内"之痿证，症见"筋骨痿弱，不自胜持，起居须人，足不任地，惊恐战掉，潮热时作，饮食无味，不生气力，诸虚不足"。后世医家也多沿用该方，陈氏还用上丹、卫生汤、中丹、小丹治疗五脏虚损之痿证，取其养五脏、补气血、保神守中之功。各方均大剂量使用补益药物，特别是黄芪、人参、白茯苓、甘草等补气药，杜仲、巴戟天、五味子、山茱萸、附子、菟丝子等补肾之药，以及调补其他脏腑之药（上丹：五味子、百部、菟丝子、肉苁蓉、杜仲、巴戟天、远志、枸杞子、防风、白茯苓、蛇床子、山药、柏子仁；卫生汤：当归、白芍药、黄芪、炙甘草；中丹：黄芪、白芍药、当归、白茯苓、人参、桂心、川椒、大附子、黄芩；小丹：熟地黄、肉苁蓉、五味子、菟丝子、柏子仁、天冬、蛇床子、覆盆子、巴戟天、石斛、续断、泽泻、人参、山药、远志、山茱萸、菖蒲、桂心、白茯苓、杜仲、天雄）。

（3）脾胃亏虚痿证证治：脾主四肢肌肉，治痿独取阳明，注重脾胃。金·李东垣《脾胃论·脾胃胜衰论》云："大抵脾胃虚弱，阳气不能生长，是春夏之令不行，五脏之气不生。脾病则下流乘肾……则骨乏无力，是为骨痿，令人骨髓空虚，足不能履地，是阴气重迭，此阴盛阳虚之证。大法云：汗之则愈，下之则死。若用辛甘之药滋胃，当升当浮，使生长之气旺。言其汗者，非正发汗也，为助阳也。"治疗以辛甘之药温养脾胃，使生长之气旺，如黄芪、人参、干姜、肉桂上能升中阳以鼓舞脾胃功能，下入肾以温阳散寒，使肌肉得养，骨髓充实，痿证自愈。

清·林珮琴《类证治裁》记载一例痿证医案："族儿，脊骨手足痿纵，此督脉及宗筋病。《内经》治痿，独取阳明，以阳明为宗筋之会。阳明虚则宗筋失养，无以束筋骨利机关也。童年坐卧风湿，虚邪袭入，遂致筋脉失司，欲除风湿，须理督脉，兼养宗筋乃效。方用归、芎、参、术、牛膝、鹿胶、茯苓、木瓜、寄生、桑枝、姜黄、威灵仙，十服肢体运动已活。去鹿胶、姜黄、川芎、木瓜、威灵仙，加杜仲、玉竹、杞子、虎胫骨，数十服行立复常。"

清代岭南医家刘渊对痿证证治的论述较为全面。刘渊《医学纂要·痿症》曰："痿躄之症，乃肌肉痿弱，筋骨无力，不能运动，故致痿躄。其症多因足三阴虚损，肝、脾、肾元气不足，以致内脏精血亏耗。故经曰：治痿独取阳明。盖阳明为多气多血之海，所以调和五脏，洒陈六腑，渗灌溪谷，营养冲任，皆此气血之用。故阳明盛，则宗筋润，而机关利；阳明虚，则诸脉涸，而筋骨痿。凡大病、年衰及妇人产后、金创失血过多之候，多成此疾。盖以脾气虚，则无力以运动；肾元弱，则精虚不能灌溉；肝筋愈，则血虚不能荣养。故筋痿者，滋其肝；肉痿者，益其脾；

骨痿者，生其精。使非大加峻补，何以成功？凡治脾虚气弱，宜四君、六君子汤之类主之；若肝虚血弱，宜左归、六味、三阴养荣之类；若肾虚精衰，宜右归、八味、鹿茸固本为最善。治此者，成功最缓，切不可因缓而怠治！"由此可知，刘渊沿用《内经》五痿论及"治痿独取阳明"的理论，且对痿躄病名、病因病机、治疗的论述更为详细，重点强调脾胃虚损与痿躄的关系，具有临床指导意义。补脾益气同时兼顾肝肾的治法，对后世医家治疗痿证影响颇深。

（三）吞咽困难与饮食不下

1. 中医学对吞咽困难与饮食不下的认识

吞咽困难是西医学术语，中医学无此病名。咽喉者，水谷之道也，根据其临床表现，吞咽困难，且无咽喉部疼痛不适，可将其归属于中医学"饮食不下""食饮不入""饮食不入""厌厌不能食""咽膈不通""不能饮食"等范畴。《素问·六元正纪大论》曰："故民病胃脘当心而痛，上支两胁，膈咽不通，食饮不下。"《素问·玉机真脏论》曰："脉细、皮寒、气少、泄利前后、饮食不入，此谓五虚。"王冰注："虚，谓真气不足也。然脉细，心也；皮寒，肺也；气少，肝也；泄利前后，肾也；饮食不入，脾也。"葛洪《肘后备急方·卷四·治脾胃虚弱不能饮食方第三十四》阐述"不能饮食"乃脾胃虚弱所致，曰："腹中虚冷，不能饮食，食辄不消，羸瘦致之，四肢怔弱，百疾因此互生。生地黄十斤，捣绞取汁，和好面三斤，以日曝干，更和汁，尽止。未食后，服半合，日三，稍增至三合。"

吞咽功能的完成与口、舌、咽喉功能有关，吞咽是指食物从口腔进入胃内的整个过程，可分为口腔期、咽部期和食管期三期。口腔期是指食物在牙齿、舌、唇和颊肌作用下，被送至咽部；咽部期是食物经过腭咽弓至食管，此期有大量机制参与气管和鼻咽部的保护过程，如果食物意外进入气管或鼻咽部，就会诱发咳嗽或喷嚏，将食物从气管或鼻咽部清除；食管期指食物从食管入口至胃，此期需时最长。在吞咽的口腔期和咽部期，呼吸暂时停止，食物进入食管期后，呼吸恢复，整个过程共有 31 对横纹肌参与吞咽食物的功能活动。正如《灵枢·经脉》曰："足阳明胃经……其支者，从大迎前下人迎，循喉咙，入缺盆，下膈，属胃，络脾……脾足太阴之脉……属脾，络胃，上膈，夹咽，连舌本，散舌下……肾足少阴之脉……其直者……循喉咙，夹舌本……足厥阴肝经……夹胃，属肝，络胆，上贯膈，布胁肋，循喉咙之后……"从经脉循行来看，胃、脾、肾、肝四条经脉均循喉、舌，即胃、脾、肾、肝的功能正常与否直接影响着口、舌、咽喉的功能发挥。

张子和《儒门事亲》曰："咽与喉，会厌与舌，此四者，同在一门，而其用各异。喉以候气，故喉气通于天；咽以咽物，故咽气通于地；会厌与喉，上下以司开阖，食下则吸而掩，气上则呼而出，是以舌抵上腭，则会厌能闭其咽矣。四者相交为用，阙一则饮食废而死矣！此四者，乃气与食出入之门户最急之处。"脾候身之肌肉，胃为水谷之海。虚劳则脏腑不和，脾胃气弱，故不能食也。金·李东垣《脾胃论·脾胃胜衰论》曰："胃中元气盛，则能食而不伤，过时而不饥。脾胃俱旺，则能食而肥；脾胃俱虚，则不能食而瘦。"明·王肯堂《证治准绳·诸呕逆门》曰："噎谓饮食入咽而阻碍不通，梗涩难下，有下者，有不得下者，有吐者，有不吐者，故别立门。"

2. 吞咽困难与饮食不下的病因病机

（1）脾胃虚弱不能饮食：这一论点在葛洪《肘后备急方·卷四·治脾胃虚弱不能饮食方三十四》中就已被提出。脾胃亏虚，则饮食不下。饮食入胃，游溢精气，上输于脾。精气输脾归肺，上行春夏之令，以滋养周身，乃清气为天者也；升已而下输膀胱，行秋冬之令，为传化糟粕，转味而出，乃浊阴为地者也。这是正常人体的饮食过程。脾胃亏虚，或五脏虚弱，则吞咽困难，饮食不下。脾胃病可以引起饮食不下，而且属于重症。金·李东垣在《脾胃论》中提到咽喉不利，饮食不下，并指出其为重症。李东垣《脾胃论·随时加减用药法》曰："堵塞咽喉，阳气不得出者，曰塞。阴气不得下降者，曰噎。夫噎塞，迎逆于咽喉胸膈之间，令诸经不行，则口开、目瞪、气欲绝。"明·王肯堂曰："胃病者，腹膜胀，胃脘当心而痛，上支两胁，膈咽不通，饮食不下。"丹波元简《杂病广要·东垣内伤外辨概略》曰："鼻中气短，少气不足以息，语则气短而怯弱，妨食或食不下，或不欲食，三者互有之。"这段论述与饮食不下临证所见的症状极为相似。中医学认为，吞咽困难与饮食不下是多种病理因素相互作用导致的。对于由吞咽肌肉无力引起的吞咽困难、饮食不下，病机主要是脾胃虚弱，不能运化水谷精微物质。

（2）肾为胃关，肾虚则门户启闭出入不利：就重症肌无力患者饮食不下的病机而言，肾虚似乎比脾胃虚弱更常见。《素问·水热穴论》曰："肾者，胃之关也。"张介宾注云："胃为五脏六腑之海，而关则在肾，关之为义，操北门锁钥之柄，凡一身元气消长，约束攸赖。故许知可云：补脾不若补肾者，谓救本之道，莫先乎此也，诚万古不易之良法。"关者，门户要会之处，所以司启闭出入，肾是司胃吞咽受纳之关，肾气虚则胃饮食受纳功能减弱。肾主髓，肾虚则髓衰，从西医学角度讲，延髓支配吞咽肌受累，出现吞咽困难、咀嚼无力，致水谷之物不能下咽，或出现饮水反呛，或食物吞之不下，或仅能吞服流质食物。《类经》云："补脾不若补肾者，谓救本之道，莫先乎此也，诚万古不易之良法。"笔者通过研读中医古籍文献，发现重症肌无力吞咽困难、饮食不下与脾肾亏虚关系较大，其与痿证四肢无力、肌肉消瘦证候相互关联。元·王好古《此事难知》曰："四肢无力，怠惰嗜卧，食不入，皮肤燥涩，面色黧黑，肌肉销铄。"王好古在这里把饮食不下与四肢无力、肌肉销铄联系在一起进行论述。

3. 吞咽困难与饮食不下的证治

（1）调补脾胃治疗饮食不下：李东垣对脾胃虚弱引起的饮食不下治疗做了论述，如《脾胃论·和中丸》云："治病久虚弱，厌厌不能食，而脏腑或秘或溏，此胃气虚弱也。常服则和中理气，消痰去湿，厚肠胃，进饮食。木香（二钱五分）、枳实（麸炒）、炙甘草（以上各三钱五分）、槟榔（四钱五分）、陈皮（去白，八钱）、半夏（汤洗七次）、厚朴（姜制，以上各一两）、白术（一两二钱）。上为细末，生姜自然汁浸蒸饼为丸，如梧桐子大。每服三五十丸，温水送下，食前或食远。"

王肯堂诊治膈咽不通，饮食不下，取足三里穴，并以调中益气汤等送下。《证治准绳·杂病》曰："调中益气汤，治因饥饱劳役，损伤脾胃，元气不足，其脉弦，或洪缓，按之无力，中之下，时一涩。其证身体沉重，四肢困倦，百节烦疼，胸满短气，膈咽不通。""脾劳，意外致思而成，虚寒则气胀咽满，食不下，噫气，宜白术汤、生嘉禾散、大建脾散。""脾虚面黄肌瘦，吐利清冷，腹胀肠鸣，四肢无力，饮食不进，宜快胃汤、进食丸之类，以调其饮食。""如两足痿厥，行步怯怯，欹侧欲倒，臂臑如折，及作痛而无力，或气短气促而喘，或不足以息，以黄芪、人参、甘草、白术、苍术、泽泻、猪苓、茯苓、橘皮等作汤，送下滋肾丸一百五十丸。六七月之间，湿热之令大行，气短不能言者，加五味子、麦冬。如心下痞，膨闷，食不下，以上件白术、苍术等汤，送下消痞丸五七十丸，更当审而用之。"由此可见，该证候的治疗大法主要为补脾胃之气。

（2）升阳益气治疗饮食不下：饮食不下属于重病。《史记·扁鹊仓公列传》有"六不治"之说，其中，"形羸不能服药，五不治也"。饮食不下，则不能服药，故属于重症。"浆粥入胃泄注止，则虚者活。"浆粥即为水谷之物，可养胸中大气。近代张锡纯认为，对于危重症，治用黄芪建中汤、理中汤之类。张锡纯以升陷汤治疗胸中大气下陷致饮食不下："大气之下陷也，其脾胃若因大气下陷，而运化之力减者，必然少食。"《医学衷中参西录》介绍了2个案例，其一："一妇人，年三十许。胸中满闷，不能饮食。医者纯用开破之药数剂，忽然寒热，脉变为迟。医者见脉迟，又兼寒热，方中加黄芪、桂枝、干姜各数钱，而仍多用破气之药。购药未服，愚应其邻家延请，适至其村，病家求为诊视，其脉迟而且弱，问其呼吸觉短气乎？答曰：今于服药数剂后，新添此证。知其胸中大气因服破气之药下陷。时医者在座，不便另为疏方，遂谓医曰：子方中所加之药，极为对证，然此时其胸中大气下陷，破气药分毫不可再用。遂单将所加之黄芪、桂枝、干姜煎服。寒热顿已，呼吸亦觉畅舒。后医者即方略为加减，又服数剂痊愈。"其二："一妇人，因临盆努力过甚，产后数日，胁下作疼，又十余日，更发寒热。其翁知医，投以生化汤两剂，病大见愈。迟数日，寒热又作。遂延他医调治，以为产后瘀血为恙，又兼受寒，于活血化瘀药中，重加干姜。数剂后，寒热益甚，连连饮水，不能解渴。时当仲夏，身热如炙，又复严裹浓被，略以展动，即觉冷气侵肤。后愚诊视，左脉沉细欲无，右脉沉紧，皆有数象。知其大气下陷，又为热药所伤也。其从前服生化汤觉轻者，全得芎升提之力也。治以升陷汤，将方中知母改用八钱，又加玄参六钱，一剂而寒热已，亦不作渴。从前两日不食，至此遂能饮食。惟胁下微疼，继服拙拟理郁升陷汤，二剂痊愈。"

（四）呼吸困难与大气下陷

呼吸困难也是西医学术语，可将其归属于中医学"大气下陷"范畴。若重症肌无力患者出现呼吸困难，即为危象发作之肇。对呼吸困难者，西医予以吸氧，而中医则需要辨证论治。呼吸困难之实证者，可用麻杏石甘汤治疗张口抬肩之喘哮，用大青龙汤加减治疗慢性阻塞性肺气肿引发的喘咳；呼吸困难之虚证者，可用升陷汤治疗气短不足以息。

何谓大气下陷？近代张锡纯《医学衷中参西录·治大气下陷方》曰："治胸中大气下陷，气短不足以息；或努力呼吸，有似乎喘；或气息将停，危在顷刻。其兼证，或寒热往来，或咽干作渴，或满闷怔忡，或神昏健忘，种种病状，诚难悉数。其脉象沉迟微弱，关前尤甚。其剧者，或六脉不舍，或参伍不调。"对于重症肌无力呼吸困难，采用张锡纯大气下陷之病名及处方原则，亦是"传承精华，守正创新"的具体体现。

1. 大气的定义

大气之名，首见于《金匮要略·水气病脉证并治》"阴阳相得，其气乃行，大气一转，其气乃散"之语。清·喻昌《医门法律》曰："五脏六腑，大经小络，昼夜循环不息，必赖胸中大气斡旋期间。大气一衰，则出入废，升降息，神机化灭，气立孤危矣。"脾胃为气机升降之枢纽，气出于肺而根于肾，需脾于中间斡旋转运，使宗气充足以司呼吸。脾胃虚损则枢机不运，聚湿生痰，壅阻于肺，故见胸闷、疼痛、气促等。脾病及肾，肾不纳气，气难归根，甚或大气下陷，而出现肌无力危象。

《医学衷中参西录·治大气下陷方》曰："大气者，充满胸中，以司肺呼吸之气也。人之一身，自飞门以至魄门，一气主之。然此气有发生之处，有培养之处，有积贮之处。天一生水，肾脏先成，而肾系命门之中，有气息息萌动，此乃乾元资始之气，《内经》所谓'少火生气'也。此气既由少火发生，以徐徐上达。培养于后天水谷之气，而磅礴之势成。绩贮于膺胸空旷之府，而盘据之根固。是大气者，原以元气为根本，以水谷之气为养料，以胸中之地为宅窟者也。夫均是气也，至胸中之气，独名为大气者，诚以其能撑持全身，为诸气之纲领，包举肺外，司呼吸之枢机，故郑而重之曰：大气。"

另外，张锡纯提出："人未生时，皆由脐呼吸，其胸中原无大气，亦无需乎大气。"遂其推演出："胎气日盛，脐下元气渐充，遂息息上达胸中而为大气。大气渐满，能鼓动肺膜使之呼吸，即脱离母腹，由肺呼吸而通天地之气矣。"寥寥数语，清晰地指出了大气与呼吸之气的区别为"大气者，内气也。呼吸之气，外气也"。

2. 大气的生理功能及病理变化

张锡纯《医学衷中参西录》对大气的功效进行了论述，曰："此气，且能撑持全身，振作精神，以及心思脑力、官骸动作，莫不赖乎此气。此气一虚，呼吸即觉不利，而且肢体酸懒，精神昏愦，脑力心思，为之顿减。若其气虚而且陷，或下陷过甚者，其人即呼吸顿停，昏然罔觉。"张锡纯认为，大气与全身有密切关系，具有撑持全身、振作精神，以及主心思脑力、官骸动作的功能。

张锡纯论述大气下陷证的病因多为或过劳负重，或得病日久，或泄泻日久，或服破气药太过，或气分虚极自下陷，致"人觉有呼吸之外气与内气不相接续者，即大气虚而欲陷"。关于具体的病因，张锡纯曰："其证多得之力小任重或枵腹力作，或病后气力未复，勤于动作，或因泄泻日久，或服破气药太过，或气分虚极自下陷，种种病因不同。"

张氏对在大气下陷证发展变化期间的临床表现进行详细论述，同时，就医生误治后疾病的演变也进行了阐述："医者不知病因，犹误认为气郁不舒，而开通之。其剧者，呼吸将停，努力始能呼吸，犹误认为气逆作喘，而降下之。则陷者益陷，凶危立见矣。其时作寒热者，盖胸中大气，即上焦阳气，其下陷之时，非尽下陷也，亦非一陷而不升也。当其初陷时，阳气郁而不畅则作寒；既陷之后，阳气蓄而欲宣则作热。迨阳气蓄极而通，仍复些些上达，则又微汗而热解。其咽干者，津液不能随气上潮也。其满闷者，因呼吸不利而自觉满闷也。其怔忡者，因心在膈上，原悬于大气之中，大气既陷，而心无所附丽也。其神昏健忘者，大气因下陷，不能上达于脑，而脑髓神经无所凭借也。"

3. 治疗大气下陷证之升陷汤

张氏根据大气下陷证的病机，方予升陷汤，其组成为"生箭芪六钱，知母三钱，柴胡一钱五分，桔梗一钱五分，升麻一钱"。方中黄芪为君药，善补气，又善升气；因黄芪性热，故佐以知母凉润之性；柴胡为少阳之药，能引大气之陷者自左上升；升麻为阳明之药，能引大气之陷者自右上升；桔梗为药中之舟楫，能载诸药之力上达胸中，故用之为向导，总功效即为提升大气，升阳举陷。升陷汤主治：胸中大气下陷，气短不足以息；或努力呼吸，有似乎喘；或气息将停，危在顷刻。张氏结合临床证候表现也给予加减变化：若见气分虚极者，酌加人参数钱，加强培气之本；或加山茱萸，以防止气机涣散；若少腹下坠或更作痛，其人之大气直陷至九渊，必需升麻之大力者，以升提之，故又加升麻五分或倍作二钱。除此之外，张锡纯还对寒饮结胸与大气下陷证进行脉诊鉴别，即"然诊其脉似寒凉，而询之果畏寒凉，且觉短气者，寒饮结胸也；诊其脉似寒凉，而询之不畏寒凉，惟觉短气者，大气下陷也。且即以短气论，似觉有物压之；大气下陷短气，常觉上气与下气不相接续。临证者当细审之"。

张锡纯在《医学衷中参西录》中记载一病案，其证候与重症肌无力危象极为相似："因力田劳苦过度，致胸中大气下陷，四肢懒动，饮食减少，自言胸中满闷，其实非满闷乃短气也，病患不善述病情，往往如此……迟延二十余日，病势垂危，喘不能卧，昼夜倚壁而坐；假寐片时，气息即停，心下突然胀起，急呼醒之，连连喘息数口，气息始稍续；倦极偶卧片时，觉腹中重千斤，不能转侧，且不敢仰卧；其脉乍有乍无，寸关尺或一部独见，或两部同见，又皆一再动而止。此病之危，已至极点。"

笔者通过研读中医古籍，并结合临床经验，认为《黄帝内经》作为中医学理论体系的奠基之作，为后世从不同角度认识"眼睑下垂""痿证""吞咽困难"提供了理论基础。临床实践是检验理论学说合理与否的唯一标准，笔者通过对眼睑下垂、痿证、吞咽困难与饮食不下、呼吸困难与大气下陷的病因病机及证治进行分析，得出结论：脾虚气虚均可为上述证候的共同病机，且该学说虽成说最晚，但其阐述病证透彻，更重要的是，补中益气、升阳举陷的治法方药得到了临床实践的充分检验，而被当代医家充分讨论和阐发绵延至今。因此，中医宝贵的古籍文献是我们今天认识疾病、分析证候、制订诊疗方案及实施用药的辨思源泉与理论基础。

二、现代各家学说

通过应用"古说参证"的辨思认知方法，分析重症肌无力主要临床表现，笔者将该病归属于中医学"睑废""痿证""饮食不下""大气下陷"等范畴。由此可见，重症肌无力的中医临床病名、病位等相对其西医理论更为复杂，随着重症肌无力病情加重及治疗等影响，其主要临床症状有可能不断变化，单个重症肌无力患者可以符合多个中医病名；在病情的不同阶段，病位也有不同。各医家对本病的病机与治法也有不同的学术主张，但主流的学术观点仍然以下面几个为主。

（一）脾胃虚损，五脏相关

脾胃虚损，五脏相关是邓老在长期诊治疑难病症的过程中总结出来的理论学说。中医学虽无重症肌无力的病名，但从重症肌无力的病理机制和临床表现，可将其归属于中医学的"虚损证"。因该病治疗时间长、难度大，甚至危重等特点，用虚损证才能说明该病的本质。在此基础上，根据重症肌无力的临床表现及分型，又可将其细分，如独见眼睑下垂者，属"睑废"；四肢痿软无力者，属"痿证"；呼吸困难、危在顷刻者，属"大气下陷"。脾胃虚损、五脏相关的理论学说，是邓老通过长期临床实践提出来的，能够较好地解释重症肌无力的发病机制及其复杂的临床证候。具体内容详见本章第三节。

（二）脾肾虚损，真气不足

上海市名中医李庚和认为，重症肌无力的临床表现与中医学中的很多病名有相似性，但又不尽相同。她从辨病与辨证相结合的途径探讨，认为本病主要以脾肾虚损为主因。她特别指出，该病应与痿证、瘫痪相区别，即本病似痿非痿，痿证由肺热叶焦所致，而本病无热之先兆；似瘫非瘫，中医学认为瘫痪多由风、痰所致，或瘀痹经络所致，而本病非治风、活血法所能胜任。通过对重症肌无力的中医古代文献进行研究，李庚和认为，有病必有证，要认识疾病诸证候之共性，即重症肌无力均有四肢无力、眼睑下垂、吞咽困难、声音嘶哑等症状。从中医学角度分析，全身肌肉无力与脾气虚有关，咀嚼和吞咽困难与脾肾亏虚有关。以上引述的几个主要症状都和脾肾有关，虽然部位不一，但症状都由脾肾虚损而起。脾肾虚损，则真气不足，是重症肌无力的本质。

国医大师张静生认为，脾肾虚损为重症肌无力发病的基本病机。重症肌无力虽病位在脾胃，然与其他脏腑的关系亦十分密切。脾胃虚损，气血生化乏源，导致心血不足，肝窍失养，宗气不运，则表现出心悸失眠、复视、斜视或视物模糊、呼吸困难等症。脾与肾的关系尤为密切，脾为后天之本，肾为全身阴阳之根本，精气之所在，与脾在生理上相互资助，在病理上亦互为因果。脾气虚，则肌肉无力运动；肾气虚，则精虚不能灌溉。所谓"脾阳根于肾阳"，肾中精气亦赖于水谷精微之充养。因此，脾肾亏虚，气血不足，肢体肌肉失养是重症肌无力的基本病机。

认为本病多因脾肾两虚所致的名医还有俞昌正、张星斗、方振千等。他们认为，脾主四肢肌肉，脾失健运，气血生化乏源，清阳不升，则肌肉不丰，举动无力；肾藏精，化阳则生气生阳，以行温养与气化之功，化阴可生血、生髓、生津液，以营养脏腑四肢百骸，肾虚则精气匮乏，无以充养形体。脾气虚损，肾精不足，气虚下陷，肌痿不用是本病的病因病机。

总之，脾合肌肉，主四肢，是支持人体正常运动活动的一个重要部分。脾病不能尽其中土灌溉之职，因而出现眼睑下垂、四肢软弱无力、不能卧举、口软唇弛、咀嚼无力、吞咽困难等症状；因黑珠属肾，肾为藏精之所，五脏之精皆上注于目，肾虚则精不足，出现视物如蒙，或复视，或斜视，或两目少神而露呆滞之象等症状。肺为声之门，肾为声之根，声虽发自肺，而实根于肾，构音障碍或语声低微而不清，亦系肺肾气不足。此外，面色萎黄或白、精神不振、溲清长、便溏薄、指纹淡等，更为脾阳不振之证候。全身无力的症状在活动后加重，休息时减轻现象，以及症状朝轻暮重，亦与脾肾阳虚有关。另外，一些患者会出现突然昏仆之症，亦与脾肾有关。脾虚精微不布，痰涎内结，加之元气亏虚，气机逆乱，中气下陷，清阳不展，因而昏仆。以上是当代名医对本病脾肾虚损的病因病机的认识。

（三）肝血不足，风中筋脉

尚尔寿教授以肝不主筋，罢极无本为本病的主要病机。该病机常见于眼肌型重症肌无力。根据对该病的多年临床实践及研究，尚尔寿教授认为，重症肌无力的病位主要在肝，肝开窍于目，病因病机与风有密切关系，凡情志所伤、饮食失宜、劳倦过度，皆可致肝血亏虚，筋失濡养，宗筋弛纵而不能耐劳；肝血不足，则肾精亏损，肝肾阴虚，水不涵木，肝风内动，风阳灼津为痰，肝风夹痰，阻滞经络，气血痹阻，筋脉肌肉失养而弛缓痿废，致四肢不用；正气不足，风邪浸淫筋脉，伤于风者，上先受之，风邪客于睑肤，使眼睑缓纵而下垂。

（四）脾虚兼肝肾不足，肝脾肾功能失调

李宝珍主任医师认为，本病病机当为脾气虚弱、脾肾不足及

肝肾不足。该病机常见于儿童眼肌型重症肌无力。李宝珍认为，眼睑内应于脾，脾主升清，脾虚气陷，升举无力，则见眼睑下垂、四肢抬举无力；脾胃亏虚，气血津液运化不足，五脏失养，致筋骨肌肉失养，而见四肢不用、吞咽困难等症。李宝珍另对儿童型重症肌无力的病机进行了阐述，认为小儿脾肾常不足，若先天不足加之后天失养，体质更虚，则气血亏虚，四肢百骸失于输布养长，出现一派肌肉痿弱无力等虚象。肾为先天之本，脾为后天之本，两脏相互供养；脾肾亏虚，则气血生化无源，肌肉筋脉失于濡养，可致肌肉无力等症。

认为重症肌无力发病与肝脾肾功能失调的还有国医大师王新陆。王新陆认为，该病病因病机较为复杂，多由外感、内伤、七情导致元气亏虚，肝、脾、肾功能失调而形成。王教授认为，本病首先与脾脏有密切联系，因脾为后天之本、气血生化之源，居中焦，为气机升降之枢纽，脾主四肢肌肉，脾虚则四肢肌肉不得禀水谷气，故四肢痿软不用；上睑属脾，脾主升清，脾虚气陷，升举无力，则眼睑下垂；脾胃互为表里，脾虚则胃亦弱，气机升降不利，受纳无权，故见吞咽困难；脾胃运化水谷之气，水谷精微通过脾之散精作用上归于肺，积于胸中而为宗气，宗气行"司呼吸""贯心脉"之职，若中气下陷，则胸中之气难以持续，故见气短不足以息、心慌胸闷，甚则出现肌无力危象。本病与肝、肾亦有密切关系：肝主藏血，开窍于目，主筋而为罢极之本；肾藏精，主骨，为作强之官。若肝血亏虚，筋脉失养，罢极无本，则宗筋弛纵不能耐劳，可见四肢无力；肝血不足，肝窍失养，肾精不足，精明失养，"精脱则视歧，视歧见两物"，故见复视、斜视。因乙癸同源，肝肾为病，常相互影响，肝血不足，可致肾精亏损；肾虚精亏，水不涵木，肝肾俱亏，且亦生风动血，气机乖乱，聚津生痰，肝风夹痰，阻滞经络，筋脉肌肉失养，亦致弛缓痿废；"伤于风者，上先受之"，睑络居于上，而肝风扰之，气血痹阻，则使眼睑缓纵下垂。

（五）奇经亏虚，真元颓废

此外，吴以岭教授应用经络学说奇经理论对重症肌无力的病理机制进行了探讨，认为奇经亏虚、真元颓废是重症肌无力的发病之本，尤其是奇经统领的真阳和真元之气在本病的发病中起着异常重要的作用。奇经亏虚，真元颓废，阳气不足，络气亏虚，动力乏源，虚则留滞，经气传导功能障碍，脏腑筋脉失其温养，则出现肢体痿软无力等症。张志慧在吴氏的理论基础上，从免疫学角度来看，本病中乙酰胆碱受体减少及抗体增多，因免疫功能失调而产生的自身抗体属于中医学"邪气"的范畴。络气虚乏，虚能滞邪，邪又能滞气，且络越虚，邪越滞，所谓"至虚之处，便是留邪之地"。络脉中气机郁滞，血行不畅，致络脉阻滞、病势胶着的病理变化，病理产物滞留影响经气传导，营养精微不能布散全身。乙酰胆碱受体抗体异常增高，使神经肌肉接头处突触传递异常是该病的主要发病机制之一，这与络气虚滞所致经气传导功能障碍不谋而合。同时，张氏认为，该病的发生与五脏虚损有关。五脏虚损是奇经虚损、络脉虚滞导致的，而五脏虚损反过来会影响奇经和络脉。这是因五脏虚损，正经气血衰惫，而贮藏运行正经气血的奇经和络脉也会随着正经的衰惫而枯涸。

（六）裘昌林研制炙马钱子胶囊治疗重症肌无力

裘昌林教授多年来潜心研究中医药治疗重症肌无力的方法，认为该病病位涉及脾、肝、肾三脏，而主要病机是脾胃虚弱，所以重视调理脾胃。其学术理论的最大特点是开创了马钱子治疗重症肌无力的先河。他根据多年临床经验，就马钱子的用法、用量、毒副反应的防治、药物的炮制及量效关系等进行深入研究，研制出了中药制剂炙马钱子胶囊。裘昌林认为，马钱子虽有毒，但只要经过严格的炮制，合理用药，完全可以避免中毒。经过临床验证，2013 年 4 月，炙马钱子胶囊制剂获浙江省药品监督管理局制剂注册批件；"炙马钱子胶囊及制备工艺"获得中华人民共和国国家知识产权局发明专利证书（公告号：CN102048825B），该制剂成为全国唯一的治疗重症肌无力的规范化制剂，对眼肌型和轻度全身型等类型的重症肌无力疗效满意。

综上所述，以脏腑虚损为病因病机进行研究的医家，其理论体系比较完备，故这类学说成为对重症肌无力病因病机的主流认识。上述医家均认为，该病当属虚损或以虚证为主，且首当责之于脾，或责之于脾、肾，皆因亏虚致病。病情日久，病变可延及他脏，且与肝、肺关系较为密切，亦有因虚致实的病机论述，为后世学者研究中医诊治该病提供了较为系统的理论指导。临床所见，西医学所述重症肌无力之各种类型：眼肌型、延髓肌型、脊髓肌型、全身型，都以相关肌肉无力为突出的表现。鉴于该特点，中医学在论述重症肌无力的病变部位时，亦遵循该依据，故绝大部分现代临床中医学者认为，该病以肌肉无力为主症，以朝轻暮重，或活动后加重，休息后减轻为特点，认为该病病变部位为肌肉，主要与脾有关，病性以气虚为主，初步把重症肌无力归属于中医学"痿证"范畴进行辨证论治。

三、中医治疗方案

（一）1987 年方案

1987 年 2 月，"七五"国家科技攻关项目中医科研协作组在上海召开会议。会议上，脾虚型疾病临床组制订了重症肌无力的中医辨证分型标准，具体如下。

1. 脾气虚型

必备条件：①疲倦无力，眼睑下垂；②舌苔薄白，舌体胖嫩，舌质淡；③脉细弱。

参考条件：大便溏薄、纳少。

脾气虚型临床多见于儿童重症肌无力及成人重症肌无力眼肌

型患者，并具有食少纳呆，或食后腹胀，腹隐痛喜按，大便烂而不实，舌体胖，舌质淡，脉细弱等脾虚证候。

代表方：补中益气汤。

基本药物及常用量：黄芪 30g，党参 15g，升麻 10g，柴胡 10g，白术 15g，当归 10g，茯苓 20g，山药 20g，陈皮 5g，大枣 10g，甘草 5g。

2. 脾肾阴虚型

必备条件：①疲倦无力，眼睑下垂，饮食不下；②舌质偏红，舌体偏小，舌苔花剥，或少苔，或无苔；③脉细弱或细数。

参考条件：复视、口干、纳呆。

脾肾阴虚型临床多见于成人重症肌无力全身型、延髓肌型患者。该型除有脾虚证证候之外，可见舌质偏红，舌体舌苔花剥，或舌苔少、苔干剥，脉细数。

代表方：左归丸合四君子汤。

基本药物及常用量：党参 15g，黄芪 30g，熟地黄 24g，山药 15g，枸杞子 10g，山茱萸 10g，龟甲 30g，白术 15g，茯苓 15g，甘草 5g。

3. 脾肾阳虚型

必备条件：①全身乏力，声音低微，声音不清；②畏寒肢冷，腰酸；③舌质淡，舌体胖，舌苔薄；④脉沉细。

参考条件：面色无华，小便清长，大便稀烂或完谷不化。

脾肾阳虚型临床多见于成人重症肌无力全身型、脊髓肌型患者。该型除有脾虚证证候之外，可见畏寒肢冷、腰酸，或小便多、大便稀溏，甚至完谷不化，舌质淡，边有齿印，苔薄白，脉沉细。

代表方：右归丸合理中丸。

基本药物及常用量：党参 15g，黄芪 30g，附子 10g，肉桂 5g，熟地黄 24g，山药 20g，枸杞子 10g，山茱萸 10g，巴戟天 10g，补骨脂 10g，杜仲 15g，干姜 5g，甘草 5g。

4. 肝血不足型

必备条件：①凝视斜视，睁眼不能，肌肉瘦削；②舌质微红，舌体瘦小，舌苔薄白或少苔；③脉细弱。

参考条件：面色少华，舌质暗红。

肝血不足型临床多见于儿童、成人重症肌无力眼球活动受限、斜视、复视患者，表现为凝视、斜视、睁眼不能、肌肉瘦削、面色少华，舌质淡红，舌苔薄白，脉细弱。

代表方：六味地黄汤。

基本药物及常用量：熟地黄 15g，生地黄 15g，山药 15g，茯苓 15g，党参 15g，麦冬 10g，菟丝子 10g，白芍 10g，当归 10g，山茱萸 10g，枸杞子 10g，泽泻 6g，牡丹皮 6g。

5. 气血两亏型

必备条件：①眼睑下垂，四肢无力，呼吸气短；②语声低微，面色㿠白；③舌质淡，舌体胖，舌苔薄；④脉沉细。

参考条件：生活自理困难或贫血貌。

气血两亏型临床多见于患有重症肌无力全身型的中青年女性。该型除四肢无力、全身疲倦外，还表现为呼吸气短，构音不清，咀嚼乏力，面色萎黄或苍白，瘦弱，食少，声低气短，头晕，月经不调，舌淡嫩，舌苔薄白，脉细弱。

代表方：八珍汤或十全大补汤。

基本药物及常用量：党参 15g，白术 15g，茯苓 15g，炙甘草 5g，当归 10g，白芍 10g，川芎 10g，熟地黄 24g，黄芪 15g，首乌 15g，大枣 10g。

上述辨证分型是当时各地中医学者以大宗病案报道经验为依据，并结合临床实际情况制订而成的。本书所记录的具体药物和剂量可能与原来报道略有出入，但若能辨证得当，对症下药，尚属可行，贵在坚持久服。李庚和曾对 432 例重症肌无力患者进行研究，其中，脾虚气弱型 303 例，占 70.1%，脾肾阳虚型、脾肾气阴两虚型共 129 例，占 29.9%。李庚和认为，脾肾虚损是重症肌无力的主要病机，总的治疗原则是培补脾肾。陈贯一等对371例重症肌无力患者进行研究，发现这些患者以肝肾阴虚型为多，其次是脾胃气虚型、气血两亏型，每一分型均有其相应处方药物。邓铁涛等对233例重症肌无力患者（其中67例为住院病例）进行研究，发现在这些患者中，脾虚证发生的概率最高，脾气虚型有219例，占94.0%。重症肌无力的临床表现非常复杂，并发症也多，若按照中医脏腑辨证，其与心、肝、脾、肺、肾五脏都相关。因此，邓铁涛提出脾胃虚损，五脏相关，用于指导重症肌无力的证候分析及其临床治疗。李庚和、陈罐一、邓铁涛三位学者对重症肌无力的辨证分型虽然侧重点略有不同，但有一点认识是共同的，即重症肌无力属于虚损病证，或者说至少是个虚证。其与内科的中风、痹痛、肺痿、厥逆等有四肢瘫痪、麻痹、无力、疼痛之病证的本源不尽相同，不可滥用治风、治痹、治厥药物，尤其是寒凉攻伐的药物。

1987年方案对临床有一定的指导意义，不足之处是没有将重症肌无力危象，以及药物性疾病如激素引起的糖尿病、水钠潴留纳入分型。

（二）2008年方案

2008年，中华中医药学会发布《中医内科常见病诊疗指南：西医疾病部分》，提出了重症肌无力的辨证论治、分型用药。其特点是不同于以往教材把"湿热浸淫型"列于重症肌无力辨证分型的首位，而认为重症肌无力是一种慢性虚损性病证，以虚为主，除病程中出现暂时的痰浊阻滞或湿热浸淫为实邪较盛外，一般均为正气虚衰。据其临床表现，可辨其属脾、属肝、属肾。重症肌无力临床证候复杂，脾胃虚损、五脏相关是其主要病理基础，临证时应分清病势缓急、标本虚实及脏腑主次。重症肌无力的治疗应遵循以下原则：①辨病论治和辨证论治相结合，中西医结合；②分期论治；③补益肝脾贯穿始终；④避免燥热伤阴。具体分型如下。

1. 脾胃虚损证

证候：眼睑下垂，朝轻暮重，少气懒言，肢体无力，或吞咽困难，纳差，便溏，面色萎黄，舌质淡胖，边有齿痕，苔薄白，脉细弱。

治法：益气升阳，调补脾胃。

方药：补中益气汤加减。黄芪30g，党参15g，白术15g，升麻9g，当归10g，陈皮10g，葛根15g，柴胡9g。

加减：胸闷苔厚，加苍术15g，薏苡仁30g，厚朴9g，以理气除湿；口苦，舌红，苔黄腻，加黄柏12g，茯苓15g，茵陈15g，以清热除湿；食少纳呆，加砂仁6g，炒麦芽15g，炒谷芽15g，焦三仙15g，以和胃消食；多汗，加浮小麦30g，麻黄根9g，以止汗；复视，加谷精草10g，沙苑子10g，以明目；腰膝酸软，加补骨脂15g，淫羊藿15g，以补肝肾，强腰膝。

中成药：①补中益气丸（浓缩丸），口服，每次8～10丸，每日3次；②参苓白术散，口服，每次6～9g，每日2～3次；③人参养荣丸（大蜜丸），口服，每次1丸，每日1～2次。

2. 脾肾阳虚证

证候：四肢倦怠无力，畏寒肢冷，吞咽困难，口齿不清，腰膝酸软，小便清长，或有便溏，舌体淡胖，苔薄白，脉沉细。

治法：温补脾肾。

方药：右归丸加减。附子（先煎）9g，肉桂3g，杜仲12g，山茱萸12g，山药15g，党参15g，黄芪30g，鹿角胶（烊化）12g。

加减：便溏，完谷不化，加炒白术30g，补骨脂15g，肉豆蔻15g，以温阳补肾，健脾止泻；食少纳呆，加焦三仙15g，以消食和胃；腰膝酸软，加枸杞子15g，牛膝15g，以补肝肾，强腰膝。

中成药：金匮肾气丸（大蜜丸），口服，每次1丸，每日2次。

3. 肝肾阴虚证

证候：眼睑下垂，视物不清，或复视，眼球活动受限，目干而涩，少寐多梦，五心烦热，口干咽燥，头晕耳鸣，四肢乏力，腰膝酸软，舌红少苔，脉细数。

治法：滋补肝肾。

方药：左归丸加减。生地黄 30g，龟甲胶（烊化）12g，枸杞子 15g，山茱萸 15g，山药 15g，牛膝 15g，鹿角胶 15g，菟丝子 15g。

加减：气虚乏力甚，加西洋参煮水代茶饮以益气；心烦失眠，加知母 12g，栀子 12g，炒酸枣仁 20g，首乌藤 30g，以清热除烦，宁心安神；视物不清，加沙苑子 15g，决明子 15g，以明目；头晕耳鸣，四肢酸软，加女贞子 15g，墨旱莲 15g，以补益肝肾。

中成药：①六味地黄丸（浓缩丸），口服，每次 8 丸，每日 3 次；②杞菊地黄丸（大蜜丸），口服，每次 1 丸，每日 2 次；③健步壮骨丸（大蜜丸），口服，每次 1 丸，每日 2 次。

4. 气血两虚证

证候：神疲乏力，四肢软弱无力，行动困难，心悸气短，少气懒言，面色无华，自汗，女性月经减少，或淋漓不断，舌淡而嫩，苔薄白，脉弱。

治法：补气养血。

方药：八珍汤加减。党参 15g，白术 15g，茯苓 15g，甘草 6g，当归 12g，生地黄 18g，白芍 15g，川芎 9g。

加减：舌暗，加丹参 15g，红花 10g，以活血通络；心悸，加桂枝 9g，炙甘草 6g，以温通经脉；失眠，加酸枣仁 20g，以养心安神。

中成药：①归脾丸（浓缩丸），口服，每次 8 ～ 10 丸，每日 3 次；②参麦注射液 10 ～ 60mL，加入 5% 葡萄糖注射液 250 ～ 500mL 中，静脉滴注，每日 1 次。

5. 湿邪困脾证

证候：眼睑下垂，眼胞肿胀，肢体困重，倦怠无力，胸膈痞闷，脘腹胀满，或纳呆便溏，或面晦污垢，舌胖大，边有齿痕，苔白腻，脉濡缓或滑。

治法：醒脾化湿。

方药：藿朴夏苓汤加减。防风12g，白芷10g，广藿香12g，厚朴9g，半夏9g，茯苓12g，豆蔻（后下）3g，薏苡仁30g，陈皮6g，泽泻6g。

加减：兼头晕头昏，脉弦滑，加钩藤（后下）15g，沙苑子10g，白僵蚕10g，以散风平肝；肢体沉重，足胫微肿，加防风10g，泽兰10g，益母草10g，以利水胜湿。

中成药：藿香正气软胶囊，口服，每次2粒，每日3次。

2008年中华中医药学会发布的《中医内科常见病诊疗指南：西医疾病部分》的不足之处是对于重症肌无力最常见的并发症，如胸腺增生、胸腺肿瘤、甲状腺疾病、危象抢救呼吸机辅助呼吸等没有提出常规处理意见。

（三）2017年方案

2017年，中华中医药学会发布《中医内科临床诊疗指南：重症肌无力》（公开征求意见稿）前言部分提到，本标准由长春中医药大学附属医院负责起草，广东省中医院、北京中医药大学东方医院、石家庄市第一医院（河北省重症肌无力医院）、河北以岭医院、广东江门五邑中医院、辽宁中医药大学附属医院、贵阳中医学院第二附属医院、安徽中医药大学第一附属医院、云南文山壮族苗族自治州中医医院共9家单位（排名不分先后）参加起草。该标准中，重症肌无力的诊断及西医的鉴别诊断参照《中国重症肌无力诊断和治疗指南（2015版）》，中医诊断依据《中医内科常见病诊疗指南：西医疾病部分》。该标准对痿证证候分类及诊断进行了修订，具体如下。

1.脾胃虚损证

证候：眼睑下垂，朝轻暮重，少气懒言，肢体无力，或吞咽困难，纳差便溏，面色萎黄，舌质淡胖，边有齿痕，苔薄白，脉细弱。

治法：益气升阳，调补脾胃。

推荐方药：补中益气汤（出自《内外伤辨惑论》）（推荐强度：有选择性地推荐；证据级别：Ⅳ）加减。

常用药：黄芪、党参、白术、炙甘草、当归、陈皮、升麻、柴胡、生姜、大枣。

2.脾肾两虚证

证候：四肢倦怠无力，畏寒肢冷，吞咽困难，口齿不清，腰膝酸软，腹部冷痛，小便清长，或浮肿少尿，或便溏，或完谷不化，舌淡胖，苔薄白或白滑，脉沉迟无力或脉沉细。

治法：温补脾肾。

推荐方药：补中益气汤（出自《内外伤辨惑论》）合右归丸（出自《景岳全书》）（推荐强度：有选择性地推荐；证据级别：Ⅴ）加减。

常用药：黄芪、党参、白术、炙甘草、当归、陈皮、升麻、柴胡、生姜、大枣、熟地黄、炮附片、肉桂、山药、山茱萸、菟丝子、鹿角胶、枸杞子、当归、盐杜仲。

3.气阴两虚证

证候：神疲乏力，四肢软弱无力，行动困难，潮热盗汗，午后颧红，五心烦热，口燥咽干，舌质红，少苔，脉细数。

治法：益气养阴。

推荐方药：生脉散（出自《医学启源》）合补中益气汤（出自《内外伤辨惑论》）（推荐强度：有选择性地推荐；证据级别：Ⅴ）加减。

常用药：人参、麦冬、五味子、黄芪、党参、白术、炙甘草、当归、陈皮、升麻、柴胡、生姜、大枣等。

4. 兼见证

（1）如兼见声音嘶哑，咀嚼、吞咽困难或呼吸困难，胸闷痰多，胸脘痞闷，头昏重，全身酸困，口腻，大便稀溏，舌淡胖嫩，舌苔白或厚腻，脉濡或滑，为痰湿内阻证。

治法：化痰利湿，通利经脉。

推荐方药：温胆汤（出自《三因极一病证方论》）（推荐强度：有选择性地推荐；证据级别：Ⅴ）加减。

常用药：半夏、竹茹、枳实、陈皮、甘草、茯苓等。

（2）如兼见四肢痿软无力，吞咽困难，饮水呛咳，目睛转动不灵，复视严重，口唇青紫，局部出现青紫肿块、疼痛拒按，舌质紫暗，或舌下脉络曲张，脉细涩，为血瘀证。

治法：养血活血，行气祛瘀。

推荐方药：桃红四物汤（出自《医宗金鉴》）（推荐强度：有选择性地推荐；证据级别：Ⅴ）加减。

常用药：当归、白芍、熟地黄、川芎、桃仁、红花等。

（3）如兼见眩晕耳鸣，五心烦热，低热颧红，胁痛，腰膝酸软，舌红少苔，脉细数，为肝肾阴虚证。

治法：滋补肝肾。

推荐方药：六味地黄丸（出自《小儿药证直诀》）合二至丸（出自《医方集解》）加减（推荐强度：有选择性地推荐；证据级别：Ⅴ）加减。

常用药：熟地黄、山茱萸、牡丹皮、山药、茯苓、泽泻、女贞子、墨旱莲，酌加黄芪。

（4）如兼见咳嗽无力，气短而喘，动则尤甚，吐痰清稀，声低，或有自汗，畏风，舌淡，脉弱等，为肺气亏虚证。

治法：益气温阳。

推荐方药：保元汤（出自《博爱心鉴》）（推荐强度：有选择性地推荐；证据级别：Ⅴ）加减。

常用药：人参、黄芪、甘草、肉桂，酌加五味子。

5. 大气下陷证

证候：呼吸困难，吞咽困难，痰涎壅盛，气喘汗出，重者不能平卧，甚至俯仰难合，不能自持，精神烦躁，呼吸急促，咳痰无力或不能，张口抬肩，危重期则呼吸微弱表浅，意识障碍，甚至突然窒息，脉微欲绝。

病机：脾肾衰微，胸中之大气下陷。

治法：益气回阳升陷。

推荐方药：升陷汤（出自《医学衷中参西录》）（推荐强度：有选择性地推荐，证据级别：Ⅳ）加减。

常用药：生黄芪、知母、柴胡、桔梗、升麻。

推荐中成药如下。

（1）黄芪注射液，一次 10 ～ 20mL，加入 5% 葡萄糖注射液 250mL，每日 1 次，静脉滴注（推荐强度：有选择性地推荐；证据级别：Ⅳ）。

（2）生脉注射液，一次 20 ～ 60mL，加入 5% 葡萄糖注射液 250mL，每日 1 次，静脉滴注（推荐强度：有选择性地推荐；证据级别：Ⅳ）。

（3）参附注射液，一次 20 ～ 100mL，加入 5% 葡萄糖注射液 250mL，每日 1 次，静脉滴注（推荐强度：有选择性地推荐；证据级别：Ⅳ）。

（4）参麦注射液，一次 10 ～ 60mL，加入 5% 葡萄糖注射液 250mL，每日 1 次，静脉滴注（推荐强度：有选择性地推荐；证据级别：Ⅳ）。

其他疗法，如络病理论疗法。络病学研究认为，奇阳亏损为重症肌无力的病机实质和关键，故主张温理奇阳，扶元振颓，通畅络气。针刺上选择奇经四穴：百会、大椎、上星、阳白。眼肌型可选用眼络四穴：攒竹、丝竹空、阳白、四白（推荐强度：有选择性地推荐；证据级别：Ⅳ）。

（四）各地验方报道

1. 湖北中医药大学附属医院徐杰方

党参、黄芪、柴胡、升麻、干姜、肉桂、防风、生甘草、赤芍、白芍、地龙（载于《湖北中医杂志》1988 年第 4 期）。

2. 新疆维吾尔自治区石河子市新城医院刘作良复力散方

制马钱子、红参、黄芪、当归、山药等（载于《中国中医眼科杂志》1992 年第 1 期）。

3. 山东省中医药研究院方

党参、白术、生黄芪、升麻、柴胡、熟附片、葛根、当归、陈皮、麻黄、炙甘草（载于《中华内科杂志》1977 年第 1 期）。

4. 肇庆市高要区人民医院王球华方

黄芪、千斤拔、党参、牛大力、白术、淫羊藿、升麻、柴胡、炙甘草。另制马钱子 0.5g 冲服（载于《实用中西医结合杂志》1992 年第 7 期）。

5. 庆云县人民医院付玉如等起痿方

熟地黄、菟丝子、鹿角片、淫羊藿、制附子、当归、黄芪、党参、白术、天麻（载于《山东中医杂志》1996 年第 1 期）。

6. 北京中医药大学东直门医院复力冲剂

党参、黄芪、柴胡、升麻、马钱子等（载于《中医杂志》1991 年第 8 期）。

7. 中国中医科学院院西苑医院尚尔寿验方——复肌宁胶囊

天麻、全蝎、蜈蚣、地龙、牛膝、黄芪等（载于黄坤强编著《重症肌无力》）。

8. 中国中医研究院西苑医院尚尔寿验方——复肌汤

胆南星、麦冬、石菖蒲、佛手、伸筋草、桃仁、党参、黄芪、珍珠母、牡蛎、钩藤、白僵蚕、焦三仙、杜仲炭、白术、姜半夏（载于黄坤强编著《重症肌无力》）。

另外，有研究者用单味黄芪粉 10g，每日 1 次，加白糖，开水送服,治疗 5 个月,治愈 1 例;有研究者用大剂量黄芪、大枣煎服,治愈 1 例。因此,黄芪是治疗本病的主要药物。

此外,河北以岭医药集团研制的重肌灵、广州越秀神经肌病中心研制的健肌片等,可以治疗包括重症肌无力在内的各种神经肌肉疾病。

(五)针灸

1. 针灸

殷克敬针灸治疗单纯眼肌型重症肌力症,取攒竹、睛明两穴疏调局部经气,太仓健脾通络,配合谷助之,眼区局部平补平泻,余穴用补法,留针 30 分钟。钟新洲用健脾补肾法配合灸脾俞、胃俞、肾俞治疗全身型重症肌无力。张文华取穴,一组为太冲、睛明、内关、公孙;另一组为风池、外关、肝俞、肾俞、太溪;睛明、公孙用平补平泻法,其余穴位用补法,针后施以元寸灸(一种古老的民间灸法)各 3 壮,每日 1 次,每次 1 组。

2. 穴位注射

有研究者用黄芪注射液、柴胡注射液,每次各 1 支,分注,2 个穴位。15 岁以下儿童选脾俞、肾俞;15 岁以上者选足三里、三阴交;合并有肾虚者,则 4 个穴交替使用(载于《南京中医学院学报》1995 年第 1 期)。

3. 穴位贴敷

穴位贴敷用脾肾散或温胃散外敷,选用曲池、足三里、脾俞、肾俞、关元、神阙等穴位。

4. 中药封包疗法

大多选用吴茱萸、肉桂等药物制散,贴敷涌泉。

(六)其他疗法

患者常因该病受到极大精神创伤,临床需要医生、家属给予解释、安慰。患者可以根据病情需要选择心理治疗、按摩导引等，并注意休息。

特鲁多（Trudeau）医生的墓志铭有句名言："有时是治愈，常常是帮助，总是去安慰。"告知患者及其家属病情，并与之沟通合作是治疗重症肌无力不可缺少的一环。

按摩原是理伤手法，后逐渐成为一种治疗技术，其对包括重症肌无力在内的各种神经肌肉疾病都有较好效果。按者，谓以手往下抑之也；摩者，谓徐徐揉摩之也。临床上，我们可以用浅表抚摩手法，即用手掌放置于患者肢体或相应穴位处，轻轻地、慢慢地做来回直线形或圆形的抚摩动作；亦可以水浴配合按摩，在穴位处做按、揉、弹等手法，并循经络进行按摩，每日 1 次，7 日为 1 个疗程。

五禽戏、太极拳等也属于导引术。本处所讲导引，是针对肢体痿废不用之患者，采用意会言传或手势的方法，"和气以攻之"，特别是一些病重的患者，长期卧床，语言、吞咽困难，生活不能自理，需要医生巧妙地把某种暗示不知不觉地引入患者意识之中，增强患者求生的欲望，才能有效地配合针药的治疗。五禽戏由东汉名医华佗创造。它是以模仿虎、鹿、熊、猿、鸟的动作和姿态进行肢体活动，以增强体质，防治疾病。华佗认为，五禽戏可以除疾，使身体轻快而欲饮食。实践证明，模仿动物动作，循序渐进，适当地进行肢体运动，对重症肌无力等痿证患者有辅助治疗的效果。当然，练五禽戏亦需要在老师的指导下进行。太极拳适合单纯眼肌型或轻度全身型的重症肌无力患者。

患者要注意休息，西医学有句话："休息就是吃药"。尤其对于重症肌无力患者，其受累的是骨骼肌肉，经过休息后都可以有不同程度的恢复。因此，休息调养身体，避免剧烈体育运动，避免劳累，对于防治该病是十分重要的，它可以帮助受累的肌肉功能得到恢复。

第三节 师承邓铁涛辨治重症肌无力及临床体会

一、辨证论治要点

邓老认为,根据重症肌无力的病理机制和临床表现,应将其归属于中医学的"虚损证"范畴。虚损证是对各种慢性疾病发展到形体与功能都受到严重损害阶段的概括。虚损证不同于一般的虚证,它有虚弱与损坏的双重含义,虚弱着眼于功能,损坏着眼于形体。重症肌无力是自身免疫性疾病,临床上既有功能障碍又有器质性损害,具有病程长、易反复、治疗难度大,甚至危及生命等特点,用"虚损证"才能说明该病本质。

在此前提下,根据重症肌无力的临床表现及分型,又可具体细分,如单纯眼睑下垂者属"睑废",四肢痿软无力者属"痿证",重症肌无力危象,中医称为"大气下陷"。

虚损难复。人体虚损容易诱发各种各样的并发症、兼夹证。为此,邓老诊治重症肌无力,主张辨病(辨脾胃虚损之病)、辨证(辨五脏相关之证)。辨病与辨证两者要相互结合。

脾胃虚损、五脏相关的理论学说,是邓老通过长期临床实践总结出来的。它能够较好地解释重症肌无力的发病机制及其复杂的临床证候。邓老五脏相关理论指导疾病诊治采用的基本方法是五脏相关诊断式 + 五脏相关用药式。

五脏相关诊断式 = 病名诊断(一般采用西医病名,如重症肌无力)+ 病位(所在主要脏腑,如脾)+ 气血阴阳形体官窍等变化(如气虚)+ 相关脏腑(如兼夹证与并发症延及心、肺、肝、肾四脏)。这里涉及五脏相关理论的第一、第二、第三层次。第一层次:脏腑内部气血阴阳的变化,脏腑系统本身的特点(脾主肌肉,眼睑部位属脾,故重症肌无力患者眼睑下垂)。第二层次:

脏腑之间的相互关系，五脏相关能够较准确地表达病证在不同阶段、不同证型的主次之分与病位之分（重症肌无力Ⅱb型以脾肾相关为主）。第三层次：其他因素如外界环境、社会环境、精神心理因素等的影响，即包括除药物干预以外的相关因素。

五脏相关用药式＝药物归经理论（主方强肌健力饮，方中黄芪、党参归脾、肺二经，当归入心、肝、脾经，白术归脾、胃经）＋药性理论（升降浮沉，方中升麻行气于右，柴胡行气于左，左右升降治眼睑下垂；四气五味，方药多为甘温之品，健脾补肺）＋临床实践经验用药（邓老经验：五爪龙乃岭南草药，又名南黄芪、土北黄芪，色白，入肺、脾二经，补而不燥）。因此，五脏相关理论指导疾病诊治就是将药物的归经与五脏相关诊断式中的相关脏腑联系起来，再结合具体的药性选用药物（兼夹证、并发症加减用药）。邓老说："五脏相关是我做（临床实践）出来的。"古说参证，张锡纯论升陷汤语："柴胡为少阳之药，能引大气之陷者自左上升。升麻为阳明之药，能引大气之陷者自右上升。"后人据此诠释柴胡从左升，引少阳清气上升；升麻从右升，引阳明清气上行。

二、辨病，辨脾胃虚损之病；辨证，辨五脏相关之证

（一）脾胃虚损之病

中医学早在一二世纪就对虚损证有所认识，《难经·十四难》记载了损脉为病的临床表现及其传变过程："一损损于皮毛，皮聚而毛落；二损损于血脉，血脉虚少，不能荣于五脏六腑；三损损于肌肉，肌肉消瘦，饮食不能为肌肤；四损损于筋，筋缓不能自收持；五损损于骨，骨痿不能起于床。"古人认识的虚损证是难治的慢性病，它的传变由轻到重，从上到下，由皮毛血脉肌肉开始，直至筋缓骨痿。

邓老在病房讲课时提到，历代中医医家对虚损证的论述十分

详尽，而"脾胃虚损"这一名称，见于金元时期李东垣《兰室秘藏·脾胃虚损论》。李东垣是中医脾胃学说的创始人，著有《脾胃论》《内外伤辨惑论》，创制名方补中益气汤，后人在该方基础上进行发展，用于治疗重症肌无力，体现了中医一脉相承的学术特点。脾胃虚损，乃真气元气败坏。真气者，所受于天，与谷气并而充身也。元气者，乃真气也，非胃气不能滋之。中医学的脾胃病不仅指西医的消化系统疾病，还包括神经免疫系统、内分泌系统、血液系统、运动系统等多个系统的疾病。中医学将重症肌无力看作脾胃病，所以一般放在脾胃科治疗。因此，根据中医学虚损证的理论，结合脾主肌肉学说，以及临床运用效果，将重症肌无力归辨为脾胃虚损之病是比较适当的。

（二）五脏相关之证

临床中还可以结合病位、病性、病机，分别用"睑废""痿证"等对重症肌无力进行诊断。因此，我们应紧密联系中医五脏相关理论学说，去认识重症肌无力的各种临床分型。

1. 睑废与五脏之关系

由于重症肌无力多以眼睑下垂为首发症状，故可以用中医眼科五轮学说进行说明。中医眼科五轮学说，实质上是五行学说与脏腑学说结合指导眼科临床的一种理论。五轮，即肉轮（胞睑）、血轮（两眦）、气轮（白睛）、风轮（黑睛）、水轮（瞳神）。轮，比喻眼珠形圆而转动灵活，如车轮之意。五轮，是与五行五脏相应的，如古人所说："五轮者，皆五脏之精华所发，名之曰轮，其像如车轮圆转，运动之意也。"中医眼科五轮图见图1–6。

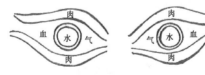

图1–6 中医眼科五轮图

肉轮（胞睑），属脾主肌肉；血轮（两眦），属心主血脉；气轮（白睛），属肺主气；风轮（黑睛），属肝主风；水轮（瞳神），属肾主水。

成人重症肌无力眼肌型及儿童重症肌无力，多属中医学"睑废"范畴。睑废，即眼睑废而不用，眼睑下垂，其皮缓纵，垂复于目，甚至不能睁开。除睑废外，患者还可见其他相关证候，如复视、斜视、视物模糊、眼球活动受限、眼睑闭合不全。复视，中医学称为"视歧"，即一物视见两物，是肾精不足所致。视歧、斜视、视物模糊与肝肾之精亏损有直接的关系，临床观察眼球活动受限者多有上述表现。眼球活动受限，即眼肌受累，眼球转动不灵，两眼视物的焦点不一，产生斜视或复视，严重者出现凝视，眼球完全不能活动。中医学认为，此为病及肝肾，治疗难度较单纯眼睑下垂大。眼睑闭合不全，中医学称为"露睛"，露出白色眼结膜，白睛为气轮属肺，是脾肺气虚之表现。长期露睛，眼睛容易为外邪所感，内眦分泌物增多或泪窍堵塞，内眦属火轮属心，是心阴亏损、虚火上炎的表现。

由此可见，中医学之"睑废"与脾虚关系最大，因为脾气主升主运，脾虚气陷，则升举无力，上睑属脾，故提睑无力而下垂，影响的相关脏腑依次为肝、肾、肺、心。

上睑下垂者，治疗常健脾益气，如山药30g，茯苓15g，谷芽30g等。复视者，常搭配养肝明目之品，如首乌30g，石斛15g或20g，山茱萸15g，枸杞子15或30g等。眼球活动受限、斜视、眼球凝视者，宜补肾填精，如肉苁蓉15g，黄精15g或30g，女贞子20g，熟地黄20g，菟丝子15g等，酌用紫河车10g，以血肉有情之品养血益精。

2. 痿证与五脏之关系

成人重症肌无力的延髓肌型、脊髓肌型、全身型及伴肌肉萎缩，多属"痿证"范畴。若用Osserman分型，痿证则见于轻度全身型、中度全身型、迟发重症型、肌肉萎缩型，以及个别青少年患者。

中医学根据五脏所主，将痿证分为皮痿（肺主皮毛）、脉痿（心主血脉）、筋痿（肝主筋）、肉痿（脾主肌肉）、骨痿（肾主骨）五痿。其中，肉痿与重症肌无力关系密切。上述各型的主要临床表现有相似之处。

中医学认为，脾胃为后天之本、气血化生之源，居于中焦，为气机升降出入之枢纽。脾主四肢肌肉，脾虚则气血生化不足，故四肢痿软不能随用。四肢不用、痿软无力是脾病所致，是脾病不能为胃行其津液，气血不充而引起的肌肉病变。关于这方面，古人有很多论述，如《黄帝内经》载："脾病而四肢不用。"

中医学认为，吞咽困难也是脾胃的病变，脾主运化，胃主受纳，咽为胃之系，上接口腔，下贯胃腑，是胃接纳水谷之门户，脾胃气虚者，其吞咽饮食功能亦随之低下，摄纳运化无权，发生吞咽困难。严重时饮水反从鼻孔倒流呛出，则不单是脾胃病变，肺窍亦受损害。

脾胃居于人体五脏中央，运化四旁。脾胃虚损，即可引起四旁病变。如重症肌无力之声音嘶哑、构音不清，中医学称为"音喑"，认为肺主声，肾主纳气，脾土虚损，则不能充养肺金，滋养肾气，致使气机无力鼓动声门而出现构音不清或嘶哑。又如重症肌无力之颈软抬头无力，此脾虚损及肾，脊柱骨由肾所主，如李东垣《脾胃论》云："脾病则下流乘肾（注：乘，克也，乘肾即损伤肾之意），土克水则骨乏无力。"再如重症肌无力之面部表情肌无力呆滞，呈苦笑面容。中医学认为，心主血脉，其华在面，脾土虚则不能化生气血上荣于心，故面色无华，表情呆滞。这是心脾两虚之证候。

三、辨外感

重症肌无力的本质属于虚损内伤，而脾虚容易受外感之邪，

《内外伤辨惑论》曰："概其外伤风寒，六淫客邪，皆有余之病，当泻不当补；饮食失节，中气不足之病，当补不当泻。举世医者，皆以饮食失节，劳役所伤，中气不足，当补之证，认作外感风寒，有余客邪之病，重泻其表，使荣卫之气外绝，其死只在旬日之间。所谓差之毫厘，谬以千里，可不详辨乎？"

感冒是重症肌无力的常见并发症。风热型感冒，证见发热重，微恶风寒或不恶寒，头痛，无鼻塞，无汗或有汗不畅，口干而渴，咽痛咳嗽，舌边尖红，苔薄黄，脉浮数，可用维 C 银翘片、柴葛感冒退热颗粒（广州中医大学第一附属医院制剂）；儿童可用小儿速效感冒片、小儿氨酚黄那敏颗粒；以咳嗽为主者，可用邓老杏仁桔红膏、桑菊感冒颗粒。风寒型感冒，证见恶寒重，发热轻，无汗，头痛，身痛，鼻塞流清涕，咳嗽吐稀白痰，口不渴或渴喜热饮，苔薄白，脉浮紧，可用感冒清热冲剂、藿香正气丸；女性经期感冒，用小柴胡颗粒等；胃肠型感冒，外感伴有呕吐、腹泻，可以服用加味藿香正气丸、保济丸等；发热，小儿可用布洛芬混悬液，成人可用酚咖片，或氨酚伪麻美芬片，或对乙酰氨基酚；流鼻涕、痰涎多，可用氨咖黄敏胶囊。

对于呼吸道尤其是下呼吸道感染（肺部感染），正确选用抗生素很重要。头孢类、青霉素类为首选，也可以使用大环内酯类、氯霉素等。感染重者在感染科（呼吸科）指导下选用亚胺培南西司他丁钠或美罗培南。抗真菌药提倡外用，如口腔真菌感染，用氟康唑，每日 1 粒，开水漱口。如果确是肺部真菌感染需要静脉或口服用药，可用氟康唑注射液，每日 0.2g，静脉滴注。口服可以用氟康唑胶囊，一次 1 粒，每日 1 次。不要轻易用两性霉素 B 静脉滴注，诱发危象的可能性极大。指甲癣，用聚维酮碘液外涂。体癣用复方酮康唑软膏外涂。

感染肝炎病毒需使用阿德福韦酯、恩替卡韦、替诺福韦者，需与肝病专科医师商量，以权衡利弊。笔者主张危象期间不使用上述肝病药，停用他克莫司等免疫抑制剂。谷草转氨酶、谷丙转氨酶正常者，上述肝病药酌情停用。MGFA Ⅳ型患者，症状正快速恶化，可能在短期（数日至数周）发生危象的状态，暂时不使用上述肝病药。

部分重症肌无力患者由于长期使用免疫抑制剂，感染部位与菌种、病毒各有所异，如1例患者每日服用10片激素（甲泼尼龙），眩晕、头痛1个多月，突然发热加重，头颅CT示右侧额叶脑脓肿，第1次抽吸出35mL草绿色脓液，第2次抽出10mL黄色稀脓液，涂片结果为脑诺卡菌，出院诊断为脑脓肿（右额叶脑诺卡菌病）、重症肌无力、骨质疏松。考虑其为长期应用大量激素引起颅脑脓肿，激素减为每日只服用2片，中药用补中益气汤加败酱草、薏苡仁等，患者症状缓解出院。又有1例危象抢救的女性住院患者，拔管后反复发热，自觉阴道不适，每日服用12片激素（泼尼松），因考虑曾留置导尿管，请妇科会诊，诊断为巴氏腺（前庭大腺）脓肿，手术切开排脓，患者热退，激素减为8片出院。

四、辨病势——重症肌无力危象的中西医结合抢救及预后评估

所谓病势，此处指重症肌无力病情的临床发展趋势，尤其是危象前的状态及危象发生的处理，如Ⅳa型肌无力危象前状态，症状正快速恶化，可能在短期（数日至数周）发生危象的状态。又如抗MuSK抗体阳性患者、装置胃管就诊的患者、儿童重症肌无力发热伴吞咽困难患者，临床症状有可能迅速恶化并出现危及生命的迹象，需要我们做出正确判断（图1-7）。

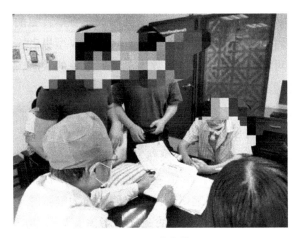

图 1-7 辨病势

注：图中患者未能拔除气管切开的气管套管，并装置胃管。江其龙医生迅速联系病房，安排病床，叮嘱患者及家属有可能发生危急状态的处理方案。该患者入院经处理后成功拔管。

（一）辨重症肌无力危象

重症肌无力危象，系指由于肌无力累及延髓肌、呼吸肌而致机体不能维持正常通气功能，严重危及患者生命的一种呼吸衰竭状态，要引起我们的高度重视，积极开展中西医救治。重症肌无力危象的临床表现为呼吸困难，气息将停，不能吞咽，危在顷刻。

重症肌无力危象或危象即将发生的时候，表现为呼吸气短，患者努力呼吸仍然不能缓解，继而呼吸困难，气息将停，无法吞咽。由于危象多是呼吸道感染诱发，这时患者痰涎分泌很多，容易堵塞气道，导致窒息，情况危殆。中医学认为，重症肌无力危象属于"大气下陷"范畴，与心、肺、脾、肾有关。人之呼吸，由肺所司，肺之所以能司呼吸，全赖以宗气。宗气又名大气，是胸中之气。清末民初名医张锡纯《医学衷中参西录》认为，大气充满胸中，司肺呼吸之气，是元气之根本，以脾胃水谷之气为养料，以胸中之地为宅窟，能撑持全身，为诸气之纲领，内连心之血脉，包举肺之卫外，总司人身之呼吸，并创制升陷汤主治大气下陷之证。

以五脏相关学说为指导，采用中西医结合的方法，是目前防治重症肌无力危象较为优化的方案。以五脏相关学说为指导，一是要顾护五脏之化源，顾护脾胃的生生之气，要使脾胃化生有源，以供养五脏。二是要综合救治，结合中西医所长，利用现代医疗设备，提高抢救成功率，赢取治疗的时间。三是积极运用在这一理论学说指导下研制的系列中药、成药——强肌健力系列。其优点是抢救成功率较高，费用也较低，符合中国国情，患者及其家属能够接受抢救的全过程。

虽然《中国重症肌无力诊断和治疗指南（2015 版）》《中国重症肌无力诊断和治疗指南（2020 版）》均对重症肌无力危象下了定义，但笔者认为，在"2021 年第六届神经肌病时间"会议上，上海华山医院罗苏珊教授引述的国外文献对危象的定义更能准确表述临床所见。该定义为："重症肌无力患者病情快速恶化时出现的危及生命的状态，临床特征为严重的呼吸肌无力导致的急性呼吸衰竭，需要无创或有创呼吸机辅助呼吸，见于 15% ～ 20%的重症肌无力患者。"

发生肌无力危象（含危象前状态）时，必须要注射新斯的明才能短暂缓解患者的呼吸衰竭濒临死亡状态，马上行有创插管者除外。在进行无创或有创呼吸机辅助呼吸的同时，需要使用激素治疗。类固醇挽救了大量危象患者的生命，故西医学主张进行激素足量冲击治疗。1995 年方圻主编的《现代内科学》中建议的冲击治疗量：甲泼尼龙，每日 1000mg，连续静脉滴注 3 天；或者地塞米松，每日 20mg，静脉滴注 7 ～ 10 天；冲击治疗后改为醋酸泼尼松，每日 100mg，晨顿服。《中国重症肌无力诊断和治疗指南（2015 版）》中建议的冲击治疗量：甲泼尼龙，每日 1000mg，连续静脉滴注 3 天，然后改为每日 500mg，静脉滴注 2 天；或者地塞米松，每日 10 ～ 20mg，静脉滴注 1 周；冲击治疗后改为醋酸泼尼松或者甲泼尼龙，晨顿服。顿服用量没有具体描述。现在多数医院在冲击治疗后用泼尼松，每日 60mg，或甲泼尼龙每日 48mg，或加用他克莫司。

（二）中西医结合抢救危象的方法及用药

1. 危象前状态的判断及处理

危象发生前，患者临床症状迅速恶化（MGFA Ⅳa 型、Ⅳb型），应马上予以吸氧，新斯的明注射液 0.5 ～ 1mg，肌内注射；阿托品注射液 0.5mg，肌内注射（对抗新斯的明不良反应，视病情而用），30 分钟内可重复 1 次；生理盐水 100mL 加地塞米松注射液 5mg，静脉注射。危象前状态的 MGFA Ⅳ 型患者，呼吸困难，吞咽不下，在使用无创呼吸机辅助呼吸同时，应及时留置胃管鼻饲药物（包括中药）及营养食物。该方法虽然简单，但能有效阻止一部分患者（40% ～ 50%）发展为 MGFA Ⅴ 型，需气管插管有创呼吸机辅助呼吸。

2. 气管插管

以上措施如仍无效，患者血氧饱和度低于93%，呼吸表浅，40 次 / 分，或血气分析二氧化碳潴留（二氧化碳分压超过 50mmHg，参考区域：32 ～ 45mmHg），应积极行人工辅助呼吸，使用有创呼吸机，通过麻醉科气管插管或呼吸科鼻腔支纤镜插管后连接呼吸机辅助呼吸，此即为 MGFA Ⅴ 型所说的气管插管。

3. 关于激素用量

西医学认为，激素用量要足量（笔者通过查阅文献，认为足量应指方圻主编的《现代内科学》或《中国重症肌无力诊断和治疗指南（2015 版）》中建议的用量）。笔者是中医，从 2000 年起采取"西药中用"的模式：地塞米松，每日 10mg，静脉滴注 1周，后改为醋酸泼尼松，每日 60mg 鼻饲。笔者采用这种方法 20年来成功抢救了 300 多例患者。首次发生危象者或预期即将发生危象者，用地塞米松，每日 5mg 也是可以的。笔者曾在西医院会诊，发现西医没有使用地塞米松的习惯，笔者就建议他们用甲泼尼龙注射液，每日 80mg（2 瓶），静脉滴注 1 周后，改为甲泼尼龙片，每日 48mg（12 片），鼻饲。笔者通过临床观察，发现这种方法是有效的，很多患者出院后会找笔者继续诊治。从上可以看出，在激素使用量方面，"西药中用"法的激素用量比"西药西用"明显减少。

4. 关于丙种球蛋白冲击

笔者与西医的区别在于，西医将丙种球蛋白冲击疗法作为重症肌无力危象的常规治疗方法。丙种球蛋白冲击疗法即大剂量静脉注射免疫球蛋白，每日 2.5g×8 瓶，每日 1 次，连续静脉滴注 5 天。儿童每千克体重 400mg，静脉注射，5 日为 1 个疗程。大剂量丙种球蛋白能起到调节机体免疫的作用，能抑制 B 细胞的分化和抗体的合成，并激活补体，缓解病情，起到辅助性治疗作用。其不良反应轻微，有 3%～12% 的患者会出现发热、皮疹，偶有头痛，对症处理可缓解。丙种球蛋白价格昂贵，很多患者若反复发生危象，基本无力承担。基于此，笔者对于首次危象者，一般不使用丙种球蛋白，对反复多次危象、长期使用免疫抑制剂者才使用（不采用冲击治疗，每日静脉滴注 2 瓶，住院期间使用），主要使用邓老强肌健力饮，甘温补脾益损（功比丙种球蛋白），或者依据患者的经济情况合理使用，降低抢救成本。在过去，用血不紧张的情况下，可采用血浆置换，在危象阶段及康复阶段每周 2 次，同样能够抢救大量危象患者并稳定病情。现在丙种球蛋白已进入成人重症肌无力部分医保报销药物目录，对广大患者来说，算是一个好消息。

5. 关于抗生素的使用

笔者主张合理使用抗生素以预防、治疗肺部感染及气管插管造成的损伤感染。西医使用抗生素要全程、足量，一般在做细菌培养与药敏后选择品种，习惯选用最新、最高档的抗生素。全程者，指 1 种抗生素使用 2 周，而且将三代、四代头孢类作为首选。

笔者观察发现，重症肌无力危象患者多合并感染，因此，及时调整、正确选用抗生素很重要。及时调整是指抗生素用至第 7～9 天要考虑更换另一种抗生素，正确选用是指首选头孢类或青霉素类抗生素，如三代抗生素头孢哌酮钠舒巴坦钠、头孢曲松、头孢克肟等；四代抗生素如头孢吡肟等。一代抗生素如青霉素、氨苄西林、阿莫西林现已不用（笔者在 2010 年前经常使用）。支原体引起的呼吸道感染可用大环内酯类药如阿奇霉素、罗红霉素。真菌感染，如口腔真菌感染，用氟康唑胶囊，每日 1 粒，打开胶囊，取里面粉末，用开水漱口。如果确实需要静脉用药，不宜超过 7 天。可用氟康唑注射液，每日 0.2g，静脉滴注；如果用两性霉素 B 静脉滴注，有较大风险性。皮肤真菌感染，外用复方酮康唑，或用曲安奈德益康唑乳膏。抗生素只有在人体正气充盛的情况下才起到好的作用，故即使并发感染，中药的使用原则仍然是健脾补肾，升阳益气，强肌健力，即使机体感染炎症，发生"炎症风暴"，也不用苦寒清热泻火之药。

6. 护理与气道管理

邓老认为，重症肌无力的护理十分重要，三分治疗，七分护理。为此，邓老创立的"邓铁涛基金"曾分 4 次共拨款 6 万元给我院脾胃病区的护士研究重症肌无力及其危象的护理问题。研究内容包括保持呼吸道的通畅，痰涎壅盛及时吸痰，注意口腔清洁；吞咽困难，鼻饲药物、食物后及时冲洗胃管，保持管道通畅，或帮助患者从食管慢慢喂入流质食物时，注意饮水反呛；帮助四肢无力、颈软头倾患者调整体位，帮助患者床上翻身拍背；停留尿管注意膀胱冲洗及会阴抹洗。护理人员要帮助患者树立信心，让患者理解危象抢救一般需要 3～4 周，第 1 周病情最重，医患双方需要好好合作；第 2 周最为关键，不要动摇、放弃；第 3 周病情慢慢好转但仍需小心；第 4 周才能渡过难关，治愈出院。

气道管理问题可以说是能否成功拔管脱机关键。使用无创呼吸机、有创插管呼吸机，或气管切开后连接呼吸机，都需要充分湿化与温化，故可使用高流量氧疗湿化仪。该仪器可将相对湿度控制在100%，吸入气体温度保持在34～41℃，绝对湿度达到30～44mgH$_2$O/L。

气管切开后，气道处于开放状态，患者气道失去湿化功能。因此，护理中应注意以下几点。首先，应充分引流痰液，减少导管阻塞及感染机会，掌握鼻饲食物速度，注意胃液反流误吸入肺。其次，气管切开以后，肺部感染率随着气道温化的降低而升高，所以要充分温化；及时进行气道湿化，可以减少血痂形成造成的阻塞，并使吸痰顺畅，减少阻力，防止产生气道阻塞、肺不张和继发性感染等并发症。最后，应每日用消毒水为患者进行消毒，嘱咐患者保持适当的体位，防止套管脱落，注意患者有无皮下气肿、气管套管脱出、形成肉芽组织造成气管狭窄等。

正是因为采用了如上的诸多措施，我院危象患者能够完成脱机及气管套管拔管与气切伤口的封闭，一大批"能上不能下"，即上了呼吸机不能脱机（含气切后不能脱机拔管）的患者转诊我院，经治疗，均获得了满意效果。

总之，通过加强呼吸道护理，定时雾化、拍背、吸痰，注意潮气量控制，防治肺部感染和消化道出血，保持好出入量及水盐平衡，随时监测患者血气分析变化情况，多数患者经一段时间的人工辅助呼吸之后，可逐步恢复自主呼吸能力。感染得到控制、全身情况稳定后，继续前述综合治疗，改用口服药物。可视病情变化个体化调整药物剂量，如病情稳定并趋好转，可维持4～16周后逐渐减量；一般情况下逐渐减少泼尼松用量，每2～4周减5～10mg，至20mg左右后，每4～8周减5mg，酌情隔日服用最低有效剂量。过快减量可致病情反复、加剧。

7. 中药制剂在危象抢救中的应用

对重症肌无力危象患者应用中药制剂，必须"药专力宏"（邓老语），以下制剂可供参考使用。

（1）强肌健力饮（邓老经验方）：主药黄芪，用量为 60～120g，其他药物可以根据病情加入。全方用清水 1500mL 浓煎为 200mL，口服；若插管鼻饲者，往往用"婴儿量"（50～120mL）。

（2）强肌健力合剂：在邓老强肌健力饮的基础上研制而成，规格：每瓶 150mL，适用于危象抢救。使用时从胃管鼻饲，1 次 10mL，每日 3～4 次。

（3）黄芪注射液或高丽参注射液：黄芪注射液 30mL，加入 5% 葡萄糖注射液 250mL，静脉滴注；或高丽参注射液 10mL，加入 10% 葡萄糖注射液 250mL，静脉滴注。

（4）可以选用参附注射液、参芪扶正注射液、生脉注射液、参麦注射液、黄芪注射液、胎盘多肽注射液等中成药注射剂。

若基层卫生院没有呼吸机等设备，无法插胃管鼻饲药物者，可以采用以下方法：肌内注射新斯的明注射液 0.5～1mg，30 分钟左右，患者吞咽困难一般能够短暂改善，应嘱咐患者抓住这一时机口服中西药，嘱咐患者家属做好准备。胃管鼻饲中药要少而精，最好用强肌健力合剂或强肌健力口服液，不易堵塞胃管。危象发生时多出现吞咽困难，无法吞咽者应及时装置胃管，从胃管（鼻饲管）滴入肠内营养混悬液、匀浆膳或肠内营养乳剂，从胃管鼻饲中药强肌健力口服液，还可以从胃管鼻饲肉汁、牛奶、粥水等，使脾胃化生有源，供养五脏。这是中医抢救重症肌无力危象能否成功的关键之一。

8. 积极治未病以防危象发生

北京爱力重症肌无力罕见病关爱中心为笔者诊治预防重症肌无力做了卓有成效的工作，笔者经常应邀参加他们的活动。在多次活动中，笔者与重症肌无力患者们交流，鼓励大家要增强体质、体能，减少感冒、感染，树立良好心态，积极面对人生。

笔者在 2005 年 7 月至 2010 年 7 月，曾对 132 例重症肌无力患者危象发生的诱发因素进行调查研究，结果显示，诱发因素有肺部感染、腹泻、发热、疲劳过度、治疗不当、恶性胸腺瘤（含复发转移）、放疗或化疗后、贫血、甲状腺疾病、糖尿病酮症、月经过多或淋漓不断、怀孕或剖宫产术后、药物致残、皮肤溃烂等。重症肌无力危象患者多伴有其他基础性疾病，如甲状腺功能减退症、桥本甲状腺炎、胸腔积液、高血压、冠心病、慢性胃炎、慢性肝炎、血尿等。这些患者服用西药后，都有不同程度的不良反应，如腹泻（抗胆碱酯酶药所致）、失眠（激素所致）等。邓老曾反复强调要关注诱发危象的原因、出现的证候及各种并发症，说明中医五脏相关的理论不仅适用于内科各种危重病诊治，还对病情更加复杂的重症肌无力危象抢救具有普适的意义。

笔者要指出的是，在美国重症肌无力基金会制订的指南中，提到该指南的治疗"不会考虑治疗费用和可用性"。这就意味着重症肌无力患者一旦发生危象（笔者注：部分是即将发生危象的患者），就会马上被送入重症医学科（ICU），在此之后，除每日至少 1 万元的"最低消费"外，还要接受丙种球蛋白冲击治疗 5 天（至少），每日自费购买 8 ～ 10 瓶（每瓶 600 ～ 800 元），不少患者 2 个月后还要进行反复冲击治疗，再加上昂贵的进口药吗替麦考酚酯或他克莫司，以及基因检测、药敏检测、鉴别诊断检测，尤其是当下一些著名的三甲医院全面提倡用新的靶向药，如利妥昔单抗、艾加莫德，患者很难承受高昂的治疗费用，可能导致人财两空。笔者曾在脾胃科、呼吸科、胸外科、ICU 参与抢救重症肌无力危象患者 300 余例，深刻体会到邓老所说的"恫瘝在抱""患者是我们的好老师"之语义深刻，体会到遵循"传承精华，守正创新"的重要性。2012 年以前，我们在病房抢救过 1 例重症肌无力危象患者，其花费大约为 5 万元。一女患者肖某，2006 年第 4 次在我院抢救成功，就只花费了 2 万元。

9. 重症肌无力疗效及预后的评估

不少的患者经常提问："我究竟要吃多长时间的药？这个病能不能好？能否"根治"？"根治"是治好的意思，是民间俗语，并非医学专业术语。重症肌无力并非不治之症，部分患者是能够临床治愈的。关于临床疗效的评定标准，这里有旧与新2个版本。

（1）旧疗效评定标准

①临床治愈：临床症状和体征消失，患者能正常生活、学习和工作，停用一切治疗重症肌无力的药物，3年以上无复发。

②临床近期治愈：临床症状和体征消失，患者能正常生活、学习和工作，停用一切治疗重症肌无力的药物或药量减少3/4以上，1个月以上无复发。

③显效：临床症状和体征有明显好转，患者能自理生活、坚持学习或轻工作，治疗重症肌无力药物的药量减少1/2以上，1个月以上无复发。

④好转：临床症状和体征有好转，患者生活自理能力有改善，治疗重症肌无力药物的用量减少1/4以上，1个月以上无复发。

⑤无效：临床症状和体征无好转，甚至恶化。

（2）新疗效评定标准

①完全缓解（CSR）：至少1年无肌无力的症状或体征，在此期间没有接受过任何重症肌无力的药物治疗；经专业的神经肌病医生检查未发现任何肌肉无力的证据，允许出现轻微眼睑闭合无力。

②药物缓解（PR）：标准同完全缓解（CSR），但需通过服药达到上述状态。

③微小状态（MMS）：没有任何因肌无力引起的功能受限，经专业的神经肌病医生检查可发现某些肌肉无力。

④改善（improved）：与治疗前相比，肌无力临床症状明显减轻或重症肌无力治疗药物剂量明显减少。

⑤无变化（unchanged）：临床症状及重症肌无力治疗药物剂量与治疗前无明显变化。

⑥加重（worse）：与治疗前相比，肌无力临床症状明显加重或重症肌无力治疗药物剂量明显增加。

⑦恶化（exacerbation）：已经达到完全缓解（CSR）、药物缓

解（PR）或微小状态（MMS），又出现了新的临床症状。此即俗话说的"复发"，病情反复是其特点。

⑧死亡：死于重症肌无力或重症肌无力的并发症，或者胸腺切除术后 30 天内死亡。目前学界认为，重症肌无力的治疗目标是达到微小状态或更好。笔者认同这一学术见解。

五、辨并发胸腺瘤

笔者通过临床观察体会到，真正难治的是重症肌无力并发胸腺瘤的患者。《中华肿瘤杂志》2021 年第 4 期，由中国医师协会肿瘤多学科诊疗专业委员会、国家癌症中心、国家肿瘤临床医学研究中心、中国医学科学院、北京协和医学院肿瘤医院内科共同发表的《中国胸腺上皮肿瘤临床诊疗指南》一文，为重症肌无力并发胸腺瘤如何诊治提供了主要临床依据。根据该指南，笔者对辨证论治胸腺瘤有以下体会。

（一）目前对胸腺瘤认识的趋势

《中国胸腺上皮肿瘤临床诊疗指南》中提出，胸腺肿瘤是胸部肿瘤中相对罕见的一种肿瘤类型，世界卫生组织（WHO）制订的组织病理学分类系统将其划分为胸腺上皮肿瘤，包括胸腺瘤和胸腺癌。中国胸腺肿瘤的发病率约为 4.09/100 万，略高于欧美国家。对于可手术切除的胸腺上皮肿瘤，优先推荐手术完全切除，术后或辅助放化疗。该指南有一个重要观点，即"很多既往为良性的早期胸腺肿瘤，术后亦有复发转移可能，因此，恶性或良性胸腺瘤的相关术语已不再适宜，目前所有胸腺肿瘤均已被视作恶性肿瘤"。

国外学者对胸腺瘤患者进行长期随诊，发现 Ⅰ 期胸腺瘤的 5 年和 10 年生存率分别为 100% 和 95%，Ⅱ 期胸腺瘤的 5 年和 10 年生存率分别为 91% 和 81%，Ⅲ 期胸腺瘤的 5 年和 10 年生存率分别为 74% 和 46%，Ⅳ 期胸腺瘤的 5 年和 10 年生存率低于

25%。胸腺瘤 7 年生存率达 79% ～ 100%，即胸腺瘤患者绝大部分（79% ～ 100%）可有 7 年以上的生存率。

临床有用"重症肌无力伴发胸腺瘤"的术语，也有用"瘤型重症肌无力"的称谓。国外研究认为，伴发胸腺瘤的重症肌无力具有独发性的发病机制和临床特点，是重症肌无力患者中的独特群体。近 10 年来，笔者在临床中见到的胸腺瘤术后患者不少，发现胸腺瘤术后转移的患者才是真正的"难治性重症肌无力"。世界卫生组织在 2018 年的《美国国立综合癌症网络（NCCN）肿瘤学临床实践指南：胸腺瘤与胸腺癌》中对此有专门论述。胸腺瘤是常见的纵隔肿瘤之一，是一组来源于不同胸腺上皮细胞，具有独特的临床病理特点，且伴有多种副肿瘤症状（肿瘤产物包括异位激素产生的异常免疫反应）的疾病。笔者临床观察发现，在重症肌无力的相关抗体检测指标中，人抗连接素抗体、人抗兰尼碱受体钙释放通道抗体结果阳性者多（图 1-8）。

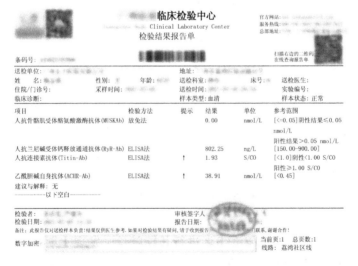

图 1-8 某重症肌无力患者的相关抗体检测报告单

注：该患者人抗连接素抗体阳性，胸腺瘤手术病理结果为 B2 型，手术发现胸腺瘤已侵犯心包与左上肺。通过手术及中药治疗，病情稳定。

（二）胸腺瘤分期与分型

1. 分期

世界卫生组织在 2018 年的《美国国立综合癌症网络（NCCN）肿瘤学临床实践指南：胸腺瘤与胸腺癌》中，将胸腺瘤分为如下几期。

Ⅰ期胸腺瘤：镜下及肉眼均可见包膜完整。

Ⅱ期胸腺瘤：①镜下包膜浸润；②肉眼观侵入周围脂肪组织或紧贴但未击穿纵隔膜或心包。

Ⅲ期胸腺瘤：肉眼观侵入邻近器官，例如，心包、大血管、肺。①未侵犯大血管；②侵犯大血管。

Ⅳ期胸腺瘤：①胸膜或心包播散；②淋巴或血管转移。

以上分期是根据手术过程中肉眼所见或镜下病检所见而定。由于所有胸腺肿瘤均已被视作恶性肿瘤，故重症肌无力合并胸腺瘤通常病情较重，且重症肌无力合并胸腺瘤患者在行胸腺瘤切除术后，肌无力危象的发生率与术后死亡的风险均有所增加。所幸胸腺肿瘤属于惰性肿瘤，即使疾病进展后，部分胸腺瘤患者的生存时间仍较长，5 年生存率接近 90%。

2. 分型

2018 年《美国国立综合癌症网络（NCCN）肿瘤学临床实践指南：胸腺瘤与胸腺癌》中的胸腺瘤分型过细，目前临床把胸腺瘤主要分为 A、B、C 三个类型，其中 B 型又分 1、2、3 三个亚型。此外，还有混合型。

A 型胸腺瘤：髓质型胸腺瘤，胸腺瘤组织通常分叶状结构不明显，纤维间隔很少。瘤细胞核染色质疏松而淡染，核仁不明显。肿瘤主要由梭形细胞构成，长梭形细胞呈纤维母细胞样排列方式，如席纹状或交错的束状结构；短梭形细胞通常形成血管外皮瘤样结构，也可出现微囊、菊形团、脑膜瘤样、乳头状、腺样及肾小球状结构（图 1-9）。

B 型胸腺瘤：皮质型胸腺瘤，肿瘤细胞为圆形或多边形上皮样细胞，组织学上具有分叶状结构，常见血管周围间隙，同时伴数量不等的反应性不成熟 T 细胞。根据肿瘤细胞大小和淋巴细胞丰富程度，B 型胸腺瘤可细分为 B1 型、B2 型、B3 型。

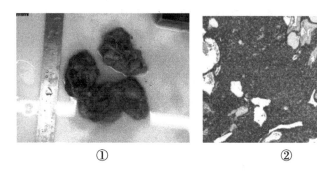

①　　　　　　　　　　　②

图 1-9　A 型胸腺瘤肉眼及光镜下病理改变

注：①A 型胸腺瘤胸腺肿物，大小约 8.0cm×5.0cm×4.0cm。瘤组织未侵犯被膜；肿物周围脂肪组织内散在胸腺组织。②肿瘤在镜下呈结节状，可见纤维分隔，瘤细胞丰富密集，短梭形，编织状排列，背景有少数散在的淋巴细胞。免疫组化示 CK19（+），P63（+），CD5（-），末端脱氧核苷酸转移酶（TdT）（-），CD117（-），CD20（-）；背景细胞中 CD5（+），TdT（-）。

B1 型胸腺瘤：包膜较厚，呈小叶状生长。肿瘤性上皮细胞散在分布，细胞核呈空泡状，为小的圆形或卵圆形，可见小核仁。部分区域可有明确的髓质分化，染色浅，呈灶性分布，胸腺小体明显。淋巴细胞富集，多为不成熟 T 细胞（图 1-10、图 1-11）。

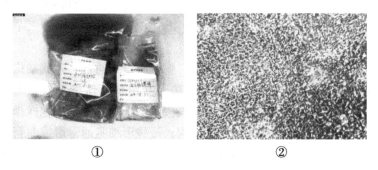

①　　　　　　　　　　　②

图 1-10　B1 型胸腺瘤肉眼及光镜下病理改变一

注：此为前纵隔胸腺瘤 B1 型，由增生的淋巴细胞及灶性上皮细胞组成。

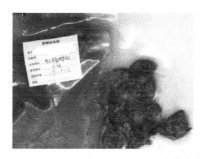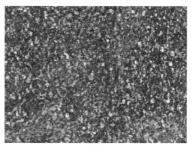

图 1-11　B1 型胸腺瘤肉眼及光镜下病理改变二

注：此为纵隔胸腺瘤 B1 型。肿物边界清，由肿瘤性上皮细胞和淋巴细胞混杂分布。

B2 型胸腺瘤：临床常见而且难治。胸腺瘤组织被纤细的纤维组织分隔成小叶状，淋巴细胞富集程度类似于 B1 型，大多为不成熟 T 细胞，核大，染色质稀疏且核分裂多，但髓质部分较不突出或缺如，未出现胸腺小体。与 B1 型相比，此型上皮细胞成分更多，细胞核呈空泡状，核大且核仁明显，常见明显的血管外间隙（图 1-12、图 1-13）。

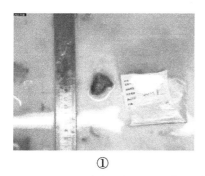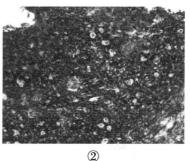

①　　　　　　　　　　　　②

图 1-12　B1 型 +B2 型胸腺瘤肉眼及光镜下病理改变

注：图中为 B1 型 +B2 型胸腺瘤，以 B2 型为主。送检组织中脂肪组织间散在胸腺组织，胸腺小体形成。肿瘤可见宽大的纤维性被膜，外周见胸腺组织，肿物由丰富的小淋巴细胞及散在的核淡染细胞构成，部分区域似满天星样。免疫组化示 CK（+），P63（+）；背景细胞 CD5（+），CD20（+），TdT（±），Bcl-2（+）。

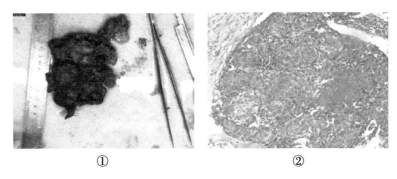

①　　　　　　　　　　　②

图 1–13　B2 型胸腺瘤肉眼及光镜下病理改变

注：B2 型胸腺瘤累及肺脏层胸膜。肿物主要由增生呈巢片状的肿瘤性胸腺上皮细胞及间质淋巴细胞构成，纤维组织将其分隔，瘤细胞核呈卵圆形，可见核仁，伴轻至中度异型性。

B3 型胸腺瘤：此型胸腺瘤组织粗的纤维组织或玻璃样变的间隔分成小叶状，通常无完整包膜，向周围脂肪内呈推进式或浸润性生长；上皮细胞成片分布，呈模糊的上皮样或实体性表现，大多为圆形或多边形，少数为梭形细胞或透明细胞；常含极少量不成熟 T 细胞（图 1–14 ～图 1–16）。

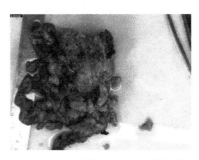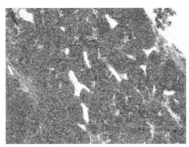

图 1–14　B3 型胸腺瘤肉眼及光镜下病理改变

注：纵隔占位，最大径约为 8.5cm。肿瘤由上皮细胞及背景淋巴细胞构成。上皮细胞排列呈片状，部分区域似血管外皮瘤样，细胞轻度异型，可见血管间隙形成，背景淋巴细胞数量较少。免疫组化示瘤细胞 CK5/6（+），CK19（+），P63（+），CD5（–），CD117（–），CD56（–），突触素（Syn）（–），嗜铬粒蛋白 A（CgA）（–），Ki–67（+）；背景淋巴细胞 CD5（+），TdT（+）。

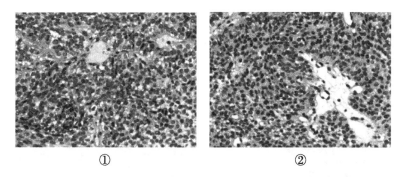

图 1-15　B3 型胸腺瘤光镜下病理改变

注：上皮样细胞呈巢片状分布，并见血管周裂隙，未见淋巴细胞；免疫组化示 CK19（+），CD20（−），上皮膜抗原（EMA）（−），TdT（−），CD117（−），Ki-67（+，约40%），PD-L1（+，约95%）。该患者胸膜、肺多发转移，没有手术指征。

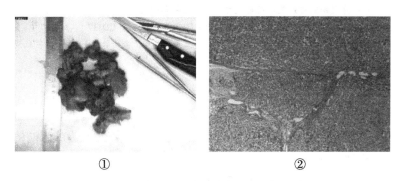

图 1-16　B3 型胸腺瘤并囊性变肉眼及光镜下病理改变

注：肿瘤组织被纤维组织分隔呈结节状，由肿瘤性上皮细胞及少量淋巴细胞构成，瘤细胞胞浆红染，核圆或椭圆形，可见核仁，伴轻度异型。

C 型胸腺瘤：具有明显的细胞异型性，已无正常胸腺组织的器官样特征，而与其他部位的癌相似，表现为多种癌（包括鳞状细胞癌、淋巴上皮样癌、腺癌、乳头状癌、黏液表皮样癌、透明细胞癌、基底样细胞癌、梭形细胞癌、未分化癌等）的形式，其中最常见的胸腺癌为非角化鳞癌，而胸腺原发腺癌非常少见。胸腺癌上皮细胞可表达一些淋巴样抗体（包括 CD5、CD70、CD74），据此可与胸腺外来源的癌相鉴别。与 A 型、B 型胸腺瘤相比，型胸腺瘤中缺乏不成熟淋巴细胞，但存在 T 细胞、B 细胞和浆细胞等成熟淋巴细胞（图 1-17）。

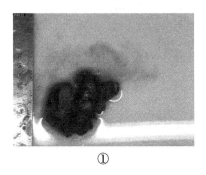 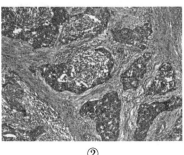

①　　　　　　　　　　②

图 1-17　C 型胸腺瘤肉眼及光镜下病理改变

注：异型细胞排列呈不规则巢片状，细胞核仁明显，并见个别角化，间质纤维组织增生。免疫组化示 CK5/6（+），P63（+），CD5（+），CD117（－），TdT（－），Ki-67（+，约 15%）。病理诊断：（纵隔）胸腺癌（中至低分化鳞癌），瘤组织侵犯周围脂肪组织。

此外，还有化生性胸腺瘤、其他罕见类型胸腺瘤。可发源于胸腺的神经内分泌肿瘤具有与胸腺外神经内分泌肿瘤类似的细胞组织学和免疫组化特点，2004 年世界卫生组织将其归为胸腺瘤的一个亚型。

AB 型胸腺瘤：混合型胸腺瘤，即同时具有类似 A 型胸腺瘤的梭形细胞成分和类似 B 型胸腺瘤的富于淋巴细胞的成分，但两种成分的比例变化很大，梭形细胞区域可不明显。其中，梭形上皮细胞成分的特点和 A 型胸腺瘤类似；而富于淋巴细胞的区域，肿瘤细胞由所谓的小多边形上皮细胞构成，其具有小圆形、卵圆形或梭形核，染色质分散，核仁不明显。该型不出现胸腺小体和髓样分化，淋巴细胞多为不成熟的小 T 细胞（图 1-18、图 1-19）。

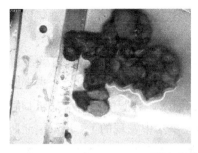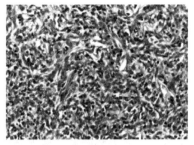

图 1-18　AB 型胸腺瘤肉眼及光镜下病理改变

注：肿物大小约 3cm×2cm×2cm，肿物边界清楚，梭形瘤细胞呈束状、漩涡状排列，并见较多淋巴细胞，少部分区域见 B2 型胸腺瘤成分。

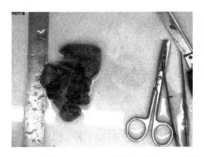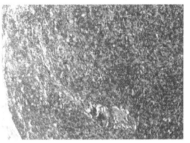

图 1-19　AB 型（A 型 +B1 型）胸腺瘤肉眼及光镜下病理改变

注：肿物由纤维组织分隔呈分叶状，见肿瘤性上皮细胞及淋巴细胞分布，大部分瘤细胞胞浆少，核大圆形或椭圆形，可见小核仁，部分瘤细胞呈梭形。免疫组化示 CK（+），P63（+），CD20（-）。

（三）手术治疗胸腺瘤

治疗合并胸腺瘤的重症肌无力患者，使之"断根"很难，故"带瘤生存"之说符合临床实际。目前大多数学者认为，胸腺瘤的性质需要根据分型与分期进行综合评估。过去认为 A 型、B1 型胸腺瘤属于良性，但最新的学术观点认为，胸腺瘤没有良性的。

但是，胸腺瘤与肺癌等恶性癌瘤比较，又有很大差别，胸腺瘤属于惰性的恶性肿瘤。笔者观察发现，胸腺瘤患者通过重症肌无力专科中西医结合治疗后，大多数患者可以获得 7～9 年以上的生存期，甚至有 30 年生存期且生活能够自理的患者。

笔者临床观察发现，10% 以上的重症肌无力患者有胸腺肿瘤；在没有胸腺肿瘤的患者中，80% 也有胸腺增生（不少患者胸部 CT 平扫甚至加强都没有问题，但术后胸腺病理结果显示胸腺增生，个别患者的小胸腺瘤都是在手术中发现的）；儿童重症肌无力也可并发胸腺瘤，笔者曾诊治过 2 名重症肌无力并发胸腺瘤的患者，年龄均只有 7 岁。不管是否并发胸腺肿瘤，多数重症肌无力患者在胸腺切除后症状均有好转。一经影像学确诊为纵隔肿瘤、胸腺瘤，应该进行胸腺摘除手术治疗并得出病理诊断。恶性胸腺瘤推荐术后辅助放疗，剂量建议为 45～50Gy。

笔者认为，是否手术，以及术后是否放疗，需要具体情况具体分析。胸腺瘤拒绝手术治疗的患者确实有，笔者早年间遇到过 10 余例患者拒绝手术，经中药治疗后，生存 5～10 年以上。拒绝手术治疗的风险是无法判断体内胸腺瘤性质，如果是侵袭性胸腺瘤，肿瘤可能会转移，患者从而失去了手术治疗的机会。笔者曾诊治过一位年轻患者，在来我处就诊的 3 年前，患者行 CT 平扫示胸腺有致密影，疑胸腺瘤，但由于各方面原因没有手术。3 年后，患者突发呼吸困难，再行 CT 平扫，显示肿瘤组织已广泛转移胸膜，无法手术，患者只能接受化疗，但效果不好。笔者经常用该案例举例来劝喻其他患者。一位 50 岁的患者，行胸腺 CT 平扫显示肿瘤，经劝喻后接受手术治疗，病理示 B1 型，现情况良好，生活能自理，还能够工作。一位 38 岁的患者，合并红斑狼疮，除服用激素 4 片以上外，还服用羟氯喹、来氟米特，胸腺 CT 平扫示胸腺增生，手术后病理结果为微小 B1 型胸腺瘤，治疗后病情好转，3 个月后激素减为每日 3 片，停用羟氯喹、来氟米特。

胸腺瘤切除能有效地消除病情的"启动器"，患者西药用量明显减少，术后配合中药"减副排毒"，减轻手术及放疗化疗损伤，增强体能。对于胸腺瘤未完整切除的，应接受放化疗治疗；但对于完全切除的侵袭性胸腺瘤及 B 型、C 型胸腺瘤，有研究及我们的临床追踪结果表明，术后放疗无明显获益，且放疗与分期、分型及胸膜侵犯情况无明显相关性。对于胸腺瘤胸膜转移的患者，中山大学附属肿瘤医院放射治疗科有很好的经验。笔者至少遇到过 10 例患者，经过该医院的治疗，取得了阶段性效果，再结合中药调理，疗效尚可。近年来，我院开设放疗科，也逐步开展胸腺瘤的低剂量放疗，并配合中药治疗，取得的成功经验尚待总结。

关于胸腺手术的方式，过去传统采用开胸摘除，损伤较大。10 余年来，临床发现采用微创模式损伤少且效果好。在广东省，微创手术摘除胸腺或胸腺瘤经验比较成熟，病例数较多，一些医院手术费用较低。

关于胸腺手术的年龄，过去认识不一，现在比较统一，一般在 18 岁以后。胸腺瘤手术后需要继续给予药物治疗的重症肌无力患者，与不伴发胸腺瘤的重症肌无力患者相似，所以在胸腺瘤术后，很少有患者去肿瘤科就诊，通常继续使用溴吡斯的明、糖皮质激素及其他免疫抑制剂。

（四）中医学专病专方专药诊治胸腺瘤

中医学没有胸腺瘤的名称，但可以"古说参证"（邓老语），可以"五诊十纲"（邓老语，即在望、闻、问、切四诊基础上加"查"，谓之五诊；在阴、阳、表、里、寒、热、虚、实八纲基础上加"未病""已病"，谓之十纲）。癌瘤。癌，从疒（音讷），从喦（音岩）。喦通岩，取其盘迂隐深、凹凸坎突之菜花样外观，以及硬如岩石之状貌。瘤，《说文解字》载："肿也。"指身体组织增生形成的赘生物。胸腺癌瘤，盘迂隐深在人体纵隔，非现代检查手段难以确诊。邓老所说的重症肌无力病机"脾胃虚损"语出李杲《兰室秘藏·脾胃虚损论》。该篇载："是真气、元气败坏，促人之寿。"真气者，所受于天，与谷气并而充身也。脾胃虚损，可使真气、元气败坏。脾胃虚损者往往容易诱发其他疑难病症产生，胸腺癌瘤乃其中之一，可以"促人之寿"。

中医学治疗胸腺瘤，基础方仍以邓老强肌健力饮为主：黄芪、五爪龙、党参、白术、当归、升麻、柴胡、陈皮、甘草等。该方强肌健力，补脾益损，主治脾胃虚损（或虚弱、气虚）型重症肌无力患者。针对胸腺瘤，邓老常在该方基础上加山慈菇、预知子、浙贝母等。

山慈菇：始载于《嘉祐本草》，明确记载见于明·兰茂《滇南本草》："消阴分之痰，止咳嗽，治喉痹，止咽喉痛，止血涩。"李时珍《本草纲目》载："主疔肿，攻毒破皮，解诸毒蛊毒，蛇虫，狂犬伤。"临床常用量为 10～15g。山慈菇生长于长江流域以南地区，味甘、微辛，有毒，性凉，具有清热解毒、消痈散结等功效，常用于痈肿疔毒、瘰疬痰核、蛇虫咬伤、癥瘕痞块。岭南医家常用此药，如清代番禺何克谏《生草药性备要》载："山慈菇，味淡、甜，性平，治苦伤，煲肉吃，消疮毒。"清代新会赵寅谷《本草求原》载："山慈菇，甘、微辛，小毒。散坚解毒，治痈疽、疔肿、疔疮瘘、瘰疬、结核。"该书同时认为，山慈菇同紫金锭外用，解毒功效佳，理蛇伤。

预知子：别名八月札、八月瓜，有"土香蕉"之称。预知子生长在云南、贵州、湖南、江西、福建、广东、广西一带。预知子首载于明·倪朱谟《本草汇言》，但《太平惠民和剂局方》早有"预知子丸"之记载。预知子味苦，性寒，有毒，归肝、脾经，泻火行水，通血脉，用于小便赤涩、淋浊、水肿、胸中烦热、喉痹咽痛、遍身拘痛，以及女性经闭、乳汁不通等。预知子在现代临床多用于肝癌、胃癌等消化系统肿瘤，以及肺癌、乳腺癌、癌性疼痛和肝胃气痛、赤白痢疾等。临床用量为 10～15g。

浙贝母：明代以前的中药文献，并未明确分立川贝母、浙贝母、土贝母专条，至明·张介宾《本草正》，始于贝母条后，立上贝母一条，所指即系本品。浙贝母之名源自清·赵学敏《本草纲目拾遗》，引用《百草镜》。《本草正》载："大治肺痈肺痿、咳喘、吐血、衄血，最降痰气，善开郁结，止疼痛，消胀满，清肝火，明耳目，除时气烦热，黄疸淋闭，便血溺血；解热毒，杀诸虫及疗喉痹，瘰疬，乳痈发背，一切痈疡肿毒，湿热恶疮，痔漏，金疮出血，火疮疼痛，较之川贝母，清降之功，不啻（啻，音赤，犹言何止）数倍。"临床用量为 15g。

近年来，笔者团队对 100 余例胸腺瘤术后患者进行临床追踪，结果发现，B 型胸腺瘤尤其是 B2 型胸腺瘤在临床中最为多见，具有使重症肌无力病情反复加重、肿瘤细胞容易转移、诱发危象多次发生的特点。B2 型胸腺瘤摘除后症状反复，是难治性重症肌无力之表现。胸腺瘤的治疗不同于其他癌瘤的治疗，其治疗原则，无论是中医还是西医仍然与重症肌无力的治疗原则相似。中医基础方仍以邓老强肌健力饮为主，对于放疗、化疗后体虚者，可口服强肌健力口服液（合剂）、贞芪扶正颗粒；肺部感染（放射性肺炎）咳嗽者，加龙脷叶、仙鹤草、浙贝母、桑白皮、积雪草等；服用激素致水钠潴留者（兼湿），加薏苡仁、茯苓；服用免疫抑制剂如硫唑嘌呤致尿黄、肝损害者，加白茅根、鸡骨草、薏苡仁，致贫血者，加熟地黄、黄精；服用他克莫司等抗排斥药出现皮疹、口腔溃疡、舌炎，以及扁平苔藓者，加桑白皮、飞扬草、谷芽；服用溴吡斯的明出现腹痛者，合加味藿香正气丸、山药，出现腹泻者，加石榴皮；白色素斑沉着者，加桑白皮、合欢皮、茯苓皮；脱发者，加何首乌、桑螵蛸；月经减少者，加熟地黄、黄精、女贞子；儿童患者，加独脚金、谷芽、麦芽；减激素者，加紫河车、肉苁蓉。

笔者采用上述方法对 2017 年 1 月至 2020 年 5 月在我处就诊的 100 例重症肌无力并发胸腺瘤手术摘除的患者进行随访，结果如下：

①改善（服用西药减少、病情减轻、生存期超过 3 年）：68

例。其中，生存期超过 7 年的有 19 例，超过 5 年的有 35 例，有 5 例患者生存期超过 18 年，最长 1 例超过 30 年，而且生活能自理，已停用激素及免疫抑制剂。

②无变化（服用西药用量、症状体征与术前比较无减少，生存期已超过 2 年）：20 例。

③加重（病情恶化，反复危象入院抢救，评分提高，装置胃管、呼吸机辅助呼吸，气管切管不能封口）：8 例。这些患者服用的西药品种及用量增加（如需要服用类固醇，或两种免疫抑制剂同用）。

④死亡（死于重症肌无力并发症或术后 30 天内死亡）：4 例。3 例 B2 型胸腺瘤患者术后 10～12 年因胸膜肺转移死亡；1 例 B3 型胸腺瘤患者术后 5 年因肿瘤转移导致肺出血而放弃治疗，遂死亡。

笔者认为，重症肌无力伴胸腺癌瘤属难治性重症肌无力之一。邓老给我们讲课时提到，脾胃虚损者往往容易诱发其他疑难病症，胸腺瘤、胸腺增生就是其中之一，即使手术切掉，也并不代表治好了，手术始终是一种创伤，真气、元气受损，仍然需要补脾益损，除痰化浊解毒。笔者经过 40 余年的临证追访，才领会到老师话中的重要哲理。

重症肌无力是西医学的病名，临床所见的大多数患者一经明确诊断后都首先采用西药治疗，经过一段时间后才因各种问题转诊中医。在临床中，笔者采用"西药中用"的原则对待转诊者，原来用什么药先保留，治疗一段时间后根据病情逐渐减少西药，原则是"只减不加"。对于 MGFA Ⅰ 型、MGFA Ⅱ 型、MGFA Ⅲa 型，以及儿童重症肌无力患者，能使用溴吡斯的明控制病情的，尽量不使用糖皮质激素及免疫抑制剂，即使使用也从小剂量开始，逐渐加量较安全。对于重症患者，包括 MGFA Ⅲb 型、MGFA Ⅳ 型、MGFA Ⅴ 型，可以使用糖皮质激素及免疫抑制剂，但无须冲击治疗。近 20 年来，本人参与抢救及会诊的患者，都没有首先采用激素、丙种球蛋白冲击疗法、血浆置换的治疗方案，而是在患者症状正快速恶化时，装置胃管给予综合营养支持，合理使用丙种球蛋白。

六、论治

1. 强肌健力饮

一般情况下，教科书中介绍的疾病辨证分型论治用药，适用于高等中医药院校的教学、科研工作，但在临床上，若疾病病情变化迅速，西医与中西医结合只重诊断与临床路径，则很难准确辨证分型，故专病仍需要有专方专药。下面介绍重症肌无力的临床常用药物——强肌健力饮。

治法：强肌健力，补脾益损。

主要药物：黄芪、党参（或太子参）、白术、当归、升麻、柴胡、陈皮、五爪龙、甘草等。

强肌健力饮是邓老根据李东垣补中益气汤立方要旨创制而成的。方中黄芪用量最重，党参（或太子参）、白术次之。此方对眼睑下垂者效佳，若有吞咽困难、构音不清者，延髓支配肌肉受累，根据肾主髓理论，可加用补肾药物，如肉苁蓉、杜仲、紫河车。黄芪，儿童一般用量为 30 ～ 45g，成人则一般从 60g 起用，待患者服后无不适症状，加至 90g，再视病情逐渐加大用量，邓老原方 120g 为常用量，最大量可用至 240g。小儿患者脏气清灵，脏腑娇嫩，形气未充，故用药应注意精简量轻，不能太过滋腻，尽量选用口感较好的药材，以调补脾胃为主，常加用枸杞子、独脚金。用量视病情而定。

五爪龙又称南黄芪，以广东河源产者为佳，有健脾补肺、利湿舒筋之功效，补而不燥，功效似黄芪而无温燥之弊，是益气补肺健脾之佳选，用量常为 45g 以上。

笔者跟师邓老诊治重症肌无力 30 余年，也根据目前《中华人民共和国药典》的要求，整理出邓老治疗成人重症肌无力常用基本方：黄芪 60g，五爪龙 60g，熟党参 30g，白术 15g，当归 10g，升麻 10g，柴胡 10g，酒山茱萸 15g，甘草 5g，蒸陈皮 6g；儿童重症肌无力的常用基本方：黄芪 30g，五爪龙 30g，熟党参 15g，白术 10g，当归 5g，升麻 5g，柴胡 5g，酒山茱萸 10g，独脚金 10g，石斛 10g，甘草 5g，陈皮 6g。

方中黄芪用量，受《中华人民共和国药典》限制，为 60g，但临床中可以依据情况分为 2 个处方用至 120g。重症肌无力是慢性病，患者长年药不离口，每天服 2 碗药，这让许多患者难以接受。故对于长期服中药的患者，或服用大量西药的患者，或容易腹泻的患者，一般嘱咐 1 剂中药可以吃 2 天。以下为煎药说明（1 剂药煎服 2 次，即服用 2 天）。

强肌健力饮的煎服方法如下。

成人患者：第 1 天，用 1000mL 清水煎煮至 200mL（第 1 天服）。第 2 天，复渣再煎（药渣放置于冰箱），用 700mL 清水煎煮至 200mL（第 2 天服）。

2 岁以下患儿：用 500mL 清水煎煮至 150mL，可以分为 5 天服用，每日服 30mL。煎好的药液放冰箱，第 2 天服药时，用微波炉加热药液后再服。

2 ~ 3 岁患儿：用 500mL 清水煎煮至 150mL，可以分为 3 天服用，每日服 50mL。

4 ~ 7 岁患儿：第 1 天，用 750mL 清水煎煮至 100mL；第 2 天，用 500mL 清水煎煮至 100mL。

8 ~ 13 岁患儿：第 1 天，用 750mL 清水煎煮至 150mL；第 2 天，复渣再煎，用 500mL 清水煎煮至 150mL。

14 ~ 18 岁患儿：可以按照成人的煎服方法。

煎服药物的总原则：1 天 1 次，第 2 天服 1 次。第 2 天要用的药渣或要服用的药液需放置于冰箱，以防天气炎热，药物变质。不服西药者，则需要 1 天 1 剂。

2. 中成药

除强肌健力饮外，还可应用中成药进行治疗，常用的中成药如下。

（1）强肌健力胶囊：广州中医药大学第一附属医院根据邓老验方研制而成，自 1989 年以来一直在临床使用。功效：补脾益气，强肌健力。主治：重症肌无力，症见眼睑下垂，复视，斜视，四肢无力，咀嚼乏力，吞咽困难，构音不清，颈软头倾，气短体倦，或呼吸困难，或肌肉萎缩。服法：口服，成人每次 4～6 粒，每日 3 次；儿童酌减。

（2）强肌健力口服液：广州中医药大学第一附属医院根据邓老验方研制而成，自 1995 年以来一直在临床使用。功效：补脾胃，益虚损，强肌健力。主治：脾胃虚损之重症肌无力，症见眼睑下垂，复视，斜视，四肢无力，咀嚼乏力，吞咽困难，构音不清，颈软头倾，气短体倦，或呼吸困难，或肌肉萎缩。服法：口服，成人每次 20mL，每日 3 次；儿童每次 10mL，每日 3 次。强肌健力口服液尤其适用于危象抢救。重症肌无力危象时，患者吞咽困难，甚至无法吞咽，口服液具有容易服用的优点，必要时可以插胃管鼻饲给药。危象抢救，成人每次 30～40mL。

（3）强肌健力合剂：在邓老强肌健力饮基础上研制而成。本品为复方制剂，主要成分：黄芪、党参、陈皮、甘草、柴胡、升麻、白术、当归等。功能主治：补脾益气，强肌健力。本品用于重症肌无力等神经肌肉疾病，症见眼睑下垂，复视，斜视，四肢无力，气短体倦，咀嚼乏力，吞咽困难，饮水反呛或肌肉萎缩等。本品药宏力专，适合于危象抢救。胃管插管鼻饲给药，每次 10mL，每日 3～4 次。

（4）贞芪扶正颗粒：该药首先由国内西医使用。据笔者观察，对于重症肌无力等肌肉类疾病，遇不方便煎煮中药者，配合使用贞芪扶正颗粒，疗效较好。成分：黄芪、女贞子。功效：补脾益肾。该药可用于各种疾病引起的虚损。每袋装 5g（无糖型），口服，每次 1 袋，每日 2 次。

（5）补中益气丸、补中益气颗粒：出自《脾胃论》，具有调补脾胃、益气升阳、甘温除热之功效。补中益气丸、补中益气颗粒用于治疗重症肌无力症见眼睑下垂、食少腹胀、体倦乏力、动辄气喘等症。蜜丸，每次 6g，每日 2 ～ 3 次。浓缩丸，每次 8 粒，每日 3 次。颗粒剂，每袋 3g，每次 1 袋，每日 2 ～ 3 次。

3. 外治法

邓老认为，重症肌无力属虚损证，采用灸法效果比较好。所取主要穴位为足三里，用艾条每日艾灸 15 ～ 30 分钟。足三里是常用的保健穴位，归属于足阳明经。《内经》说"治痿者独取阳明"，足阳明胃经主消化吸收营养功能，为多气多血之经，故足三里是治疗重症肌无力的常用经穴。

针灸治疗重症肌无力，针刺手法应用补法，加艾灸效果更好。上肢穴位：合谷、手三里；下肢穴位：足三里、丰隆、冲阳、三阴交；躯干穴位：脾俞、肾俞、关元、神阙等。

唐飞舟等采用推拿配合梅花针治疗重症肌无力 31 例，治疗 1 周为 1 个疗程，观察 1 ～ 4 个疗程。操作：常规消毒皮肤，持针叩击。一是循经叩刺，主要为督脉与足太阳膀胱经。二是穴位叩刺，主要为合谷、手三里、足三里、丰隆、冲阳、三阴交、脾俞、肾俞、关元。三是局部叩刺，主要为前额、眼眶。四是按摩睛明。结果显示，临床治愈 3 例，显效 16 例，有效 11 例，无效 1 例，总有效率为 96.8%。该疗法适用于病程较长的患者，久经中西药治疗效果不满意，出现眼球活动受限，或眼球固定不移，或斜视，可考虑配合梅花针治疗。中医学认为，眼睑属脾，瞳仁属肾，眼球活动受限是脾虚及肾，病情较重，治疗难度较大。药物配合针灸推拿治疗，短期内可明显改善患者症状。

笔者认为，若经过治疗，即使重症肌无力症状消失，也要在脾胃虚损、五脏相关理论学说的指导下坚持一两年的中医药治疗

（图1-20），以免症状复发。只有这样，重症肌无力才可以从西医的缓解达到中医的治愈。

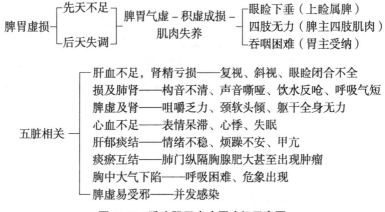

图1-20　重症肌无力病因病机示意图

七、实验佐证

（一）强肌健力饮与肺脾相关理论

有研究者对肺脾两虚型慢性阻塞性肺疾病（COPD）大鼠进行研究，观察强肌健力饮对气道重塑和转移生长因子β1的影响。模型组基本符合人类COPD的生理病理变化。结果发现，模型组气道壁厚度较正常组明显增厚（$P < 0.05$），强高组气道壁厚度明显变薄，与模型组比较有显著性差异（$P < 0.05$），但强低组与模型组比较无明显变化（$P > 0.05$）。模型组肺组织转化生长因子-β1（TGF-β1）cDNA含量较正常组明显升高（$P < 0.01$），强高组、强低组肺组织TGF-β1cDNA含量明显降低，与模型组比较均有显著性差异（$P < 0.01$）。该结果提示，邓老验方强肌健力饮可对肺脾两虚型COPD大鼠气道重塑和转移生长因子-β1产生作用。这也可能是肺脾相关理论的物质基础之一。

（二）强肌健力饮与脾肾相关理论

有研究者复制脾虚证小鼠动物模型的脾脏、肾脏、肝脏、心肌组织，均出现质量、核糖核酸（RNA）含量及组织形态学改变；随着脾虚证动物造模时间的延长，性激素（睾酮、雌二醇）出现了与肾虚证相同的变化，表明动物证型转化与病机改变也有中医学"五脏所伤，穷必及肾"的病理过程。有研究者制作脾肾两虚复合证动物模型，发现三碘甲状腺原氨酸（T_3）、甲状腺素（T_4），环磷酸腺苷（cAMP）、环磷酸鸟苷（cGMP）、睾酮（T）、雌二醇（E_2）这些物质在脾虚、肾虚证中均有改变，其数值发生改变可能是脾虚向肾虚转化最先涉及的病理因素，这些物质可能是脾肾相关的物质基础之一。

（三）肺脾肾虚型重症肌无力患者血清蛋白质组学的变化

有研究对 30 例由于呼吸肌极度疲劳无法维持正常呼吸功能，需要使用呼吸机辅助治疗，并经中医辨证属于肺脾肾虚型为主的重症肌无力患者进行强肌健力口服液治疗，对前后血清蛋白质图谱和多肽图谱进行比较，寻找有明显差异性表达的蛋白，并对差异表达的蛋白进行鉴定和研究。结果发现，有 19 条变化异常的肽，并且这 19 条肽分别属于 6 种不同的蛋白。这可能是呼吸肌极度疲劳，以肺脾肾虚型为主的重症肌无力危象患者发病的物质基础之一。比较治疗前后患者的血清，研究者发现，有 7 条肽的表达量在治疗后发生了变化。其中，α – 纤维蛋白原前体蛋白的片段 m/z1020.516，补体 C3f 的片段 m/z1865.019 和 m/z2021.128 在治疗后表达升高。这说明 α – 纤维蛋白原前体蛋白和补体 C3f 不仅参与疾病的发生，还对治疗药物有反应，提示这 3 条片段（m/z1020.516、m/z1865.019 和 m/z2021.128）可能在疾病诊断和治疗评价方面都有指示性作用。

（四）强肌健力方及其君药黄芪的调控效应研究

有研究采用免疫组织化学染色法，观察不同比例的强肌健力方含药血清对脾虚大鼠胸腺细胞增殖细胞核抗原（PCNA）和 Fas 基因表达的影响。结果显示，不同比例的强肌健力方含药血清组均能使胸腺细胞 PCNA 表达增加，而 Fas 表达则明显降低。结果提示强肌健力方含药血清能使胸腺细胞 PCNA 呈高表达，而 FANS 则呈低表达，表明该方药能促进胸腺细胞增殖，同时对胸腺细胞凋亡有抑制作用。这是该方治疗脾虚证的主要作用机制之一。

有研究观察强肌健力方对脾虚证大鼠脾脏、胸腺组织 PCNA 表达的影响。实验结果显示，脾虚证模型组脾脏、胸腺组织 PCNA 表达均比正常对照组减少，阳性平均面积率显著降低（$P < 0.01$），而强肌健力方、强肌多糖能使脾脏、胸腺组织 PCNA 表达升高。实验结果提示，强肌健力方能使脾脏、胸腺组织 PCNA 表达升高，可以有效促进脾虚证大鼠脾脏、胸腺组织细胞增殖，并对受损的脾脏、胸腺组织具有保护作用，其健脾益气的作用机制与升高 PCNA 表达有关。

强肌健力方君药为黄芪，有研究为观察强肌健力方疗效的重复性及黄芪在方中的地位，采用脾肾两虚模型，用药组分别为黄芪减量方、黄芪单用方、强肌健力方。黄芪减量方及黄芪单用方在脾虚阶段与强肌健力方治疗效果差别不大；而到后期，强肌健力方优势明显，黄芪减量方及黄芪单用方效果不如强肌健力方，强肌健力方可以有效增加垂体远部酸性细胞的含量及胸腺 PCNA 的表达。因此，强肌健力方防治脾肾两虚的机制可能是重用黄芪，以及其与其他药物配伍应用时，有效成分发生了变化，从而能够改善垂体、胸腺等组织的功能，使机体得到恢复。结果提示强肌健力方可以有效防治大鼠脾肾两虚证，其中重用黄芪起到了重要作用，如减少黄芪剂量或单用黄芪，效果会明显下降，提示黄芪要与其他方药同时配伍使用，才能全面发挥疗效。

第四节　重症肌无力的饮食调养及其他问题的解答

重症肌无力是慢性疾病，日常的饮食生活调养很重要。古人有云：药补不如食补，又有医食同源、药食同源之说。因此，正确的饮食指导有利于疾病的早日康复。

一、饮食调养原则

（一）少食寒凉

日常饮食尽量避免食用绿豆、芥菜、萝卜、海带、紫菜、西洋菜、白菜、黄花菜、剑花、西瓜、苦瓜、冬瓜等寒凉之品，如需食用，加瘦猪肉或猪脊骨一同煎煮。少吃冷饮以免损伤脾胃。苦味食品也应少食，苦能泄热，容易伤胃。公鸡、鹅虽不是寒凉食品，但在广东珠江三角洲地区，人们认为它们属于燥热易动火之品，重症肌无力患者也不宜服食，恐引动虚火，诱发其他病证，如咽喉疼痛等。

有虚火者，或暑热天时确需用清凉解暑之品者，可以用广州中医药大学第一附属医院研制的养肺润燥颗粒、清热祛湿冲剂。这类冲剂药性平和，味道甘淡，口感好，适宜有虚火证候的重症肌无力患者口服。成人可用淡豆浆或加白糖少许饮用，有健脾退阴火的功效；儿童可用独脚金煲瘦猪肉，有健脾消疳积的作用。口腔溃疡者，可用广州中医药大学第一附属医院研制的银连漱口液或邓老清冠饮漱口。

（二）多食温补

根据中医学"劳者温之""损者益之"的理论，重症肌无力脾胃虚损患者宜多食甘温补益之品。一般来说，甘味食物能够起到补益、和中、缓急的作用，因此多以此来滋补强壮，治疗人体五脏、气、血、阴、阳任何一方之虚证，同时甘味可以用来缓和拘挛疼痛。性温食物，食后能够起到温中、补虚、散寒的作用，气虚、阳虚者可以选用。如糯米红枣粥，可以治疗脾胃气虚之证，皆因糯米、红枣味甘，再合其温性，有甘温补中之功效。

又如牛肉，性温，味甘，邓老经常嘱咐重症肌无力患者用山药、枸杞子煲牛腱，或用山药、枸杞子煲牛蹄筋；也可以将牛腱或牛肉切碎后用清水浸泡 20 分钟，再煮滚 15 分钟，喝牛肉汁，渣弃掉。

（三）禁忌或不宜食用的食物

辣椒等辛辣刺激性食物，酒（少饮），海鲜（少吃），含防腐剂和添加剂的所有食品，如方便面、罐头、饮料等，重症肌无力患者不宜食用。

二、补益中药、食物介绍

（一）常用补益中药

中医学治疗重症肌无力或其他神经肌肉疾病的主要药物，也是日常饮食中常用的甘温补益之品。

（1）黄芪：性温，味甘，入脾、肺二经，具有补气升阳、益卫解表、托毒生肌、利水消肿四大功效。《本草纲目》载："芪，长也，黄芪色黄，为补药之长……主补丈夫虚损，五劳羸瘦。"《珍珠囊》谓："黄芪甘温纯阳，补诸虚不足，益元气，壮脾胃。"黄芪在临床中多用于治疗脾胃虚弱，不能输布水谷精微于四肢，而致肢体不举、痿软、肌肉无力、萎缩者。

现代实验研究表明，黄芪能够增强人体免疫功能，同时又能够抑制免疫功能亢进，具有双向调节作用。黄芪能够对抗泼尼松等免疫抑制剂对人体所造成的影响，能够诱生干扰素，加强网状内皮系统吞噬功能，具有强心、利水、降压、抗衰老、抗疲劳、抗缺氧、升高白细胞计数等多种作用。

黄芪治疗重症肌无力，量重则力宏，根据病情，成人可用至 60～120g。笔者选用黄芪，多以四川岷山出产者为佳，因其温补而不燥；东北出产黄芪次之。日常煲汤或烹煮肉食，可用30～60g，多与党参30g 一同煲煮。

（2）五爪龙（附千斤拔、牛大力）：又名五指毛桃、南黄芪，是岭南草药。清代岭南番禺医家何克谏《生草药性备要》中就载有该药。五爪龙性平微温，味甘，气香，益气健脾，疗虚补损，治疗重症肌无力时多与黄芪同用，既增强黄芪补益脾胃之功，又防止黄芪量大温补过燥。邓老治疗重症肌无力或其他神经肌肉疾病，经常使用五爪龙。五爪龙在广东客家地区应用比较广泛，有五爪龙煲鸡汤、五爪龙煲猪脊骨汤等名菜。日常煲汤，五爪龙用量为 60～90g，猪脊骨或猪瘦肉适量，慢火煲煮。

若没有五爪龙，可以用千斤拔或牛大力代替。

千斤拔：为蝶形花科千斤拔属蔓生千斤拔之根。千斤拔味甘性平，补肝肾，强筋骨，治疗四肢无力之痿证，效果颇佳。

牛大力：为蝶形花科鸡血藤属牛大力之根。牛大力味甘性平，补虚益肾，理劳疗损，治疗痿证虚损病，疗效亦佳。

五爪龙、千斤拔、牛大力三药可以共用，尤其是对于不能耐受大量黄芪的患者，三药共用，或合黄芪共用，临床疗效肯定。

（3）党参：性平、微温，味甘，入脾、肺二经，具有补脾益气、生津养血的功效，治疗脾胃气虚之肢体痿软无力、肌肉萎缩者。重症肌无力伴有食欲不振、上腹隐痛、大便溏泄症状者（长期服用抗胆碱酯酶药可导致上述症状），尤其需要服用党参加以调补。

现代实验研究表明，党参具有抗缺氧、抗休克、抗心肌缺血、促进溃疡愈合等作用，党参能增强免疫功能，其对免疫功能的调节呈双向性。

党参用于日常煲汤或烹煮肉食，可用 30g，多与黄芪一同煲煮。

（4）人参：性平，味甘、微苦，入肺、脾、心经，为食补调养元气之佳品，大补元气，补脾益肺，生津止渴，安神益智，临床应用很广。人参在治疗重症肌无力或神经肌肉疾病时，较少配伍入药，多是独味炖服，或炖后兑服。每次用量 10g，水煎炖。患者舌苔厚腻，本虚标实（体质虚又有邪实）确又需要进补者，可用人参 10g，陈皮 1g，一同炖服。

（5）太子参：性平，味甘、微苦，入肺、脾经，补气生津，是中医治疗重症肌无力或其他神经肌肉疾病主要药物。临床应用时，如果嫌党参温燥，一般都以太子参代替。太子参的治疗作用与党参基本相同，是补气药中的清补之品，尤其适宜儿童重症肌无力患者。

现代药理研究表明，该药含有皂苷、果糖、淀粉等成分。

（6）白术：性温，味甘、苦，入脾、胃经，补气健脾，燥湿利水，止汗安胎，是治疗包括重症肌无力及其他神经肌肉疾病在内的脾胃虚弱痿证的重要药物。临床应用时，白术较少单独使用，多辅佐黄芪、党参等补气药以发挥更大功效。对于肾虚血虚痿证，白术与熟地黄、当归、首乌、阿胶等同用，既可以补气生血，又可防其滋腻碍胃。

（7）山药：味甘，性平，入肺、脾、肾三经，补脾益肺，补肾涩精，临床常用于痿证的辅助治疗，也是食补药膳的主要用料，常与枸杞子一起煲炖瘦猪肉、煲炖鸡项（还未下蛋的母鸡），以补益肺、脾、肝、肾四脏。重症肌无力患者照这些方子煲煮炖服，亦十分相宜。

（8）当归：性温，味辛、甘，入肝、心、脾经，补血调经，活血止痛，润肠通便，是临床常用的补血要药，在补益方剂如四物汤、补中益气汤里，当归作用重要；又因其具有补血、活血的双重功效，临床既可以治疗气血不足之痿证，又可以治疗瘀血闭阻经络之痿证。

（9）杜仲：性温，味甘，入肝、肾经，补肝肾，强筋骨，临床主要用于治疗肝肾亏损所致的腰膝酸痛、足弱无力。杜仲以四川产者为佳，与巴戟天、肉苁蓉、党参、黄芪等药材一起用米酒浸泡，为常用保健药酒。该药经常配伍于补中益气汤、强肌健力饮中治疗重症肌无力。

（10）巴戟天：性微温，味辛、甘，入肾、肝经，补益肝肾，强筋壮骨，祛风除湿，壮阳起痿，临床治疗肾虚骨痿、肝经筋缓无力之痿证。巴戟天补肾力强，阴虚火旺者慎用。

（11）肉苁蓉：味甘、咸而性温，入肾、大肠经，补肾助阳，益精血，润肠通便，临床用于治疗肾虚亏损、精血不足之痿证。该药经常配伍于补中益气汤、强肌健力饮中治疗重症肌无力。

（12）菟丝子：性平，味辛、甘，入肝、肾、脾经，补肾益精固泄，养肝明目，健脾止泻，临床用于治疗脾肾虚损肝血不足之痿证。该药经常配伍于补中益气汤、强肌健力饮中治疗重症肌无力。

（13）沙苑子：性温，味甘，入肝、肾经，补肾固精，养肝明目，临床用于脾肾虚损之重症肌无力，有补养肝肾以明目之效。该药为豆科多年生草本植物扁茎黄芪的成熟种子，能补肾阳，益肾阴，固精缩尿，也可用于肝肾不足之眩晕目昏。本品含有氨基酸、多肽、蛋白质、酚类、鞣质、甾醇和三萜类生物碱、黄酮类等成分，还含多种人体所需的微量元素。

（14）何首乌（制首乌）：性微温，味甘、苦、涩，入肝、肾经，补益精血。临床药用制首乌，首乌制用黑豆汁拌蒸，晒后变为黑色，甘味更甚，补益肝肾之力增强，与益气补血药物合用可治疗血虚及肝肾虚损之痿证。该药经常配伍于补中益气汤、强肌健力饮中治疗重症肌无力。临床观察发现，制首乌剂量用到30g

时疗效才好（邓老常用此量，但近年有制首乌伤肝的相关报道，一般医者使用 10g）。

（15）山茱萸：性微温，味酸，入肝、肾经，补益肝肾，尤善补肝阴，又能温肾阳，临床用于治疗肝肾不足之痿证。肝开窍于目，黑睛为肝血所注，治疗重症肌无力眼球转动不灵、斜视、复视者，山茱萸为常用之药。

（16）熟地黄：性微温，味甘，入肝、肾二经，滋血养血，补精益髓，为补肝肾要药，临床常用于肝肾不足或阴血亏损之痿证。对于重症肌无力女性成年患者，如果长期服用激素，可导致月经量减少，可将该药与黄精合用。

（17）茯苓：性平，味甘、淡，入心、脾、肾经，健脾渗湿利水，宁心安神，临床用于治疗重症肌无力脾虚湿困者，如一些长期使用激素导致水钠潴留的患者。小儿脾常不足，心火常炎，儿童重症肌无力患者尤其适宜在处方中加用茯苓。

（18）石斛：性微寒，味甘，入胃、肾经，养胃生津，滋阴明目，益肾强腰，临床常用于治疗眼肌型重症肌无力，经常配伍于补中益气汤、强肌健力饮中，取其养胃生津、滋阴明目的作用，以防止参、芪、术量大，过于甘温补益。

（19）冬虫夏草：味甘，性平，入肺、肾经，益肾壮阳，补肺平喘，止血化痰。冬虫夏草是临床常用的滋补中药，有补肾、助阳、益精之效。重症肌无力等神经肌肉疾病辨证属于肺肾两虚证者，可将冬虫夏草同母鸡、猪肉等炖服，有补虚扶弱、强肌健力之效，煎汤或炖服，用量为 5 ～ 10g。

现代药理研究表明，本品含有粗蛋白，其水解产物为谷氨酸、苯丙氨酸、脯氨酸、组氨酸、丙氨酸等，还分离出虫草酸、D- 甘露醇、甘露醇、半乳甘露聚糖及多种微量元素，尚含有脂肪、粗纤维、碳水化合物等。冬虫夏草能增强肾上腺素的作用，可明显改善肾衰竭患者的肾功能状态，并提高细胞免疫功能。

（20）紫河车：为健康人的干燥胎盘，是将新鲜胎盘除去羊膜及脐带，反复冲洗至去净血液，可煮汤服，或置沸水中略煮后，干燥，研制为粉。紫河车性温，味甘、咸，入心、肺、肾经，温肾补精，益气养血，是中医治疗重症肌无力等神经肌肉疾病的常用药物。除中药配伍汤剂煎服外，还可将紫河车研末或装胶囊吞服。

现代药理研究表明，本品含多种抗体及干扰素、多种激素（促性腺激素 A 和促性腺激素 B、催乳素、促甲状腺激素、催产素样物质、多种甾体激素和雌酮），还含有多种有价值的酶（溶菌酶、激肽酶、组胺酶、催产素酶等）、红细胞生成素、磷脂（磷脂酰胆碱、溶血磷脂酰胆碱和神经鞘磷脂等）及多种多糖等。生活中也可以食用羊胎盘，具有补脾肾、养颜美容作用，现在临床常用。

（21）薏苡仁：性微寒，味甘，入脾、胃、肺经，利水渗湿，健脾止泻，除痹缓急，清热排脓，临床常用于治疗重症肌无力之湿重患者，以及长期使用激素导致水钠潴留的患者，或舌苔白腻的患者。处方中加入薏苡仁，用量一般为 30 ～ 60g。

（二）常用补益食物

1. 肉类

（1）牛肉：又分黄牛肉、水牛肉。黄牛肉味甘，性温；水牛肉味甘，性平。牛肉入脾、胃经，能补脾胃，益气血，强筋骨，化痰息风。

牛肉营养价值高，平人常食，能补气健身，古有"牛肉补气，功同黄芪"之说。牛肉专补脾胃，人之气血精液皆由脾胃而化生，因此，补脾胃能益五脏，养精血，强筋骨。凡久病体虚、中气下陷、气短、唇白、面色萎黄、大便泄泻、手足厥冷等，可炖牛肉食用。如手术后患者，可用牛肉加红枣 10 枚炖服，能补中益气，助肌生长，促进伤口愈合。又如素体虚弱，需要进服其他补药时，可用牛肉配砂仁、陈皮、生姜、桂皮，炖熟后加盐调味服用，能健胃醒脾。再如脾胃虚弱、纳呆食少、泄泻便烂、尿少浮肿、四肢乏力等，可单用本品煮汤饮。

牛肉也是重症肌无力患者的常用食品，用法如下：

①牛腱（指牛肌腱，补气补脾力佳）：150g，切碎，用水1碗余，浸泡20分钟至水呈淡红色，再煮滚，慢火熬，约15分钟，服肉汁。也可以用牛肉150g，照上法烹煮，服牛肉汁。根据个人口味，可加生姜2片、食盐少许。

②牛腱或牛肉，配山药、枸杞子，煲汤或炖服。

③牛腱或牛肉，配黄芪、党参、山药、大枣、生姜，慢火煮，至牛肉烂熟，加适量盐调味，食肉喝汤。

④牛肉切薄片，与大米煮粥。

患者如有疮疖、湿疹、痘痧、瘙痒等皮肤病，或燥热者，则不宜食用牛肉。

（2）猪肉：性平，味甘、咸，入肺、脾、肝经，滋肝阴，润肌肤，补血益气，为平日常用的滋补佳肴，有丰富的营养价值。

猪肉也是重症肌无力患者的常用食品，用法如下：

①瘦猪肉150g，切碎，用水1碗余，浸泡20分钟至水呈淡红色，再煮滚，慢火熬，约15分钟，服肉汁。根据个人口味，可加生姜2片、食盐少许。

②猪脊骨200g，五爪龙60g，煲汤食用。

③瘦猪肉适量，与黄芪、党参同煮，饮汤食肉。

（3）羊肉：性温，味甘，入脾、肾经，温中暖肾，益气补血。

（4）兔肉：性凉，味甘，入脾、胃经，补脾益气，止渴，凉血解毒。重症肌无力患者如有虚火内热，可将其与山药、枸杞子、党参、黄芪、大枣配伍，煮汤服食。

（5）鸡肉：性温，味甘，入脾、胃经，温中补脾，益气养血。煮食时宜去鸡皮。现在，鸡多为饲料养大，鸡肉功效未能如前所述，重症肌无力患者服食鸡肉，最好从市集买回母鸡，自家饲养，喂食大米、砂石 2 周后再食。

（6）狗肉：性温，味甘，入脾、胃、肾经，温补脾胃，益气血，温肾助阳。

（7）草鱼：又名鲩鱼，性温，味甘，入脾、胃经，补脾暖胃，祛风，用于脾胃虚弱之饮食减少、气短乏力。本品可煮汤或蒸熟食。

（8）黄鳝：补气血，强筋骨，除风湿。食用时先去其黏液（鳝鱼皮肤分泌的滑液，用食盐、生油、生粉少许可去除），与猪瘦肉、黄芪、当归等煮熟，饮汤食肉。

（9）泥鳅：性平，味甘，入脾、肾经，补中气，除湿，滋阴，用于脾胃虚弱之消瘦乏力。食用时用花生油稍煎，去其分泌的黏液，再与党参、山药、大枣煲汤。

（10）黄花鱼：又名桂花鱼，性平，味甘，入脾、胃经，补脾益气，开胃，用于脾胃虚弱之腹泻纳呆。本品可以蒸食，也可以与山药同煮食用。

（11）干贝：又名江珧柱，性平，味咸，入肝、肾、脾经。能补肝肾，益精髓，活血散结，调中消食，用于脾胃虚弱之食少赢瘦、气短倦怠，或腹中宿食不化。本品煮汤食。

（12）鲍鱼：性平，味甘、咸，入肝、肾经，滋阴清热，益精明目，清热利湿，养肝，通络。鲍鱼可作为劳热骨蒸、内伤虚损病证的辅助治疗之品。

（13）燕窝：性平，味甘，入肺、胃、肾经，养阴润燥，益脾胃，用于久病脾胃虚弱之消瘦乏力，气怯食少者。本品炖服。

（14）青蛙：又名田鸡、青鸡、坐鱼，性凉，味甘，入脾、胃、膀胱经，补虚益胃，利水消肿，清热解毒。青蛙可以炒食，也可以煮粥食。

（15）鸡蛋：性平，味甘，入肝、脾经，滋阴养血，是各种体虚气弱者、老年人、儿童膳食中的重要食品。其食用方法多样，但不宜生食。

（16）牛奶：性平，味甘，入肺、胃经，补虚益胃，用于脾胃虚弱、气血不足之消瘦乏力、大便干结等，宜煮熟后食用。牛奶可以保护胃黏膜，重症肌无力服用激素治疗者，宜每日饮用新鲜牛奶 200mL。

2. 蔬菜类

重症肌无力患者，日常食用以下蔬菜对病证康复有帮助。

（1）菜心：性平，味甘，入脾、胃经，健脾益气养肾。菜心可以炒食或用淡盐水煮食，是重症肌无力患者的常食蔬菜。

（2）韭菜：性温，味甘、辛，入肾、胃、肝经，补肾助阳，温中开胃，散瘀血，用于噎膈反胃、饮食减少、腰膝酸软。韭菜炒梅柳（粤语，指猪脊骨旁边的瘦肉）适合重症肌无力有胃肠症状的患者食用。

（3）生姜：性温，味辛，入肺、脾、胃经，温中止呕，温肺化饮，发汗解表，用于脾胃虚寒、脾肺虚寒、外感风寒患者。生姜多作为调味品、食品佐料。重症肌无力患者在煮食食物时，可加生姜温中暖胃。

（4）莲藕：生食性凉，熟食性温，味甘，入脾、肺、心经，熟食能补益脾胃，止泻，益血，用于脾胃虚弱之少食、腹泻，可加大枣、生姜一同煮食。莲藕煲猪肉，加生姜少许，也是很好的补益食品，尤其适合重症肌无力患者食用。

（5）番茄：性平，味甘、微酸，入胃、肝经，健胃消食，养阴凉血，是营养丰富的蔬果。重症肌无力有燥热者可食之。

（6）马铃薯：性平，味甘，入脾、胃经，补脾益胃，缓急止泻，消炎解毒，用于脾胃虚弱之大便溏泻、肢体乏力。对于小儿水痘、腮腺炎，可将其作为饮食辅助治疗之品。重症肌无力患者有感染时，可以用马铃薯加番茄煲猪肉或猪脊骨。

（7）粟子：性温，味甘，入脾、肾经，养胃健脾，补肾强筋，活血止血，可用于脾胃虚弱之消瘦乏力、气短食少。本品炒食，或用粟子煲鸡。

（8）核桃仁：性温，味甘，入肺、肾经，补肾固精，定喘，润肠，用于肾虚型神经肌肉疾病。据《开宝本草》记载，核桃仁"食之令人肥健"。

（9）花生：味甘，性平，入脾、肺经，补脾益气，催乳，润肺化痰，止血，用于脾虚少食、消瘦乏力，或脚气、胫肿。可单用本品煮食，或与赤小豆、薏苡仁、大枣同用。花生有养生的作用，所以民间有"长生果"之别名。重症肌无力患者四肢无力，可用花生煲猪脚或鸡脚。

除上述食物外，糯米（味甘性温）、小麦（味甘性凉）、高粱（味甘性温）、黄豆（味甘性平）、黑豆（味甘性平）及其制品，也适合重症肌无力患者日常食用。

3. 水果类

重症肌无力患者适合食用以下水果。

（1）苹果：性凉，味甘、微酸，入脾、胃经，生津止渴，清热除烦，益脾止泻，用于补益脾胃。重症肌无力患者可用苹果配伍山药、莲子肉，加瘦猪肉煲汤。苹果尤其适合重症肌无力虚损患者服用。

（2）橙子：性微凉，味甘、微酸，入胃、肺经，生津止渴，开胃下气，化痰止咳。橙子宜体虚患者服食。橙子含钾丰富，重症肌无力患者需要补充钾盐者，可多食橙子。

（3）柚子：性凉，味甘、微酸，入胃、肺经，生津止渴，开胃下气，化痰止咳。本品以广西沙田所产柚子为佳。重症肌无力患者经常服用温补药，如有口干、口苦者，可以广西沙田柚子生津止渴，开胃下气。

（4）葡萄：性平，味甘、微酸，入肾、肝、胃经，能补肝肾，益气血，生津液，利小便。本品配人参，浸泡酒服。《神农本草经》记载葡萄有"益气，倍力，强志，令人肥健，耐肌，忍风寒"的作用，肌肉疾病患者食之有益。

（5）杨梅：性温，味甘、酸，入胃、大肠经，生津止渴，和胃止呕，收涩止泻，用于胃气不和之呕逆少食。肌肉疾病属脾胃虚弱、食少体弱者，可以服食适量杨梅酸甘化阴。

（6）石榴：性温，味甘、酸涩，入胃、大肠经，生津止渴，收涩止泻，止血止咳。

（7）桃子：性温，味甘、酸，入胃、大肠经，益胃生津，润肠燥，活血消积。桃子含钾多，适合低钾肢体无力患者。桃子的药用价值主要在于桃仁。

（8）枇杷：性凉，味甘，微酸，入肺、胃经，润肺止咳，生津止渴，和胃降逆，平肝清热。脾胃虚损，往往肺易受邪咳嗽，重症肌无力患者并发呼吸道感染咳嗽，可以服食枇杷。

（9）桂圆：又名龙眼肉，性温，味甘，入心、脾经，补益心脾，养血安神，用于心血不足之心悸怔忡、健忘失眠。本品煎汤，睡前服。本品也用于脾虚泄泻，配生姜，煎汤服。重症肌无力患者久病心情烦躁、寝睡不安者，宜龙眼肉、百合煲糖水饮用。

三、饮食疗法验方介绍

（一）日常生活饮食验方

1. 黄芪党参煲猪腱（瘦猪肉）汤

组成：黄芪 30 ~ 60g，党参 15 ~ 30g，猪腱（或瘦猪肉）250g，生姜、食盐适量。

功效：补脾益损。

适应证：脾胃虚损之重症肌无力，其他神经肌肉疾病肌肉萎缩属脾胃虚损者，也可以本方辅助治疗。

2. 淮山杞子芡实薏米汤

组成：山药 30g，枸杞子 10g，芡实 30g，薏苡仁 30g，瘦猪肉适量。

功效：健脾祛湿。

适应证：脾胃虚损之重症肌无力，长期服用激素、抗胆碱酯酶药物导致肥胖虚肿及胃肠不适者。

3. 牛腱健脾补肾汤

组成：牛腱 90g；根据个人口味，可加生姜 2 片、食盐少许；也可以配药材山药、枸杞子，煲汤或炖服；或配黄芪、党参、巴戟天、大枣、生姜；或配党参、川杜仲、生姜。

功效：补益脾肾。

适应证：脾胃虚损、脾肾虚损之重症肌无力。

4. 瘦猪肉汤

组成：瘦猪肉 90g；根据个人口味，可加生姜 2 片、食盐少许。

功效：健脾益气。

适应证：各种慢性虚损性消耗性疾病的辅助治疗，其制法简单且补益功效确切，尤适用于重症肌无力患者及神经肌肉疾病患者。

5. 五爪龙煲猪脊骨

组成：五爪龙 30 ~ 60g，猪脊骨 120g，大枣、生姜、食盐适量。

功效：健脾益气，补而不燥。

适应证：重症肌无力及神经肌肉疾病，见有四肢无力、神疲气短、体弱消瘦、肌肉萎缩症状者。

6. 鱼胶（鱼鳔）煲瘦猪肉

组成：鱼胶（即鱼鳔，常用淡水鱼如鲩鱼、大头鱼、鲤鱼的鱼鳔；海鱼的鱼鳔多叫鱼胶）30g，瘦猪肉 90g，生姜、食盐适量。如兼有湿邪，可加薏苡仁 30g 一同煲汤。

功效：滋阴养血，益气健胃。

适应证：肝肾阴虚型重症肌无力，阴血不足之神经肌肉疾病。

7. 马铃薯番茄煲瘦猪肉（猪脊骨）汤

组成：马铃薯 250g，番茄 50g，瘦猪肉（猪脊骨）150g，食盐适量。

功效：补脾益气解毒。

适应证：脾胃虚损兼有感染之肌肉疾病。

（二）中医古籍文献饮食验方

1. 黄芪粥（《食医心鉴》）

组成：黄芪 30g，粳米 50g。

煎服法：先将黄芪煮水取汁，去滓，再用汁煮米做粥，早晚服食。

功效：补气，健脾，益肾。

适应证：诸气不足，四肢无力，神疲倦怠，食欲不振，体虚自汗，浮肿尿少，腹痛泄泻等。

按语：黄芪补中益气，调理五脏，固表止汗，益肾利尿。由于黄芪对五脏之虚均有补益作用，年老体虚之人经常服食黄芪粥，将大有益处。

2. 参苓粥（《圣济总录》）

组成：人参 3～5g，白茯苓 15～20g，生姜 3～5g，粳米 100g。

煎服法：将人参、生姜切成薄片，茯苓捣碎，浸泡半小时，煎取药汁，煎 2 次药汁合用，下粳米煮粥服食。早晚各 1 次。

功效：益气补虚，健脾益胃。

适应证：气虚体弱，脾胃不足，四肢无力，神疲倦怠，呼吸气短，面色苍白，饮食减少，反胃呕吐，大便稀溏等。

按语：人参大补元气，是古代养生保健、补虚扶正、强壮机体运用最多的药物；茯苓健脾和胃，利水渗湿；生姜既可调味，又可暖胃散寒，降逆止呕。三者合而煮粥，对脾胃虚弱大有裨益。

3. 猪脾粥（《本草图经》）

组成：猪脾1具，粳米100g，党参15g，橘红6g，生姜、葱白、食盐适量。

煎服法：将党参、粳米洗净，加水适量，煮沸后入生姜；煮至米熟汤稠时，下猪脾（切薄片）、葱白、橘红；至粥成，加食盐调味，空腹食之。

功效：补气健脾，开胃行气。

适应证：脾胃气虚，倦怠食少，消化不良，脘腹胀满等。

按语：猪脾是健脾胃、助消化的常用食品；党参补中益气，可减轻疲劳感；橘红理气健脾；生姜温中开胃；葱白温通阳气，配伍生姜对寒凝气滞之脘腹胀满尤为有效；粳米可益气补中养胃。

4. 黄芪丸（《圣济总录》）

组成：黄芪、蒺藜、独活、柴胡、生地黄、甘草、栀子仁、苦参、白术、白花蛇各30g，防风、菊花、茯神、山茱萸、秦艽各9g，天冬、枳壳、白槟榔各45g。

煎服法：上十八味，捣罗为末，炼蜜为丸，如梧桐子大，每日服30丸，温酒下。

功效：补气养血祛风。

适应证：治气血不足，眼睑下垂覆盖睛轮，垂缓难开。

按语：本方出自宋代《圣济总录·卷一百一十》，治"眼睑垂缓"，原文曰："论曰眼睑垂缓者，以血气不足，肤腠开疏，风邪客于睑肤，其皮垂缓，下复睛轮，故俗呼为睢目，又曰侵风。"该方药味较多，研制复杂，疗效仍有待验证。

在《圣济总录》中，与黄芪丸一同记载的还有升麻散，由升麻、山茱萸、甘菊花、细辛、防风、蔓荆子等组成，主治风邪客于睑肤，其皮垂缓，下复睛轮，眼闭难开。另有枸杞汤，由枸杞子、赤芍药、升麻、山茱萸、茯神、蒺藜等组成，主治风邪客于睑肤，令眼睑垂缓，下复睛轮，甚则眼闭难开。这说明古人也认识到升麻、枸杞子是治疗重症肌无力的常用药物，故分别以其命名方名。

5. 山药汤（《饮膳正要》）

组成：山药 500g，粟米 250g，杏仁 60g，羊肉适量。

煎服法：上四味，煮熟为羹，酒调温服。

功效：补虚益气，温中润肺。

适应证：痿证肺脾气虚，容易感冒咳嗽。

6. 聚精丸（《蒹竹堂集验方》）

组成：鱼鳔（切细，面炒成珠，再加酥油炒黄色）250g，当归（酒浸）30g，沙苑子（炒黄色）30g。

煎服法：上为细末，炼蜜为丸，如梧桐子大，每服 50 丸。空心酒下，盐汤亦可。

功效：补肝益肾。

适应证：痿证肝肾亏损，形体消瘦，视物模糊不清。

四、重症肌无力的康复指导

重症肌无力是一种慢性虚损性疾病，由于病程长、花费大，患者思想顾虑多，精神负担重，因此需要得到多方面的关心。医务人员不仅要提高诊疗技术，还要关心爱护患者，真正做到医者父母心；患者家属也要理解重症肌无力这种自身免疫疾病的治疗难度，鼓励亲人与疾病做斗争，提倡积极向上健康的人生观；患者则应树立信心，心胸豁达，思想开朗，配合医生治疗，早日康复。

（一）预防感冒，未病先防，已病防变

要注意预防感冒。感冒容易引发感染，感染又容易诱发危象。因此，预防感冒实际上是预防危象发生，预防病情加重。笔者在临床上经常看到，有的患者本来病情已经稳定，特别是儿童重症肌无力患者，眼睑下垂已经好转，但感冒发热后，病情再次

加重，眼睑又出现下垂。

预防感冒，应该懂得自然界变化的规律，适应自然环境四时气候的变化，并对穿衣、饮食、起居、劳逸等做适当的节制与安排。在流感的季节，患者应尽量少到公共场所，注意饮食卫生，防止病从口入。居家时可以用醋熏蒸房屋以预防感冒；可以用消炎眼膏如金霉素眼膏或四环素可的松眼药膏少许涂于鼻孔内，以防细菌、病毒从呼吸道侵犯人体；晚上睡觉前用淡盐水漱口，有预防咽喉感染的作用。

得了感冒，应该及早找医生诊治，特别要找对该病治疗有经验的医生诊治。因为对于重症肌无力患者，有很多药物是需要避免使用的，如消炎的庆大霉素、卡那霉素；退热的安热静、氯丙嗪、异丙嗪；抗过敏的曲安奈德；治咽喉疼痛的六神丸、喉症丸等。即使是中药凉茶，也需要在医生指导下使用。

（二）注意休息，重视运动，勿使过度

重症肌无力患者受累的肌肉，经过休息后都可以得到不同程度的恢复。因此，注意休息，调养身体，避免剧烈体育运动，避免劳累是十分重要的。眼睑型重症肌无力患者的症状朝轻暮重，朝轻，是因为经过了一夜的睡眠，身体得到了休息；暮重，是因为经过了一天的工作、学习，身体劳累。儿童重症肌无力眼睑下垂的患者，晚上不宜长时间看电视，看电视时双眼聚精会神，视线固定于荧屏，眼肌容易疲劳，故会加重眼睑下垂症状。

注意休息不等于卧床不动。提倡体育运动以增强体质，从而达到祛病延年的目的，在我国古已有之。东汉·华佗在论五禽戏时指出："人体欲得劳动，但不当使极耳。"邓老认为，"不当使极"这句话很关键，对于重症肌无力患者，应适当活动，不要过分劳累。运动的种类有很多，从传统角度来看，可分外功与内功两大类型。体操、跑步，外加拳术之类比较使用外劲的运动属外

功，五禽戏、太极拳、八段锦之类属内功。若以强壮身体为目的，则内功、外功均可；如从摄生角度来考虑，尤其对体弱者来说，则以内功为好。

内功用意不力，符合运动勿使过度的原则，其以意为主，以意引气，以意气运肢体；不偏不倚，不会耗气耗血。若能持之以恒，则气血流畅，体力日健，精神日充，确有良好效果。

（三）调节七情，珍惜精气，顺应自然

中医学认为，心藏神，为一身之主，调节七情的关键是保养心神。心主神明而不可伤，这是摄生的首要问题，也是重症肌无力患者需要明白的道理。现代医学模式不单是生物医学模式，患者不仅需要生理上的治疗，还需要心理上的治疗。因此，治疗重症肌无力不仅靠药物，还需要医务人员耐心细致地为患者做思想工作，需要家庭的关心支持。患者要相信科学，坚持辩证唯物主义，保持愉快心情，消除悲观、恐惧、忧郁、急躁等不良情绪的伤害，建立起必胜的信心、坚强的意志和乐观的情绪，提倡积极向上的人生观。这些对于提高药物疗效、促进康复至关重要。

对已婚的患者来说，要珍惜精气，节戒色欲，尤其是男性患者，不宜服食西地那非（"伟哥"）等促进性功能的药物。邓老曾指出，患者服食"伟哥"等于"快乐死"，它提前透支了人体内在的元气（精气）。元气为人身之本，《黄帝内经》早就指出"醉以入房"的弊端，历代医家也反复强调保养肾精的重要性，如朱丹溪的《格致余论》，就专门为此写了《色欲箴》。精气是人体赖以生存的物质基础之一，精气充足则体健寿长，精气耗损则体衰不能尽其天年。总之，重症肌无力患者应以减少夫妻性生活次数、提高质量、翌日不疲劳为原则。

顺应自然是指顺应人体正常生长发育的过程。经常有患者及其亲属问，得了重症肌无力，能不能上学？能不能工作？能不

能结婚？能不能生育？我们知道，重症肌无力是个慢性病，需要长时间服药治疗，即使经过服药临床治愈后，仍然需要坚持1～2年的治疗才能彻底康复。因此，笔者认为，病情稳定的患者可以一边服药治疗，一边读书工作，这也比较符合现实情况。小孩该读书上学的，读书上学；成年人该上班工作的，上班工作；青年人该结婚生育的，结婚生育。这就是顺其自然。事实上，在经过笔者团队治疗的上千例患者中，绝大部分患者病情稳定，可以像正常人一样生活、学习、工作，有的青年女性也结婚了，生了孩子，母子身体健康，孩子发育情况尚良好。当然，在生育的过程中还需要配合中西医的治疗。一般来说，重症肌无力患者即使完全没有临床症状，仍然要坚持服用2年的中药。

五、提倡传统的中医养生康复疗法

传统的中医养生康复疗法包括导引、热熨法等。由于重症肌无力患者特殊的临床表现，康复疗法提倡"以静为主，动静结合"。中国传统导引疗法中讲究"三调"，即调心、调息、调身，均要求"入静"状态。研究表明，导引能使人的耗能减弱，贮能加强，有利于改善机体新陈代谢，调节内分泌功能，可促进机体的全面调整与修复。传统中医养生康复疗法可调节免疫功能，让自然杀伤细胞恢复活力（自然杀伤细胞是机体重要的免疫细胞，与抗肿瘤、抗病毒感染和免疫调节有关，一般认为其直接从骨髓中衍生，其发育成熟依赖于骨髓的微环境）。合理膳食、适量运动、戒烟限酒、心理平衡是世界卫生组织提出的健康四大基石，但对于胸腺瘤手术后康复患者，健康四大基石是合理膳食、休息与适量运动相结合、戒烟限酒、心理平衡。

古代的康复体育运动亦称导引，包括八段锦、太极拳、五禽戏等。其特点是形、意、气三结合，即将练形、练神、练气结合在一起，练习时最好有专业人士进行指点，可使进步快且不会出偏差。重症肌无力等痿证患者的康复治疗，不能急于求成，急于求成者多不取效，慢性痿证仍需要将长期体育运动作为祛病与康复的方法。笔者经常教患者练习八段锦、太极拳，下面做以简单介绍。

（一）八段锦

上述三种古代保健体操，均属于内功范围。邓老认为，八段锦适合年老体弱者包括重症肌无力轻症患者作康复体疗之用。

八段锦是我国具有悠久历史的一种健身方法。邓老经常练八段锦，并根据自身经验，将八段锦改编为两手托天理三焦；左右开弓似射雕；调理脾胃须单举；五劳七伤往后瞧；攒拳怒目增气力；两手攀足固肾腰；摇头摆尾去心火；背后七颠百病消。邓老练习八段锦形神合一，炉火纯青，有专门的录像片及说明书，可供体虚患者练习时参考。

练习八段锦时，需要注意的是第六段：两手攀足固肾腰（图1-21）。

预备姿势：直立，两臂自然伸直下垂，手掌向腿旁贴紧，两腿直立，两手自然置于体侧成立正势。

动作：两臂高举，掌心相对，上体背伸，头向后仰。上体尽量向前弯曲，两膝保持正直，同时两臂下垂，两手指尖尽量向下，头略抬高。如此反复16～20遍。此式可用自然呼吸，最后还原收势。

功效：此段动作，包括头部后仰、上体背伸和弯腰活动，主要运动腰部，并能加强心肺功能，通过血液循环，将大量新鲜血液供给大脑和全身组织。经常锻炼腰部有强肾的作用，既能医治腰腿痛常见病及腰肌劳损等病，又能增强全身功能。

要领：双手尽量向下伸展，初学者和老年人伸展的程度要循序渐进，不要太急。年老体弱及腹部肥胖者，两手不必攀足，微微弯腰，双手至膝盖即可。

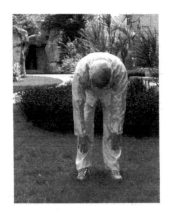

图 1-21　邓老打八段锦

（二）太极拳

太极拳适合单纯眼肌型重症肌无力患者练习。太极拳本是拳术一种，有陈、杨、吴、武、孙等流派，其套路和推手，在手法和步法方面基本一致，但在架式和劲力上，各流派有不同的特点。如今，太极拳从拳术已逐渐发展成为医疗体育运动的重要内容。体虚气弱之人包括重症肌无力等痿证患者练太极拳，应与各流派练拳术者有区别。练习太极拳时，动作宜柔和而缓慢，贯串圆活，尤其是要求思想集中，精神专一，呼吸和动作配合，做到深、长、匀、静。这对促进中枢神经系统的活动、改善五脏六腑的功能都有良好作用。实践已经证明，太极拳是广大群众，特别是年老体弱者锻炼身体、增强体质的有效手段。

（三）热熨法

劳者温之，这个"温"字，不仅指甘温药物的补益作用，还包括温热熨烫等外治方法。重症肌无力等虚损性疾病也适合使用热熨外治方法辅助治疗，尤其是在秋冬季节。热熨法是一种热疗方法，可选用温经祛寒、补益气血的药物，将其加热后用布包裹，热熨膻中、丹田、足三里、涌泉等穴位，借助其温热药力作用于局部，通过经络透达脏腑，以达到强肌健力、补脾益损的目的；还可以用热水袋热熨。须知热水袋的问世，并非仅是为取暖而已，它更重要的价值，即治病与保健。热水袋的前身是热水壶，即民间所说的"烫婆"，古之"烫婆"与中医学的"敷疗"有密切联系。中医学的热敷疗法对于许多疾病有独特的疗效，热水袋的问世给这些疾病的治疗带来了方便。脾胃虚损的患者，夜晚睡觉时可在脚下放一热水袋，温热的热水袋可以起到行气活血、舒筋通络的作用，裨益于痿证患者肢体功能的康复。

六、其他有关的注意事项

（一）疫苗接种

在临床中，经常有家长问及儿童重症肌无力患儿的疫苗预防接种问题。笔者认为，国家免疫规划的疫苗是必须接种的，例如，卡介苗（预防结核病）、百白破疫苗（预防百日咳、白喉、破伤风）、脊髓灰质炎疫苗（预防脊髓灰质炎）、麻疹疫苗（预防麻疹）、乙肝疫苗（预防乙型病毒性肝炎）、麻疹疫苗（预防麻疹）、乙脑减毒活疫苗（预防流行性乙型脑炎）、甲肝减毒活疫苗（预防甲型病毒性肝炎）等，不接种会影响儿童入学。笔者临床观察发现，绝大部分患儿接种疫苗未发现不良反应。个别患儿在接种乙脑减毒活疫苗、乙肝疫苗后有眼睑下垂症状加重表现，数日可自行恢复。国内有学者统计中国儿童重症肌无力发病率比国外高出 5% ~ 10%（国外为 25% ~ 30%，国内为 35% ~ 40%），可能与疫苗接种次数较多、频率较密有关。目前认为，使用激素及免疫抑制剂的患儿暂不宜接种疫苗。

（二）结婚生育

笔者观察过 300 余例正在治疗中的青年女性患者，如果激素控制在每日 4 片以内，溴吡斯的明每日 3 片以内，是可以结婚生育的，且 90% 以上的母子身体健康，孩子发育情况良好。个别母亲生产后 3 个月左右病情会加重，经过治疗后逐渐缓解。

对于妊娠女性，笔者采用妊娠方（怀孕方）补气养血安胎，处方如下：黄芪 45g，五爪龙 45g，党参 30g，白术 15g，山茱萸 15g，熟地黄 20g，女贞子 20g，续断片 15g，肉苁蓉 15g，紫河车 10g，杜仲 15g，谷芽 30g，甘草 5g，陈皮 5g。

例如，一重症肌无力伴恶性胸腺瘤 B3 型患者梁某，2013 年 6 月在我院行手术后，给予中药强肌健力饮，以及 4 片泼尼松，他克莫司每次 0.5mg，每日 3 次。2018 年，该患者咨询笔者可否怀孕，笔者考虑患者生存空间可能有限，回复可以。怀孕期间，患者服用上述妊娠方补气养血安胎，于 2020 年 7 月 16 日顺产一女婴，体重 3.55kg，孩子现已 3 岁，清秀可爱。据了解，该患者最近又生了二孩，母女平安。

（三）手术麻药

若重症肌无力患者要行外科、妇产科、牙科手术，局部麻醉是可以的；单纯眼肌型、轻度全身型重症肌无力患者可行全身麻醉；如果是全身型 Ⅱb 患者，全身麻醉时需要准备呼吸机（在有重症监护室的医院），以防全身麻醉时出现呼吸困难危象，需要使用呼吸机辅助呼吸。牙科拔牙时，可以使用局部麻醉，笔者在临床中只遇到过 1 例在拔牙局部麻醉后出现眼睑下垂加重的患者，但该患者经过 2 周治疗后，症状好转。

（四）重症肌无力患者应避免使用的药物、营养品

（1）庆大霉素、链霉素、卡那霉素、新霉素、四环素、土霉素、杆菌肽、多黏菌素、妥布霉素。

（2）异丙嗪、地西泮、艾司唑仑、氯硝西泮、阿普唑仑（可以酌情慎用）、安乃近、吗啡、乙醚、普鲁卡因（局部麻醉酌情

慎用）、氨基苷类药物（慎用）及麻醉肌松剂。

（3）奎宁、奎尼丁、普鲁卡因胺、氯丙嗪、奋乃静、倍他乐克。

（4）箭毒、琥珀酰胆碱。长期服用治肝病药拉米夫定会加重病情。

（5）胸腺素、曲安奈德、免疫增强剂慎用。

（6）蟾酥及含蟾酥的中成药如六神丸、喉疾灵等，珍珠层粉（慎用），香丹注射液。

（7）不要随便给儿童重症肌无力患者服用市面出售的各种自称含有增强免疫力作用的营养品。

第五节　重症肌无力诊治医案纪实分析

以治验医案印证临证理论学说，是中医学常用的治学模式。近代名医张山雷《中风斠诠·曹祖培序》载："医之为学有二要焉，曰理论，曰治验。理论者，所以探讨病机之原委；治验者，所以昭示用药之准绳。"理论与治验，二者互不可缺，注重理论学说与个案临证实践关系的整理研究，同样是中医学与时俱进的体现。

一、儿童重症肌无力减激素案

李某，男，5岁，2016年5月10日初诊。患者反复眼睑下垂3月余。患者于2016年2月无明显诱因出现双侧眼睑下垂，在外院诊断为重症肌无力，予口服泼尼松治疗后症状改善不明显，为求中医药治疗，转至我院门诊就诊。诊见：形体肥胖，双眼睑未见明显下垂，眼球活动可，无复视，构音清，吞咽可，饮水无反呛，四肢活动可。目前患者服用泼尼松，每次35mg，每日1次，未使用溴吡斯的明治疗。

中医诊断：睑废（脾胃气虚）。

西医诊断：儿童重症肌无力（眼肌型）。

治法：健脾益气。

处方一：黄芪30g，五爪龙30g，党参15g，白术10g，当归5g，升麻5g，柴胡5g，山茱萸10g，陈皮5g，独脚金10g，石斛15g，甘草5g。7剂。

处方二：黄芪30g，五爪龙30g，党参15g，白术10g，当归5g，升麻5g，柴胡5g，山茱萸10g，陈皮5g，肉苁蓉10g，灯心草1g，甘草5g。8剂。

上方交替服用。每剂药第1次用500mL清水煎至100mL，第2次用300mL清水煎至100mL，分2天口服。嘱患者家长给患者服用中药的次数不宜过多，药量不宜过多，每日服100mL即可。

日常调护：保证患者的休息，避免剧烈运动；日常饮食避免寒凉之品如绿豆、海带类。多食温补之品，日常饮食可用黄芪、五爪龙、山药、薏苡仁等煲猪瘦肉、牛肉汤等。

二诊：2016年6月7日。患者服药15剂，病情稳定，形体肥胖，双眼睑无明显下垂，眼球活动无受限，无复视，构音清，吞咽可，四肢活动可。目前泼尼松剂量仍然维持每次35mg，每日1次。

处方一：黄芪30g，五爪龙30g，党参15g，白术10g，当归5g，升麻5g，柴胡5g，山茱萸10g，陈皮5g，茯苓30g，灯心草1g，甘草5g。10剂。

处方二：黄芪30g，五爪龙30g，党参15g，白术10g，当归5g，升麻5g，柴胡5g，山茱萸10g，陈皮5g，薏苡仁30g，淡竹叶10g，甘草5g。10剂。

煎煮法及服药方法同前。嘱患者如患感冒，其间停服中药，改用中成药贞芪扶正颗粒，每次半袋，冲服，每日2次。

三诊：2016年8月26日。患者病情稳定，形体肥胖，上肢肌疲劳试验（–），下肢肌疲试验（–）。目前泼尼松剂量减至每次22.5mg，每日1次。

处方一：黄芪 30g，五爪龙 30g，党参 15g，白术 10g，当归5g，升麻 5g，柴胡 5g，山茱萸 10g，陈皮 5g，独脚金 10g，茯苓15g，甘草 5g。7剂。

处方二：黄芪 30g，五爪龙 30g，党参 15g，白术 10g，当归5g，升麻 5g，柴胡 5g，山茱萸 10g，陈皮 5g，薏苡仁 15g，山药15g，甘草 5g。7剂。

处方三：黄芪 30g，五爪龙 30g，党参 15g，白术 10g，当归5g，升麻 5g，柴胡 5g，山茱萸 10g，陈皮 5g，石斛 10g，灯心草3g，甘草 5g。7剂。

煎煮法及服药方法同前。嘱患者如患感冒，其间停服中药，改用中成药补中益气颗粒，每次 3g 冲服，每日 3次。

四诊：2016年12月16日。患者无明显不适，病情稳定。目前泼尼松剂量减至每次 12.5mg，每日1次。

处方一：黄芪 30g，五爪龙 30g，党参 15g，白术 10g，当归5g，升麻 5g，柴胡 5g，山茱萸 10g，陈皮 5g，独脚金 10g，石斛10g，甘草 5g。7剂。

方二：黄芪 30g，五爪龙 30g，党参 15g，白术 10g，当归5g，升麻 5g，柴胡 5g，山茱萸 10g，陈皮 5g，薏苡仁 20g，灯心草2g，甘草 5g。7剂。

煎煮法及服药方法同前。嘱患者如患感冒，其间停服中药，改用中成药补中益气颗粒，每次 3g 冲服，每日 3次。

五诊：2017年6月16日。患者双眼睑无明显下垂，眼球活动无受限，眼睑疲劳激发试验（±），睡眠时无闭目不合，构音清，吞咽可，四肢活动可。目前泼尼松剂量每次 5mg，每日1次，已维持3月余。

处方一：黄芪 30g，五爪龙 30g，党参 15g，白术 10g，当归5g，升麻 5g，柴胡 5g，山茱萸 10g，陈皮 5g，独脚金 10g，薏苡仁 30g, 甘草 5g。7 剂。

处方二: 黄芪 30g, 五爪龙 30g, 党参 15g, 白术 10g, 当归 5g, 升麻 5g, 柴胡 5g, 山茱萸 10g, 陈皮 5g, 茯苓 15g, 灯心草 2g, 甘草 5g。7 剂。

煎煮法及服药方法同前。嘱泼尼松按每 1 个月减量 1.25mg 规律服用。

六诊: 2017 年 10 月 14 日。患者咳嗽, 咽喉充血, 眼睑未见明显下垂, 轻微斜视, 无复视。目前泼尼松减至每次 1.25mg, 每日 1 次。

处方一: 黄芪 30g, 五爪龙 30g, 党参 15g, 白术 10g, 当归 5g, 升麻 5g, 柴胡 5g, 山茱萸 10g, 陈皮 5g, 独脚金 10g, 灯心草 2g, 甘草 5g。7 剂。

处方二: 黄芪 30g, 五爪龙 30g, 党参 15g, 白术 10g, 当归 5g, 升麻 5g, 柴胡 5g, 山茱萸 10g, 陈皮 5g, 桑白皮 10g, 谷芽 30g, 甘草 5g。7 剂。

嘱患者感冒期间停煮中药, 服用头孢克洛干混悬剂加中成药。①头孢克洛干混悬剂, 每次 1.5 包冲服, 每日 3 次; ②养肺润燥颗粒, 每次 10g 冲服, 每日 3 次; ③柴葛感冒退热颗粒, 每次 15g 冲服, 每日 3 次; ④补中益气颗粒, 每次 3g 冲服, 每日 1 次。

七诊: 2017 年 12 月 15 日。患者眼睑无下垂, 无复视, 四肢肌力、吞咽、咀嚼、构音均无异常, 病情稳定。患者目前已停用泼尼松。

处方一: 黄芪 30g, 五爪龙 30g, 党参 15g, 白术 10g, 当归 5g, 升麻 5g, 柴胡 5g, 山茱萸 10g, 陈皮 5g, 独脚金 10g, 石斛 10g, 灯心草 2g, 甘草 5g。7 剂。

处方二: 黄芪 30g, 五爪龙 30g, 党参 15g, 白术 10g, 当归 5g, 升麻 5g, 柴胡 5g, 山茱萸 10g, 陈皮 5g, 首乌 10g, 桑白皮 10g, 茯苓 10g, 甘草 5g。7 剂。

嘱患者如患感冒，其间停服中药，改用中成药补中益气颗粒，每次 3g 冲服，每日 3 次。

八诊：2018 年 4 月 24 日。患者体形正常，已停服泼尼松半年余，无明显不适，病情稳定。

处方：黄芪 30g，五爪龙 30g，党参 15g，白术 10g，当归 5g，升麻 5g，柴胡 5g，山茱萸 10g，陈皮 5g，独脚金 10g，石斛 15g，灯心草 2g，甘草 5g。7 剂。

嘱患者如患感冒，其间停服中药，改用中成药补中益气颗粒，每次 3g 冲服，每日 3 次。

按：中医接诊儿童眼肌型重症肌无力经常遇到如何减激素的问题。单纯眼肌型重症肌无力的临床主要表现为眼睑下垂、复视、眼球活动受限等，属中医学"睑废""视歧"等范畴。该病的病机关键是脾虚气陷，兼及肝肾。脾气虚弱，清阳不升，提睑无力，故见眼睑下垂。若兼肝肾不足，精血亏虚，目失所养，故见复视、斜视、眼球活动受限等症。治疗以健脾益气升陷为治疗大法，辅以补益肝肾。笔者强调，儿童重症肌无力要慎用、少用激素，临床 90% 的儿童重症肌无力患者是可以不用激素治疗的。因为儿童处于生长发育期，服用激素会影响生长发育，并容易出现满月脸、水牛背等激素不良反应，而停用激素又会面临病情反复的难题。但如果已经服用激素，则不能骤然减量，要逐步减量，在病情稳定的情况下，一般 1 个月减量泼尼松 2.5 ～ 5mg，并根据患者整体状况综合考量。本例患者在外院服用泼尼松 35mg（7 粒），顿服，效果不够理想，笔者运用补脾益气中药配合激素逐步减量的方法，成功地使患者停用激素，稳定病情，并恢复了因激素导致的体形变化。小儿脾常不足，本案采用上述基本方，取补中益气汤方义，方中黄芪常用量为 30g，五爪龙 30g，配党参、白术益气健脾，升麻、柴胡升举阳气，陈皮行气健脾，当归养血，茯苓健脾利湿；小儿心常有余，肝常有余，常加用灯心草清心火浮热，山茱萸、石斛养阴柔肝，并喜用岭南草药独脚金清热消积。临床中，需叮嘱家长给患者服用中药的次数不宜过多，药量不宜过大，一般 3 岁以下患者每日服中药不超过 50mL，4 ~ 7 岁患者每日 100mL，8 ~ 13 岁患者 150mL，以免量大阻碍脾胃运化。

小儿肺常不足，中医学又认为"脾胃伤，则元气衰；元气衰，则疾病所由生"。脾胃具有防病、免疫的功能，重症肌无力患者脾胃虚损，故容易感冒、咳嗽，可适当加用清热化痰、宣肺止咳之品，常在基本方基础上加用桑白皮、浙贝母、灯心草、龙脷叶之属，或嘱患者感冒期间停服中药，改用中成药贞芪扶正颗粒或养肺润燥颗粒（广州中医药大学第一附属医院院内制剂）、柴葛感冒退热颗粒配合头孢类药物口服。

二、儿童重症肌无力危象抢救案

（一）重症肌无力合并甲状腺功能亢进症，月经来潮诱发危象抢救案

萧某，女，14 岁。患者 2006 年 7 月 26 日初次月经来潮，头晕头痛，发热，呼吸困难，2006 年 7 月 27 日下午 4:30 由某三甲西医院转入广州中医药大学第一附属医院。入院时症见：神志不清，不能言语，全身无力，肌力 1 级，呼吸将停，呈点头状，面色口唇发绀，口角流出白色涎沫，双眼睑闭合不全。心电监护示血氧饱和度 57%，心率 126 次 / 分，血压 100/70mmHg。患者不能自主呼吸，即请麻醉科行气管插管，接上呼吸机，后血氧饱和度波动于 64% ~ 100%。萧某是广州郊区农民之女，自 6 岁开始罹患重症肌无力，新斯的明试验阳性，胸腺 CT 示胸腺增生，乙酰胆碱自身抗体（AChR-Ab）阳性，近日前往某西医院准备行胸腺消融术，却因初次月经来潮诱发危象。

中医诊断：大气下陷、痿证。

西医诊断：重症肌无力危象、甲状腺功能亢进症、肺部

感染。

　　给予邓氏强肌健力口服液，每次 1 支，鼻饲，每日 3 次。吸痰，保持呼吸道通畅。合理使用西药：肌内注射新斯的明注射液 0.5mg；地塞米松注射液，每日 10mg，静脉滴注；头孢曲松钠控制肺部感染；丙硫氧嘧啶 50mg，每日 2 次；溴吡斯的明 30mg，每日 3 次。装置胃管鼻饲肠内营养乳剂及药物，停留尿管。

　　二诊：2006 年 7 月 28 日。患者症状有所缓解，神志清，肌力 3 级，四肢可以活动，但口水及痰液较多。嘱定时吸痰，保持呼吸道通畅，仍予气管插管接呼吸机维持机械通气及心电监护。晚上 8:30，患者血压下跌至 85/55mmHg，即予开通另一静脉通道，静脉推注参附注射液，静脉滴注多巴胺注射液等，经处理，晚上 9:00 血压 90/65mmHg。心电监护示血压（84 ~ 95）/（55 ~ 65）mmHg，心率 88 ~ 106 次 / 分，血氧饱和度 99% ~ 100%。

　　处方：黄芪 45g，五爪龙 45g，党参 15g，白术 10g，当归 5g，升麻 5g，柴胡 5g，山茱萸 10g，独脚金 10g，谷芽 30g，百合 15g，知母 5g，甘草 5g，陈皮 5g。3 剂，婴儿量鼻饲。

　　三诊：2006 年 7 月 29 日。患者生命体征稳定，心电监护示血压（90 ~ 100）/（62 ~ 65）mmHg，心率 73 ~ 86 次 / 分，血氧饱和度 99% ~ 100%。血压稳定，停多巴胺，地塞米松注射液减为每日 8mg，针对口腔分泌物多，用山莨菪碱注射液 10mg，用另一管维持。

　　四诊：2006 年 8 月 1 日。患者神志清，精神疲倦，有自主呼吸，予以试脱机，暂停使用呼吸机约 5 小时，停机期间患者呼吸平顺，面色、口唇未见发绀，口角时有白色涎沫流出，大便 1 次，时感喉中有痰，留置胃管通畅，定时鼻饲药物及流质食物，定时气管内滴药，留置尿管通畅，引出淡黄色尿液，心电监护示血压（96 ~ 108）/（58 ~ 76）mmHg，心率 67 ~ 82 次 / 分，血氧饱和度 95% ~ 100%，呼吸 17 ~ 21 次 / 分。治疗同前。请邓老会诊开中药治疗。

处方：黄芪 120g，五爪龙 50g，党参 30g，白术 10g，当归头 15g，升麻 10g，柴胡 10g，巴戟天 12g，枸杞子 15g，菟丝子 15g，炙甘草 5g，陈皮 5g。邓老中药方重用黄芪、五爪龙、党参，甘温益损补虚，巴戟天、菟丝子补肾调经。

五诊：2006 年 8 月 3 日。患者从 2006 年 8 月 2 日下午 3:00 脱机后生命体征基本平稳，血氧饱和度维持在 96%～99%，停静脉滴注地塞米松，改泼尼松片 20mg 于上午 7:00、下午 1:00 分 2 次鼻饲，并于上午 10:00 拔除气管插管，停用呼吸机。其后患者有 1 小时呼吸气促，双肺呼吸音粗，可闻及干湿啰音，以右肺明显，中流量吸氧，考虑感染仍未能控制，改用头孢吡肟。患者呼吸逐渐平稳，心率 80～90 次/分，血氧饱和度 95%～100%，呼吸 20 次/分。

六诊：2006 年 8 月 8 日。患者脱机后病情稳定，血氧饱和度在 99%～100%，心率 78 次/分，呼吸 14 次/分，血压 120/75mmHg，可自行咳痰，咳痰不多，治疗同前。

七诊：2006 年 8 月 10 日。患者神清，精神好，于上午 8:40 拔除气管插管，呼吸平顺，面色、口唇无发绀。仍停留胃管，嘱患者绝对卧床休息，家属陪护，加强生活护理，定时抬臀按摩，注意保暖，防外感。

八诊：2006 年 8 月 11 日。患者可自行进食流质食物，可自行排尿，拔除尿管，治疗同前，继续观察。

九诊：2006 年 8 月 14 日。患者神清，体位自如，呼吸平顺，可自行排尿，自行进软食，夜可入睡。拔除胃管，停心电监护。

2006 年 8 月 26 日，患者经过入院 1 个月的抢救治疗，神清，体位自如，呼吸平顺，面色、口唇无发绀，无吞咽困难及呼吸困难等不适，可自行排尿，自行进饮食，查体未见明显异常。考虑患者病情稳定，准予带药出院（出院时泼尼松每日 20mg）。1 个月的抢救治疗费用是 2 万元，但患者家庭经济困难，无力支付费用，2006 年 8 月 29 日，邓老带爱心人士——来自中国香港的方太与芬姨，在病床边捐赠给萧某母亲 2 万元，替她支付了欠下的医药费。

按：本案是儿童重症肌无力危象抢救，邓老根据前人"小儿脏气清灵，随拨随应"的理论，辨证关键，用药准确。本案患者危象的诱发原因为月经初次来潮，甲状腺功能亢进，体内生理发生变化，不能适应经期气血亏虚的状态，加上经期外感，发热、咳嗽。此乃先天禀赋不足，后天失养，外邪侵袭所致。

危象涉及中医五脏证候。其中，脾胃虚损证候包括眼睑下垂，双眼睑闭合不全，四肢无力，卧床不起，患者经常因全身乏力而摔倒在地；脾虚运化水湿失调，见口角流出白色涎沫；脾胃运化水谷功能减弱，见纳差。肾虚证候包括月经不调、吞咽困难、构音障碍。胃为肾关，吞咽不仅与脾胃有关，还与肝肾有关。声音出于脏器，且肾为声音之根，故五脏虚弱，加之肾虚，精气不能上承，见构音障碍、言语不清。肝郁气结证候包括甲状腺功能亢进、烦躁、汗多、肢体震颤。心气血不足证候包括心悸、心力衰竭，心气虚，则无力推动血液的运行，加之肺气亏虚，朝百脉的主治节功能失调，不能贯注心脉以运行全身，见端坐呼吸、不能平卧等危象，时有咳粉红色痰，面色无华，表情呆滞。肺气虚弱证候包括咳嗽、咳痰，痰难咳，量多，喘促。李杲曰："脾胃一虚，肺气先绝。"胸中大气下陷，气短不足以息，或努力呼吸，有似乎喘，或气息将停，危在顷刻，出现呼吸困难，面色、口唇发绀，最终需要使用呼吸机以辅助呼吸。此外，还有脑系证候，如血氧饱和度 57%，脑部缺氧，出现神志不清，呼之不应。

在治疗上应中西医结合，用中医学思维认识重症肌无力危象抢救的措施。本案例没有使用西医激素冲击、丙种球蛋白冲击、血浆置换等方法，只是"西药中用"，关键点是峻补脾胃，兼顾五脏，邓老强肌健力口服液与强肌健力饮配合使用，药专力宏，简便廉验，只用 2 万元就抢救了一条生命。主要使用的中药有黄芪、五爪龙、党参、当归头、巴戟天、炙甘草等。

随访：该患者长期找笔者诊治，现已长大成人，中专毕业后参加工作。2023 年 5 月 30 日，其在我院妇产科顺产一女婴，她妈妈给笔者发信息："刘教授您好，同您报个喜啊，萧某顺利生了个儿子，感恩有你们的医治与帮助，感恩有您们，谢谢全体医护人员的关爱和帮助，她才得以重生，才有今天的幸福和延续新生命。"笔者特意到妇产科查房，在病床边见到了她们一家三口（患者母女及她的先生）喜悦的目光，更加深刻感受到是中医药使这个家族得以延续。

邓老曾回忆说他晚年救过 2 个小孩，一男一女，女的是上述案例萧某，男的是下面来这位自湖南安乡的易某。

（二）重症肌无力危象气管切开转入我院救治案（叙事医学病案）

什么是叙事医学及叙事医学病案？随着对医学技术的重视程度越来越高，医生更多地追求如何提供最先进的医疗技术服务，而忽视了聆听患者对疾病的倾诉，缺乏与患者的情感沟通。2000年，哥伦比亚大学医生丽塔·卡蓉（Rita Charon）首先提出了叙事医学（narrative medicine）的概念，即现代医学不仅要找证据，还需要讲故事。

易某（化名小林），男，12 岁。2003 年 4 月 10 日，这个来自湖南安乡的 12 岁男孩小林，带着气管套管和胃管坐火车从家乡来到广州，就诊时已经意识模糊，面色苍白，嘴唇发绀，痰涎从气管套管口涌出，直入 ICU（重症监护室），测量血氧饱和度仅 83%，马上接呼吸机抢救。小林之前在某三甲医院治疗 38 天，气管切开，使用呼吸机辅助呼吸，装置胃管鼻饲食物，后被告知治疗无望，打听到广州邓老擅长诊治这种病，故南下治病。为救孩子，小林的父母变卖了仅有的房产，带着 1 万元来到广州中医药大学第一附属医院。2003 年 4 月 11 日，患者

高热 39.5℃，合并肺部感染，细菌培养为溶血性曼氏杆菌，经
5 天治疗有所好转，但此时，1 万元已花完。拿什么来救自己
的孩子？父母绝望了，想要放弃治疗，并签字表示愿意承担
责任后果。

拔去管道，呼吸机停止辅助供氧，孩子呼吸渐弱，气息将
停，面如死灰。笔者无奈之余，突然想起只有一个人能救小林，
那就是邓老。于是笔者马上跑到邓老家说："我们连续抢救 26 例
危象患者无一死亡，可能这 1 例因贫困自行拔管，要不行了。"
邓老第一反应是说："带我到 ICU 看看。"便拿了个信封装上
5000 元，边走边说："小孩生机勃勃，治疗得当还是有希望的。"
邓老进入监护室，见患者奄奄一息，张口努力呼吸，似乎有喘，
血氧饱和度 72%，气息将停，危在顷刻；翻开被褥，见其干瘦如
柴，弯缩如虾。邓老说："小孩瘦成这样（当时体重 17kg，正常
应为 32kg），单靠药物如何能起作用？"说完，便拿出早已准备
的 5000 元给 ICU 护士长，说道："到营养室买鼻饲食物，要保证
每日所需要的能量，有胃气才有生机。"邓老又对 ICU 翁书和主
任说："重上呼吸机，费用我先垫。"此时此刻，无人不为邓老的
精神所感动。翁书和主任脱口而出："一代名医，高风亮节。"大
家看到了什么叫大医精诚，懂得了什么叫医乃仁术。

邓老接着又和医务人员研究治疗方案，感染发热是诱发危象
的重要因素，建议用价格低廉的抗生素。笔者使用青霉素 240 万
单位与氯霉素注射液 0.25g，0.9% 生理盐水 250mL（注：这个方
法是跟西医老师学的，过去笔者在县级医院急诊室应对重症感染
常用此法），每日静脉滴注 1 次；5% 葡萄糖 100mL 加入地塞米
松 5mg，每日静脉滴注 1 次；不必用丙种球蛋白冲击及血浆置换，
以解决医疗费用过高的问题；中医治疗原则是升阳举陷，强肌健
力，免费给患者提供中药强肌健力口服液鼻饲，每次 1 支，每日
4 次；加强护理，吸痰除痰，翻身拍背，清洁口腔，适当增加饮
食量以支持，不必拘泥于 17kg 体重的液体入量，一天不能超过

800mL（儿童按照每日每千克体重50mL计算）等。用药后，患者当天下午退热，2天后体温恢复正常，1周后细菌培养示溶血性曼氏杆菌消失，抗生素调整为头孢唑林钠，每日2g，静脉滴注（此药虽便宜，但临床观察发现效果较好），地塞米松改为泼尼松20mg（4片），每日1次鼻饲，中药仍以强肌健力口服液，1次1支，每日4次。

　　孩子终于有救了，2003年4月21日，邓老再次来到患者床边。护士告诉孩子："这是你的救命恩人邓爷爷啊。"孩子的眼眶湿润了，但插着气管插管无法说话，便示意护士拿纸笔，歪歪扭扭地写了几个字："邓爷爷，你为什么要救我？"

　　邓老一下子被问住了，想了想说道："学雷锋，希望你长大后报效祖国。"老人的话言简意赅，孩子领悟了。2003年4月28日，小林脱离呼吸机，孩子的父母一见邓老，便双双下跪，只能以这种最质朴的方式致谢，邓老连忙搀扶起孩子父母给予安慰。2003年5月6日，气管切口封口。从2003年3月8日气管切开后，2个月来的呼吸困难问题终于得以解决。2003年5月12日，小林转入普通病房，邓老定期查房。有一天，小林远远地看见邓老，突然从床上爬起下地，虚弱的身子摇摇晃晃，鼻子上还拖着一条胃管，便要向邓老磕头，把护士吓了一跳。2003年5月19日，小林可以自行吞咽饮食。2003年5月23日，小林拔除胃管，终于解除了鼻饲食物的痛苦，孩子吃饱饮足，此时体重已增加至21kg，可以步行活动。2003年6月1日儿童节到，小林背着二内科护士长金真送的新书包，高高兴兴地参加了广州一日游。

　　邓老在抢救患者的同时，也在考虑如何解决他们拖欠的3万元医疗费，真是一位恫瘝在抱的苍生大医啊！碰巧有一位来自中国香港的方太每年都会拿点钱做慈善，遂应邓老之请，捐赠2万元救人，中国香港《大公报》也登载了小林的相关消息，又有热心读者捐赠1万元，小林得以还清所欠费用。2003年6月9日，小林出院，随父母回到湖南老家，广州名医治好小林的消息轰动乡村。

三、成人重症肌无力危象前状态装置胃管案

按照 MGFA 分型，Ⅴ型气管插管才属于危象，Ⅳ型属于重度肌无力，分为Ⅳa 型、Ⅳb 型。Ⅳa 型肌无力危象前状态发生时，症状正快速恶化，可能在短期（数日至数周）发生危象；Ⅳb 型患者一般吞咽不下，需要留置胃管。《中国重症肌无力诊断和治疗指南（2015 版）》临床分型基本保留了传统的 Osserman 分型，提出呼吸困难者需要辅助呼吸包括无创面罩给氧也属于危象。笔者认为，呼吸困难需要肌内注射新斯的明才能短暂改善，且 1 小时后可能再出现者，应属于危象或至少是危象前状态，此时症状正快速恶化，临床抢救实际操作中及时留置鼻饲管进食药物、食物，并无创吸氧是减少气管插管发生的关键。举两例如下。

（一）重症肌无力感冒诱发危象装置胃管案

邓某，女，47 岁。患者四肢无力，伴视物模糊、重影 1 年，于 2007 年 12 月 8 日入广州中医药大学第一附属医院治疗。患者于 2006 年 1 月起无明显诱因出现四肢无力，视物模糊、重影等症状，在梅州市人民医院就诊，头颅 CT、MRI 及眼底血管造影检查均未见明显异常，新斯的明试验阳性，考虑为重症肌无力，予以甲泼尼龙、溴吡斯的明、地巴唑等西药处理，症状无明显改善。患者于 2006 年 11 月在广州某三甲医院住院接受治疗，予以甲泼尼龙每日 1000mg、丙种球蛋白冲击、溴吡斯的明及营养神经等治疗后，病情好转出院，出院后口服强的松，每日 60mg，每周减 5mg，加大溴吡斯的明用量，每次 120mg，每日 3 次。其后四肢无力，视物模糊、重影加重，并且出现呼吸气促、四肢无力、睁眼困难等症状，遂来我院就诊。检查见双侧眼睑下垂，遮盖角膜 1/3，埋睫试验阳性，颈肌疲劳试验阳性，上肢肌疲劳试

验阳性，下肢肌疲劳试验阳性。

中医诊断：痿证（脾肾虚损证）。

西医诊断：重症肌无力迟发重症型（Ⅳb型）。

患者入院后第 2 天发生危象。2007 年 12 月 10 日抢救记录：患者入院后，12 月 10 日上午查房，诉咽喉不适，咳嗽，鼻塞流涕，低热，眼睑下垂、四肢无力加重。检查患者神志清，精神疲倦，气促，呼吸 22 次 / 分，四肢乏力，眼睑下垂，睁眼困难，视物模糊、重影，饮水反呛，仍予持续低流量吸氧。下午 5:00，患者诉胸闷，呼吸困难，四肢无力，血氧饱和度 93%，立刻肌内注射新斯的明注射液 0.5mg，静脉滴注 5% 葡萄糖注射液 250mL+黄芪注射液 20mL，给予中流量吸氧处理后血氧饱和度 95%，症状暂时缓解。中成药：小柴胡颗粒，每次 1 袋，每日 3 次。4 小时后，患者又出现呼吸困难，肌内注射新斯的明注射液 0.5mg，静脉滴注 5% 葡萄糖注射液 100mL+地塞米松注射液 5mg，立即装置胃管鼻饲食物、药物。泼尼松维持原量，每日 20mg，溴吡斯的明用 60mg，每日 1 次，血氧饱和度稳定在 95% 以上。

2007 年 12 月 12 日查房，患者感冒见好转，予中药。

处方：黄芪 30g，五爪龙 30g，千斤拔 30g，太子参 30g，白术 15g，当归 10g，柴胡 10g，升麻 10g，千层纸 10g，豨莶草 15g，浙贝母 15g，甘草 5g，陈皮 5g。3 剂。

经上述治疗后，患者无须气管插管，血氧饱和度稳定在 98%。患者神清，精神可，肢体无力症状明显改善，双眼复视上午改善明显，下午略有加重，咳嗽、鼻塞、流清涕好转，无发热恶寒，无咳嗽气促，无吞咽困难，眠纳正常，大小便正常。舌质偏淡，苔白腻，脉沉弱。肺部听诊未闻及明显干湿啰音，心律齐，各瓣膜区未闻及明显病理性杂音。2007 年 12 月 15 日，患者拔除胃管。2007 年 12 月 16 日准予带药出院，嘱注意休息，预防感冒，门诊随访，不适随诊。

按：本案例属于危象之轻症者，属于危象前兆（Ⅳb型），必须注射新斯的明才能暂时缓解其呼吸困难近似濒死状态，同时需要予以中流量氧气辅助呼吸。笔者认为，该患者属于轻症，还不至于立即气管插管。重症肌无力患者因感冒病情加重诱发危象在临床中常见，本案例呼吸困难通过吸氧仍未能缓解，血氧饱和度为 92%～95%，要肌内注射新斯的明方能缓解，但新斯的明注射液作用短暂，有时需要反复注射。因此，及时处理诱发危象的原因、防止危象再次发生是治疗的关键。本案例对感冒的处理采用邓老强肌健力饮之轻剂，以甘温药治疗外感，党参易为太子参，加入千层纸、豨莶草、浙贝母等。上述中药是邓老治疗重症肌无力兼感冒的常用中药。《素问·阴阳应象大论》云："善治者，治皮毛，其次治肌肤，其次治筋脉，其次治六腑，其次治五脏。"此之谓也。

（二）重症肌无力腹泻诱发危象装置胃管案

李某，女，42岁。患者双眼睑下垂1年，伴全身乏力，吞咽、呼吸困难，于2005年7月11日入广州中医药大学附属医院住院治疗。患者自2004年6月开始出现双眼睑下垂、耳鸣，当时未予重视。2005年3月开始症状加重，双眼睑下垂，吞咽欠顺，言语欠清，全身乏力，呼吸稍困难，饮水呛咳，伴有头痛，颈项僵硬，症状较重时二便失禁。患者曾服用溴吡斯的明、泼尼松等，症状改善不明显。入院时症见：双眼睑下垂，耳鸣，全身乏力，呼吸困难，胸闷气短，饮水呛咳，颈项僵硬，下颌关节僵硬，进食时加重。偶有单侧或双侧头痛，目痛，流泪，恶心，无呕吐，大便每日4～5次，质稀烂，小便尚可。专科检查：双眼睑下垂，眼肌疲劳试验（+），埋睫征（+）。构音欠清，咽反射存在，颈项僵硬无力抬起，气管居中，甲状腺未触及肿大。四肢肌力5⁻级，上、下肢疲劳试验（+）。舌质淡，苔白腻，脉弦。CT示前纵隔肺动脉旁占位，异位胸腺瘤可能，肝右叶多发囊肿。

中医诊断：痿证（脾肺亏虚，大气下陷证）。

西医诊断：重症肌无力危象、胸腺瘤、肝右叶多发囊肿。

患者 2005 年 7 月 11 日入院后，病情变化及抢救记录如下：中午收治患者时，因其连续腹泻，全身无力卧床，颈软抬头无力，上、下肢肌疲劳试验（＋）。下午 5:00，患者呼吸困难加重，喉中痰多易咳，言语不清，无法吞咽服药，立即予新斯的明注射液 0.5mg 肌内注射，5% 葡萄糖注射液 250mL＋消旋山莨菪碱注射液 20mg 静脉滴注以抑制痰涎分泌，并装置胃管后予以留置，定时鼻饲食物及药物，同时告书面病重通知，予六参数心电监护。经上述处理后，下午 6:00，患者口中痰涎稍减，呼吸困难减轻，但是患者病情仍较重，密切观察。晚上 9:30，患者又出现呼吸困难及胸闷，口水分泌多，构音不清，头痛，心电监护示呼吸 25～26 次/分，血压 155/95mmHg，给予溴吡斯的明片 90mg，山莨菪碱片 10mg 鼻饲，另予地塞米松注射液 5mg 静脉滴注，舌下含服卡托普利片，予吸痰后，患者症状稍缓解，呼吸道通畅，夜间能入睡。

2005 年 7 月 18 日，邓老查房记录：患者神清，卧床，精神疲惫，四肢无力，腰背下肢肌肉酸痛，咽喉部不舒，吞咽稍欠顺，耳鸣，舌质淡，苔白腻，脉细弱，尺部更沉弱。邓老查房后指出：患者目前诊断明确，病情经系统治疗有所好转，但近几日症状有所反复。根据患者的脉象，尺部沉弱，证明患者肾虚，"肾为胃之关"，故有吞咽困难的表现，应在大剂补气的基础上加强补肾的力量，药用巴戟天、淫羊藿等。患者唇舌淡白，证明患者血虚，故加强补血的力量，药用四物汤加减。中药继续以补中益气为法。患者呼吸困难属于大气下陷证，肺肾同源，故患者诉耳鸣，"上气不足，脑为之不满，耳为之苦鸣，头为之苦倾"，故需补气益肺肾。同时予淡醋清洗外耳道，并用双料喉风散以清热消肿开窍。患者合并胸腺瘤，西医主张切除治疗，但从中医学理论来讲，之所以有胸腺瘤，也是因为大气不足，故从治病求本的角度讲，中医不主张切除胸腺，因为切除胸腺会更加耗伤患者的大气。

处方：黄芪120g，五爪龙50g，党参40g，白术20g，当归头15g，柴胡10g，升麻10g，淫羊藿12g，云茯苓15g，熟地黄24g，巴戟天15g，川芎10g，炒白芍12g，陈皮5g，甘草5g。

其后基本按照邓老方加减，患者精神好转，右侧眼睑下垂好转明显，咽部症状好转，涎液分泌减少，胃脘部不适感有所减轻。2005年8月4日，患者可以自行吞咽，故拔除留置胃管。2005年8月30日予以出院。

按：本案病情加重，发生危象前状态是由于腹泻诱发，持续腹泻可导致患者电解质失衡如低钾，四肢无力加重。重症肌无力患者常有腹泻，与溴吡斯的明的长期大量使用有关，需要使用消旋山莨菪碱片。除无创吸氧外，及时装置胃管（留置胃管）是保证食物能量摄入与药物治疗的重要诊疗手段，也是抢救重症肌无力危象患者的重要措施之一，可以减少有创呼吸机的使用概率，笔者采用此法大量减少MGFA V型患者气管插管的概率。《灵枢·经脉》载："足阳明胃之脉……其支者，从大迎前下人迎，循喉咙，入缺盆，下膈，属胃络脾。""脾足太阴之脉……属脾络胃，上膈，挟咽，连舌本，散舌下。""肾足少阴之脉……其直者，从肾上贯肝膈，入肺中，循喉咙，挟舌本；其支者，从肺出络心，注胸中。""足厥阴肝之脉……挟胃，属肝络胆，上贯膈，布胁肋，循喉咙之后，上入颃颡，连目系，上出额，与督脉会于颠。"由此可见，吞咽困难除与脾、胃有关之外，还与肝、肾有密切关系。邓老处方中的黄芪、五爪龙、党参、白术、当归头、柴胡、升麻、陈皮、甘草为补中益气汤，补脾益损，升阳举陷。妇人以血为本，以熟地黄、川芎、炒白芍、当归头（四物汤）补血调经；淫羊藿、巴戟天补肾；云茯苓祛湿，减轻激素导致的水钠潴留不良反应。全方体现了邓老救治中年女性重症肌无力危象患者的思路。

四、MGFA V型气管插管案

（一）重症肌无力感染发热诱发危象，气管插管呼吸机辅助呼吸案

吴某，女，17岁，2005年7月2日入广州中医药大学第一附属医院住院治疗。患者于2004年在学校军训时，因疲劳出现双眼睑下垂，四肢乏力，在当地医院诊断为重症肌无力。患者服用溴吡斯的明片、肌苷片等治疗，病情反复。半个月前，患者无明显诱因病情加重，出现呼吸、吞咽困难，就诊于当地某医院，未见好转。诊见：患者神清，全身乏力，眼睑下垂，呼吸、吞咽困难，语言含糊，痰多，无咳嗽、发热、恶寒，无恶心、呕吐，纳食、睡眠一般，二便调，舌淡红，苔白，脉细。查体：眼肌疲劳试验（＋），上、下肢肌疲劳试验（＋），持续时间短于1分钟，软腭不能上提。余体征未见异常。

中医诊断：痿证（脾肾虚损，气虚下陷）。

西医诊断：重症肌无力（Ⅱb型）。

治以健脾补肾，强肌健力。给予静脉滴注黄芪注射液、能量合剂、抗感染药物，泼尼松片、溴吡斯的明片、山莨菪碱片改善肌无力症状及对症支持治疗，同时服用强肌健力口服液。

二诊：2005年7月25日。患者已无明显胸闷气促、呼吸困难、咳嗽等症，上、下肢肌疲劳试验持续时间增至5分钟左右，但仍言语不利，声音低哑，进食后腹胀。患者病情时有反复。

三诊：2005年8月13日。患者精神倦怠，仍有周身乏力，右侧胸腹部憋闷不适，偶有呼吸困难，言语不利，声音低哑，吞咽稍有困难，偶有进食后饱胀感，睡眠、二便可，舌淡，苔白稍厚，脉细。查体：眼睑下垂，闭合不全，眼肌疲劳试验（＋）。上、下肢肌疲劳试验持续时间较前差，约3分钟。治疗加强补脾益气、滋阴养血之力，佐以活血行气，方用补中益气

汤加减。

处方：黄芪100g，党参40g，白术20g，柴胡、升麻、川芎、阿胶（烊化）各10g，艾叶12g，熟地黄25g，枸杞子、巴戟天、当归各15g，陈皮、甘草各5g，五爪龙50g。每日1剂，水煎服。

患者病情一度好转，后因月经来潮，病情再次加重，于2005年8月22日晨4:00，突发寒战发热，继而呼吸困难，测SO₂（血氧饱和度）94%，体温38.6℃，考虑为重症肌无力危象，请笔者会诊，给予新斯的明注射液1mg、阿托品注射液0.5mg、地塞米松注射液5mg加0.9%葡萄糖氯化钠注射液250mL静脉滴注，半小时后，患者呼吸困难虽稍缓解，但复测SO₂93%，20分钟后，下跌至88%，病情危笃，请孙志佳主任行支纤镜气管插管，接呼吸机辅助通气，术后SO₂逐渐上升至98%，呼吸气促状况得到改善。

经1周的呼吸机辅助治疗，患者病情较稳定，于2005年9月1日脱机。继续静脉滴注黄芪注射液，鼻饲强肌健力口服液。之后患者病情日趋稳定，1周后拔除胃管，口服中药以补脾益肾、升阳举陷、调肝活血为法。

处方：黄芪60g，五爪龙30g，党参30g，白术15g，当归10g，升麻10g，柴胡10g，山茱萸15g，薏苡仁20g，山药20g，肉苁蓉15g，甘草5g，陈皮5g。水煎服，日1剂。

2005年9月8日，患者带药出院，出院时症状改善明显，已无胸闷气促、呼吸困难等症，咳嗽少，吞咽食物可，纳食、二便可。

按：本例患者为重症肌无力危象。邓老认为，中医学虽无重症肌无力危象病名，但根据患者呼吸、吞咽困难、全身无力三大特点，属于脾胃虚损、大气下陷病证。虚损反映该病已发展到形体与功能都受到严重损坏的危重本质；大气下陷，体现该病呼吸困难、吞咽不下、气息将停、危在顷刻的特点。

呼吸困难是危象的主要表现。肺主气，司呼吸，但呼吸亦与其他四脏相关。《难经·第四难》曰："呼出心与肺，吸入肝与肾，呼吸之间，脾受谷物也，其脉在中。"意思是呼气自内而出，由下达上，则出于上焦之阳分，故认为呼气出于心与肺；吸气自外而入，由上达下，则内于下焦之阴分，故认为吸气进入肾与肝；脾居于中州，介乎阴阳上下之交，脾的脉气就包含在呼吸浮沉之中，是以五脏之气，互相贯注。这可以看成五脏相关理论在呼吸中的体现。心阳虚衰，肺气亏虚，则气不得呼；肾不纳气，肝失疏泄，则气不得入；脾气不上充于肺，反而下陷，胸中大气难于接续，故出现呼吸困难，气息将停，危在顷刻之肌无力危象。救治危象的原则是甘温益气，升阳举陷，顾护脾胃，调补肺肾。在危象发生之时，患者无法吞咽，可采用黄芪注射液或高丽参注射液益气升阳，并服用强肌健力口服液。

患者脾肾亏损，肝血不足，气虚不能推动血行，则血瘀；气虚不能推动水行，水湿内停，聚而成痰，痰湿内阻，进一步加重血瘀，痰瘀互结于内。正虚邪实，单用扶正难以奏效，单以祛邪更伤正气，故治疗上应该扶正祛邪并用，扶正以补脾益气为主，兼以益肾养肝。重用黄芪补脾益气为君药；五爪龙、党参、白术加强补益脾气的作用；熟地黄、巴戟天益肾温阳；枸杞子、当归、阿胶养血柔肝；陈皮行气化痰，艾叶温经活血，川芎为血中之气药，具有行气活血的功效；再加升麻、柴胡升阳举陷，柴胡兼可疏肝理气。全方共奏补脾益肾、升阳举陷、调肝活血之功。

重症肌无力患者病程长，常因感染、抵抗力下降等原因反复发作。本例患者在治疗过程中，由于经期抵抗力下降，病情加重并再次出现危象重症肌无力，见呼吸困难、气息将停、不能吞咽、危在顷刻等症状，采用地塞米松静脉滴注，合用抗胆碱酯酶药如新斯的明、溴吡斯的明等，以改善患者吞咽困难症状，加强吸氧、吸痰，保持呼吸道通畅。如症状在短期内无明显改善，应行机械通气和辅助呼吸，并加强呼吸道护理，及时吸痰。同时，加强肺部感染的治疗，防治消化道出血，保持出入量及水钠平衡等。

危象患者吞咽困难，进食不足，气管插管后，则不能进食，应及时装置胃管，鼻饲补脾益肾中药或强肌健力口服液。同时，从胃管给予临床营养膳、肉汁、牛奶、粥水等，使脾胃生化有源，以供养五脏，这是中医抢救重症肌无力危象成功的关键之一。感染是诱发危象的重要原因，而抗生素也需在扶持人体正气的基础上才能起到较好作用。危象患者在经气管插管辅助呼吸抢救成功后，呼吸肌得到休息，可逐步回归稳定。本例患者在脱机后，继续以补脾益肾、养血调肝、活血行气治疗，病情好转出院随访病情稳定，泼尼松减量至每日 10mg，能坚持正常学习。患者现已大学毕业，能够正常生活工作。

（二）重症肌无力危象合并脑梗、气管插管呼吸机辅助呼吸案

郭某，女，72 岁。患者于 2006 年 4 月 29 日入广州中医药大学第一附属医院呼吸科住院治疗。患者咳嗽、无力行走、左眼睑下垂 10 天。体格检查：体温 37℃，心率 72 次 / 分，呼吸 20 次 / 分，血压 130/80mmHg。患者神志清楚，精神可，发育中等，查体合作。全身皮肤、黏膜及巩膜未见黄染、出血点及皮疹，浅表淋巴结未扪及肿大。左眼裂缩小，双侧瞳孔等大等圆，直径约为 2mm，对光反射存在，眼动正常。颈软，无抵抗。气管居中，甲状腺无肿大，颈静脉无充盈，肝颈静脉回流征（－），颈动脉未闻及杂音。胸廓对称无畸形，双肺呼吸音粗，右下肺闻及少量湿啰音，左肺未闻及明显干湿啰音。心界无扩大，心率 84 次 / 分，律齐，剑突下可扪及搏动，各瓣膜听诊区未闻及明显病理性杂音。生理反射存，病理反射未引出。双下肢不肿。胸片示结合病史考虑支气管炎。舌淡红，苔白腻，脉浮细。

神经内科会诊初步诊断为多发性腔隙性脑梗死，行头颅及颈椎 MRI 及 MRA 检查，以及心脏彩超检查以明确诊断。治疗予

胞二磷胆碱注射液 0.5g，静脉滴注，每日 1 次，静脉滴注鱼腥草注射液、香丹注射液、复方氨基酸注射液等。卡托普利片 1 片（12.5mg），舌下含服，口服补钾。

2006 年 5 月 1 日，患者病情加重，四肢无力，不能起床，头晕，咳嗽，腹痛，血压 145/100mmHg。诊断考虑：①急性支气管炎；②四肢肌无力查因：急性脑血管意外待排。西医治疗以控制感染、扩张脑血管、改善脑循环为主。给予注射用阿奇霉素、痰热清注射液，静脉滴注，消炎，控制感染；银杏达莫注射液扩张脑血管，改善脑循环。中医治疗以益气养阴为主，予止嗽散加减治疗，仍然未见好转。

2006 年 5 月 5 日，患者头颅颈椎 MRI 和 MRA 检查回报：①头颅 MRI 和 MRA 检查未见明显异常；②右侧上颌窦、蝶窦炎症；③颈椎退行性变；④ $C_{4\sim7}$ 考虑混合型颈椎病。因此，修正西医诊断：①急性支气管炎；②四肢肌无力查因：重症肌无力待排。中医诊断：①咳嗽（肺气阴两虚）；②痿证（脾肾两虚）。笔者陪同邓老会诊患者，诊见：患者卧床不起，表情呆滞，眼睑下垂，咳嗽痰多，四肢无力。眼睑疲劳试验（＋），软腭上提（±），眼睑闭合不全。临床诊断考虑重症肌无力合并呼吸道感染可能性大。由于患者咳喘，双肺有啰音，不宜进行新斯的明试验（注：哮喘忌用新斯的明注射液），建议诊断性治疗，予口服溴吡斯的明片 60mg，每日 3 次，痰多配合消旋山莨菪碱片 5mg（半片），与溴吡斯的明片同时服用。观察发现，服用溴吡斯的明片 1 小时后，患者四肢肌无力、眼睑下垂症状缓解，基于药理学试验原理为抗胆碱酯酶药试验阳性，诊断为重症肌无力危象，按照危象处理。

2006 年 5 月 6 日中午，患者开始出现呼吸困难，双肺布满湿啰音，血压升高至 170/106mmHg，血氧饱和度下降至 93%，给予卡托普利片含服后血压仍不能下降，遂予硝酸甘油注射液维持静脉滴注，并予雾化治疗。患者血压最高达 206/126mmHg，急测血

气分析示 PO_2 43mmHg。笔者认为，危象患者呼吸困难，可引起肺高压，往往会使血压升高。

2006 年 5 月 7 日，患者血氧饱和度进行性下降至 86%，意识模糊。笔者认为，此时需要插管接呼吸机辅助呼吸。患者经气管插管成功后，肺高压减轻，血压马上恢复至 130/85mmHg，静脉停用硝酸甘油注射液等心脑血管药物，改用地塞米松注射液静脉滴注，每日 5mg，肺部感染用头孢吡肟。鼻饲中药强肌健力口服液，每次 10mL，每日 3 次，鼻饲流质饮食。

2006 年 5 月 8 日，患者病情稍微好转。2006 年 5 月 9 日下午 4:10，患者在充分吸痰、心电监护下撤机，呼吸机待机，并予 45% 氧气从气管内吸入。停机后患者心率 101 次 / 分，呼吸 23 次 / 分，血压 147/79mmHg，血氧饱和度 100%，即查血气分析示 pH 值 7.43，PCO_2 37mmHg，PO_2 106mmHg。下午 6:00，患者重新接上呼吸机。

2006 年 5 月 9 日，患者如同 8 日又试脱机 1 次。撤机后，患者情况尚好，晚上 9:00 再次接上呼吸机后入睡。

2006 年 5 月 10 日，患者神清，精神好，有咳嗽动作，无发热。体温 37 ℃，心率 97 次 / 分，呼吸 20 次 / 分，血压 140/90mmHg，血氧饱和度 100%。患者于下午 4:10 在充分吸痰、心电监护下拔除气管插管，并予 $45\%O_2$ 鼻吸入，拔管后患者心率 101 次 / 分，呼吸 23 次 / 分，血压 147/79mmHg，血氧饱和度 100%。但脱机后约 1 小时，患者逐渐出现吸气性呼吸困难，神志逐渐模糊，下午 4:20，急予经鼻气管插管，接呼吸机，同步间歇指令通气（SIMV）模式，通气约半小时，患者开始清醒。患者脱机失败，家属急请外院西医会诊。

2006 年 5 月 11 日，三甲医院著名神经内科教授会诊，详问病史和仔细检查患者后，意见如下：①临床所见考虑重症肌无力，感染是其促发因素，鉴于患者年龄，需注意肿瘤或结缔组织病引起的类重症肌无力；②治疗上建议逐步做好脱机准备，继续抗感染治疗；③注意保持水电解质平衡，加强支持疗法；④患者存在焦虑情绪及交感张力高现象，考虑加用小剂量阿普唑仑片（每次 0.2mg，每日 2 次；或每次 0.4mg，每晚 1 次）；⑤注意保持血压平稳，尽量少用干扰血压药物；⑥脱机过程中可用溴吡斯的明。⑦有条件可以找原发病灶。

2006 年 5 月 13 日，笔者查房时认为，目前虽未找到原发病，但依据患者呼吸、吞咽困难，四肢无力，眼睑下垂，仍然考虑是以重症肌无力为主发生的危象，可以按照危象处理方案进行治疗：①中药处方按照邓老强肌健力饮方加浙贝母 15g，浮海石 10g，每日 1 剂，煎煮至 150mL 鼻饲；②地塞米松注射液 10mg，静脉滴注 7 天，改口服泼尼松 60mg，每日 1 次；③控制感染，停用头孢吡肟，改用头孢曲松钠；④恢复使用溴吡斯的明片，每次 60mg，每日 4 次，与消旋山莨菪碱片 5mg 同时服用。

2006 年 5 月 19 日，患者神清，精神好转，痰涎减少，左侧眼睑下垂明显改善，四肢肌张力正常，上肢肌力 3⁺ 级，下肢肌力 4⁺ 级。下午患者脱机，拔除气管插管，并予中流量氧经鼻孔吸入，患者生命指征正常，血氧饱和度 99%，晚上可安静入睡。2006 年 5 月 20 日起，予低流量吸氧。2006 年 5 月 25 日，患者停止吸氧，脱机成功。

2006 年 5 月 31 日，患者言语清晰，能顺畅吞咽粥水，全身乏力较前明显好转，睡眠稍差，大便质稀。胸腹 CT 示左下肺炎，左下肺盘状肺不张和局限性包裹性积液。双侧胸腔局部胸膜增厚。腹部 CT 未见异常。患者仍有肺炎存在，治疗改用注射用头孢哌酮钠舒巴坦钠。其后患者精神良好，吞咽饮食正常，可站立扶持行走。

2006 年 6 月 19 日胸部 CT 示肺炎较前吸收好转。患者于 2006 年 6 月 22 日出院，门诊找笔者按照重症肌无力治疗 1 年，终于停用激素。

按：重症肌无力危象可发生于任何年龄，虽以中青年女性患者为多，但老年患者因各种原因尤其是肺部感染诱发危象也时有发生，且需要与老年常见的脑血管病如脑梗死，心血管病如胸痹、心悸相区别。危象发生前都可能因肺高压而导致血压升高，临床常将其作为高血压危象进行处理，只要上了呼吸机，血压常能恢复正常。本例患者因双下肢无力，不能行走，2次会诊认为是腔隙性脑梗死，脱机失败后西医会诊认为是类重症肌无力（重症肌无力综合征，由于其他脏器肿瘤导致重症肌无力发生）。老年患者脱机较为困难，若使用3种以上心血管药物可能会加重重症肌无力患者病情。邓老会诊时，见患者有眼睑下垂、四肢无力、吞咽困难三大证候，认为即使有心脑血管病变（老年重症肌无力患者几乎都有），但引起危象的原发病仍然是重症肌无力，临证要抓主要矛盾或矛盾的主要方面。邓老认为，老年患者的各种检查及检查化验单都可能有不同程度的问题，临床用药不能光看化验单有异常就胡乱加药，一大把二三十粒药让患者如何吞下去。名老中医的临床诊治用药经验使笔者终身受用。

五、胸腺瘤术后危象案

（一）重症肌无力伴胸腺瘤术后危象案

陆某，男，50岁，2004年3月2日下午5:00住院治疗。患者2年前开始出现双眼睑下垂，伴有全身乏力，时有吞咽及呼吸困难，当时诊为重症肌无力，长期服用溴吡斯的明片治疗，病情时有反复。1年前，患者胸部CT发现胸腺瘤，并在广州市某三甲医院行手术治疗，病理结果示胸腺肿瘤以淋巴细胞为主（当时医学界对于胸腺瘤没有明确分型，从病理报告以淋巴细胞为主考虑为B型胸腺瘤）。患者于2003年12月因甲状腺肿大伴甲亢又进行甲状腺手术摘除治疗，术后病情一度平稳。10天前，患者开始出现呼吸及吞咽困难,入顺德第一人民医院与原手术三甲医院治疗。2004年3月2日上午8:00,患者上症加重,遂急转入我院急诊科治疗。在急诊科给予吸氧、吸痰及肌内注射新斯的明注射液(共2次,总计1mg)后收入二内科。入院症见:车床入院,神志淡漠,不能进食及说话,呼吸浅促,痰涎壅盛,口唇发绀,颈部、躯干、四肢无力。两肺可闻及大量痰鸣音。舌淡红,苔白腻,脉细数。查血常规示白细胞计数(WBC)$20.7×10^9$/L;尿常规示尿红细胞(ERY)250/μL,镜检WBC(++),镜检红细胞计数(RBC)(+++),颗粒管型(0~1)/低倍镜视野(LP);免疫全套示IgM 2.72g/L(参考值:0.60~2.63 g/L),C反应蛋白66.6mg/L;血糖13.54mmol/L;血氧饱和度93%。

中医诊断:痿证(脾肾虚损,大气下陷)。

西医诊断:重症肌无力危象,肺部感染,胸腺瘤术后,甲状腺部分切除术后。

患者入院后,呼吸困难症状加重,出现痰阻气室、烦躁、口唇发绀加重等症状,血氧饱和度急速下降至45%,面如死灰,急请麻醉科会诊,经口腔气管插管,急上呼吸机,血氧饱和度上升回95%~98%。笔者向患者家属交代了病情危重,目前宜转ICU行专医专护治疗,但患者及家属基于经济困难及患者2次手术后都入ICU行治疗而委婉拒绝,坚持在本科诊治。嘱在此治疗上加强护理,注意气道管理,定时吸痰,保持呼吸道通畅,通过胃管鼻饲食物与药物。积极控制感染,静脉滴注用头孢哌酮钠舒巴坦钠2g,每日2次;溴吡斯的明片60mg,每隔4小时给药1次;静脉滴注地塞米松注射液,每日10mg。加强对症支持治疗,维持水电解质平衡。

经上述处理后,患者病情稳定,2004年3月8日试脱呼吸机失败。

2004年3月9日,邓老查房。患者神清,精神尚好,今晨大便2次,质中等,小便正常。查体:呼吸有力,胸廓起伏好,两肺可闻及较多痰鸣音，眼裂增宽，瞳孔直径为 3mm，对光反射存在，球结膜水肿，四肢肌力 3 ～ 4 级，肌张力正常。血氧饱和度 97%。胸片示①拟支气管炎；②气管内插管。邓教授查房后指示：本病总属肾气亏虚，肾不纳气，中药功在补肾益气。

处方：党参 20g，云茯苓 15g，白术 15g，巴戟天 15g，淫羊藿 12g，狗脊 30g，川续断 15g，锁阳 10g，肉苁蓉 12g。上方煎药冲高丽参茶 2 包，分 3 次喂。每日鼻饲除肠内混悬营养液外，还可增加肉汁、米粥浆、云浆膳等。停地塞米松注射液，改为鼻饲泼尼松，每日 60mg。

2004 年 3 月 10 日，患者脱呼吸机成功，保留鼻饲胃管。细菌培养示铜绿假单胞菌阳性。笔者将抗生素改为药敏敏感的氨苄西林（注：该药便宜，病房很少使用，多用进口的头孢哌酮钠舒巴坦钠、头孢曲松钠），每日 4g，用生理盐水 250mL 稀释静脉滴注。2004 年 3 月 15 日，患者呼吸平稳，言语流利，听诊双肺呼吸音清，自觉颈部不适，咽有梗阻感，血氧饱和度 100%，舌胖大，苔厚浊，脉细涩。患者吞咽功能已无障碍，可拔除胃管。患者觉咽喉不适，但吞咽无梗阻，无呛咳，属气管插管损伤局部器官黏膜。气管拔管后 1 周，咽喉不适症状可消失。中药以健脾益气为大法。

处方：党参 20g，白术 15g，茯苓 30g，陈皮 6g，橘红 10g，巴戟天 20g，苏叶 10g，砂仁（后下）6g，黄芪 20g，甘草 6g。

2004 年 3 月 17 日，邓老查房。患者精神较前佳，仍觉咽喉不适，吞咽欠顺畅，但无呛咳，言语尚清，语声低微嘶哑，时有流涎，痰多，纳眠可，四肢肌力正常，可下床行走，二便调，舌质转淡，苔白微腻，右脉虚，以肾脉为著，重按无力，左脉弦涩。邓老查房后指出，患者鼻头亮，示病情好转，有生机；患者脉象见右肾脉虚，重按无力，为肾阳不足、肾不纳气之象，左脉涩示血少，涩中带弦，示正气来复；患者时有流涎、痰多，当属气虚生痰，治疗上应在生发脾阳的基础上辅以补肾纳气，忌攻下、消导及泻下之品，以免损伤正气。方药选用补中益气汤加淫羊藿、巴戟天及枸杞子补肾纳气，五爪龙益气除痰。

处方：黄芪 120g，党参 30g，升麻 10g，柴胡 10g，当归头 15g，巴戟天 15g，云茯苓 15g，白术 15g，淫羊藿 10g，枸杞子 12g，陈皮 5g，甘草 5g，五爪龙 50g。患者带药回家自煎。

2004 年 3 月 20 日，患者神清，精神可，言语低微清晰，进食已无呛咳，痰涎分泌减少，无呼吸困难，无发热，夜间睡眠良好，床边心电图示频发室性期前收缩，未见 ST-T 段改变。患者既往有心律失常病史，考虑为甲亢所致，无须特别处理。嘱患者注意休息，慎起居，防外感，多进食一些补中益气食物，如黄芪粥等，以促进疾病恢复。患者于 2004 年 3 月 31 日出院。出院时，患者已能独立登上 7 楼而不觉得累，呼吸吞咽顺利，无特殊不适。患者住院抢救 30 天，共花费 15000 元，患者写信称赞"中医顶呱呱"。

随访 15 年，患者病情稳定，生活自理，可以从事轻工作，已停泼尼松，每日口服溴吡斯的明片 1 片。

按：本例患者术后发生危象，病情危重，先后转诊多家三甲医院，最后收入我院二内科治疗。患者既往已抢救过 2 次，评估预后不良。患者既往未服用过中药，因此用中药后疗效显著。患者经济困难，病情危重，家属曾一度要求放弃治疗，但在全科医生的通力合作下，笔者没有把患者送 ICU 治疗，努力减轻患者经济负担。由于当时的病房允许有呼吸机，在"邓铁涛基金"项目的支持下，护理小组成员 24 小时护理患者，最终挽救了患者生命。本病例没有按照相关指南所说的用丙种球蛋白冲击疗法、血浆置换。这说明在临床中要根据具体情况，制订适合患者的方案，而不是都遵循相关指南的要求，进行大量冲击治疗。就临床观察来看，胸腺瘤手术后，患者病情往往不稳定，需要长时间服用中药调理，中西医结合治疗，尤其是中药调理，是防治重症肌无力伴胸腺瘤术后危象反复发生的有效方法之一。如今，虽然医学技术进步了，但患者抢救所需要的费用越来越多，临床中偶尔会出现缺乏人文关怀的情况，医生也感觉很难做。临床实际中，符合科研靶向药的纳入标准及排除标准者甚少，只能针对小量病患，故尽管相关研究论文的图表非常详尽，却无法普适中国广大患者。笔者曾诊治过一位要在大病筹款平台筹款的女性患者。她患的是 B2 型恶性胸腺瘤肺部胸膜转移的全身型难治性重症肌无力，没有经济能力接受反复免疫球蛋白冲击、血浆置换，以及利妥昔单抗、艾加莫得等靶向药治疗。笔者采用低剂量化疗加中药的方法，已使其带病延年 11 年，现该患者每月就诊 1 次。笔者使用的中药方主要有 2 个。处方一：麻黄附子细辛甘草干姜汤加味，适用于长期使用免疫抑制剂的患者，症见阳虚汗多，虚脱欲死，呼吸气短，或喘咳，肺部感染。麻黄 10g，淡附片（先煎）10g，细辛 3g，干姜 10g，山药 30g，甘草 6g，炒稻芽 30g，桑螵蛸 10g，茯苓 15g，干石斛 15g，桑白皮 20g。处方二：为主流方，即黄芪 90g，五爪龙 60g，党参 30g，白术 15g，当归 10g，广升麻 10g，北柴胡 10g，酒山萸肉 15g，甘草 5g，陈皮 5g，茯苓 15g，干石斛 15g，制何首乌 30g，炒酸枣仁 20g，百合 30g，紫河车 10g。

（二）重症肌无力伴恶性胸腺瘤（B3 型）术后妊娠案

梁某，女，23 岁。患者于 2012 年 12 月在广西医科大学第一附属医院行胸部 CT 示前上纵隔占位性病变，考虑胸腺瘤可能性大。2013 年 5 月 27 日，患者转我院胸外科住院治疗。2013 年 5 月 28 日凌晨，患者出现重症肌无力危象，抢救成功后于 2013 年 6 月 8 日行胸腔镜下胸腺扩大切除术。术后病理报告示胸腺瘤 B3 型。患者经中西医结合治疗，病情稳定，后出院。嘱患者规律服用溴吡斯的明片 60mg，每日 4 次；泼尼松片，上午 8:00，30mg，下午 1:00，10mg；予中药汤剂。

处方：黄芪 60g，五爪龙 60g，熟党参 30g，白术 15g，当归 10g，广升麻 10g，柴胡 10g，酒山茱萸 15g，山慈菇 15g，盐杜仲 15g，薏苡仁 30g，浙贝母 15g，制何首乌 30g，茯苓 20g，甘草 5g，陈皮 5g。

后患者遵医嘱将泼尼松片减量至 17.5mg，每日 1 次，病情控制可。

2019 年 10 月，患者怀孕，中药方调整如下。

处方：黄芪 45g，五爪龙 45g，党参 30g，白术 15g，山茱萸 15g，熟地黄 20g，女贞子 20g，续断片 15g，肉苁蓉 15g，紫河车 10g，杜仲 15g，谷芽 30g，甘草 5g，陈皮 5g。2 天 1 剂。

2020 年 7 月，患者顺产一女婴。生产后，患者眼睑下垂加重，伴呼吸及吞咽困难，四肢乏力，遵医嘱将泼尼松片加量至 20mg，每日 1 次，并加服他克莫司胶囊 0.5mg，每日 3 次。患者症状仍有反复，于 2020 年 10 月 20 日下午步行入我院脾胃科进行治疗。嘱其将泼尼松片调整为 30mg，每日 1 次；他克莫司胶囊 1mg，每日 2 次；溴吡斯的明片，90mg 每日 4 次。中药以益气健脾、清热利湿为法，拟补中益气汤加减。

处方：黄芪 60g，五爪龙 90g，太子参 30g，白术 15g，广升麻 10g，北柴胡 10g，酒山茱萸 15g，土茯苓 30g，炒酸枣仁 20g，布渣叶 15g，救必应 20g，山药 20g，陈皮 5g，甘草 6g。

中成药予藿香正气滴丸、强肌健力合剂。

经上述处理 2 周后，患者病情稳定，后出院。随访至今，母女平安，患者能生活自理，照料女儿，女儿如今已 4 岁，发育正常，模样清秀（注：患者于 2023 年 7 月告知，又生一女儿）。

按：该患者 2013 年行恶性胸腺瘤手术，至今已有 11 年，通过中西医结合治疗，效果尚属满意。患者曾在 2016 年时征求笔者意见，问她可否生育孩子。笔者考虑患者恶性胸腺瘤的生存空间及用药情况，遂回复可以。未怀孕时基本中药处方：黄芪 60g，五爪龙 60g，党参 30g，白术 15g，当归 10g，升麻 10g，柴胡 10g，山茱萸 15g，杜仲 15g，肉苁蓉 15g，石斛 15g，山慈菇 15g，预知子 15g（与山慈菇交替使用），甘草 5g，陈皮 5g。主要加减中药：颈部无力，加狗脊 15g，仙茅 10g；月经不调，加熟地黄 20g，生地黄 20g，黄精 15g；激素不良反应，加薏苡仁 30g，茯苓 30g。患者怀孕后，对中药方进行调整，主要去柴胡、升麻。柴胡为少阳之药，能引大气之陷者自左上升；升麻为阳明之药，能引大气之陷者自右上升；左右出入升降恐怕动胎气，故去。笔者又曾治一患者范某，男，20 岁。该患者于 2004 年行 B2 型胸腺瘤切除术，术后病情反反复复，当地医院先后使用的西药有硫唑嘌呤、他克莫司、环孢素、吗替麦考酚酯。笔者向他介绍了中药减毒增效的方法，患者应用至今，病情稳定，能够正常生活与工作。范某 2015 年结婚后生育一男孩，孩子身体健康，范某的父亲很高兴，特意给笔者来电话报喜。

（三）门诊诊治胸腺瘤术后案

笔者门诊大约五分之一的重症肌无力患者都是胸腺瘤术后患者，以下是陈凯佳博士整理的医案 2 例。

1. 胸腺瘤术后案一

彭某，男，65 岁，2017 年 11 月 8 日初诊。患者反复四肢乏力 2 年余，加重伴吞咽困难 1 月余。2015 年 3 月，患者受凉后出现四肢乏力、双睑下垂，于广州医科大学第一附属医院确诊为重症肌无力，胸部 CT 提示胸腺瘤。2015 年 6 月，患者行胸腺瘤切除术，术后病理提示胸腺瘤 B2 型。术后予溴吡斯的明片 60mg，每日 4 次；甲泼尼龙片 8mg，每日 1 次。2015 年 8 月，患者因感冒而呼吸困难入广州医科大学第一附属医院重症监护病房治疗，行气管插管接呼吸机辅助通气、丙种球蛋白及激素冲击等治疗，病情好转后出院。之后患者定期于广州中医药大学第一附属医院门诊复诊。经过治疗，患者四肢乏力好转，病情稳定，予停服甲泼尼龙片，予他克莫司胶囊 0.5mg，每日 2 次，并配合溴吡斯的明片 60mg，每日 3 次，维持治疗。患者 1 个月前劳累后出现四肢乏力加重，伴饮水呛咳、吞咽困难，遂就诊。现症见：双侧眼睑下垂，遮盖巩膜约 1/3，视物模糊，四肢乏力，构音不清，咀嚼无力，吞咽困难，无呼吸困难。查体见活动受限，四肢肌力 4 级。舌质淡，苔薄白，脉沉细。

中医诊断：痿证（脾胃虚损，肝肾亏虚）。

西医诊断：重症肌无力（Ⅱb 型），胸腺瘤切除术后（B2 型）。

治法：补脾益气，益肾养肝。

处方：五爪龙 60g，千斤拔 60g，黄芪 60g，熟党参 60g，升麻 10g，柴胡 10g，酒山茱萸 15g，杜仲 15g，何首乌 30g，山药 30g，枸杞子 15g，女贞子 15g，石斛 15g，橘络 5g，甘草 6g。14 剂，2 日 1 剂，早晚温服。同时配合服用溴吡斯的明片 60mg，每日 4 次；甲泼尼龙片 16mg，每日 1 次。

二诊：2017 年 12 月 20 日。患者四肢乏力较前改善，仍见双睑下垂，遮盖巩膜约 1/4，伴视物模糊、重影，眼球活动不受限，无构音障碍、吞咽困难、饮水呛咳。

处方：上方减千斤拔、枸杞子、女贞子、何首乌、橘络，加酒苁蓉、狗脊、预知子、葳蕤仁各 15g，紫河车 10g，陈皮 6g。30 剂，2 日 1 剂，早晚温服。甲泼尼龙片用量减至 8mg，每日 1 次；溴吡斯的明片 60mg，每日 4 次。

三诊：2018 年 3 月 10 日。患者四肢肌力恢复正常，仅见右睑轻度下垂，无视物模糊、重影、眼球活动障碍，无抬颈无力，无吞咽、呼吸困难，遂将上方去葳蕤仁、紫河车，加仙茅 15g，何首乌 20g，巩固疗效。嘱患者定期门诊复诊，甲泼尼龙片用量每月减 2mg，溴吡斯的明片逐渐减量。

半年后随访，患者已停服甲泼尼龙片、溴吡斯的明片，仍规律服用上述中药，眼睑下垂基本痊愈，四肢肌力可，无视物模糊、构音障碍、吞咽困难等不适。

2. 胸腺瘤术后案二

陈某，女，39岁，2019年3月26日初诊。患者眼睑下垂、复视、肢体乏力2年。2017年3月，患者因眼睑下垂、复视、肢体乏力诊断为重症肌无力，胸部CT提示胸腺瘤，在外院行胸腺瘤切除术，术后病理提示B2型。患者术后症状缓解，服用溴吡斯的明片，每次60mg，每日3次。现左眼睑轻微下垂，遮盖角膜1/3，复视（弱阳性），眼球活动可，吞咽可，构音清，四肢偶有乏力感，手指震颤，双下肢有散在性皮疹，瘙痒，抓痂，部分渗液，呈多型性损害。现患者服溴吡斯的明片，每次60mg，每日3次；泼尼松片，每次2片，每日1次。

中医诊断：痿证（脾虚湿蕴，血虚风热）。

西医诊断：重症肌无力（Ⅱa型），胸腺瘤切除术后（B2型），湿疹。

治法：健脾祛湿，祛风养血消疹。

处方：白鲜皮15g，桑白皮20g，茯苓皮20g，山慈菇15g，徐长卿10g，飞扬草15g，白茅根20g，生地黄20g，熟地黄20g，粉萆薢15g，薏苡仁30g，合欢皮30g，甘草5g，制何首乌20g。

西药：溴吡斯的明，每次60mg，每日3次。

二诊：2019年4月30日。现患者左眼睑轻微下垂，遮盖角膜1/3，眼球活动未受限，吞咽可，构音清，双下肢散在性红疹好转。现患者服泼尼松，每次2片，每日1次；溴吡斯的明片，每次60mg，每日3次。

处方：黄芪45g，五爪龙45g，熟党参30g，白术15g，当归10g，广升麻10g，北柴胡10g，酒山茱萸15g，甘草5g，陈皮5g，茯苓15g，干石斛15g，制何首乌20g，山慈菇15g，桑白皮20g，稻芽30g。7剂。

西药：溴吡斯的明，每次60mg，每日3次。

三诊：2019年5月28日。现患者左眼睑轻微下垂，遮盖角膜1/3，眼球活动可，吞咽可，构音清。现患者服溴吡斯的明

60mg，每日 3 次。近几天，患者因感冒，喉咙痛。

处方一：黄芪 45g，五爪龙 45g，熟党参 30g，白术 15g，当归 10g，广升麻 10g，北柴胡 10g，酒山茱萸 15g，甘草 5g，陈皮 5g，茯苓 15g，干石斛 15g，制何首乌 20g，山慈菇 15g，熟地黄 20g。7 剂。

处方二：黄芪 45g，五爪龙 45g，熟党参 30g，白术 15g，当归 10g，广升麻 10g，北柴胡 10g，酒山茱萸 15g，甘草 5g，陈皮 5g，枸杞子 15g，制何首乌 20g，干石斛 15g，酒苁蓉 15g，预知子 15g。7 剂。

处方三：五爪龙 30g，千斤拔 30g，牛大力 30g，太子参 15g，白术 15g，茯苓 20g，薏苡仁 30g，山药 30g，甘草 5g，蒸陈皮 5g，浙贝母 15g，龙脷叶 15g，稻芽 30g，桑白皮 20g。3 剂。

西药：溴吡斯的明片，每次 60mg，每日 3 次。

四诊：2019 年 6 月 28 日。现患者左眼睑轻微下垂，眼睑疲劳，吞咽可，构音清，四肢活动可。现患者服溴吡斯的明片，每次 60mg，每日 3 次。

处方一：黄芪 45g，五爪龙 45g，熟党参 30g，白术 15g，当归 10g，广升麻 10g，北柴胡 10g，酒山茱萸 15g，甘草 5g，陈皮 5g，茯苓 15g，干石斛 15g，紫河车 10g，山慈菇 15g，熟地黄 20g。7 剂。

处方二：黄芪 45g，五爪龙 45g，熟党参 30g，白术 15g，当归 10g，广升麻 10g，北柴胡 10g，酒山茱萸 15g，甘草 5g，陈皮 5g，枸杞子 15g，制何首乌 20g，预知子 15g，酒苁蓉 15g，酒黄精 15g。7 剂。

西药：溴吡斯的明片，每次 60mg，每日 3 次。

患者病情稳定，门诊随诊。

按：上述两案均为重症肌无力合并胸腺瘤，并行手术切除胸腺瘤治疗。临床观察发现，重症肌无力并发胸腺瘤者多难治，且胸腺瘤多为 B2 型。一般来说，胸腺瘤术后患者症状会缓解。案一患者术后症状短期缓解，2 个月后因感冒诱发重症肌无力危象，之后溴比斯的明与甲泼尼龙、他克莫司交替联合运用，病情不稳定，后予中药强肌健力饮专方专药，补脾益气升阳。患者伴有吞咽困难、构音不清，属延髓支配肌肉受累，根据肾主髓理论，可加用补肾药物酒山茱萸、杜仲。患者视物模糊，是肝肾阴血不足，予枸杞子、女贞子、石斛养肝明目，橘络通络散结。另配合激素与溴吡斯的明片口服。患者症状缓解后，二诊予减激素量，换用酒苁蓉、狗脊补肾，针对肾虚抬颈无力，葳蕤仁以养肝明目，加紫河车。刘小斌教授的经验是一般减激素时需加用紫河车，可起类激素作用。加用胸腺瘤专药预知子，以疏肝理气，活血散结，还可利尿减轻激素引起的水钠潴留。患者症状持续减轻，无视物模糊症状后，则减葳蕤仁。上述治疗疗效明显，逐步停用激素及溴比斯的明，仅用中药维持治疗。随访半年，患者病情达到临床缓解，体现了中医药在治疗胸腺瘤术后的有效性。案二患者病情相对较轻，在胸腺瘤切除术后，症状有所缓解，服用小剂量泼尼松片与溴吡斯的明片。患者出现皮肤湿疹，为脾虚湿热蕴结。中医急则治其标，予白鲜皮、桑白皮、茯苓皮、粉萆薢、薏苡仁、白茅根等清热祛湿，徐长卿、飞扬草祛风止痒，何首乌、生地黄、熟地黄养血息风止痒。待标证缓解，则改回重症肌无力专方。胸腺为人体免疫器官，胸腺瘤的患者更易出现感冒症状，并因此诱发重症肌无力危象，故治疗感冒非常重要。此时，可采用强肌健力饮轻剂，并去当归、黄芪等温燥之品，改为牛大力、千斤拔，加用浙贝母、龙脷叶、桑白皮等清肺润肺化痰止咳之品，组成感冒轻症方。如果是严重的感冒，出现咽喉肿痛、咳嗽、痰黄稠等症，则以清热宣肺化痰为主，待感冒好转后再服原重症肌无力专方。重症肌无力病程长，患者需要长期服药。门诊上许多患者都是从外地赶来的，常希望一次多开一段时间的药物。根据刘小斌教授的经验，对于这种情况可以，可以一次多开几个处方轮换服用，既可以减少长期服用一个处方的偏性，又方便患者。

六、重症肌无力危象气管切开后拔管困难案

近十多年来，广州中医药大学第一附属医院先后接诊了省内外三甲西医院转送而来的 30 余名气管切开后无法拔管的重症肌无力危象患者。上机后如何脱机，以及气管切开后如何拔管封口，都是抢救重症肌无力危象中的技术难题。

文某，女，26 岁，2006 年 8 月 25 日从海南省某三甲西医院转入广州中医药大学第一附属医院二内科。该患者转院时处于气管切开后戴着气管套管的状态。患者 2 个月前因乳腺疾病服用乳宁片，剂量不详，未服完，遂出现吞咽困难，仅可进半流质饮食，伴四肢麻木，无疼痛，入当地医院诊断为病毒性脑膜炎，经治疗未见好转，出院时出现昏迷，又到海南省人民医院就诊，当时吞咽困难，饮食不下，疑食管占位性病变，予以食管钡餐检查，钡剂反呛入肺，呼吸困难。神经科会诊，行新斯的明试验，结果为阳性，诊断为重症肌无力危象，行气管切开，并予呼吸机辅助呼吸，丙种球蛋白、激素冲击治疗抢救成功，后服用嗅吡斯的明片等药物（具体剂量不详），症状有所缓解，但气管套管 2 个月无法拔除。现为求拔除气管套管，遂转入我院。入院时症见：吞咽困难，呼吸气短，伴四肢麻木，时有复视，喉中痰涎色白，间夹黄色，量多质稠，无法咳出。

体格检查：体温 36.5℃，心率 98 次 / 分，呼吸 20 次 / 分，血压 100/60mmHg。SO₂（血氧饱和度）95%。留置胃管，气管切开，留置套管插管，不能言语，咽反射存在，未见眼睑下垂，眼球活动受限，双肺呼吸音粗，可闻及散在痰鸣音。抬颈无力，四肢抬举无力，肌力 2 ~ 3 级。舌淡白，苔白厚腻，左脉弱，右脉细弦数。

专科检查：新斯的明试验阳性，肌疲劳试验阳性。胸腺 CT 未见异常。全胸正、侧位片示钡剂片点状影，吸入性肺炎（当地

医院行吞钡造影时，因吞咽障碍致造影剂误吸入肺，胸片见造影剂残留），结合临床。

中医诊断：痿证（脾肺气虚，痰壅湿盛）。

西医诊断：重症肌无力危象，气管切开术后并发症，肺部感染。

中药予邓老强肌健力口服液，每次 10mL，每日 3 次。西药维持之前的药物用量。气管套管采用人工鼻管道接驳，湿化中流量吸氧。静脉滴注头孢唑林注射液，每日 4g。

2006 年 8 月 26 日，患者神清，精神一般，吞咽困难，形体消瘦，不能言语，伴四肢麻木，喉中痰涎色白，间夹黄色，量多质稠，无法咳出，留置胃管通畅，血氧饱和度 98%。完善相关检查，如甲功五项、痰培养药敏等。

2006 年 8 月 27 日至 29 日，患者病情尚稳定，但呼吸机一停止供氧，血氧饱和度就下降。本病属虚实夹杂，病情较重，虽积极治疗，但预后一般，脱机拔管仍然需要时间。

2006 年 8 月 30 日，相关实验室检查回报：三大常规示正常；凝血四项示凝血酶原时间国际标准化比值（PT-INR）1.40，纤维蛋白原（FIB）4.26g/L，凝血酶原时间（PT）17.60 秒，活化部分凝血活酶时间（APTT）40.10 秒；生化三组示球蛋白（GLO）37.7g/L；痰培养可见假铜绿单胞菌生长。停头孢唑林，静脉滴注射用阿莫西林钠舒孢坦钠，防治感染。

2006 年 9 月 1 日，患者病情明显好转，吞咽困难改善，偶有呛咳，痰少色白，唾液多，可以吐出，可以下床行走，双肺呼吸音粗，可闻及散在痰鸣音，但较之前减少。

2006 年 9 月 5 日，耳鼻喉科刘春松医师前来会诊，详细询问病史并查体后指出，患者病情好转，拟考虑拔管，暂不予换管，若需拔管再与我科联系。

2006 年 9 月 8 日，患者精神可，可以吞咽。查体：留置胃管，气管切开，留置插管，脑神经检查未见异常，四肢肌力、肌张力、感觉正常。生理反射存在，病理反射未引出。舌淡红，苔白腻，脉细弦。继续补益脾胃治疗，口服强肌健力口服液，静脉滴注黄芪注射液。患者病情反复，考虑气管切开后插管影响呼吸与吞咽功能，先予重新开放，定时吸痰，观察1周，待全身状况稳定时直接拔除气管插管。嘱家属加强饮食营养。

2006年9月14日，患者精神可，吞咽较前改善，无呛咳，痰少色白，唾液减少，可自行吐出，无恶寒发热，无咳嗽，二便调。查体：留置胃管，气管切开，留置插管，形体消瘦，自主体位，查体合作。双肺呼吸音粗，未闻及啰音。脑神经检查未见异常，四肢肌力、肌张力、感觉正常。生理反射存在，病理反射未引出。舌淡红，苔薄白，脉细弦。刘小斌教授查房后指出，患者脾胃之气恢复，吞咽功能改善，病情稳定，可予拔除气管插管。刘凤斌主任、五内科张伟主任医师察看患者后，一致认为可拔出气管切开处插管。拔管操作由江护士长完成，拔管过程顺利，全程拍摄记录。

2006年9月15日，患者气管切开处套管半封闭24小时后无异常，再全封闭24小时后拔气管套管。现患者呼吸平顺，吞咽无障碍，无特殊不适。拔管后用蝶形胶布封闭气管切开处，伤口有少许渗液，予无菌湿纱布块覆盖气管切开处，观察患者呼吸无异常。持续低流量吸氧，六参数心电监护监测呼吸及血氧饱和度水平。心率80次/分，呼吸20次/分，血氧饱和度100%。静脉滴注注射用阿莫西林钠舒巴坦钠，防治感染。注意拔管处加强护理，保持清洁。必要时吸痰，继续观察。

2006年9月17日，气管切开处伤口无渗液。2006年9月18日，气管切开处伤口已基本愈合，伤口皮肤稍红。

2006年10月5日，患者连续3天早晨能够自行吞咽，功能好转，予以拔除胃管，恢复主动进食功能。

2006年10月12日，患者精神好，吞咽可，无呛咳，无咳嗽，无恶寒发热，偶有痰涎，色白质稀量少，无唾液分泌，纳眠佳，二便调。查体：双肺呼吸音清，左下肺呼吸音稍弱，未闻及干湿啰音。脑神经检查未见异常，四肢肌力、肌张力、感觉正常。生理反射存在，病理反射未引出。舌淡红，苔薄白，脉细。患者病情稳定，症状较前缓解，准予带药出院，嘱门诊不适随诊。

处方一：黄芪 60g，五爪龙 60g，党参 30g，白术 15g，当归 10g，升麻 10g，柴胡 10g，茯苓 20g，山茱萸 15g，杜仲 15g，浙贝母 15g，肉苁蓉 20g，紫河车 10g，甘草 5g，陈皮 5g。

处方二（感冒方）：黄芪 30g，五爪龙 30g，千斤拔 30g，牛大力 30g，太子参 30g，白术 15g，茯苓 20g，薏苡仁 30g，柴胡 10g，桔梗 15g，豨莶草 15g，谷芽 30g，甘草 5g，陈皮 5g。

按：重症肌无力危象后上呼吸机辅助呼吸但脱不了机，气管切开后不能拔管封口，这类患者从各地西医院转院至广州中医药大学第一附属医院的有 30 余人，可谓是棘手的"硬骨头"。笔者陪同邓老查房时，邓老经常谈起中医喉科名著《重楼玉钥》。咽喉乃十二重楼，咽喉乃司呼吸、吞饮食之关隘。邓老对这类患者，注重通气管道的护理。邓老常说"三分医疗，七分护理"，曾为脾胃科、呼吸科护士资助了 4 个重症肌无力护理项目，并嘱咐笔者一定要落实。护士们利用项目资金积极研究气管切开后及留置鼻饲管等护理难题。气管切开后，气道处于开放状态，第一，应充分引流痰液，减少导管阻塞及感染机会，掌握鼻饲食物速度，注意胃液反流误吸入肺；第二，气管切开以后，肺部感染率会随着气道温化的降低而升高，所以要充分温化，同时还要及时进行气道湿化，气管切开的患者气道失去湿化功能，所以，气道湿化非常重要，可以减少血痂形成造成的阻塞，使吸痰顺畅，防止产生气道阻塞、肺不张和继发性感染等并发症。第三，关于气管切开后的常规护理，应每日用消毒水对患者进行消毒，让患者保持适当的体位，防止套管脱落，注意有无皮下气肿，气管套管脱出，形成肉芽组织，造成气管狭窄等。2005—2010 年，当时入院的危象患者全部脱机，完成气管套管拔管与封闭。这离不开脾胃科、呼吸科护理人员的共同努力。这些护理人员至今还感恩邓老对他们的科研资助，帮助他们提高护理水平。

在留置胃管后，患者的饮食与口服药物都要通过胃管给予。患者的胃内容量是有限的，胃不能全天都处于充盈状态。那么，中药量要多少才是适宜的？对此，邓老说要"药专力宏"，所以研制了强肌健力口服液，一次 10mL，一日 3 次。如用中药处方，则浓缩为"婴儿量"鼻饲，成人每日药量为 50 ~ 120mL。口服中药鼻饲，能使药物直接到胃底，这与正常饮食通过食管开始吸收逐渐到胃进入肠道有区别。邓老的"药专力宏"还有另一层含义。药专指治疗重症肌无力要用甘温之品补脾益损，而临床很多医生看见重症肌无力患者肺部感染，就改用苦寒的消炎中药如毛冬青、黄芩、黄连、石膏、射干、鱼腥草等。因为药专，故力宏，治疗效果好。

从西医院转入我院治疗的危象患者，激素基本使用进口的甲泼尼龙片。自严重急性呼吸综合征（SARS）出现后，此药（每日 500 ~ 1000mg）及丙种球蛋白（每日每千克体重 400mg）冲击疗法便成为治疗重症肌无力危象的临床路径。但笔者认为，用药不能光看说明书，故笔者在临床中常把甲泼尼龙改为同等量的泼尼松（注：将甲泼尼龙 1 片改为泼尼松 1 片），临床观察发现有较好效果。这是因为泼尼松在体内的作用时间较长。同时，要及时调整抗生素，不再用丙种球蛋白冲击治疗，而是通过中药及饮食疗法改善患者的免疫功能。笔者认为，减轻患者经济负担使之不放弃治疗的机会，也是挽救患者生命的关键。笔者记得有一次，邓老听见患者说，某医院某医生告诉他"没有 40 万元就不要来住院"。邓老当时非常生气，说临床有效无效，不是看花多少钱，而是要听听患者怎么说。本病案患者文某，由于没有用丙种球蛋白冲击、血浆置换疗法，住院 2 个月，共花费52000 元。

七、危象状态下（呼吸机插管）行胸腺手术案

《中国重症肌无力诊断和治疗指南（2015版）》提出，胸腺摘除手术可使部分MG患者临床症状得到改善，对于伴有胸腺增生的MG患者，轻型者（Osserman分型 I 型）不能从手术中获益，而症状相对重的MG患者（Osserman分型 II ~ IV型），特别是全身型合并AChR抗体阳性的MG患者则可能在手术治疗后，临床症状得到显著改善。胸腺摘除手术后，患者通常在2 ~ 24个月病情逐渐好转、稳定，用药剂量亦减少。部分MG患者经胸腺摘除手术治疗后可完全治愈；也有部分MG患者在胸腺摘除术后几年甚至数年后MG症状复发，但总体来说，多数胸腺异常的MG患者能从手术中获益。一般选择手术的年龄为18周岁以上。MG症状严重的患者，待病情改善、稳定后再行手术治疗，有助于减少、防止手术后发生肌无力危象。

这就是说，胸腺摘除手术要待病情改善、稳定后再行手术治疗，有助于减少、防止手术后发生肌无力危象。但临床也有相当部分重症肌无力患者病情无法改善，难以稳定，具体表现为即使进行丙种球蛋白冲击、血浆置换、足量糖皮质激素，联合使用免疫抑制剂如他克莫司，危象仍然反复发生，连续几次住ICU，一次花十几万，两次三十万，如何治下去？笔者观察发现，胸外科胸腺手术是全麻后马上口腔插管上呼吸机，在全麻状态下手术摘除胸腺，其方法与内科危象抢救用药基本相同，关键是施术者要技艺高超，以最少创伤最短时间内摘除胸腺结束手术。摘除了胸腺或胸腺瘤这个病源"启动器"，患者才能从手术中获益，不至于危象反复发作。抢救性手术治疗的重要参考数据是：全身型合并AChR抗体阳性，或抗titin抗体阳性，或抗RyR抗体阳性的患者。

（一）危象状态下行胸腺手术案一

陈某，男，56岁。患者2014年10月因左眼睑下垂伴视物

重影于某三甲医院就诊，查乙酰胆碱自身抗体阳性，结合胸腺CT、肌电图等检查，诊断为重症肌无力。当时患者未予重视，间断于当地门诊治疗，症状反复。2015年3月7日，患者出现吞咽困难、呼吸不畅，门诊予甲泼尼龙片，每日8片，治疗后症状可缓解，后患者坚持于门诊治疗，逐步减少甲泼尼龙片及溴吡斯的明片的用量，症状控制可。2015年12月，患者自行停服激素，当时未见明显异常。2016年1月初，患者觉双睑下垂症状加重，伴有呼吸困难，吞咽欠顺畅，遂自行加用甲泼尼龙片，每日8片，但症状未见明显缓解。2016年1月14日，患者呼吸困难加重。2016年1月15日白天，患者出现吞咽困难、四肢乏力，自行将溴比斯的明片加量至每次120mg，每日4次，症状缓解不明显，遂于2016年1月16日至某大学第一附属医院ICU住院治疗，诊断为重症肌无力危象。予接呼吸机辅助通气；并予肌内注射新斯的明注射液1mg；丙种球蛋白冲击治疗；甲泼尼龙片，每次16mg，每日1次；溴吡斯的明片，每次60mg，每日3次。经治疗，效果不明显。2016年1月18日，患者到我院呼吸科住院治疗，继续维持气管插管、呼吸机辅助通气。笔者会诊给予静脉滴注地塞米松注射液10mg，每日1次，从2016年1月18日到2016年1月24日。2016年1月25日起，鼻饲泼尼松片，每次30mg，每日2次（具体用法：上午7:00，30mg；下午1:00，30mg，从2016年1月25日到2016年2月5日），调节免疫；鼻饲溴吡斯的明片，每次60mg，每日4次，抑制胆碱酶；鼻饲消旋山莨菪碱片，抑制腺体分泌及抗感染。患者经上述综合治疗后病情好转出院，后在我院门诊定期就诊及复查。

2016年8月28日晚11:00，患者再次出现双眼睑下垂，乏力，呼吸困难，痰多难咳出，遂再次于我院就诊。急诊查血常规示WBC 24.51×10^9/L，中性粒细胞百分比（NEU%）83.3%；生化八项 + 心肌酶五项示肌酸激酶（CK）43U/L，乳酸脱氢酶

（LDH）286U/L，血糖13.29mmol/L；血气组合示pH值7.028，氧分压（PO_2）98.6mmHg，二氧化碳分压（PCO_2）98.6mmHg，乳酸（Lac）5.1mmol/L。治疗上予以气管插管接呼吸机辅助通气，转入ICU后药物予以抗感染、免疫抑制、抑酸护胃、稀释痰液、中药强肌健力合剂、丙种球蛋白冲击、营养支持及对症处理。这是患者第3次插管上呼吸机入ICU治疗。笔者知道胸外科王继勇主任有在患者上着呼吸机状态下进行抢救性手术治疗的成功案例，因此，在ICU会诊时，请王继勇主任看看是否可能再救一例，并与患者家属沟通：患者3次上呼吸机入ICU，即使这次脱机后出院，也可能出现病情反复，再次入ICU治疗，患者疑为胸腺病变，胸腺瘤这个病源"启动器"不摘除，则肌无力难以治愈。家属知情后，马上签字同意手术。

经中药支持疗法等对症治疗后，患者呼吸、循环较前稳定，肺部感染、心房颤动、2型糖尿病得到控制，于2016年9月5日在我院胸外科（四外科）由王继勇主任主刀行经胸腔镜剑突下胸腺扩大切除术，术程顺利。术后病理提示符合胸腺增生改变。术后患者病情逐渐好转，予以中药继续治疗。

处方：黄芪60g，五爪龙60g，党参30g，白术15g，当归10g，升麻10g，柴胡10g，茯苓20g，山茱萸15g，杜仲15g，浙贝母15g，肉苁蓉20g，预知子15g，甘草5g，陈皮5g。适当加白茅根30g，薏苡仁30g。

西药予以抗感染、抑制免疫、止痛、抑酸护胃、稀释痰液、营养支持等对症处理。

1个月后，患者症状好转出院。患者出院后规律服用溴吡斯的明片（每次60mg，每日4次）、环孢素软胶囊（每次50mg，每日2次）、泼尼松片从12片减至7片（每次35mg，每日1次），自述症状控制可。患者自此以后再没有因重症肌无力危象住院，至2020年10月，激素每日只吃1片。

（二）危象状态下行胸腺手术案二

陈某，女，45 岁，医务人员（检验科检验师）。患者反复吞咽困难 8 余年，加重伴气促、咳嗽、咳痰 2 天。患者于 2007 年无明显诱因出现眼睑下垂，吞咽困难，在中山三院就诊，新斯的明试验阳性，诊断为重症肌无力（延髓型）。患者出院后在我院门诊规律治疗，一直服用溴吡斯的明片，每次 60mg，每隔 4 小时 1 次；泼尼松片，每次 10mg，每日 1 次；他克莫司胶囊，每次 1mg，每日 1 次；辅酶 Q_{10} 胶囊和门冬氨酸钾镁片，症状控制良好。患者于 2 天无明显诱因开始出现发热，咳嗽，咳痰，痰稠难咳，色黄，呼吸急促，吞咽困难，分别于 2015 年 5 月 16 日晚上 8:00、2015 年 6 月 17 日上午 8:30、2015 年 6 月 17 日下午 2:30 在其所在单位注射新斯的明注射液 0.5mg 和阿托品注射液 0.5mg，但病情缓解不明显，今为进一步治疗来我院就诊。门诊以重症肌无力收入我科，入院症见：患者神志清，精神疲倦，发热，体温 39.8℃，呼吸急促，语音不清晰，咳嗽，咳痰，痰黄难咳，大汗，吞咽困难，饮水呛咳，无双眼睑下垂、四肢乏力、复视，无胸闷心慌、恶心、呕吐等，近 2 日大便每日 3～4 次，质烂，纳眠差，体重无明显变化。床边计算机 X 线摄影（CR）示结合临床考虑双下肺感染，建议治疗后复查；右上肺结节影（类圆形结节影，大小 1.7cm×1.7cm，边界尚清），性质待定。

2015 年 6 月 18 日下午 4:30，患者出现神志不清、烦躁、气促，当时心电监护提示血压 120/74mmHg，呼吸 31 次／分，心率 114 次／分，血氧饱和度 88%。考虑患者为肌无力危象，立即实施抢救，建立静脉通道，吸痰，可吸出少量白色黏液样痰，肌内注射新斯的明 1mg 注射液，请麻醉科行气管插管，予咪达唑仑 3mg 镇静后，下午 4:55 行气管插管，插管深度 20cm，予球囊面罩吸氧，心率 123 次／分，血氧饱和度 100%，血压 68/35mmHg。下午 5:07，血压 58/31mmHg，予参附注射液静脉缓慢推注。下午

5:10，予多巴胺注射液 80mg 配 250mL 生理盐水维持全速静脉滴注。下午 5:18，血压 86/45mmHg，心率 63 次 / 分，血氧饱和度 97%。随后监测生命体征：血压维持在 110/60mmHg，血氧饱和度维持在 95% 以上，心率 70 ~ 90 次 / 分，呼吸 16 ~ 24 次 / 分。下午 5:40，主管医生联系重症医学科转科治疗。下午 5:47，患者转入 ICU。ICU 使用哌拉西林钠他唑巴坦钠控制感染，以及丙种球蛋白冲击治疗、甲泼尼龙冲击治疗［笔者会诊后将甲泼尼龙改为地塞米松，每日 10mg；使用 7 天后改为泼尼松，上午 7:00 服用 30mg（6 片），下午 1:30 服用 30mg（6 片）］。中药鼻饲贞芪扶正颗粒，每次 1 包，每日 2 次。另外，给予营养支持、扩容抗休克、调节血糖、维持内环境稳定等治疗。

由于患者是医务人员，在家里经常因呼吸困难而自行肌内注射新斯的明注射液缓解症状。因其所在单位没有新斯的明注射液，也没有会治疗危象的医生，故转诊困难。患者查 AChR 抗体阳性，胸部 CT 提示胸腺增生，曾经考虑过胸腺摘除手术问题，进入 ICU 后，患者与其丈夫咨询笔者是否进行手术。笔者认为，我院胸外科王继勇主任具有危象抢救性手术治疗的能力、经验，以及多例成功案例在前，建议请胸外科王继勇主任会诊。

在患者丈夫签署知情同意书的情况下，2015 年 6 月 26 日，患者由我院 ICU 转入胸外科。入科后完善相关检查，血常规示白细胞计数 14.73×10^9/L，血小板计数 383×10^9/L，中性粒细胞计数 12.26×10^9/L，中性粒细胞百分比 83.2%；凝血四项示活化部分凝血活酶时间 34.7 秒，血浆纤维蛋白原 5.08g/L；生化 21 项示尿酸 73μmol/L，白蛋白 35.2g/L，球蛋白 45.9g/L。胸部 CR 示考虑两下肺感染治疗后渗出灶已基本吸收。患者完善相关检查，排除手术禁忌证，于 2015 年 6 月 29 日送手术室在全麻下行经剑突下胸腔镜胸腺扩大切除术。术中所见：①右侧胸腔无粘连，无积液，肺裂发育可，肺表面有大量炭末沉着。②前上纵隔胸腺组织明显，大小约 4.0cm×5.0cm×2.5cm，包膜完整，与周围组织分界清楚。手术步骤：①施麻后，平卧位双足分开，常规消毒铺巾。②分别在剑突下、双侧腋中线肋骨缘做腔镜孔、操作孔及辅助孔，置入胸腔镜，探查如上。③卵圆钳提起胸腺，钝性游离周围粘连，超声刀凝闭肿瘤血供。完整切除胸腺组织及周围脂肪。④吸痰检查无漏气，仔细止血，辅助孔放置24号引流管。⑤清点器械、纱布无误，缝合切口。⑥麻醉满意，手术顺利。术中生命体征平稳，出血量少，带气管插管安返病房。2天术后病理报告示①送检脂肪组织间见胸腺组织，未见肿瘤性病变。②（纵隔淋巴结）反应性增生。③（胸骨上窝）脂肪组织未见异位胸腺组织。

患者回到ICU后，给予呼吸机辅助呼吸，静脉滴注注射用头孢唑肟钠抗炎，静脉滴注参芪扶正注射液益气扶正，奋乃静片、咪达唑仑片安眠镇静，氟比洛芬酯注射液、消旋山莨菪碱片镇痛，溴比斯的明片治疗重症肌无力，注射用头孢哌酮钠舒巴坦钠、醋酸泼尼松片（每日60mg）、莫西沙星氯化钠注射液抗感染，葡萄糖氯化钠注射液、果糖注射液、浓氯化钠注射液、蔗糖注射液、维生素C注射液、氯化钾注射液补充钠、钾，改善电解质情况，异丙托溴铵溶液、布地奈德混悬液雾化吸入排痰。

2015年7月2日，患者脱机。

2015年7月7日，拔除留置胃管。中药以益气健脾、补益肝肾为法。

处方：黄芪60g，五爪龙60g，熟党参30g，白术15g，当归10g，广升麻10g，柴胡10g，酒山茱萸15g，盐杜仲15g，肉苁蓉15g，石斛15g，甘草5g，陈皮5g。

2015年7月8日，患者复查胸部CR示双下肺感染，双侧少量胸腔积液。2015年7月9日，患者复查血常规示白细胞计数12.12×10^9/L，中性粒细胞计数10×10^9/L，中性粒细胞百分比82.5%。

患者要求出院，于 2015 年 7 月 15 日办理出院。嘱泼尼松片每半月减 1 片，减至 4 片时服用 3 个月，再每月减半片。1 年后，患者停用激素，生活自理，能正常工作。该患者热心公益，现为重症肌无力群众组织北京爱力重症肌无力罕见病关爱中心广东站工作人员。

按：一般认为，胸腺摘除手术应在病情稳定时（激素减至 4 片）进行，但临床有部分患者的激素量是无法减至 4 片的，即使加用其他免疫抑制剂如硫唑嘌呤、环孢素、他克莫司、吗替麦考酚酯等，仍然不能达到稳定状态。笔者在临床中见过很多与上述两案情况类似的患者，痰涎壅盛，肺部容易感染，从而诱发危象，反复入住重症医学科，插管上呼吸机辅助呼吸，自费进行丙种球蛋白冲击、血浆置换、激素等治疗，直至经济困难而治疗放弃。我院胸外科王继勇主任是位有担当、有爱心的好医生，笔者经常找他讨论胸腺微创手术的中西医结合问题，为这类患者寻找最佳的治疗方式。

在此，笔者想用王继勇主任的学生的一段讲话记录作为按语："重症肌无力为当今难治之病，西医学治疗多采用抗胆碱药物、激素疗法、血浆置换、胸腺切除等方法，但效果不太明显，易反复。中医学治疗本病历代虽无较完整的论述，但根据其临床表现，可将其归纳为'痿证''睑废''大气下陷'等范畴。本病通过中药、针灸、饮食、情志调理，效果较为显著。本病病因可归纳为先天禀赋不足，后天失调，或情志刺激，或外邪所伤，或疾病失治，或病后失养，导致脾胃气虚，渐而成虚成损。故本病的主要病机为脾胃虚损，且与他脏有密切关系。伤及肝，则肝血不足，肝窍失养而致复视、斜视；伤及肾，则致吞咽困难；伤及心血则致心悸、失眠；损及肺肾，可致构音不清、气息断续。故立'重补脾胃，益气升陷，兼治五脏'为治疗大法。在治疗此病时，处方多用入脾、胃经的温补之药，并以强肌健力饮一方统治，随症加减。基本方：黄芪、党参、白术、当归、升麻、柴胡、陈皮、甘草。方中重用黄芪，甘温大补脾气；党参、白术同助黄芪加强补气之功；用当归以养血生气；脾虚气陷，故用升麻、柴胡升阳举陷；佐以陈皮以理气消滞；甘草和中，调和诸药。在此基础上，根据患者的兼夹证和并发症加减用药，剂量也因人、因地、因病情而异。术后以重补脾胃、益气补中为法，可根据患者舌脉及证候表现，随症加减。患者出现危象，长时间以呼吸机辅助呼吸，可出现呼吸道损伤及重度肺部感染，可导致感染性休克败血症等，需告知家属。若拟送手术室手术治疗，手术方式为胸腔镜下胸腺扩大切除术。术后治疗主要是抗肌无力危象，以激素为主，加用溴比斯的明，必要时行血浆置换、免疫抑制剂等治疗，加强营养，维持支持水电解质及蛋白质，加强呼吸道及全身护理，术后需长时间治疗，定期内科随诊。"笔者在临床中见过类似的抢救性手术，成功者有十几例。

八、难治性重症肌无力案

难治性重症肌无力指应用足剂量、足疗程糖皮质激素和至少2种免疫抑制剂，病情仍无改善或恶化，症状持续或伴药物不良反应导致功能受限。2016年，《重症肌无力管理国际共识》中提出，难治性重症肌无力指干预后状态（post-interventionstatus，PIS）无改变或恶化，而非临床分型，指应用足剂量、足疗程糖皮质激素和至少2种免疫抑制剂病情仍无改善或恶化，症状持续或伴药物不良反应导致功能受限。有的学者也称其为药物性难治性重症肌无力。

笔者理解难治性重症肌无力有2个含义：①指应用了足剂量、足疗程糖皮质激素和至少2种免疫抑制剂共3种西药仍然无效者。②伴药物不良反应导致功能受限，如大量激素导致股骨头坏死或压缩性骨折，下肢功能活动受限，免疫抑制剂导致血液异常病变、肝肾功能严重损害等，就是俗话说的"药物致残"。

（一）应用足剂量、足疗程激素和至少2种免疫抑制剂病情仍无改善或恶化案

胡某，女，55岁。患者有重症肌无力病史3年。2015年1月29日，患者因吞咽困难、饮水呛咳、构音障碍加重2周，入广州中医药大学第一附属医院治疗。查胸部CT示考虑胸腺组织退化不全；肌电图示右侧眼轮匝肌重复神经电刺激可见波幅递减表现；新斯的明试验阳性；免疫五项＋抗ENA抗体谱示抗双链DNA抗体阳性，抗核抗体阳性。予以中药强肌健力饮；溴吡斯的明片，每次60mg，每日3次；泼尼松片，每次30mg，每日1次。对症治疗后，患者症状好转出院。其后患者病情反复，先后在省内2家三甲西医院进行治疗，查乙酰胆碱自身抗体（AChR-Ab）阳性，先后使用丙种球蛋白冲击、激素冲击（2次）治疗，服用甲泼尼龙片，每日12片；他克莫司胶囊，每日3mg。半年后，将他克莫司胶囊改为吗替麦考酚酯胶囊（每日4粒），甲泼尼龙片减为每日8片，病情仍然不稳定，又改用进口环孢素软胶囊，每次50mg，每日2次。患者服用半年后仍然无效，遂决定手术摘除胸腺，术后病理示胸腺增生。

患者术后病情好转了3个月。但当患者将甲泼尼龙片减至每日6片时，病情再次反复，右眼睑下垂，全部遮盖角膜，四肢无力，生活不能自理，遂将甲泼尼龙片又加回至每日10片，再将吗替麦考酚酯胶囊改为环孢素软胶囊，每次50mg，每日2次。2018年10月，患者髋关节疼痛，不能走路。X线片显示双侧股骨头坏死，右侧甚，西医考虑髋关节股骨颈置换，但患者全身情况很差，无法实施手术。患者重新找笔者诊治。笔者嘱既然无法手术就暂缓手术，激素直接减为每日4片；停环孢素软胶囊，改用甲氨蝶呤，每周10mg（4片）；加强补钙，静脉滴注唑来膦酸注射液，每年1次。给予中药汤剂。

处方：黄芪60g，五爪龙60g，熟党参30g，白术15g，当

归 10g，升麻 10g，柴胡 10g，酒山茱萸 15g，肉苁蓉 15g，牛膝 15g，千斤拔 30g，葳蕤仁 15g，白茅根 30g，甘草 5g，蒸陈皮 6g。2 天 1 剂。

煎煮方法：第 1 天，上药用 1000mL 清水煎煮至 200mL，饮服，药渣放冰箱；第 2 天，药渣用 700mL 清水煎煮至 200mL，饮服。

按：本案患者是难治性重症肌无力，即使应用了足剂量、足疗程的甲泼尼龙，使用了 2 种免疫抑制，进行了胸腺摘除手术，还是发生了股骨头坏死，也就是俗话说的"药物致残"，所以要调整治疗方法。甲氨蝶呤是个老药，每周用 4 片，价格便宜，现在很多中青年医生都不会开，但笔者在过去经常使用，可试用其代替进口的环孢素软胶囊。嘱其每个月检查血常规、肝功二项与代谢四项。本案治疗的关键是中药，但患者说几年来吃中药吃怕了，吃下去就拉肚子。笔者解释：甘温补益中药是调节免疫的基础，等于你去打丙种球蛋白，拉肚子与每日 4 片的溴吡斯的明有关，可以用加味藿香正气丸，每次半包，与溴吡斯的明同服。长期服用中药且又大量服西药者，不宜一天喝两三碗中药，因为胃的容量是有限的，故病房鼻饲中药有"婴儿量"。患者及其家人听了，心情豁然开朗。该患者治疗至 2023 年 11 月，病情稳定，可以行走，生活能自理，予泼尼松片，每日 1 片，甲氨蝶呤片，每周 1 片，暂时不做髋关节股骨颈置换术。

（二）药物不良反应导致功能受限（药物致残）案

陈某，男，70 岁。患者双上肢乏力 5 年余，加重伴右髋关节疼痛 3 月余。患者于 2015 年无明显诱因出现双上肢乏力，肩部及上臂麻木，以左侧明显，无眼睑下垂，无吞咽及呼吸困难，遂至广州某著名三甲医院就诊，查新斯的明试验阳性，肌电图示双侧肌皮神经低频递减，诊断为重症肌无力。患者住院期间出现吞咽困难，无呼吸困难，予大剂量丙种球蛋白冲击，每日 12 瓶，共 5 日；口服甲泼尼龙片，每次 16mg，每日 1 次；口服溴吡斯的明片，每次 60mg，每日 4 次；予改善循环、营养神经等治疗。经治疗，患者吞咽困难症状缓解，后出院。出院后，患者于门诊规律复诊，口服甲泼尼龙片，每次 16mg，每日 1 次，最大量用 28mg，每日 1 次；口服溴比斯的明片，每次 60mg，每日 1 次。以此方案治疗 3 年。

2018 年 3 月，患者无明显诱因下出现右髋部疼痛，行走或下蹲时疼痛加重，无活动受限，门诊查髋关节正侧位片提示右侧股骨头坏死，予活血化瘀止痛等中成药治疗，右髋部疼痛较前好转。后患者右髋关节疼痛反复发作，伴轻微活动受限，行走费力，复查骨关节 CT 示考虑右侧股骨头坏死，左侧股骨头早期坏死可能，建议 MRI 检查。后患者完善髋关节 MR 示右侧股骨头坏死（Ⅱ期）合并股骨头颈部骨髓水肿，关节腔少许积液。考虑患者患重症肌无力，股骨头坏死为长期服用激素所致，故诊断为药物性股骨头坏死，予袁氏生脉成骨片，以及消炎止痛、活血化瘀止痛药物治疗。经治疗，患者右髋部疼痛较前好转，但吞咽困难及呼吸困难出现，2018 年 5 月入我院脾胃科住院治疗。主管医生将甲泼尼龙片调整为每日 24mg，加用他克莫司胶囊，每次 1mg，每日 2 次。患者服药 1 个月，症状仍然不能缓解，加用硫唑嘌呤片，每次 25mg，每日 1 次，后改为每日 2 次。经治疗，患者症状缓解出院。

1 个月后，患者又因四肢无力、吞咽不顺利、呼吸气短再次入院。笔者会诊认为，此属难治性的药物致残，因股骨头坏死，服用消炎止痛、活血化瘀止痛的中药，重症肌无力症状必然加重。建议停用相关药物，改用强肌健力、补脾益损的中药带回自煎。

处方：黄芪 60g，五爪龙 60g，熟党参 30g，白术 15g，当归 10g，升麻 10g，柴胡 10g，酒山茱萸 15g，肉苁蓉 15g，续断 15g，葳蕤仁 15g，淫羊藿 15g，制仙茅 10g，白茅根 30g，甘草

5g，蒸陈皮 6g。7 剂，2 天 1 剂。

煎煮方法：第 1 天，上药用 1000mL 清水煎煮至 200mL，饮服，药渣放冰箱；第 2 天，药渣用 700mL 清水煎煮至 200mL，饮服。

患者服药后冷汗减少，心慌气短减轻，但股骨头仍然疼痛，不能下地行走，予甲泼尼龙，每次 6 片（24mg），每日 1 次；他克莫司胶囊，每次 1mg，每日 2 次；硫唑嘌呤片，每次 25mg，每日 2 次。笔者认为，减少激素是治疗本病的关键，故嘱咐患者将甲泼尼龙片调整为泼尼松片，每日 4 片，停他克莫司胶囊与硫唑嘌呤片，改为甲氨蝶呤，每周 10mg（4 片）。继续服用中药。

处方：黄芪 60g，五爪龙 60g，熟党参 30g，白术 15g，当归 10g，升麻 10g，柴胡 10g，酒山茱萸 15g，肉苁蓉 15g，茯苓 30g，紫河车 10g，葳蕤仁 15g，熟地黄 20g，黄精 15g，甘草 5g，蒸陈皮 6g。7 剂，2 天 1 剂。煎煮方法同前。

之后，患者以上两方为主加减继续服药，症状逐渐减轻，走路不用拄拐，没有再入院治疗，至 2021 年 9 月，泼尼松片减为每日 2 片，甲氨蝶呤片，每周 7.5mg（3 片），属临床有效。2022 年 1 月，泼尼松减为每日 1 片，甲氨蝶呤片，每周 5mg（2 片）。2023 年 1 月，患者因新型冠状病毒感染呼吸困难住院治疗，胸片示多发片絮状高密度影，告知病危，笔者予中药邓老清冠饮，静脉滴注地塞米松注射液（每日 5mg）、注射用头孢曲松钠（每日 2g）。患者治疗 2 周，新型冠状病毒感染痊愈出院。至 2023 年 11 月就诊时，患者已停服甲氨蝶呤片，每日服泼尼松片 1 片，生活能自理，行走如常。

（三）难治性重症肌无力合并 B3 型胸腺瘤案

邓某，女，68 岁，2020 年 5 月 15 日初诊。患者反复眼睑下垂、吞咽困难、构音欠清 7 年余，加重 5 个月。患者 2013 年无明显诱因下出现双侧眼睑下垂，以右侧为著，晨轻暮重，后逐渐出现吞咽困难，咀嚼无力，饮水呛咳，构音欠清，声音嘶哑，抬颈无力，伴胸闷、气短、心慌，无呼吸困难，遂至华中科技大学同济医学院附属协和医院就诊。新斯的明试验（＋）；肌电图示右侧面神经、副神经、腋神经重复电刺激低频区可见波幅衰减；胸部 CT 示前纵隔肿瘤性病变，考虑胸腺瘤可能性大；头颅 MR 示双侧额叶及左侧顶叶皮层下点状影，多考虑少许脱髓鞘改变或腔隙性梗死；血常规示血红蛋白 97g/L；肝肾功能、生化、甲状腺功能、免疫未见明显异常；甲状腺彩超未见明显异常；AChR 抗体阳性，抗 titin 抗体阳性，抗 RyR 抗体阳性。诊断为重症肌无力，予溴吡斯的明片、激素（具体用量不详）治疗后，患者呼吸困难症状好转，并于 2013 年 6 月 14 日行胸腺扩大切除术。术后病理诊断示前纵隔胸腺瘤（B3 型），查免疫组化示 PCK（＋），P63（＋），TdT（＋），CD5（－），CD117（－），Ki67 < 10%。患者症状好转后出院，出院后逐渐调整激素及溴吡斯的明用量，病情逐渐好转。2015 年，患者因咳嗽、咳痰、肺部感染加重，再次出现吞咽困难、饮水呛咳，于华中科技大学同济医学院附属协和医院住院，行丙种球蛋白冲击（每日 20g，治疗 5 天）、抗感染、抑制胆碱酯酶活性等治疗后，症状好转出院。2018 年 5 月，患者劳累后出现呼吸气短、吞咽困难，予留置胃管、行血浆置换等治疗后逐渐拔管出院。患者出院后，规律口服溴吡斯的明片、激素及硫唑嘌呤片，并逐渐调整剂量。2019 年 12 月，患者无明显诱因再次出现吞咽困难，构音障碍，眼睑下垂遮盖角膜约 1/3，无重影，无咳嗽、咳痰，无恶寒、发热等不适，现为求治疗，于门诊就诊。症见：患者精神疲倦乏力，构音欠清，吞咽困难，咀嚼无力，偶有抬颈无力。

中医诊断：痿证类病。

西医诊断：重症肌无力（中度全身型），恶性胸腺瘤术后。

治宜健脾补肾益损，除痰化瘀解毒（预防肿瘤复发）。B3 型胸腺瘤术后患者，恶性程度较高。该患者就诊时延髓肌累及症状明显，嘱患者服用泼尼松片，每次 15mg，每日 1 次，联合溴吡斯的明片，每次 60mg，每日 3 次。

处方一：黄芪 60g，五爪龙 60g，党参 30g，白术 15g，当归 10g，升麻 10g，柴胡 10g，酒山茱萸 15g，甘草 5g，陈皮 5g，茯苓 30g，石斛 10g，何首乌 30g，紫河车 10g，山慈菇 15g。7 剂。

处方二：黄芪 60g，五爪龙 60g，党参 30g，白术 15g，当归 10g，升麻 10g，柴胡 10g，酒山茱萸 15g，甘草 5g，陈皮 5g，杜仲 15g，酒苁蓉 15g，石斛 15g，熟地黄 20g，酒黄精 15g。7 剂。

每剂中药可服用 2 天，处方一与处方二交替服用，每日服用 1 次，约 150mL，饭后温服。

二诊：2020 年 7 月 2 日。患者吞咽困难症状改善，无饮水呛咳等不适，四肢无力症状较前改善，眼睑下垂遮盖角膜约 1/3，无视物模糊，无眼球活动受限，无呼吸困难等不适。

处方一：黄芪 60g，五爪龙 60g，党参 30g，白术 15g，当归 10g，升麻 10g，柴胡 10g，酒山茱萸 15g，甘草 5g，陈皮 5g，茯苓 30g，石斛 10g，何首乌 30g，紫河车 10g，预知子 15g。7 剂。

处方二：黄芪 60g，五爪龙 60g，党参 30g，白术 15g，当归 10g，升麻 10g，柴胡 10g，酒山茱萸 15g，甘草 5g，陈皮 5g，杜仲 15g，酒苁蓉 15g，石斛 15g，女贞子 15g，酒黄精 15g。7 剂。

嘱患者继续服用上述中药共 14 剂，继续服用泼尼松龙片，每次 15mg，每日 1 次。

三诊：2020 年 8 月 8 日。患者目前无明显吞咽困难，偶有胸闷气短，无呼吸困难，无心慌心悸，无咀嚼无力、无饮水呛咳等不适，纳眠可，二便调。

处方一：黄芪 60g，五爪龙 60g，党参 30g，白术 15g，当归 10g，升麻 10g，柴胡 10g，酒山茱萸 15g，甘草 5g，陈皮 5g，茯苓 30g，石斛 10g，何首乌 30g，紫河车 10g，山慈菇 15g。7 剂。

处方二：黄芪 60g，五爪龙 60g，党参 30g，白术 15g，当归 10g，升麻 10g，柴胡 10g，酒山茱萸 15g，甘草 5g，陈皮 5g，杜仲 15g，酒苁蓉 15g，石斛 15g，谷芽 30g，千斤拔 30g。7 剂。

服药方法同上。

后随访，患者在服用中药期间，重症肌无力症状稳定，泼尼松龙片已减量至每日 10mg，每日 1 次。据临床观察，凡未用过中药治疗的恶性胸腺瘤患者在服用中药后，体力明显增强，故中西医结合治疗难治型重症肌无力患者临床效果较好。（该病案由笔者学生晏显妮医师随诊收录整理）

按：中医五脏相关理论能够解释患者的复杂临床证候。对于重症肌无力合并胸腺瘤的患者，长期应用西药治疗，轮流使用各种免疫抑制剂，易产生药源性疾病。如有乙肝病史者，长期服用免疫抑制剂，会使乙肝病毒定量高于正常值，患者需要口服恩替卡韦分散片（1 片，每日 1 次）抗病毒治疗；长期服用激素导致高血压、睡眠障碍焦虑状态者，需要服用苯磺酸氨氯地平片（每次 5mg，每日 1 次）、福辛普利钠片（每次 10mg，每日 1 次）、琥珀酸美托洛尔缓释片（每次 47.5mg，每日 1 次）控制血压、心率。此类患者中药仍以强肌健力饮为基础，加入白茅根、薏苡仁防治免疫抑制剂造成小便黄；桑白皮、飞扬草防治药物性结节性皮疹；预知子、浙贝母、山慈菇交替使用，预防胸腺瘤复发向胸膜转移。笔者观察发现，抗病毒药恩替卡韦分散片对肌无力有不良影响，但肝病科认为这类药物必须服用，笔者通常会在中药中加入鸡骨草、田基黄等以解决这类问题。

九、重症肌无力合并红斑狼疮案

高某，女，56 岁，2009 年 10 月 12 日上午 11:27 由急诊轮椅入院。患者发热、咳嗽 4 天。患者 4 天前无明显诱因出现发热，近两天体温最高达 39℃，畏寒，无寒战，发热时感头痛，伴有乏力，咳嗽，偶咳少许白痰，活动时感气促，休息后缓解，无吞咽困难及声嘶，无心悸、胸痛，无鼻塞、流涕及咽痛，无盗汗，无关节疼痛。患者昨天排黄色稀烂便 4 次，无腹胀、腹痛，无恶心、呕吐。患者一直未予重视，至今天方至我院急诊科就诊，门诊查胸片提示左下肺感染，遂以左下肺感染收入呼吸科。

患者有重症肌无力病史 20 年，服用溴比斯的明片，控制尚可，已停用激素大半年。2007 年 11 月，患者曾在广州市第一人民医院行 5 次血浆置换治疗，置换术后吞咽困难、四肢乏力明显改善。2009 年 2 月，患者在某三甲医院行脊柱病损切除术（$C_{4\sim5}$ 病灶清除）+ 髂骨截骨术（左髂骨截骨取骨 $C_{3\sim6}$ 椎体间植骨融合）+ 脊柱融合术（前路钢板螺钉内固定术），术后病检回报为颈椎结核。予抗结核治疗，之后复查血常规提示白细胞计数减少。患者停用抗结核药物 1 个月后，再次出现发热，于 2009 年 6 月在我院住院治疗。2009 年 7 月 3 日，经异烟肼、乙胺丁醇三联抗结核药物及抗感染等治疗后，患者病情好转出院，住院期间检查发现肝血管瘤及肾结石。2009 年 8 月 31 日，患者因腹泻加重 10 余天在某三甲医院住院治疗，2009 年 9 月 29 日好转出院。患者有类风湿关节炎病史 10 余年，具体治疗不详，现无关节疼痛及活动障碍。患者否认高血压、冠心病、糖尿病等慢性病史，否认肝炎等传染病史，否认其他手术、外伤史，有血液制品输注史。过敏史、经带胎产史、其他情况未发现异常。

体温 38.1 ℃，心率 88 次 / 分，呼吸 22 次 / 分，血压 100/60mmHg。神志清楚，精神疲倦，营养一般，体形中等，自动体位，查体合作，对答切题。全身皮肤、黏膜及巩膜无黄染；全身浅表淋巴结无肿大，头颅五官端正，双瞳孔等大等圆，直径约为 3mm，对光反射存在，球结膜未见异常，耳、鼻无异常分泌物，口腔无溃疡及出血，咽充血（＋），扁桃体无肿大，无异常分泌物；颈部因佩戴护具活动受限，气管居中，颈动脉搏动明显，无杂音，颈静脉无怒张，甲状腺无肿大，血管无异常；胸廓对称无畸形，双肺叩诊清音，双肺呼吸音粗，左下肺可闻及湿啰音。心界不大，心率 88 次 / 分，律齐，各瓣膜听诊区未闻及明显病理性杂音；腹平，质软，全腹无压痛及反跳痛，未扪及包块，肝脾肋下未触及，墨菲征（－），肝脾及双肾区无叩击痛，移动性浊音阴性，肠鸣音正常。二阴未查。双下肢无浮肿，后背可见一纵行手术瘢痕，脊柱四肢活动受限，四肢关节肿胀畸形。四肢肌力、肌张力正常，四肢深浅感觉正常，生理反射存在，病理反射未引出，眼肌疲劳试验（－），自身抗阻力试验（－），下肢平举试验（－）。舌淡红，苔薄白，脉细弱。血常规示 WBC $1.91×10^9$/L，RBC $3.21×10^{12}$/L，血红蛋白（Hb）97g/L。胸片示肺气肿，左下肺感染。

中医诊断：咳嗽（风热犯肺），痿证（脾肾亏虚）。

西医诊断：左下肺感染，重症肌无力（Ⅱb 型），白细胞减少症，颈椎结核术后，陈旧性肺结核，类风湿关节炎。

入院后第 2 天，患者仍有畏寒发热，最高体温为 39℃，发热时感头痛，咳嗽减少，无咳痰，咳嗽时偶感恶心，无呕吐，活动时感气促，乏力明显，无心悸、胸闷，无声嘶及吞咽困难，无鼻塞、流涕，无腹胀、腹痛，无关节疼痛，精神疲倦，纳眠差，大便每日 2 次，小便量多，夜尿频，每日 3～4 次。予持续低流量吸氧，冰敷头部及双腋下，复测体温 38.1℃。患者在住院期间曾用过中药千金苇茎汤、青蒿鳖甲汤、强肌健力饮等，但体温不降，血细菌培养为阴性。因红斑狼疮细胞检查（LBC），结果为阳性，故修正诊断为重症肌无力合并红斑狼疮。发热为红斑狼疮细胞引起，考虑为免疫性发热。患者于住院期间在用地塞米松注射液 2mg 加生理盐水 10mL 静脉推注后，输 AB 型 Rh 阳性冰冻血浆 200mL，共治疗 5 次，过程顺利，患者无不良反应。

2009 年 10 月 25 日，复查 WBC $3.93×10^9$/L，复查胸片示肺部炎症吸收。患者 1 周无发热，予中药继续治疗。

处方：黄芪 30g，五爪龙 30g，党参 30g，白术 15g，山茱萸 15g，杜仲 15g，肉苁蓉 15g，石斛 15g，预知子 15g，酸枣仁 20g，熟地黄 20g，黄精 15g，甘草 5g，陈皮 5。腹泻加石榴皮 30g，山药 30g，去肉苁蓉、熟地黄。嘱口服泼尼松片，每次

10mg，每日 1 次。

2009 年 10 月 26 日，患者出院，随访至今，病情稳定，没有再住医院。

按：重症肌无力合并红斑狼疮在临床中十分常见。该患者有重症肌无力病史 20 年，36 岁起就开始使用激素进行治疗，2007 年入某三甲医院行血浆置换、丙种球蛋白冲击治疗，大量使用激素，病情得以好转，但其他免疫疾病如红斑狼疮在使用激素后易被掩盖。其后，该患者找笔者诊治，要求用中药代替激素，通过 1 年余的治疗，2008 年 6 月，患者停用激素，至 2008 年底，中药也少得吃了。此时，患者还出现了颈肌无力等颈部不适症状，骨科认为是颈椎病，进行颈部脊柱病损切除术（$C_{4\sim5}$ 病灶清除）+ 髂骨截骨术（左髂骨截骨取骨 $C_{3\sim6}$ 椎体间植骨融合）+ 脊柱融合术（前路钢板螺钉内固定术），术后病检回报为颈椎结核，予左氧氟沙星抗感染，异烟肼、利福平、乙胺丁醇抗结核，导致低热、关节疼痛、腹泻、贫血、白细胞计数减少等症状反复出现，故停用抗结核药。对于这种情况，西医学称为脾胃免疫病。本案患者的发热，从中医学上讲属于内伤发热。内伤发热不是 37.5℃ 左右的低热，而是李杲所说的"故脾证始得，气高而喘，身热而烦，其脉洪大而头痛，或渴不止，其皮肤不任风寒，而生寒热"。患者的证候即如此。笔者回忆邓老讲课时说过："脾胃损伤，元气不足时，心火可能独盛，但这种独盛的心火实是阴火、相火，与元气不两立，临床所见脾胃虚损容易诱发疑难病症发热。"名医之言，一语中的。笔者曾诊治过一名中年女性患者孙某，诊断为重症肌无力、红斑狼疮、类风湿关节炎。该患者使用甲泼尼龙片，每次 16mg，每日 1 次；硫唑嘌呤片，每次 50mg，每日 2 次；羟氯喹片，每次 1 片，每日 2 次。患者发热，肺部反复感染，笔者见其乙酰胆碱自身抗体（+），人抗连接素抗体（+），人抗兰尼碱受体钙释放通道抗体（+），建议她行胸腺手术，病理示微型胸腺瘤 B2 型。患者术后 2 年，经中药调理，病情稳定。激素从每日 4 片减为 2 片，硫唑嘌呤片每日半片，羟氯喹片已停用。

十、重症肌无力合并甲状腺功能亢进症、桥本甲状腺炎案

（一）重症肌无力合并甲状腺功能亢进症、桥本甲状腺炎案一

李某，女，27 岁，2023 年 4 月 14 日初诊。患者反复眼睑下垂 4 年余，心悸汗多、四肢无力加重 1 周。2019 年 1 月，患者出现眼睑下垂，于某三甲医院行新斯的明试验，结果为阳性，乙酰胆碱自身抗体（+），诊断为重症肌无力。患者服用中药及溴吡斯的明片，每次 60mg，每日 2 次，病情尚稳定。最近 1 周，患者突然心悸、心慌，呼吸气短，汗出，消瘦，肢体无力，手发抖。现症见：轻度突眼，颈部稍微粗胀，左眼睑波动性下垂可全部遮盖角膜，用力提起遮盖角膜 1/3，坚持 10 秒又下垂，遮盖全部角膜，复视，头晕，闭目双手平举试验（+），上下肢肌疲劳试验（+），吞咽、构音均可。纳眠可，二便调。舌淡红，苔薄白，脉细数。

患者眼睑下垂，四肢无力 4 年余，为原发病重症肌无力。脾主肌肉，故本病病位在脾。新发症状为心悸、汗多。心主血脉，汗为心液，手少阴心经支脉从心系向上，挟咽喉上行，经甲状腺部位，结合突眼征（+），不排除瘿病可能，应立即查甲功七项。

西医诊断：重症肌无力合并甲状腺功能亢进症待排。

中医诊断：痿证（心脾两虚）。

治法：健脾补肾，益气敛汗。

处方：黄芪 60g，五爪龙 60g，党参片 30g，酸枣仁 15g，五味子 10g，白术 15g，当归 10g，广升麻 10g，北柴胡 10g，酒山茱萸 15g，甘草 5g，盐杜仲 15g，酒苁蓉 15g，熟地黄 20g，酒黄精 15g。15 剂，2 日 1 剂。上药煎煮 2 次，每次用清水煎煮至

200mL，每日仅需服 1 次，饭后温服。西药口服溴吡斯的明片，每次 1 片，每日 3 次；门冬氨酸钾镁片，每次 1 片，每日 3 次。不适随诊。

二诊：2023 年 4 月 15 日。患者带甲功七项检测报告单找笔者，具体见图 1-22。

姓名：	科别：	岭南名医门诊	门诊号：		样 本 号：	5019
性别： 女	床号：		标 本： 血清		仪器名称：	DXI800-2;12000
年龄： 27岁	申请医生：	刘小斌	标本状态：		采样时间：	2023/4/14 17:.8
诊断： 重症肌无力			标本备注： 非孕期		接收时间：	2023/4/14 17:41
组合名称： （甲功五项+anti-TPO+anti-Tg）						

项 目	结果	提示	单位	参考区间		检测方法
甲状腺球蛋白抗体 (anti-Tg)	131.58	↑	IU/mL	0~4.10		化学发光
甲状腺过氧化物酶抗体 (anti-TPO)	>2000.00	↑	IU/mL	0~5.60		化学发光
超敏促甲状腺素 (TSH)	0.024	↓	mIU/L	0.560~5.910		化学发光
总三碘甲状腺原氨酸 (Total T3)	2.43	↑	nmol/L	0.92~2.38		化学发光法
甲状腺素 (Total T4)	210.25	↑	nmol/L	69.71~163.95		化学发光法
游离三碘甲状腺原氨酸 (Free T3)	7.28		pmol/L	3.53~7.37		化学发光法
游离甲状腺素 (Free T4)	20.63	↑	pmol/L	7.98~16.02		化学发光法

建议与解释：
报告评价：

检验者：	审核者：	报告者：	报告时间： 2023/4/15 10:47:51

图 1-22 本案患者甲功七项检测报告单

图中甲功七项，除游离三碘甲状腺原氨酸一项数值在参考区间内，其余项目全部异常。甲状腺球蛋白抗体 131.58 IU/mL（↑），甲状腺过氧化物酶抗体 > 2000 IU/mL（↑），提示患者有桥本甲状腺炎或慢性甲状腺炎。超敏促甲状腺素、总三碘甲状腺原氨酸、甲状腺素、游离甲状腺素数值异常，提示甲状腺功能亢进，容易诱发甲状腺毒症出现。笔者立即在初诊处方中加入知母 10g，百合 15g。嘱口服甲巯咪唑片，每次 1 片（10mg），每日 2 次。

三诊：2023 年 5 月 16 日。患者心悸、汗多、肢体无力症状减轻，眼睑下垂较前稍好转，遮盖角膜 1/2，复视，闭目双手平举试验（±），上下肢肌疲劳试验（±）。舌淡红，苔薄白，脉细弦数。月经正常。服溴吡斯的明片，每次 60mg，每日 3 次；甲巯咪唑片，每次 10mg，每日 2 次。复查甲功七项示促甲状腺激素（TSH）（↑），游离三碘甲状腺原氨酸（FT_3）（↓），甲状腺过氧化物酶抗体（TPO-Ab）（↑），其余四项数值正常。上述三项数值异常，提示患者此病早期出现甲亢，后又转化出现甲减，确诊为桥本甲状腺炎。

中医诊断：痿证类病（类痿病）。

西医诊断：重症肌无力，桥本甲状腺炎。

处方：黄芪 60g，五爪龙 60g，党参片 30g，白术 15g，当归 10g，广升麻 10g，北柴胡 10g，酒山茱萸 15g，甘草 5g，陈皮 5g，茯苓 15g，山药 20g，干石斛 15g，酒女贞子 15g，知母 10g，百合 15g。15 剂，2 日 1 剂。

上药每剂煎煮 2 次，每次用清水煎煮至 200mL，每日仅需服 1 次，饭后温服。

西药口服甲巯咪唑片，每次 1 片，每日 2 次；左甲状腺素钠片，每次 25μg，每日 1 次；溴吡斯的明片，每次 1 片，每日 3 次。

四诊：2023 年 6 月 16 日。患者眼睑下垂较前稍好转，遮盖角膜 1/3，复视，眼球活动迟滞，全身有散在皮疹。纳眠可，二便调。舌淡红，苔薄白，脉细。月经正常，甲状腺毒症状消失。查甲功七项示 T_3（↓），抗甲状腺球蛋白抗体（TG-Ab）（↑），其余五项数值在参考区间内。

处方一：黄芪 60g，五爪龙 60g，党参片 30g，白术 15g，当归 10g，广升麻 10g，北柴胡 10g，酒山茱萸 15g，甘草 5g，陈皮 5g，盐杜仲 15g，酒苁蓉 15g，干石斛 15g，百合 30g，知母 10g。

处方二：黄芪 60g，五爪龙 60g，党参片 30g，白术 15g，当归 10g，广升麻 10g，北柴胡 10g，酒山茱萸 15g，甘草 5g，陈皮 5g，茯苓 15g，山药 20g，干石斛 15g，薏苡仁 30g，桑白皮 20g。

两方各 15 剂，交替服用，仍然 2 日 1 剂。上药每剂煎煮 2 次，每次用清水煎煮至 200mL，每日仅需服 1 次，饭后温服。可加入桑白皮消皮疹。

西药照前。

五诊：2023 年 7 月 14 日。患者病情稳定，眼睑下垂、复视症状消失，眼球活动无受限，未见明显突眼征，纳眠可，二便调，月经正常。查甲功七项示 TPO-Ab（↑），其余 6 项数值正常。

处方：黄芪 60g，五爪龙 60g，党参片 30g，白术 15g，当归 10g，广升麻 10g，北柴胡 10g，酒山茱萸 15g，甘草 5g，陈皮 5g，猫爪草 10g，酒苁蓉 15g，干石斛 15g，百合 30g，知母 10g。15 剂，2 日 1 剂。

上药煎煮 2 次，每剂用清水煎煮至 200mL，每日仅需服 1 次，饭后温服。

西药甲巯咪唑片减为每次 5mg，每日 2 次；溴吡斯的明片，每次 60mg，每日 3 次；左甲状腺素钠片 25μg，每日 1 次。

七诊：2023 年 11 月 10 日。查甲功七项示 TPO-Ab（↑），嘱停甲巯咪唑片，继续服左甲状腺素钠片，每次 25μg，每日 1 次。

随访至今，患者甲功三项均正常。

按：该患者在罹患重症肌无力的基础上，突发甲状腺功能亢进症。重症肌无力常并发此病。甲状腺功能亢进症是由各种原因导致正常甲状腺分泌的反馈控制机制丧失，引起循环中甲状腺素异常增多而出现以全身代谢亢进为主要特征的疾病总称。中医学称之为瘿病。《三因极一病证方论·瘿瘤证治》载："夫血气凝滞，结瘿瘤者，虽与痈疽不同，所因一也。瘿多着于肩项，瘤则随气凝结，此等年数深远，侵大侵长。坚硬不可移者，名曰石瘿。皮色不变者，名曰肉瘿。筋脉露结者，名曰筋瘿。赤脉交结者，名曰血瘿。随忧愁消长者，名曰气瘿。"本案患者患重症肌无力数年，病情突然加重，心悸，汗出，肢体颤抖无力，颈部发胀，急查甲功七项，示数值增高，提示甲状腺功能亢进症，遂使用百合知母汤加减，后用猫爪草治之。该病又有一特点，即甲状腺功能亢进症经治疗一段时间后，转变为桥本甲状腺炎。本案例为甲状腺球蛋白抗体、甲状腺过氧化物酶抗体升高，二者升高可用于诊断慢性甲状腺炎或桥本甲状腺炎。笔者认为，通过治疗甲状腺疾病可以减轻重症肌无力症状。心主血脉，肺朝百脉，故笔者经常使用百合知母汤治疗重症肌无力眼球突出、凝视、斜视患者，以及甲状腺球蛋白抗体、甲状腺过氧化物酶抗体升高者。凡重症肌无力抗体检测甲功五项全阴者，均应医嘱其检查甲功七项。

（二）重症肌无力合并甲状腺功能亢进症、桥本甲状腺炎案二

陈某，女，33 岁，2023 年 5 月 12 日初诊。患者眼睑下垂 9 月余。患者于 9 个月前无明显诱因出现眼睑下垂，遮盖角膜约 1/3，无明显吞咽及呼吸困难，无四肢乏力，遂于珠海市人民医院就诊。外送重症肌无力血清学抗体检测示乙酰胆碱自身抗体（＋）；肌电图示重复电刺激呈阳性；甲功提示游离三碘甲状腺原氨酸（FT_3）8.93 pmol/L（↑），游离甲状腺素（FT_4）23.32 pmol/L（↑），促甲状腺激素（TSH）＜ 0.008 mIU/L，抗甲状腺过氧化物酶抗体（＋）。患者目前服用溴吡斯的明片，每次 60mg，每日 3 次；甲巯咪唑片，每次 5mg，每日 1 次。现症见：左眼睑波动性下垂，遮盖角膜 1/2，右眼球外展活动稍受限，偶然复视，头晕。右眼眼睑闭合不全，无颈部乏力，构音清，吞咽咀嚼可，月经正常。患者既往有甲亢病史，曾用甲巯咪唑片，每次 10mg，每日 3 次，心悸、汗多症状可缓解；甲功检查结果好转后，现每日服用甲巯咪唑片 5mg。月经量少。否认食物、药物、过敏史。

患者突眼征（＋），左眼睑波动性下垂，遮盖角膜 1/2，右眼球外展活动稍受限，眼睑闭合不全，四肢活动、神态等正常，颈部甲状腺稍肿大，甲状腺随吞咽上下运动，闭目双手平举试验（＋），舌淡红苔薄白，脘腹按诊无异常，脉细数。

眼睑部位属脾，脾主眼睑肌肉，肌肉无力则下垂，故本病部位在脾。肝开窍于目，眼睑下垂遮盖角膜 1/2 为肝血不足，颈部为甲状腺部位，与肝胆经络走向有关，肝郁颈粗则易发为气瘿。

肾主藏精、月事，甲亢患者长期服用甲巯咪唑片，会导致月经量减少。本病治宜健脾益气，补肾调经，理肝散结。

中医诊断：痿证类病（脾肾亏虚），气瘿（肝郁气结）。

西医诊断：重症肌无力（眼肌型），甲状腺功能亢进症，桥本甲状腺炎。

处方：黄芪 60g，五爪龙 60g，党参片 30g，白术 15g，当归 10g，广升麻 10g，北柴胡 10g，酒山茱萸 15g，甘草 5g，陈皮 5g，茯苓 15g，山药 20g，紫河车 10g，石斛 15g，桑螵蛸 10g。15 剂。每 2 日 1 剂。

上药煎煮 2 次，每剂用清水煎煮至 250 ～ 300mL，每日 1 次温服或遵医嘱。

西药口服溴吡斯的明片，每次 60mg，每日 3 次；门冬氨酸钾镁片，每次 1 片，每日 3 次；甲巯咪唑片，每次 1 片，每日 1 次。

患者抗甲状腺过氧化物酶抗体（＋），为慢性甲状腺炎或桥本甲状腺炎的标志。桥本甲状腺炎是一种自身免疫性甲状腺炎，患者在外院治疗时没有使用优甲乐，笔者观察发现，紫河车、桑螵蛸及补肾药物可以起到部分左甲状腺素作用，故在上方中加用。

二诊：2023 年 7 月 29 日。患者诉服药后症见好转，左眼仍有波动性下垂，服用溴吡斯的明片后可改善，突眼减轻，右眼活动受限，月经量少，构音清晰，咀嚼吞咽正常。舌质淡红，苔薄白，脉细数。目前服溴吡斯的明片，每次 60mg，每日 3 次。

处方一：黄芪 60g，五爪龙 60g，党参片 30g，白术 15g，当归 10g，广升麻 10g，北柴胡 10g，酒山茱萸 15g，甘草 5g，陈皮 5g，杜仲 15g，肉苁蓉 15g，石斛 15g，紫河车 10g，熟地黄 20g，酒黄精 15g。7 剂，2 日 1 剂。

上药煎煮 2 次，每次用清水煎煮至 250 ～ 300mL，每日 1 次温服或遵医嘱。

处方二：黄芪 60g，五爪龙 60g，党参片 30g，白术 15g，当归 10g，广升麻 10g，北柴胡 10g，酒山茱萸 15g，甘草 5g，陈皮 5g，茯苓 15g，山药 20g，石斛 15g，桑螵蛸 10g，百合 30g，知母 10g。7 剂，2 日 1 剂。

上药煎煮 2 次，每剂用清水煎煮至 250 ～ 300mL，每日 1 次温服或遵医嘱。处方二中加入了百合知母汤，用于治疗甲亢突眼。

三诊：2023 年 9 月 5 日。患者病情稳定，反馈服用处方二（有百合、知母）效果好。患者现左侧眼睑波动性下垂，遮盖角膜 1/3 ～ 1/2，右眼外展活动仍然受限但可以稍微移动，右眼眼睑闭合不全减轻，舌质淡红，苔薄黄，脉弦细。嘱下次复诊时复查甲功。

处方一：黄芪 60g，五爪龙 60g，党参片 30g，白术 15g，当归 10g，广升麻 10g，北柴胡 10g，酒山茱萸 15g，甘草 5g，陈皮 5g，茯苓 15g，山药 20g，石斛 15g，桑螵蛸 10g，百合 30g，知母 10g。7 剂，2 日 1 剂。

上药煎煮 2 次，每剂用清水煎煮至 250 ～ 300mL，每日 1 次温服或遵医嘱。

处方二：黄芪 60g，五爪龙 60g，党参片 30g，白术 15g，当归 10g，广升麻 10g，北柴胡 10g，酒山茱萸 15g，甘草 5g，陈皮 5g，杜仲 15g，肉苁蓉 15g，石斛 15g，紫河车 10g，百合 30g，知母 10g。7 剂，2 日 1 剂。

上药煎煮 2 次，每剂用清水煎煮至 250 ～ 300mL，每日 1 次温服或遵医嘱。

西药口服溴吡斯的明片，每次 60mg，每日 3 次；枸橼酸钾颗粒，每次 1 袋，每日 2 次；甲巯咪唑片，每次 5mg，每日 1 次；左甲状腺素钠片，1/4 片，每日 1 次。

四诊：2023 年 11 月 17 日。患者自诉服药后眼睑疲劳感减轻，左眼睑轻度下垂，遮盖角膜 1/4，眼睑能够完全闭合，埋睫征（–），复视消失，眼球活动受限改善（检查右眼球外展仍然未能完全至外眦眼角），甲功检查结果数值正常，治疗有阶段性效果。嘱中药仍照上方服用 1 个月。

按：重症肌无力合并甲状腺功能异常如甲亢、桥本甲状腺炎在临床中十分常见，占重症肌无力患者的 10% ～ 15%，尤其是桥本甲状腺炎更为常见。本案初诊按照常规，予以补脾益肾的方药，以强肌健力饮加紫河车、桑螵蛸治疗，重症肌无力眼睑下垂、眼睑闭合不全、眼球活动受限症状与甲亢突眼没有明显好转。患者长期服用甲巯咪唑片治疗，可能由甲亢转为甲减，发展为慢性甲状腺炎，虽然化验单没有提示其有甲减，但有发展趋势。笔者二诊时使用百合知母汤。《金匮要略・百合狐惑阴阳毒病证治》载：“百合病，发汗后者，百合知母汤主之。”百合安心定胆，益志，养五脏，能补阴；知母泻火，生津液，润心肺。应用经方治疗重症肌无力合并甲亢及桥本甲状腺炎，源自已故老中医廖世煌教授的经验。笔者曾会诊一青年男性患者钟某，患有重症肌无力、胸腺增生，2019 年 7 月突然并发甲状腺毒症，症见发热、汗出、心动过速、呕吐、呼吸困难。钟某甲功七项检测结果见图 1–23。

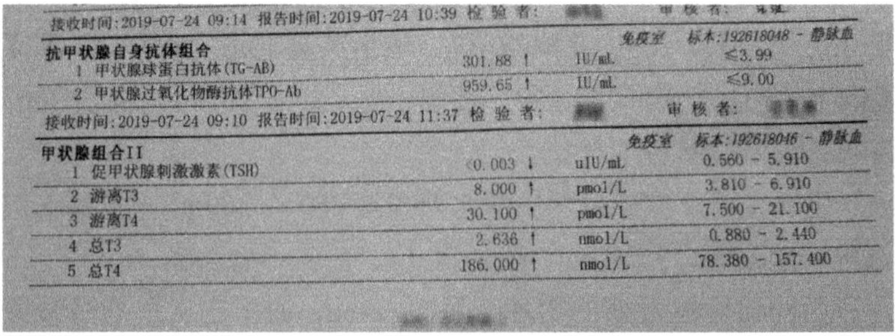

接收时间:2019-07-24 09:14 报告时间:2019-07-24 10:39 检验者: 审核者:

免疫室 标本:192618048 - 静脉血

抗甲状腺自身抗体组合			
1 甲状腺球蛋白抗体(TG-AB)	301.88 ↑	IU/mL	≤3.99
2 甲状腺过氧化物酶抗体TPO-Ab	959.65 ↑	IU/mL	≤9.00

接收时间:2019-07-24 09:10 报告时间:2019-07-24 11:37 检验者: 审核者:

免疫室 标本:192618046 - 静脉血

甲状腺组合II			
1 促甲状腺刺激激素(TSH)	<0.003 ↓	uIU/mL	0.560 - 5.910
2 游离T3	8.000 ↑	pmol/L	3.810 - 6.910
3 游离T4	30.100 ↑	pmol/L	7.500 - 21.100
4 总T3	2.636 ↑	nmol/L	0.880 - 2.440
5 总T4	186.000 ↑	nmol/L	78.380 - 157.400

图 1–23 钟某甲功七项检测报告单

中药给予强肌健力饮效果欠佳，患者感觉“上火”、烦躁，后调整去当归、升麻、柴胡，加入百合知母汤，猫爪草 15g，浙贝母 15g。西药口服溴吡斯的明片，每次 60mg，每日 3 次；门冬氨酸钾镁片，每次 1 片，每日 3 次；甲巯咪唑片，每次 1 片，每日 1 次。经治疗，取得较好疗效。钟某现已完全缓解，查甲功三项正常，大学毕业后正常参加工作，没有出现临床症状，也没有再服用治疗甲状腺疾病的西药，偶然服用百合知母汤。甲状腺部位在颈部，古人认为"喉为肺系"，岭南名医陈伯坛说："曰百合病者，取譬肺病之形，取譬百脉不朝肺，而合其肺，脉病不由肺不病也……百合乃地之所生，特灌溉以天一之水，取其效灵于天地。何以用七枚耶？心火其数七，取肺气之降，以主心也。"《金匮要略》载百合知母汤组成：百合（擘）7 枚，知母（切）9g。用法：先以水洗百合，渍一宿，当白沫出，去其水，再以泉水 400mL，煎取 200mL，去滓；另以泉水 400mL，煎知母，取200mL，去滓。将 2 次药汁混合煎，取 300mL，分温二服。

十一、先天性肌无力综合征案

先天性肌无力综合征（congenital myasthenic syndromes，CMS）是一组罕见的由编码神经肌肉接头（NMJ）结构及功能蛋白的基因突变导致 NMJ 传递障碍的遗传性疾病，依据突变基因编码蛋白在 NMJ 的分布，CMS 可分为突触前、突触及突触后突变。CMS 的临床表现异质性很大，极易被误诊为抗体阴性的重症肌无力、线粒体肌病等。CMS 患者多在出生时、婴幼儿期出现眼睑下垂、睁眼困难、喂养困难及运动发育迟滞等症状。患者在青春期时逐渐出现眼球固定。该病与重症肌无力的临床及电生理表现类似，鉴别主要依靠血清学抗体检测及全外显子测序。该病为临床罕见病，发病率为 1/50 万～1/20 万。CMS 的主要表现为婴儿期或儿童期即出现症状，肌肉易疲劳无力，可出现呼吸困难，对重复神经电刺激的反应逐渐递减。由于其和重症肌无力一样有肌肉疲劳的表现，临床有时候容易混淆二者，但先天性肌无力综合征患者的发病年龄早，一般婴儿期即有症状，而重症肌无力发生于出生后 1 年以内是罕见的。此外，先天性肌无力综合征患者常有家族史，血清 AChR 抗体和抗 MuSK 抗体为阴性。目前已知至少有 25 个基因与之相关，神经肌肉病基因检测可以得知相关的目的基因，全外显子测序 COLQ 变异可确诊。

（一）先天性肌无力综合征案一

钟某，女，10 岁，2021 年 8 月 24 日初诊。患者四肢乏力 10 年余，加重 2 年。患者出生后即出现四肢乏力，行走约 1 分钟后乏力加重，上下楼梯困难。2021 年 8 月 17 日，患者于中南大学湘雅医院查肌电图示上下肢神经运动 CMAP 主波后可见再发性反应，副神经低频电刺激递减阳性，尺神经低频重复电刺激 M1 波未见递减，M2 波可见递减阳性，头颅 MR 及颈椎 MR 未见异常。患者后于中山大学第三附属医院行新斯的明试验，结果为阴性，服用溴吡斯的明片后症状未见改善，遂来我处就诊。现症见：四肢乏力，上肢抬举受限，下肢行走困难，容易咳嗽，二便调。查体：上下肢肌疲劳试验阳性，无肌萎缩，左右侧股四头肌周径 38cm。舌淡，苔白，脉弱。

中医诊断：痿证（脾肾亏虚）。

西医诊断：肌无力。

处方：黄芪 30g，五爪龙 30g，党参片 30g，千斤拔 30g，牛大力 30g，生地黄 20g，熟地黄 20g，酒苁蓉 15g，鹿角霜（先煎）15g，大枣 5g，茯苓 15g，白术 15g，甘草 6g，牛膝 10g，制何首乌 10g。7 剂，2 日 1 剂。

上药煎煮 2 次，每剂用清水煎煮至 250～300mL，每日 1 次温服。

继续口服原西医院所开的西药：甲泼尼龙片，每次 8mg，每日 1 次；溴吡斯的明片，每次 30mg，每日 1 次。

患者服药后仍四肢乏力，上肢抬举受限，下肢行走困难，头易出汗，其他地方无汗，二便调。舌淡苔白，脉弱。症状毫无改善。考虑患者从小到大症状如此，无波动性变化，建议患者完善基因检测以明确诊断。

二诊：2021 年 9 月 26 日。肌肉疾病优选基因包检测结果示检测到与临床表现可能相关的罕见变异。

中医诊断：痿证（肺脾肾气虚，先天肾气不足，后天脾胃虚弱，肺失所养）。

西医诊断：先天性肌无力综合征。

处方：麻黄 3g，细辛 3g，干姜 10g，山药 15g，甘草 6g，稻芽 30g，茯苓 10g。10 剂，每日 1 剂。

上药煎煮 2 次，每剂用清水煎煮至 150mL，分 2 次温服或遵医嘱。

根据病情建议患者同时服用硫酸沙丁胺醇片，每次 2mg，每日 1 次。

三诊：2021 年 10 月 26 日。患者病情明显改善。患者服沙丁胺醇片及中药半个月后症状开始有所缓解，之前走一二百米就要休息，现在可以至少走五六百米，之前走路总要大人扶着，现在可以自己行走。舌红，苔白，脉弱。嘱持续服用沙丁胺醇，每次 2mg，每日 1 次。

处方：麻黄 5g，细辛 3g，干姜 10g，山药 15g，甘草 6g，稻芽 30g，茯苓 10g，桑螵蛸 5g。10 剂，服法同上。

其后患者又服 10 剂中药。2021 年 12 月 5 日随访，患者持续服用中药，病情进一步改善，肢体乏力好转，可以自行上下楼梯。2022 年 3 月，患者家长发来患者跑步的视频。目前随诊中。

（二）先天性肌无力综合征案二

钟某，男，8 岁 5 个月。患者 2021 年 12 月 20 日由广州某三甲西医院转诊来我院就诊。患者右眼睑下垂 8 年 5 个月，肢体乏力 7 年。患者系足月顺产出生，孕母于孕 1 月余时有感冒病史，出生时无窒息抢救史。患者生后即发现眼睑下垂，肢体无力，当时未予重视。患者 5 个月能抬头，9 个月能独坐，1 岁能扶站，但不会行走，且双眼睑下垂症状进行性加重，出现晨轻暮重，遂于 2014 年 4 月 24 日至惠州市中心医院就诊，查 CK 156 U/L，CK-MB 26U/L，LDH 280U/L，α-羟基丁酸脱氢酶（α-HBDH）223U/L，胸片未见明显异常，诊断为重症肌无力。予口服溴吡斯的明片后症状稍有缓解。2014 年 5 月，患者为进一步诊治，就诊于广州某三甲西医院，予口服嗅吡斯的明片、泼尼松片、三磷酸腺苷二钠片、维生素 B_1 片，予人免疫球蛋白（每千克体重 2g）调节免疫，症状明显缓解，患者能独自行走，不易摔倒，双眼睑无下垂，眼裂约 5mm，治疗后出院。2016 年 9 月 19 日，患者第 3 次住院治疗，查乙酰胆碱受体抗体阳性，予溴吡斯的明片、新斯的明注射液、石杉碱甲片、复方甘草酸苷片等治疗。2016 年 9 月 27 日，开始予甲泼尼龙（每千克体重 15mg）冲击治疗 3 天，后每 3 天减半量。2016 年 10 月 6 日，改口服泼尼松片，每千克体重 2mg。经治疗，患者病情好转出院。

为明确诊断，该院对患者进行了基因检测，结果如下：检测到 1 个杂合致病突变和 1 个杂合可疑致病突变；杂合致病突变，遗传来自母亲；杂合可疑致病突变，遗传来自母亲。

结果解释：① COLQ 基因如发生致病突变，可引起先天性肌无力综合征。该基因通常以常染色隐性方式遗传，携带致病突变基因的父母每次生育时，均有 25% 的可能生下患病子女。患者父母的其他亲属亦具有携带相同致病突变的风险。该基因突变的临床表现包括上睑下垂、眼外肌麻痹、吞咽和构音困难，以及肌肉无力、易疲劳等。② CUL4B 基因如发生致病突变，可引起智能缺陷 15 型，通常以 X 连锁的方式遗传，通常男性患者可将致病突变基因遗传给女儿，女儿 100% 将成为携带者，女性患病者则有 50% 的可能将致病突变基因遗传给子女。该基因突变的临床表现有身材矮小、性腺功能低下、步态异常等，还可伴有语言发育迟缓、肢体震颤等。

后患者又到广州某三甲西医院就诊，于另一检测机构进行基因检测，结果示全外显子（exon）基因检测发现 COLQ 基因有 1 个杂合缺失和 1 个半合子突变。外院根据基因检测结果，将患者诊断为眼球运动障碍伴运动不耐受、先天性肌无力综合征 V 型、变应性鼻炎。

2018 年 4 月 15 日，患者入某三甲西医院进行第 4 次住院治疗，查胸部 MR 平扫 + 增强，对比 2016 年 9 月 28 日 MR 结果，患者前上纵隔有异常信号灶，考虑为未萎缩的胸腺组织，局部未见明确结节或肿块，较前稍增大。脊柱正侧位片示脊柱 S 型侧弯畸形，对比 2016 年 9 月 21 日 X 线片，患者脊柱侧弯较前稍加重。根据上述检查结果，诊断为先天性肌无力综合征，脊柱侧弯（畸形）。治疗药物：沙丁胺醇片，每次 2mg，每日 3 次；溴吡斯的明片，每次 30mg，每日 3 次；艾地苯醌片，每次 1 片，每日 3 次；复方甘草酸苷片，每次 1 片，每日 3 次；维生素 B_2 片，每次 5 片，每日 3 次；骨化三醇胶丸，每次 1 粒，2 日 1 次；左卡尼汀口服溶液，每次 1 瓶，每日 3 次；维生素 D 咀嚼片，每次 1 片，每日 1 次。嘱患者停用激素，出院时停用溴吡斯的明片。2019 年 8 月 13 日、2021 年 5 月 6 日，患者先后 2 次再入原医院诊治，均诊断为先天性肌无力综合征 V 型。患者乙酰胆碱受体抗体检测为阳性，除用沙丁胺醇片，每次 2mg，每日 3 次外，分别使用溴吡斯的明片，每次 30mg，每日 3 次，泼尼松片，每次 5mg，每日 1 次。

2021 年 12 月 20 日，患者来我院就诊。笔者接诊，见患者呈慢性病容，肌肉瘦削，发育不良，因长期服用西药免疫抑制剂，影响生长发育，身高、体重远不达标。患者现休学在家，右眼睑下垂，凝视（眼球活动受限），满月脸，汗多，小便多，上楼梯易疲劳，四肢肌力 3 ~ 4 级。

中医诊断：痿证（脾肾亏虚）。

西医诊断：先天性肌无力综合征 V 型。

处方：麻黄 3g，细辛 3g，干姜 10g，山药 15g，稻芽 30g，茯苓 10g，桑螵蛸 5g，甘草 5g。30 剂，每日 1 剂，水煎服。

西药以原方案继续服用。

二诊：2022 年 2 月 17 日。家长代诉，患者服中药后症状明显好转，右眼睑波动性上提，四肢肌力 4 级，可以上下楼梯。嘱停用泼尼松片。

处方一：黄芪 30g，五爪龙 30g，党参 15g，白术 10g，当归 5g，升麻 5g，北柴胡 5g，酒山茱萸 10g，茯苓 15g，稻芽 30g，甘草 5g，陈皮 5g，独脚金 5g。7 剂。

处方二：黄芪 30g，五爪龙 30g，党参 15g，白术 10g，当归 5g，升麻 5g，北柴胡 5g，酒山茱萸 10g，茯苓 15g，稻芽 30g，甘草 5g，陈皮 5g，紫河车 5g，葳蕤仁 10g。7 剂。

处方一、处方二交替服用。

三诊：2022 年 3 月 7 日。家长代诉，患者春节期间活动较多，因休息不足，容易疲劳，走路不到 50m 就感劳累，但右眼睑下垂好转。检查患者肌力 4 级，停用激素后体能尚可，考虑专病仍然要专方，仍然用麻黄附子细辛汤加减（小儿去附子）。

处方：麻黄 3g，细辛 3g，干姜 10g，山药 15g，稻芽 30g，茯苓 10g，桑螵蛸 5g，麦芽 30g，甘草 5g。30 剂，每日 1 剂，水煎服。

2022 年 4 月 15 日，电话随访开药：患者家长诉，患者上周开始去上学了，体力方面好转，耐力还是差一些。嘱继续服药治疗，方同前。

按：先天性肌无力综合征为遗传性疾病，过去往往被忽视，主要原因是该病诊断要依靠血清学抗体检测及全外显子测序，而这一检测方法近年才逐渐普及。先天性肌无力综合征的发病机制为神经肌肉传递障碍，包括突触前、突触、突触后传递障碍，属于非自身免疫病。本病主要影响轴向和四肢肌肉（伴有早发性肌张力减退）、眼部肌肉（导致眼睑下垂和眼肌麻痹）、面部和延髓肌肉（影响吸吮和吞咽，导致发音困难）。临床表现：上睑下垂，眼肌瘫痪，构音障碍，全身性肌张力减低，肌肉容积减少，哭声微弱，吞咽困难，呼吸功能不全，脊柱侧弯，脊柱前凸过度，免疫系统异常，泛发性肌无力，易疲劳。症状会随着体力变化而波动和恶化。肌电图示复合肌肉动作电位对神经重复刺激呈递减反应，微终板电流延长，神经终板缩小。

案一的女性患者，出生后即有肌无力症状，患病10年按照重症肌无力治疗无效，最后进行全外显子测序，检测到与临床表现可能相关的罕见变异，COLQ基因罕见变异，确诊为先天性肌无力综合征。患者是COLQ基因异常，为突触间隙乙酰胆碱酯酶缺陷，胆碱酯酶抑制剂对该类型病变无效，西医多采用沙丁胺醇治疗。先天性肌无力综合征属于中医学"痿证"范畴，为先天禀赋疾病。本病的病机关键是脾肾虚损。脾主肌肉四肢，脾虚则四肢乏力，又患者先天不足，故可辨其为脾肾虚损之证。该患者舌淡苔白，脉弱，以阳虚为主，方以麻黄细辛附子汤合甘草干姜汤加减。《伤寒论》第301条载："少阴病，始得之，反发热，脉沉者，麻黄细辛附子汤主之。"其中麻黄发汗解太阳之表，附子温扶少阴之阳，细辛既解表寒，又能散少阴寒邪，原治少阴病兼有太阳表邪的阳虚外寒证。《伤寒论》载："伤寒脉浮，自汗出，小便数，心烦，微恶寒，脚挛急，反与桂枝，欲攻其表，此误也。得之便厥，咽中干，烦躁吐逆者，作甘草干姜汤与之，以复其阳。"甘草、干姜辛甘合用，专复胸中之阳气。儿童为纯阳之体，壮火食气，故去原方中之附子，加桑螵蛸、稻芽、茯苓。桑螵蛸，味咸、甘，性平和，适合儿童，故以代之。经治疗后，患者从上楼梯困难到可以跑步，可见专病仍需要专方治疗。

案二男性患者，出生后即发现眼睑下垂，肢体无力，在某三甲西医院住院4次，查乙酰胆碱受体抗体（+），诊断为重症肌无力，予溴吡斯的明片、甲泼尼龙（每千克体重15mg）冲击治疗3天，后每3天减半量，后改口服泼尼松片治疗，病情好转后出院。后对患者做基因检测，结果示全外显子基因检测发现COLQ基因有1个杂合缺失，故诊断为先天性肌无力综合征V型，使用沙丁胺醇片、溴吡斯的明片、泼尼松片治疗效果不理想，遂转诊中医治疗。患者在西药不变动的情况下，加用中药后阶段性效果明显，经 3 个月的治疗，患者从在家休学到可以上学读书。

临床应用麻黄细辛附子汤治疗重症肌无力可见诸多报道。如王殿华、陈金亮采用加味麻黄细辛附子汤治疗 31 例 I 型、IIa 型顽固性重症肌无力患者，总有效率为 100%，表明加味麻黄细辛附子汤治疗顽固性重症肌无力有较好的临床疗效。况时祥认为，无论重症肌无力属于何种类型，或疾病处于何种阶段，只要辨证属阳气不足、邪毒外犯者，皆可用麻黄细辛附子汤治疗。由此可见，这一处方用于肌肉类疾病已有先例。方中麻黄性散走窜，通关达络，能促使脏腑经脉、邪毒浊气从表而出，同时兼具温振阳气、强肌增力之功。现代研究表明，麻黄碱可使疲劳的骨骼肌紧张度显著且持久地升高。麻黄碱可对抗麻黄挥发油乳剂导致的兔全身肌肉瘫痪现象。麻黄碱还可增强取自重症肌无力患者的离体肋间肌肌张力。细辛通达内外，温阳散寒，增麻黄宣透散邪及强健肌力之效。本病病在肌肉，肌肉属脾，以中焦阳虚为主，故去附子而合甘草干姜汤，复中焦之阳气。更加桑螵蛸补肾，茯苓健运脾胃，山药补脾养阴，补而不燥，稻芽健脾消食。诸药合用，能收阳气复、经络通之佳效。

应用麻黄细辛附子汤治疗先天性重症肌无力综合征的个案报道比较罕见。1930 年，美国医学会杂志发表了一则通讯，提到麻黄碱能够改善肌无力症状。其后，麻黄碱曾普遍作为治疗重症肌无力的处方使用。笔者发现，麻黄细辛附子汤治疗一些从小罹患肌无力、病程长、久服免疫抑制剂、药物性难治性的成人重症肌无力有阶段性效果。如笔者曾诊治过的一名患者李某，1988年，其 2 岁时出现眼睑下垂，在中山一院行新斯的明试验，结果为阳性，确诊为儿童重症肌无力。1988 年至 2002 年，该患者服用溴吡斯的明片加中药治疗，病情稳定，左眼眼肌持续受累。2002 年至 2017 年 5 月，患者停止治疗。2017 年 6 月，患者因工作劳累出现四肢无力、抬头及咀嚼无力，查乙酰胆碱受体抗体阳性。2018 年 11 月，患者在某三甲医院行胸腺摘除术，病理示胸腺增生，术后当日效果明显。之后病情又反复，2019 年 8 月至 2021 年 9 月，症状进一步加重，手臂平举困难，蹲下后无法起立。患者行丙种球蛋白冲击治疗，自感无效果；使用利妥昔单抗治疗，自感无效果；血浆置换 2 次，先后入院共 12 次，症状有轻微改善；应用甲泼尼龙冲击疗法，口服醋酸泼尼松片、硫唑嘌呤片、吗替麦考酚酯胶囊、他克莫司胶囊等，没有明显效果。之后，该患者到上海某著名三甲西医院神经科就诊，诊断为超级难治型 AchR-Ab 阳性全身型重症肌无力，医院建议患者还是回广州服中药调理。笔者予以麻黄细辛附子汤。处方：麻黄 5g，淡附片（先煎）10g，细辛 5g，干姜 10g，山药 30g，稻芽 30g，茯苓 10g，桑螵蛸 10g，桑白皮 20g，麦芽 30g，大枣 15g，薏苡仁 20g，甘草 6g。患者服药 3 个月，自觉肌无力恢复七成，可以上班工作。患者虽无先天性肌无力基因检测结果，但自少患病，属先天不足，肌肉失去温煦，经络不畅，非重剂、温阳之剂不能起沉疴，故选麻黄细辛附子汤，温阳气，通腠理。

十二、肌无力综合征（副肿瘤综合征）案

《中国重症肌无力诊断和治疗指南（2020 版）》中提到了肌无力综合征（LEMS）的概念，即免疫介导的累及 NMJ 突触前膜电压门控钙通道（VGCC）的疾病，属于神经系统副肿瘤综合征，多继发于小细胞肺癌，也可继发于其他神经内分泌肿瘤。本病的临床表现：四肢近端对称性无力，腱反射减低，以口干为突出表现的自主神经症状，极少出现眼外肌受累，腱反射在运动后可短暂恢复，其他自主神经症状如便秘、性功能障碍、出汗异常较少见。血清 VGCC 抗体多呈阳性，合并小细胞肺癌的 LEMS 可同时出现 SOX-1 抗体阳性。其发病机制是肿瘤导致一些免疫指标（抗体）产生，引起了骨骼肌的传导障碍。这是突触前膜上的钙

离子释放功能障碍导致的。本病患者重症肌无力血清抗体七项检查中，P 型电压门控钙通道自身抗体或抗兰尼碱受体钙释放通道抗体可能会出现阳性。

（一）乙状结肠癌术后化疗后重症肌无力危象案

郭某，女，56 岁。患者于 2021 年 9 月 4 日从广州某三甲西医院转入我院 ICU 住院治疗。据原西医院的邀请会诊记录，该患者因反复腹痛 20 余天入院，入院后完善相关辅助检查，诊断为降结肠恶性肿瘤，腹膜后主动脉旁、左侧髂总动脉 - 髂内外动脉旁及上纵隔、双侧锁骨上多发淋巴结转移，肝多发转移瘤，第 1～3 胸骨转移。因患者合并不完全性肠梗阻，保守治疗未见明显好转，遂于 2021 年 4 月 19 日在全麻下行腹腔镜下左半结肠癌根治术。2021 年 4 月 28 日，患者因术后失血性休克于全麻下行剖腹探查：横结肠系膜出血缝扎 + 腹腔粘连松解术。术后病理示结肠中分化腺癌（Ⅱ级），浸润肠壁全层至浆膜下脂肪组织内，局部突破浆膜层（T4a），脉管内见癌栓，神经束见癌浸润，网膜组织未见癌转移，淋巴结 21 枚，15 枚见癌转移，另见癌结节 1 枚，纤维脂肪组织内有散在腺癌浸润，脉管内见癌栓。2021 年 5 月 22 日至 2021 年 6 月 20 日，化疗第 1～3 疗程，予以 FOLFOX + 安维汀方案。2021 年 7 月 6 日至 2021 年 7 月 23 日，化疗第 4～5 疗程，予以 FOLFOX + 安维汀 + 信迪利单抗方案，过程顺利。2021 年 8 月 1 日，患者无明显诱因开始出现胸闷、气促，不能平卧，胸部 CT 示支气管炎伴双下肺感染；心影增大，主动脉及冠状动脉硬化伴心包积液，未排除急性冠状动脉综合征。2021 年 8 月 4 日，患者转送至广州某三甲医院，急诊拟以"肠癌术后，心包积液"收入院，考虑患者心包积液是免疫相关心肌炎引起的，暂予心电监护，吸氧，静脉注射甲泼尼龙琥珀酸钠（每次 250mg，每 6 小时 1 次），补充白蛋白、免疫球蛋白，护肝，抗感染，利尿等治疗。2021 年 8 月 6 日，患者呈昏迷状态，呼之不应，全身湿冷，四肢皮肤发绀，瞳孔对光反射迟钝，双侧瞳孔等大等圆，大小约 2mm，点头样呼吸。血气分析提示二氧化碳分压 124mmHg，遂给予气管插管接呼吸机辅助呼吸。根据肿瘤科意见，给予甲泼尼龙 1g 冲击治疗，逐渐减量至甲泼尼龙片 20mg，口服；丙种球蛋白 20g 冲击治疗，逐渐减量至 10g；行 4 次血浆置换，效果不佳。查肌酸磷酸激酶 4904.27 U/L。多项重症肌无力相关抗体明显升高：乙酰胆碱受体抗体 > 20 nmol/L（＋），人抗连接素抗体 79.65 U/mL（＋），人抗兰尼碱受体钙释放通道抗体（＋），人抗骨骼肌受体酪氨酸激酶抗体 0.27 U/mL（－）。LRP4 自身抗体 IgG 阴性。目前患者脱机困难。

因家属不愿气管切开，要求转院，该三甲医院正式发函邀请笔者会诊。笔者遂与江其龙医生一并前往。会诊意见：①肠癌术后化疗诱发重症肌无力危象（MGFA Ⅴ型，气管插管）；②心包胸腔积液；③中度贫血。笔者与主管医生及家属商量，单纯开张处方就结束会诊离开解决不了问题，需要一个团队的努力，如果贵院及家属同意，可转广州中医药大学第一附属医院。患者家属当即同意马上转院。

2021 年 9 月 4 日下午，患者转入我院 ICU 一区。治疗方案：①呼吸机气管插管辅助呼吸。②置放胸腔引流管引流胸腔积液。③为纠正贫血，申请输入 1 个单位红细胞 2 次；多糖铁复合物，每日 1 粒鼻饲。④静脉滴注地塞米松注射液 10mg，每日 1 次，连用 5 天后改鼻饲泼尼松片（上午 8:00 30mg、中午 12:00 30mg）。暂不使用其他免疫抑制剂。应用青霉素类抗生素哌拉西林钠他唑巴坦钠，控制感染。⑤鼻饲中药强肌健力合剂 15mL，每日 3 次；红参 10g，陈皮 1g，用清水煎为 100mL，鼻饲，每日 1 次。其后补中益气汤加淡附片 5g，治疗胸腔心包积液。经上述方法处理后，患者病情明显好转，没有进行气管切开。2021 年 9 月 28 日，患者成功拔管，转入脾胃科病房调养，出院后生活能自理，现已能带孙子。

（二）肺癌神经系统副肿瘤综合征案

张某，男，54 岁，2022 年 2 月 22 日初诊。患者反复四肢乏力半年余。患者 2021 年 6 月在中山大学附属肿瘤医院行纤维支气管镜活检，结果示小细胞肺癌（左肺），后以卡铂 560mg+ 泰圣奇 1200mg+ 依托泊苷 130mg 方案化疗 3 次。2021 年 8 月 26 日、2021 年 9 月 17 日、2021 年 10 月 22 日、2021 年 11 月 16 日，患者以阿替利珠单抗 1200mg（第 1 天）+ 洛铂 48mg（第 2 天）+ 依托泊苷 0.1g（第 3 ～ 5 天）方案进行化疗，化疗后出现神疲乏力。2021 年 12 月 24 日、2022 年 1 月 17 日、2022 年 2 月 11 日，改阿替利珠单抗免疫治疗。患者复查 CT 示未见明显肿瘤，但四肢无力加重，不能行走。2022 年 2 月 11 日，患者于广州某三甲医院诊断为左肺小细胞肺癌、神经系统副肿瘤综合征、伊顿 – 兰伯特综合征。后患者因四肢无力转诊中医，仍按肿瘤予虫类中药如红豆杉治疗半个月，效果不佳，遂转诊我院肌肉病科。

接诊时患者轮椅就诊，四肢乏力，上肢肌疲劳试验（＋），上肢肌力 3 级，下肢肌疲劳试验（＋），下肢肌力 2 级，不能行走，精神憔悴，肌肉消瘦，眼睑轻度下垂，视物模糊，时有咀嚼乏力，吞咽困难，饮水反呛，咳嗽痰多，呼吸气短，四肢腱反射消失。舌暗红，苔白厚，脉细弱。外院查 VGCC 抗体（＋）。

中医诊断：痿证。

西医诊断：神经系统副肿瘤综合征。

处方：黄芪 45g，五爪龙 45g，党参片 30g，白术 15g，当归 10g，广升麻 10g，北柴胡 10g，酒山茱萸 15g，甘草 5g，陈皮 5g，盐杜仲 15g，酒苁蓉 15g，干石斛 15g，浙贝母 10g，浮石 15g。7 剂，2 天 1 剂。

西药口服溴吡斯的明片，每次 60mg，每日 3 次；泼尼松片，每次 10mg（2 片），每日 1 次。

二诊：2022 年 3 月 29 日。患者症状好转，可以步行，呼吸顺畅，胃纳好，偶有咳嗽。

处方：黄芪45g，五爪龙45g，党参片30g，白术15g，当归10g，广升麻10g，北柴胡10g，酒山茱萸15g，甘草5g，陈皮5g，盐杜仲15g，酒苁蓉15g，干石斛15g，浙贝母10g，葳蕤仁15g。14剂。

西药加用沙丁胺醇片，每次4mg，每日1次。

后家属代取药，每次开中药28剂（每周服2剂，1剂复渣，服2天，可服3个月）。随访至今，患者状况良好，生活可以自理，多次复查胸部CT，结果均无异常。

三诊：2022年7月19日。患者可以步行就诊，唯行走稍不稳，四肢仍乏力，但生活可以自理。家属说挂号难，五月、六月挂不上号就照方抓药。患者自诉时有吞咽困难，视物模糊，痰多，服中药后感觉体能增强。舌胖淡红，根部苔腻，脉缓平和，寸脉、尺脉细弱。此为肺脾肾气虚兼杂痰湿。

处方：黄芪45g，五爪龙45g，党参片30g，白术15g，当归10g，广升麻10g，北柴胡10g，酒山茱萸15g，甘草5g，陈皮5g，盐杜仲15g，酒苁蓉15g，干石斛15g，薏苡仁30g，预知子15g。15剂，水煎服，每日1剂。

至本书完稿，患者已就诊五诊，病情稳定，继续于门诊治疗，嘱其每3个月复诊1次。

按：肌无力综合征在过去也称为类重症肌无力综合征，是由人体其他脏器肿瘤转移引发或诱发。案一是乙状结肠癌术后化疗诱发重症肌无力危象气管插管，患者从2021年8月6日插管后，一直无法脱离呼吸机，遂准备气管切开。2021年9月4日，患者转我院治疗，笔者按照重症肌无力危象的中西医结合方法抢救成功，同时避免了气管切开。这里有三点需要总结。一是中医诊疗思维及中药的使用，中医五脏之气相通，其脏气输移皆有次序，其病气相传皆有模式，临床使用邓老强肌健力系列中药，以及辨证用药诊治各种复杂兼夹证确有疗效。二是西药中用，该案例没有使用激素冲击疗法，只是用地塞米松，每日 10mg，静脉滴注 5 天，后改鼻饲泼尼松，每日 60mg；及时纠正患者贫血，引流大量胸腔积液。三是呼吸机的使用与气道管理，充分湿化、温化气道。

案二是肺癌神经系统副肿瘤综合征引起的重症肌无力（类重症肌无力），外院查 VGCC 抗体阳性。笔者发现，该类肌无力再按照肿瘤科用药，效果不理想，固本扶正、留命治病才是关键。故仍以补脾的黄芪、五爪龙、党参、白术，补肾的酒苁蓉、酒山茱萸、盐杜仲、葳蕤仁等。古人云治病必求于本。肾为先天之本，脾为后天之本。该病案即据此用药，补脾益损，而补肾对慢性肌肉虚损病尤为重要。《删补颐生微论·先天根本论第三》载："肾为脏腑之本、十二经脉之根、呼吸之门、三焦之源，而人资之以为始者也。"《医宗必读·肾为先天脾为后天根本论》载："水生木而后肝成，木生火而后心成，火生土而后脾成，土生金而后肺成。"古说参证，可资借鉴。

第二章 肌萎缩侧索硬化

肌萎缩侧索硬化（amyotrophic lateral sclerosis，ALS）是一种慢性、进行性、多灶性、多向性、致残性、致死性中枢神经系统退行性疾病。本病以慢性、进行性随意肌麻痹为特征，表现为皮层、延髓和脊髓运动神经元退行性变累及运动系统（locomotor system）而致的随意运动功能障碍，可不同程度地合并上、下运动神经元障碍。本病患者常因呼吸衰竭而死亡。

肌萎缩侧索硬化患者虽然大多数发病年龄在 40～70 岁，但也有年龄更大或十几岁的青少年发病。根据国外（4～6）/100000 的患病率，中国应有 6 万～8 万名患者。

中华医学会神经病学分会肌电图与临床神经电生理学组、中华医学会神经病学分会神经肌肉病学组在 2012 年第 7 期的《中华神经科杂志》发表《中国肌萎缩侧索硬化诊断和治疗指南》一文。该指南将本病归类于运动神经元病，认为运动神经元病是一种病因未明，主要累及大脑皮质、脑干和脊髓运动神经元的神经系统变性疾病，包括肌萎缩侧索硬化、进行性肌萎缩、进行性延髓麻痹和原发性侧索硬化 4 种临床类型。ALS 是运动神经元病中最常见的类型，患者生存期通常 3～5 年。

2019 年 2 月 27 日，国家卫生健康委办公厅印发《罕见病诊疗指南（2019 年版）》。该指南提出，肌萎缩侧索硬化是一种病因未明，主要累及大脑皮质、脑干和脊髓运动神经元的神经系统变性疾病。其局限性分型包括进行性球麻痹，连枷臂、连枷腿，进行性肌萎缩，原发性侧索硬化。ALS 以进行性发展的骨骼肌萎缩、无力、肌束颤动、延髓麻痹和锥体束征为主要临床表现。一般中老年发病，生存期通常 3 ～ 5 年。

中华医学会神经病学分会肌萎缩侧索硬化协作组在 2022 年 9 月第 6 期的《中华神经科杂志》发表《肌萎缩侧索硬化诊断和治疗中国专家共识 2022》一文。该文结尾处提出，ALS 患者的生存期通常为 3 ～ 5 年，有 10% 左右的患者生存期可达 10 年以上。我国 ALS 患者发病年龄早于欧美国家、生存期长于欧美国家，随着经济发展和治疗水平的提高，生存期仍有增加趋势。

第一节　西医学对肌萎缩侧索硬化的认识

一、历史回顾

法国神经科医生马丁·夏科（Martin Charcot）于 1874 年首次报道了 ALS 的全部特征。肌萎缩侧索硬化是一种神经退行性疾病，大多数人认为，其是由神经细胞的不断死亡造成的。1941 年 6 月 2 日，美国著名棒球运动员卢·格里格（Lou Gehrig）因 ALS 去世，使这种疾病在国际上变得更加广为人知。此后多年，ALS 通常被称为卢·格里格病、肌肉渐冻症。

二、生理病理

（一）运动神经元的生理功能及病理改变

运动神经是神经系统的重要连接组织，大脑通过它来控制全身的肌肉运动。脑干内的运动神经元控制说话、吞咽和咀嚼；高位脊髓（主要颈段）内的运动神经元控制手臂、手掌及手指的肌肉；低位脊髓（主要腰段）内的运动神经元控制腿部和足部的肌肉。一般而言，身体的运动神经元分两大类：上运动神经元、下运动神经元。上运动神经元具体包括皮层运动神经元及皮质脊髓束和皮质脑干束。上运动神经元发生病变会导致肌肉僵直，反射增强，临床上表现为患者走路时动作缓慢，步态不稳，甚则肢体颤抖。下运动神经元包括脑干运动神经元及脊髓前角细胞，下运动神经元损害则以肌肉萎缩无力症状为主，通常出现手掌、指间肌肉萎缩，病情逐渐恶化，肩部、颈部、舌头及与吞咽相关的肌肉萎缩，造成吞咽困难及呼吸衰竭。

本病的大体标本可见运动皮质及脊髓前角萎缩、前根变细，横断面上锥体束区呈灰色。镜检下可发现运动皮质大锥体细胞、脑干运动神经核和脊髓前角细胞数目减少，严重退变，伴有胶质细胞增生，相应轴突存在变性和继发脱髓鞘。特殊染色可见运动神经元细胞体染色质溶解、脂质沉积，并可见神经元纤维缠结，近端轴突肿胀，有大量神经微丝聚集，并可见特殊包涵体，但眼外肌运动神经核和骶髓 Onuf 核常不受累；在病程较长的患者晚期，也可见后角脊髓后索及脊髓小脑束的退变。肌肉活检呈现典型的神经源性肌萎缩改变，早期骨骼肌纤维散乱萎缩，Ⅰ型和Ⅱ型肌纤维均有萎缩；后期大小不等的肌纤维呈群组化表现。

（二）病因及发病机制

肌萎缩侧索硬化的病因和发病机制尚不完全清楚。目前的研究提出了多种假说，包括兴奋性氨基酸毒性作用、SOD1基因突变、自由基氧化损伤、神经细丝和神经元变性、线粒体异常，以及免疫机制等，还包括环境因素导致中毒和病毒感染等其他假说。主要假说如下。

1. 兴奋性氨基酸毒性

兴奋性氨基酸毒性是肌萎缩侧索硬化症的主要发病机制之一，主要涉及突触间隙兴奋性氨基酸水平的升高，谷氨酸转运蛋白异常导致的谷氨酸摄取减少,谷氨酸受体的缺陷及钙离子结合蛋白的异常导致运动神经元细胞内钙离子稳态失衡。当兴奋性氨基酸受体控制的通道或电压门控的钙离子通道开放时,神经元去极化,钙离子过度内流,破坏了细胞内钙离子稳态,会导致一系列有害的生化过程,包括几种酶系统的不恰当激活。这些过程可以直接破坏神经元,也可通过产生有害的自由基及脂质过氧化物,损伤细胞膜结构,使细胞内钙离子水平进一步增高,或使胶质细胞清除谷氨酸能力下降,或谷氨酸释放增加,进一步刺激谷氨酸受体,形成恶性循环,亦可影响神经丝磷酸化,造成细胞骨架异常,致神经元变性。在发病机制中,线粒体异常是兴奋性毒性致病的一个重要因素,并可能在早期阶段即参与了发病。

2. 自由基氧化损伤

肌萎缩侧索硬化患者存在超氧阴离子自由基、羟自由基、过氧化氢和过硝酸根及 3- 硝基酪氨酸等的增高。这些离子均具有过氧化损伤作用,损伤神经营养因子受体、神经微丝、谷氨酰胺合成酶、肌质网上的钙泵等,产生神经元毒性。

3. 神经生长因子缺乏

神经生长因子缺乏会使神经细胞无法持续生长、发育。

总之,目前诸多研究所涉及的假说均不能解释肌萎缩侧索硬化发病的整个过程。究竟是何种机制启动了运动神经元损伤的过程,以及本病为何仅运动神经元选择性受累,并无明确的结论。

三、诊断

在诊断肌萎缩侧索硬化过程中,确定上、下运动神经元受累范围是诊断的关键步骤。根据患者所出现症状、体征的解剖部位,通常将受累范围分为脑干、颈段、胸段和腰骶段 4 个区域。

（一）临床检查

详细询问病史和体格检查，在脑干、颈段、胸段、腰骶段4个区域中寻找上、下运动神经元共同受累的证据，是诊断ALS的基础。医生可根据情况选择适当的辅助检查以排除其他疾病，如神经电生理、影像学及实验室检查等。对于在发病早期诊断的ALS，特别是当临床表现不典型或进展过程不明确时，应定期（3个月）进行随诊，重新评估诊断。

1. 病史

病史是证实疾病进行性发展的主要依据。医生应从首发无力的部位开始，追问患者症状发展、加重，以及症状由一个区域扩展至另一个区域的时间、过程。注意询问吞咽情况、呼吸功能及有无感觉障碍、尿便障碍等。

2. 体格检查

在同一区域，同时存在上、下运动神经元受累的体征，是诊断ALS的要点。

（1）上运动神经元受累的症状、体征主要包括肌张力增高、腱反射亢进、阵挛、病理征阳性等。通常检查吸吮反射、咽反射、下颌反射、掌颏反射、四肢腱反射、肌张力、霍夫曼（Hoffmann）征、下肢病理征、腹壁反射，以及强哭强笑等假性延髓麻痹表现。

（2）下运动神经元受累的症状、体征主要包括肌肉无力、萎缩和肌束颤动。通常检查舌肌、面肌、咽喉肌、颈肌、四肢不同肌群、背肌和胸腹肌。

（3）临床体检是发现上运动神经元受累的主要方法。在出现明显肌肉萎缩无力的区域，如果腱反射不低或活跃，即使没有病理征，也可以提示锥体束受损。

（4）对患者进行随诊，动态观察体征的变化，也可以反映出疾病的进行性发展过程。

注意：当病史、体检中发现某些不能用 ALS 解释的表现时，如病程中出现稳定或好转、有肢体麻木疼痛等，诊断 ALS 需慎重，并注意是否合并有其他疾病。

（二）神经电生理检查

当临床考虑为 ALS 时，需要进行神经电生理检查，以确认临床受累区域为下运动神经元病变，若发现在临床未受累区域也存在下运动神经元病变，需要同时排除其他疾病。神经电生理检查可以看作临床体检的延伸，应该由专业肌电图医生和技师完成，并依据明确标准进行判断。

1. 神经传导测定

神经传导测定主要用来诊断或排除周围神经疾病。运动和感觉神经传导测定应至少包括上、下肢各 2 条神经。

（1）运动神经传导测定：远端运动潜伏期和神经传导速度通常正常，无运动神经部分传导阻滞或异常波形离散。随病情发展，复合肌肉动作电位波幅可以明显降低，传导速度也可以轻度减慢。

（2）感觉神经传导测定：一般正常。当合并存在嵌压性周围神经病或同时存在其他周围神经病时，感觉神经传导可以异常。

（3）F 波测定：通常正常。当肌肉明显萎缩时，相应神经可见 F 波出现率下降而传导速度相对正常。

2. 同心圆针肌电图检查

下运动神经元病变主要通过同心圆针肌电图检查进行判断。肌电图可以证实进行性失神经和慢性失神经的表现。当肌电图显示某一区域存在下运动神经元受累时，其诊断价值与临床发现肌肉无力、萎缩的价值相同。

（1）进行性失神经表现：主要包括纤颤电位、正锐波。当所测定肌肉同时存在慢性失神经的表现时，束颤电位与纤颤电位、正锐波具有同等临床意义。

（2）慢性失神经的表现：运动单位电位的时限增宽、波幅增高，通常伴有多相波增多；大力收缩时运动单位募集减少，波幅增高，严重时呈单纯相；大部分 ALS 可见发放不稳定、波形复杂的运动单位电位。

（3）当同一肌肉肌电图检查表现为进行性失神经和慢性失神经共存时，对于诊断 ALS 有更强的支持价值。在某些肌肉，可以仅有慢性失神经表现而无纤颤电位或正锐波。如果所有测定肌肉均无进行性失神经表现，诊断 ALS 需慎重。

（4）肌电图诊断 ALS 时的检测范围：应对 4 个区域均进行肌电图测定。其中，脑干区域可选择测定一块肌肉，如胸锁乳突肌、舌肌、面肌或咬肌；胸段可选择胸水平以下的脊旁肌或腹直肌进行测定；在颈段和腰骶段，应至少测定不同神经根和不同周围神经支配的 2 块肌肉。

（5）在 ALS 病程早期，肌电图检查时可仅出现 1 个或 2 个区域的下运动神经元损害。对于这种临床怀疑 ALS 的患者，需要间隔 3 个月进行随访复查。

（6）肌电图出现 3 个或 3 个以上区域下运动神经源性损害时，并非都是 ALS。电生理检查结果应该密切结合临床表现进行分析，避免孤立地对肌电图结果进行解释。

3. 运动诱发电位

运动诱发电位有助于发现 ALS 的上运动神经元病变，但敏感度不高。

（三）神经影像学检查

影像学检查不能提供确诊 ALS 的依据，但有助于 ALS 与其他疾病的鉴别，排除结构性损害。例如，颅底、脑干、脊髓或椎管结构性病变导致上和（或）下运动神经元受累时，相应部位的 MRI 检查可以帮助鉴别诊断。

MRI 检查可以发现 ALS 患者锥体束走行部位的异常信号。

某些常见疾病，如颈椎病、腰椎病等与 ALS 合并存在时，需要注意鉴别。

（四）ALS 的诊断标准

1. ALS 诊断的基本条件

（1）病情进行性发展。通过病史、体检或电生理检查，证实临床症状或体征在一个区域内进行性发展，或从一个区域发展到其他区域。

（2）临床、神经电生理或病理检查发现有下运动神经元受累的证据。

（3）临床体检发现有上运动神经元受累的证据。

（4）排除其他疾病。

2. ALS 的诊断分级

（1）临床确诊 ALS：通过临床或神经电生理检查，证实在 4 个区域中至少有 3 个区域存在上、下运动神经元同时受累。

（2）临床拟诊 ALS：通过临床或神经电生理检查，证实在 4 个区域中至少有 2 个区域存在上、下运动神经元同时受累。

（3）临床可能 ALS：通过临床或神经电生理检查，证实在 4 个区域中仅有 1 个区域存在上、下运动神经元同时受累，或者在 2 个或 2 个以上区域仅有上运动神经元受累。

近年来，对该病的诊断多采用基因检测的方法（图 2-1）。

遗传病基因检测咨询报告

基本信息

1.受检者

| 姓名: | 性别: 男 | 年龄: 31 | 联系方式: - |

2.临床信息

诊断: 肌萎缩侧索硬化症?

临床症状及家族史: -

3.样本及送检信息

样本编号:	样本类型: ☑EDTA 抗凝血	病历号: -
送检医院:	科室: 神经内科	床号: -
采样日期: -	接收日期: 2022/7/11	报告日期: 2022/7/30

4.检测项目信息

检测项目: 运动神经元病检测套餐

检测方法: 目标区域捕获高通量测序+MLPA+毛细管电泳

检测结果

检测结论
1. 检出与受检者临床症状相关的致病变异
FUS 基因:肌萎缩性侧索硬化症 6 型,伴或不伴额颞叶痴呆
2. SMA MLPA 结果
检测到 SMN1 基因第 7 号外显子拷贝数为 1,理论上不应致病
3. 肯尼迪动态突变
送测样本的检测结果在正常范围内

图 2-1 运动神经元病基因检测报告单

四、治疗

目前,ALS 仍是一种无法治愈的疾病,但应早期诊断,早期治疗,抑制肌萎缩侧索硬化所致的功能障碍的进展,尽可能延长患者生存期,改善患者的生活质量。

截至目前，美国食品和药物监督管理局（FDA）已批准了2种治疗肌萎缩侧索硬化的药物。

第1种是利鲁唑，1995年获批。其作用机制包括稳定电压门控钠通道的非激活状态，抑制突触前谷氨酸释放，激活突触后谷氨酸受体以促进谷氨酸的摄取等。口服利鲁唑片，每次50mg，每日2次。本药最常见的不良反应是肠胃不适，服用期间需注意监测肝功能。

第2种是依达拉奉，2017年获批。依达拉奉是一种自由基清除剂，被认为可以通过减少氧化应激来防止运动神经元变性。使用依达拉奉时，多采用静脉滴注的方法，每次将依拉达奉注射液30mg加入适量生理盐水（100mL）中稀释后静脉滴注，每日2次，30分钟内滴完，1个疗程为14天。依达拉奉还有舌下含片，每片30mg，每次2片。

该病也常用丁苯酞软胶囊，每次2粒（0.2g），每日3次，10天为1个疗程。传统西药辅酶 Q_{10}、甲钴胺、维生素E等，也常作为辅助药在临床使用。

治疗除使用药物外，还应对患者进行营养管理，如吞咽明显困难，有呛咳、误吸风险时，应尽早行经皮内镜胃造瘘术（PEG），可以保证营养摄取。不愿行胃造瘘术者，装置胃管鼻饲。如有呼吸肌无力早期表现，尽早使用无创通气，若病情进展，无创通气不能维持血氧饱和度高于90%，则需要选择有创呼吸机辅助呼吸。患者在采用有创呼吸机辅助呼吸后，通常难以脱机，关于这一点，需要医生和患者家属充分沟通。心理治疗也很重要，通常上午专科医生查房，下午心理科医生解答患者疑问。

第二节　师承邓铁涛辨治肌萎缩侧索硬化及临床体会

一、中医证候

中医学没有肌萎缩侧索硬化的病名。邓老认为，根据肌肉萎缩、肢体无力、肌束震颤等主要证候，可将其归属于"痿证"范畴。本病临床以虚证多见，或虚实夹杂，与脾、肾关系最为密切。邓老运用脾肾相关理论指导肌萎缩侧索硬化治疗，往往获效。

病因病机：本病主要因先天禀赋不足，后天失养，如劳倦过度、饮食不节、久病失治等因素，损伤肝、脾、肾三脏，损伤真阴、真阳，致气血生化乏源或精血亏耗，筋脉肌肉失之濡养，肌萎肉削。

脾肾相关理论是中医脏腑学说的重要组成部分，是五脏相关学说的子系统，对解释该病的病因病机及指导治疗有一定帮助。本病临床三大表现：肌肉萎缩、肢体无力、肌束震颤，主要是从中医脏腑学说的脾、肾、肝三脏考虑。

本病的肌肉萎缩大多从上肢开始，此时属中医学"虚劳"范畴。《诸病源候论·卷之三·虚劳病诸候上》载："夫血气者，所以荣养其身也。虚劳之人，精髓萎竭，血气虚弱，不能充盛肌肤，此故羸瘦也。"

肌萎缩侧索硬化的肌肉无力呈进行性加重，从无法握笔、不能持筷、无法自行穿衣，逐渐加重为无法自行行走及站立，到卧床不起乃至无法独自翻身，以至生活完全不能自理。此属中医学"损证"范畴。《难经·十四难》载："一损损于皮毛，皮聚而毛落；二损损于血脉，血脉虚少，不能荣于五脏六腑；三损损于肌肉，肌肉消瘦，饮食不能为肌肤；四损损于筋，筋缓不能自收持；五损损于骨，骨痿不能起于床。反此者，至脉之病也。从上下者，骨痿不能起于床者死。"

肌束震颤表现为肉眼可见的肌肉颤动，此属中医学"筋惕肉 𥆤"范畴。《增订通俗伤寒论·气血虚实·血虚证》载："肝藏血而主筋，虚则血不养筋，筋惕肉 𥆤……治必辨其因虚致病者，养血为先，或佐润燥清火，或佐息风潜阳，随其利而调之。"

肌张力增高属中医学"痉证"范畴，乃气血亏虚，无以濡养经筋所致。《景岳全书·十二卷·痉证》载："痉证甚多，而人多不识者，在不明其故而鲜有察之者耳……凡属阴虚血少之辈，不能养营筋脉，以致搐挛僵仆者，皆是此证。"

《重楼玉钥·卷上·喉科总论》指出："咽者，咽也。主通利水谷，为胃之系，乃胃气之通道也。"又《灵枢·经脉》载："是主脾所生病者……食不下。"《素问·水热穴论》载："肾者，胃之关也。"故知吞咽困难，病在胃、脾、肾。

构音不清属中医学"失音""喑"范畴。《灵枢·忧恚无言》载："会厌者，音声之户也。口唇者，音声之扇也。舌者，音声之机也。悬雍垂者，音声之关也。"指出了参与发声的器官。该文同时指出："足之少阴上系于舌，络于横骨，终于会厌。"又《素问·阴阳应象大论》载："脾主口。"《灵枢·经脉》载："肾足少阴之脉……循喉咙，夹舌本。"由此可见，声音之发与脾、肾密切相关。《景岳全书·二十八卷·声喑》明确指出："声音出于脏气……脏虚则声怯，故凡五脏之病皆能为喑……而声音之本则在肾……虚损为喑者，凡声音之病，惟此最多。"故构音困难之病机为脾肾两虚，以肾气虚损为主。

肌萎缩侧索硬化导致的流涎，表现为口中不断有唾液流出，患者需不断使用纸巾或手帕擦拭，此属中医学"脾劳"范畴。《诸病源候论·卷之三·虚劳病诸候上·一、虚劳候》载："脾劳者，舌本苦直，不得咽唾。"

肌萎缩侧索硬化导致的四肢冰冷，属中医学"虚劳"范畴。《诸病源候论·卷之三·虚劳病诸候上》载："经脉所行，皆起于手足。虚劳则血气衰损，不能温其四肢，故四肢逆冷也。"

二、临证要点

观察鱼际肌是否萎缩是判断有无肌肉萎缩的关键。如《形色外诊简摩·卷上·形诊病形类·诊大肉消长捷法篇》所言："病患大肉已落，为不可救药，盖以周身肌肉瘦削殆尽也。余每以两手大指次指后，验大肉之落与不落，以断病之生死，百不失一。患者虽骨瘦如柴，验其大指次指之后，有肉隆起者，病纵重，可医。若他处肌肉尚丰，验其大指次指之后，无肉隆起，而反见平陷者，病即不治矣。"

肌萎缩侧索硬化患者的病情总是处于进行性加重的过程中，临床上需要对其加重的速度做出判断。笔者通过长期临床观察发现，肌束震颤是判断本病加重速度的重要体征，若肌束震颤范围越广泛、次数越频繁、程度越剧烈，则提示本病尤其是肌肉萎缩、无力的发展速度越快。判断有无肌束震颤及病情轻重的关键在于舌诊，临证应当重视望舌。望舌的重点在于观察有无舌肌震颤及能否伸舌至口外，若患者能伸舌至口外尚为佳兆，若伸舌不过齿则为恶候。《增订通俗伤寒论·伤寒脉舌·乙辨舌举要·观舌形》有相关论述："凡舌伸之无力者，中气虚，宜补中……若卷而缩短者，厥阴气绝，舌质萎缩也，不治……凡舌颤掉不安者，曰舌战。由气虚者蠕蠕微动……嫩红而战者，宜养血息风；淡红而战者，宜峻补气血。"

检查时要注意脊柱的改变。该病开始往往被误诊为颈椎病、腰椎病，甚至进行手术治疗，导致患者元气、真气大伤。脊柱乃人体脊梁骨，赵献可《医贯》认为，脊骨自上数下则为十四椎，两肾俱属水，左为阴水，右为阳水，命门位置在两肾之中。中医学认为，命门乃两肾中动气，非水非火，乃造化之枢纽，阴阳之根蒂，即先天之太极，五行由此而生，脏腑以继而成，主升降出入，游行天地之间，总领五脏六腑。肌萎缩侧索硬化属于西医内科脊髓疾病，若被误诊为外科颈椎病、腰椎病而进行手术治疗，则天柱倒塌，颈不能抬，足不能行。

三、中医治疗

（一）邓老强肌灵基本方

组成：黄芪 45 ～ 120g，五爪龙 30 ～ 90g，太子参（或党参）30g，白术 15g，肉苁蓉 10g，紫河车 10g，杜仲 15g，山茱萸 15g，当归 10g，首乌 15g，土鳖虫 5g，全蝎 6g，甘草 5g。

用法用量：每日 1 剂，用清水 1000mL 浓煎至 200mL，口服；隔 8 小时后复渣，用清水 500mL 煎至 150mL，口服。疗程为 3 个月。

治法：健脾补肾养肝，强肌健力。

方解：邓老临床用药，认为黄芪仍需要大量使用，从 45g 起至 120g，而五爪龙乃邓老遣方之常用草药，补气而不燥，有南黄芪之称，常配合黄芪以益气健脾，强肌健力，使之补而不燥；辅以太子参或党参、白术健脾补肾；肉苁蓉、紫河车、杜仲补肾益髓；用当归、山茱萸、首乌养血柔肝，加用全蝎、土鳖虫等虫类药物以息风除颤软索。

加减：肌束震颤甚者，常加用牛膝、防风各 15g，牛膝活血行血、补益肝肾，防风为风药中润剂；或加僵蚕 10g；或加蜈蚣 1 ～ 3 条。肌肉萎缩甚者，加鹿角霜 30g，肉苁蓉 15g。肢体无力甚者，加千斤拔、牛大力各 30g。痰涎多者，加猴枣散 1 支，舌质暗，舌苔腻浊，加川芎 10g，薏苡仁 20g。兼外感者，加千层纸 10g，豨莶草 15g 等。腰腿疼痛者，为寒湿阻络，不通则痛，常于狗脊 15g，牛膝 15g，巴戟天 15g 中，随证选用一二味，以强腰膝、祛寒湿。心烦失眠多梦者，每于首乌藤 30g，百合 30g，合欢皮 20g 中，选用一二味以安神。纳呆者，加麦芽 30g 或谷芽 30g。咳嗽痰多者，则去温燥之品，以健脾为大法，酌加化痰之属。

服药同时配合捏脊手法可提高疗效。捏脊部位包括督脉及其左右之足太阳膀胱经，功能调五脏六腑而补脾胃。脾胃为气血之海、气血生化之源，捏脊能疏通气血，促进人体气机的升降，使脾胃健旺，运化正常，"四季脾旺不受邪"，故能提高免疫功能。邓老经验：取背部督脉、足太阳膀胱经，取穴按经脉循行方向，但以逆行为补。足太阳膀胱经取大杼、肺俞等穴，从上而下止于气海、关元；督脉取长强、腰俞，由下往上直至大椎。每日 1 次，6 天为 1 个疗程，停 1 周后再捏脊或艾灸。艾灸时用外科铺巾铺于背部，以防烧灼伤。

（二）治疗方案的来源

本病的治疗方案源自笔者整理邓老诊治肌无力疾病的理论基础与临床研究经验。具体如下。

1. 30 例 ALS 患者的证候分析研究

2001 年 6 月至 2003 年 1 月，笔者将来自广州中医药大学第一附属医院及第二附属医院，符合 ALS 诊断标准，服用中药治疗时间在 3 个月以上，并有随访结果的患者纳入研究。共纳入患者 30 例，其中住院 19 例（4 例来自境外），专科门诊 11 例；男性 18 例，女性 12 例，男女比例为 1.5：1；发病年龄最小 35 岁，最大 71 岁，男性多在 45～65 岁，平均年龄 53.4 岁，女性多在 35～55 岁，平均年龄 40.5 岁；患者职业以文职居多；询问病史，诉经常与化学物品接触 3 例，手术外伤 1 例，感染后发病 5 例，有家族史 2 例；曾服用西药利鲁唑片 23 例，但在接受中医药治疗后逐渐停服；病程 < 1 年 2 例，1～2 年 10 例，2～3 年 11 例，3～4 年 7 例；参照《运动神经元疾病的重度分类》，临床分为 V 级，Ⅰ级 1 例，Ⅱ级 5 例，Ⅲ级 14 例，Ⅳ级 7 例，Ⅴ级 3 例。

级数越高，病情越重，其中Ⅳ、Ⅴ级患者生活已不能自理。

30 例患者证候分析如下。

肌肉萎缩：30 例患者（100%）出现不对称性、不同部位的肌肉萎缩。肌肉萎缩以上肢远端或近端肌肉萎缩居多，下肢肌肉萎缩次之，或躯干颈部肌肉萎缩，或舌肌萎缩甚至不能伸舌出口（伸舌不过齿）。脾主肌肉，肌肉形体属阴，阴为精，阴成形，此精此形，即是真阴之象，观外在形质之坏与未坏，即可以察其真阴之伤与未伤。病至晚期，大肉脱落，此乃肝肾真阴亏损之象。

肌肉震颤：30 例患者（100%）出现不同程度的肌束震颤，震颤部位之肌肉逐渐萎缩。肝藏血主风，阴血不足，肌肉失养，虚风蠕动，是为肝病传脾。

肢体无力：30 例患者（100%）表现为不同程度的肢体无力，或者上肢无力不能举递，或者下肢无力，双腿行走困难，或者颈软头倾。肌肉既已萎缩，运动失去物质基础，肢体逐渐废而不用，其与脾、肾、肝三脏相关。

构音不清：26 例患者（86.7%）表现为构音不清，重则不能语言，由肾髓受累，舌肌震颤、萎缩所致。肾主纳气，肺主声音，气血亏虚，则不能充养肺金，滋养肾气，气无力鼓动声门，而致构音障碍。

脊柱变形：25 例患者（83.3%）脊柱变形。督脉行走背脊，肾主身之骨髓，故脊柱变形为督脉肾经病变。由于脊柱变形，该病早期容易被误诊为颈椎病、胸椎病或腰椎病。

吞咽困难：23 例患者（76.7%）时有呛咳，肾为胃关，脾主运化，胃主受纳，脾肾虚损者摄纳运化无权，吞咽饮食功能亦随之低下。

肢体不温：22 例患者（73.3%）肌肉萎缩部位肢体冰冷不温，即张景岳谓虚损病证"阳非有余，阴本不足"。肌肉之温煦皆由阳气所化生。张景岳云："难得而易失者，惟此阳气，既失而难复者，亦惟此阳气。"

其他证候：关节拘挛呈爪形手或颈部歪斜 19 例（63.3%），痰涎多 19 例（63.3%），汗多 17 例（56.7%），便秘 16 例（53.3%），舌质淡暗 16 例（53.3%），舌根部苔厚腻或剥落 14 例（46.7%）。肌萎缩侧索硬化慢性或隐匿起病，初为气结在经，久则血伤入络，提示该病病程长，多兼有痰瘀，或痰瘀阻滞经络。

综上所述，肌肉萎缩、肌肉震颤、肢体无力是肌萎缩侧索硬化三大主要证候，还可见或构音不清，或吞咽困难，或四肢不温，或脊柱变形，或痰涎，或汗多，或便秘，或关节拘挛。患者舌震颤或萎缩，舌质淡暗或舌苔呈现地图样凹凸不平，舌根部苔厚腻或剥落，脉沉细或弦细。中医辨证病位主要在肾、肝、脾三脏，但舌乃心之苗，舌肌震颤病属心；肺主呼吸，躯干肌肉萎缩无力，呼吸气短病属肺。因此，虚损证相关理论与邓老五脏相关理论能够较好解释该病复杂的临床证候。

2. 脾肾相关理论与运动神经元疾病的中医证候调研

对于慢性虚损性疾病的治疗，邓老强调补脾益肾。"脾肾相关理论与运动神经元疾病中医证候调研"是国家重点基础研究发展计划（973 计划）课题"中医五脏相关理论继承与创新研究"的分支课题。该研究调研运动神经元疾病病例 161 例，男 100 例，女 61 例，平均年龄（49.84±13.89）岁，共有 64 个有效证候（含肝脏系统 6 个、心脏系统 13 个、脾脏系统 21 个、肺脏系统 8 个、肾脏系统 16 个）。调研中发现，频数较高的五脏系统证候有脾系证候：四肢无力（占 90.7%）、肌肉萎缩（占 90.7%）、体倦乏力（占 86.3%）、口唇色淡（占 73.3%）、形体消瘦（占 67.7%）、食少纳呆（占 55.3%）；肾系证候：脊椎改变（占 76.5%）、细脉（占 62.7%）、腰膝酸软（占 47.8%）、沉脉（占 34.8%）、畏寒肢冷（占 27.3%）；肝系证候：肌肉震颤（占 72.0%）、肢体强急（占 29.2%）、弦脉（占 23.6%）、头晕目眩（占 21.1%）；肺系证候：面色苍白（占 75.2%）、言语不清（占 49.7）、饮水呛咳（占 49.1%）；心系证候：神疲懒言（占 73.9%）、舌体震颤（占 56.6%）、心悸（占 23.0%）、紫舌（占 23.0%）、失眠（占 21.1%）。脾肾虚损证、肝阴不足证是本病主要证型，病位涉及肝、脾、肾三脏，病久可见虚实夹杂之证。

基于结构方程模型对 161 例患者进行分析，结果显示：从两脏之间的直接效应看，心与肾、脾与肺的直接通径系数较大，分别是 0.8539 和 0.7403，肺与肾、心与肺、脾与肾的直接通径系数次之，分别是 -0.4930、0.3444 和 0.2919。从间接效应来看，涉及三脏的间接通径系数较大的有肺 - 肾 - 心、脾 - 肺 - 肾、肾 - 心 - 肺、脾 - 肾 - 心、心 - 肺 - 肾、肝 - 脾 - 肺、肾 - 心 - 脾、肝 - 脾 - 肾、心 - 脾 - 肺，间接通径系数分别为 -0.4210、-0.3650、0.2941、0.2493、-0.1698、0.0403、0.0175、0.0159、0.0152。五脏是统一的整体，间接效应通径系数不能理解为简单的因果关系，可以理解为五脏各系统之间相互关联的程度。

（三）临床疗效观察

笔者通过多个肌萎缩侧索硬化随访病例，认为阶段性的疗效是肯定的。如一位来自佛山的企业家，因肺部感染病情加重，轮椅入院，在广州中医药大学第一附属医院脾胃科住院，服用邓老强肌灵基本方，住院 1 个月体重增加 2kg，生活可自理，能四处行走，后捐赠邓铁涛研究所 20 万元，希望研究团队能研制出一种药挽救更多人的生命。又如一位来自俄罗斯的企业家，也是轮椅入院，在广东省中医院二沙岛分院住院 1 年。住院期间，医院专门派护理小组为他煎煮邓老处方中药。1 年后，患者病情稳定，遂出院，回俄罗斯后继续邮购中药。笔者随访，这两位患者的生存期都是 8 年，前 2 年吃利鲁唑片，其后停利鲁唑片，以服用中药为主。10 余年前的国内外文献认为，当运动神经元受损时，没有药物能改善 ALS 病情；该病通常为缓慢进行性，患者多于 1 ~ 3 年死亡；虽然利鲁唑可延长生命，但无法控制变质性神经

疾病，不能修复神经系统，甚至患者没有好转的感觉。国内专家
统计肌萎缩侧索硬化的病残率及死亡率，发病 2 年内 40 岁以下
的病残率为 44.9%，而 60 岁以上的病残率为 100%。有研究随访
85 例肌萎缩侧索硬化患者，其中 15 例调查到了确切的死亡日期，
平均生存期为 3.1 年。相关指南认为，患者的生存期通常为 3～5
年。笔者认为，上述调研结果符合临床实际，应在调研结果的基
础上，注重总结中医药治疗个案在延长患者寿命及改善生存质量
方面的学术经验。

第三节　肌萎缩侧索硬化诊治医案纪实分析

一、邓铁涛治疗肌萎缩侧索硬化医案五则

从 2002 年至 2005 年，在广州中医药大学第一附属医院住院
治疗的肌萎缩侧索硬化患者共 56 例，下述案例均为邓老查房诊
治的有处方用药者。

【案一】

蔡某，男，46 岁，马来西亚华侨。患者于 1996 年起病，由
左上肢无力渐发展至全身肌肉进行性萎缩，在马来西亚、新加坡
等地医院确诊为肌萎缩侧索硬化，经利鲁唑片治疗 1 个疗程后，
病情加重，遂来我院治疗。时症见：全身肌肉萎缩，四肢无力，
肌束震颤，吞咽困难，只可进食少量流质饮食，饮水反呛，痰多
难咳，张口困难，舌缩不能伸，眼屎多，口臭，烦热不渴，大便
排解困难，只能靠泻药或灌肠。舌淡嫩，苔少，中根腻，脉右手
反关，左脉轻取浮弦，沉按弱而无力。

体格检查：体温 36.5℃，脉搏 80 次 / 分，呼吸 25 次 / 分，
血压 140/80mmHg，被动体位，心肺未见异常，四肢肌力 2 级，

肌张力增强，腱反射亢进，巴宾斯基征（＋），双踝阵挛（＋）。实验室检查：血乳酸 3.49μmol/L，血钾 2.69mmol/L。心电图：心肌缺血。肌电图：神经元损害。

辨证属脾肾阳虚夹痰夹瘀。予补中益气汤加减，静脉滴注黄芪注射液，每日 20mL，配合悬灸百会、足三里、三阴交，并取黄芪注射液 2mL，交替注射脾俞、肾俞、大肠俞、足三里、三阴交、阳陵泉等穴，每次分别取 2～4 个穴位，中药内服、外洗、灌肠三者结合。

内服方：黄芪 60g，党参 30g，五爪龙 30g，巴戟天 12g，桑寄生 30g，白术 30g，鸡血藤 30g，当归头 12g，川芎 10g，赤芍 15g，全蝎 10g，僵蚕 10g，水蛭 10g，地龙 10g，柴胡 9g，升麻 9g，陈皮 6g，法半夏 12g。

外洗方：海桐皮 12g，细辛 3g，吴茱萸 15g，生川乌 12g，艾叶 9g，川续断 10g，羌活 10g，独活 10g，荆芥 6g，防风 10g，当归尾 9g，川红花 6g，生葱 4 条，米酒 40g，米醋 40g。外洗并用药渣浸左上肢。

灌肠方：五爪龙 60g，枳实 10g，玄明粉 6g。

患者服药 2 剂，眼屎多及饮水反呛止，口臭、痰多之症亦减轻，进食量增加，可进食 2 碗流食。继续以上述方案治疗，黄芪由 60g 渐增至 90g、120g、150g、180g，温阳药如巴戟天、杜仲、桑寄生、川续断、菟丝子、肉苁蓉等交替使用，白术增至 60g，虫类化痰化瘀药水蛭、全蝎、蜈蚣、土鳖虫、僵蚕等交替使用。

1999 年 9 月，患者四肢肌力增加，可张大口，微伸舌于齿外。患者曾分别于 1999 年 9 月 24 日、1999 年 10 月 21 日患外感，出现鼻流清涕、咳嗽、痰多。辨证为体虚外感，以桂枝汤合止嗽散加五爪龙治愈，未用抗生素及其他中成药。由于并发症处理得当，患者症状改善明显，肌张力由亢进渐减弱，至 1999 年 12 月，可在家人的搀扶下站立 5～10 分钟。

1999 年 11 月改灌肠方如下：

灌肠方一：五爪龙 60g，枳实 15g，玄明粉 6g。

灌肠方二：桃仁 10g，当归尾 6g，地龙 12g，石菖蒲 10g，川红花 6g，牛膝 15g，大黄（后下）5g，朴硝（冲）3g，赤芍 15g，牡丹皮 10g，川芎 10g，冬瓜仁 30g。

2000 年 1 月，患者停用灌肠方，此后大便一直畅通，2～3 日自行排便 1 次。2000 年 1 月 27 日，查血乳酸 1.98μmol/L，心电图示正常。

2000 年 4 月 11 日，患者再次出现吞咽困难、晨痰涎多等症。当时正逢春夏之际，雨多湿重，根据病情变化，选加化湿行气之品。

处方：黄芪 150g，五爪龙 60g，巴戟天 15g，川续断 12g，党参 30g，陈皮 6g，白术 30g，云茯苓 12g，全蝎 12g，僵蚕 12g，炙甘草 10g，当归 12g，柴胡 9g，升麻 9g。

嘱悬灸百会，每日 2 次。

经上述处理后，患者痰涎减少，吞咽困难改善，进食量增加。至 2000 年 7 月，患者可自行抬腿，肌力增至 3 级。此后，维持原方案，选加露蜂房、益智仁等温阳之品交替使用。

2000 年 8 月，患者再次患外感，发热，体温 37.8℃，微恶风，鼻塞，流涕，予桂枝汤合止嗽散加减。

处方：桂枝 12g，白芍 12g，大枣 5 枚，防风 6g，百部 9g，荆芥穗 6g，炙甘草 10g，白前 6g，苍术 6g，紫菀 12g，藿香（后下）6g，五爪龙 30g。每日 2 剂。

患者服药 2 日后，汗出热退，外感症状消失，续服补中益气汤加温肾化痰化瘀之品。

2000 年 10 月，考虑秋燥伤阴，遂在补益脾肾之品基础上加养阴之品：生地黄、熟地黄各 12g，枸杞子 12g，余药同前。患者服药后病情稳定，症状无进退，每餐进食 2 碗流食及牛奶等。

2000 年 11 月，患者患外感，咳嗽痰多，痰黄色，质黏稠，症状以午后为重。考虑体虚外受风寒，肺有痰热。

处方：紫苏叶 6g，枇杷叶 12g，紫菀 10g，百部 10g，橘络 10g，川贝母 6g，胆南星 10g，千层纸 10g，龙脷叶 12g，五爪龙 50g，甘草 6g。

患者服上方 5 剂，诸外感症状消失，继续治疾病之本，用前述温补脾肾之方，考虑此次外感伤阴之证，再加生地黄、熟地黄各 12g，枸杞子 12g，石斛 12g。

2000 年 12 月 13 日，患者牙龈出血，以早晨为重，伴见痰多，脉沉弱，舌淡瘦，苔薄白，考虑出血系阴药碍脾胃之运化，以致脾肾之阳虚证加重，去养阴之品，改服前述温补脾肾之方。患者服药 2 剂后，牙龈出血止，早晨痰减，续守上方。

2001 年 1 月至 2001 年 6 月，患者病情稳定，每餐进食 2 碗流食。

处方：黄芪 150g，山药 90g，党参 30g，半夏 12g，白术 20g，巴戟天 15g，五爪龙 60g，川续断 15g，柴胡 9g，升麻 6g，全蝎 9g，当归 12g，橘络 10g。加减药物有僵蚕、全蝎、何首乌、水蛭、枸杞子等。

后随访，该患者生存期达 5 年以上。

【案二】

张某，女，56 岁，2002 年 12 月 2 日入院。患者于 2000 年初因摩托车撞伤腰部，致腰部疼痛，继而出现右手、右下肢无力伴肌肉震颤，右手鱼际肌萎缩，病情逐渐发展，对侧上、下肢萎缩，并出现四肢无力，饮水呛咳，吞咽欠顺，舌肌逐渐萎缩无力，构音不清，颈软无力抬举，瘫痪。患者曾先后在江苏、北京等地多家西医三甲医院住院治疗，在上海市某西医三甲医院诊断为肌萎缩侧索硬化，经口服利鲁唑片、皮下注射转移因子等治疗，病情仍无好转，进行性加重，遂求治于中医。患者既往有高血压病史，平素服用贝那普利、美托洛尔控制血压。

体格检查：体温 36.7℃，心率 80 次 / 分，呼吸 20 次 / 分，血压 120/80mmHg。慢性病面容，精神倦乏，被动体位，构音不清，张口困难，咽检查不理想，舌缩难，伸舌肌震颤，咀嚼肌无力，口腔有痰涎，颈软乏力，全身肌肉萎缩，双上肢肌力 2 级，双下肢肌力 2 ～ 3 级，膝腱反射亢进。

诊见：全身肌肉萎缩，四肢无力，肌束震颤，吞咽及呼吸不利，只可进食半流质食物，饮水反呛，构音不清，痰多无力咳出，张口困难，舌肌萎缩，伸舌困难，寐差，排便乏力，3 日一行，量少。舌质淡胖，苔略浊，脉虚弱。

中医诊断：痿证（脾肾虚损）。

西医诊断：肌萎缩侧索硬化，高血压。

治法：健脾补肾，强肌健力。予补中益气汤加减。

处方：黄芪 60g，五爪龙 45g，牛大力 30g，千斤拔 30g，全蝎 10g，土鳖虫 10g，杜仲 15g，首乌 20g，巴戟天 15g，淫羊藿 15g，太子参 30g，白术 15g，陈皮 5g，甘草 5g。

予口服强肌健力胶囊，每次 4 粒，每日 3 次（吞咽困难者可拆开胶囊，取出药粉加水服用）；辅酶 Q_{10} 软胶囊，每次 10mg，每日 3 次；维生素 E 软胶囊，每次 10mg，每日 3 次；静脉滴注黄芪注射液、能量合剂。

2002 年 12 月 12 日，患者服药 10 剂后，自觉精神好转，四肢无力减轻，可自行抬腿，双下肢肌力增加至 3 级，双上肢肌束震颤及舌肌震颤减少，饮水呛咳情况亦减少，但张口仍较困难，舌难伸出，口干有燥热感，大便秘结，3 日未行。患者大便不通，考虑为脾虚便秘，故需益气润肠通便。

处方：黄芪 45g，五爪龙 30g，党参 30g，白术 15g，当归 10g，蜈蚣 2 条，僵蚕 10g，杜仲 15g，鹿角霜 30g，首乌藤 20g，素馨花 10g，橘络 10g，陈皮 5g，甘草 5g。

2002 年 12 月 20 日，患者神清，精神好，四肢肌力明显增加，可在家属的搀扶下缓慢行走 5 ～ 10 分钟，张口较前大，舌可微伸于外，构音较清，痰涎减少，膝腱反射亢进渐减弱。效不更方，中药仍以上方减去鹿角霜、橘络，加石菖蒲、郁金以醒神开窍。

2002年12月27日查房时，患者手扶阳台边正在做抬腿活动，双下肢肌力已增加至4级，双上肢肌力3级。

2天后，患者出院自行居家调养，继续用上述几方交替煎服。

【案三】

谢某，男，41岁，美国工程师，2003年11月28日入院。患者渐进性四肢乏力3年。患者于2001年初日常活动中发现右肩、右手乏力，上抬受限，当时未曾重视。同年夏季，患者发现右上肢肌肉萎缩，乏力感渐进性加重，以近端肌肉为主，遂就诊于美国当地医院，未明确诊断。2002年1月，症状开始累及右上肢，同年7月，经哥伦比亚等地医院初步诊断为肌萎缩侧索硬化症。后患者一直接受西医系统治疗，病情无好转。2003年春，患者开始出现双下肢乏力，上楼困难。入院时症见：神清，精神可，四肢乏力，以近端肌肉为主，双上肢不能平举，下肢上抬受限，行走后觉四肢乏力，下肢肌肉跳动。无吞咽困难，无呼吸困难，无眼睑下垂，无复视，无胸闷、心慌，无头晕呕吐，纳眠可，二便尚调。患者患高甘油三酯血症数年。

体格检查：脊柱正常，双上肢、大小鱼际肌肉轻中度萎缩，双股四头肌轻度萎缩。四肢肌张力基本正常，双上肢肌力2级，双下肢肌力4级。腱反射正常，病理性反射未引出。舌质淡，苔腻，脉细弱。

中医诊断：痿证（脾肾亏虚，痰浊阻络）。

西医诊断：肌萎缩侧索硬化。

入院后予强肌健力胶囊、氯化钾缓释片、维生素E软胶囊、维生素AD软胶囊、骨化三醇胶丸等对症治疗；口服绞股蓝总苷片以降血脂；口服卡托普利片、脑络通胶囊以改善脑血液循环，降低血压；静脉滴注川芎嗪注射液、黄芪注射液以益气活血通络；肌生注射液肌内注射双足三里；中药治以益气健脾补肾，活血通络。

2003年12月3日，查甘油三酯（TG）4.83U/L，天冬氨酸转氨酶（AST）40U/L，丙氨酸转氨酶（ALT）38U/L，碱性磷酸酶（ALP）63U/L，肌酸激酶（CK）613U/L，肌酸激酶同工酶（CK-MB）28U/L，乳酸脱氢酶（LDH）147U/L，α-羟基丁酸脱氢酶（HBDH）125U/L。患者四肢乏力减轻，无明显肌肉跳动。骨三科会诊后认为，诊断明确，建议轻手法按摩，可采用中药熏洗法。

2003年12月10日，患者神清，精神可，诉行走久觉下肢轻微乏力，肌肉跳动。舌暗淡，苔白厚腻，脉细弦。本病应属脾肾亏虚，痰浊阻络。患者先天禀赋不足，体质虚弱，加上饮食不节，损伤脾胃，复感外邪，正虚则邪侵，导致脾肾亏损，治以健脾益气，活血通络，化湿祛风。

处方：黄芪90g，五爪龙60g，生薏苡仁30g，僵蚕10g，全蝎10g，当归15g，川芎10g，赤芍15g，巴戟天15g，鸡血藤30g，防风6g，甘草5g，陈皮3g，法半夏10g，党参30g。

2003年12月24日，患者神清，精神好，一般情况好，病情有所好转，纳眠可，二便调。舌淡暗，苔白腻根厚，脉弦。病情稳定，没有继续发展。舌脉表现以脾胃亏损为主，肾气尚可，脉象尺部脉尚有力，中医辨证为脾胃亏损，肾气不足，湿痰阻络之证。患者禀赋不足，体质虚弱，感受外邪，正气虚弱，虚实夹杂，病位在四肢肌肉，与督脉、脾、肾有关，治疗以益气健脾、补肾养血通络为法。

处方：黄芪100g，五爪龙60g，生薏苡仁30g，僵蚕10g，全蝎10g，当归15g，川芎10g，赤芍15g，防风6g，党参30g，云茯苓15g，白术15g，法半夏10g，陈皮3g，鸡血藤30g，甘草5g。

2003 年 12 月 30 日，复查 TG 4.22U/L，AST 28U/L，ALT 49U/L，ALP 54U/L。患者神清，精神好，病情好转，四肢乏力减轻，肌力好转，纳眠佳，二便调。上肢肌力 2 级，下肢肌力 4 级。舌暗淡，苔白腻脉细。予带药出院，继以上方调理。

随访至今，患者病情稳定，一般情况可。

【案四】

郧某，男，36 岁，家住美国纽约皇后区，2003 年 12 月 2 日入院。患者双手无力，肌肉萎缩 1 年余，上腹胀痛 3 年余。患者平素使用电脑时间较长，2002 年 10 月装修房屋后出现双手无力，握筷子不稳，并渐见肌肉跳动，双手轻微颤动，消瘦，于 2003 年 4 月在美国当地医院诊治，诊断为肌萎缩侧索硬化，诊治效果不理想。患者既往有胃痛病史 3 年余。现症见：神清，偶有左上腹部隐痛，无泛酸嗳气，略有头晕，纳可，口干，大便略干。体形略瘦，咽充血，语言清晰准确，舌无颤动，舌体无萎缩。脊柱自胸椎下段及腰椎上段略向右弯曲畸形，无明显压痛，肩胛部及双上臂可见肌肉跳动，四肢消瘦，无水肿，双手无力，以大拇指为甚，双手大小鱼际肌萎缩，双下肢乏力，行走 10 余分钟即感疲劳，手指略弯曲，可见颤动。神经系统生理反射存在，感觉正常，双膝跳反射略亢进，巴宾斯基征、戈登征等阴性。舌暗红，苔薄白，脉细弱。四诊合参，本病当属中医学"痿证"范畴，证属脾胃亏虚，筋脉失养。缘患者起居不慎，损伤脾胃，导致脾胃亏虚，运化失司，气血生化乏源，筋脉失养，久之萎缩乏力，发为本病，并伴有偶有左上腹部隐痛之症。舌暗红、苔薄白、脉细弱皆为脾胃亏虚、筋脉失养之征象。查 AST 43U/L，ALT 50U/L，血尿酸（UA）438μmol/L，CK 714U/L，CK–MB 39U/L，LDH 189U/L，HBDH 161U/L，C3 0.83g/L，抗核抗体（ANA）弱阳性，抗双链 DNA 抗体（ds–DNA）弱阳性。

中医诊断：痿证（脾胃亏虚，筋脉失养）。

西医诊断：肌萎缩侧索硬化，慢性浅表性胃炎。

入院后予强肌健力胶囊、奥美拉唑镁肠溶片、氯化钾缓释片、维生素 B_1 片、维生素 AD 软胶囊、肌苷片、辅酶 Q_{10} 软胶囊、艾司唑仑片、邓氏药膏等对症支持治疗；口服葡醛内酯片以保肝；静脉滴注黄芪注射液、参脉注射液以益气活血通络；肌生注射液肌内注射双足三里。

2003 年 12 月 10 日查房，患者双手乏力依旧，行走较多则双下肢乏力明显，自觉肌肉跳动减少，咽不适减轻，晨起有少许痰，色黄，口苦，纳一般，大便略干，舌暗红，苔白腻，脉右沉缓弱，左细弱。双上肢肌肉萎缩，以大小鱼际肌、指间肌明显，双下肢略有消瘦。治以补气利湿，活血通络。

处方：全蝎 12g，僵蚕 12g，生薏苡仁 30g，黄芪 30g，五爪龙 60g，柴胡 10g，升麻 10g，鸡血藤 30g，云茯苓 15g，白术 20g，秦艽 20g，甘草 5g，陈皮 5g，桑寄生 30g。

2003 年 12 月 15 日，复查 AST 52U/L，CK 403U/L，CK-MB 27U/L，LDH 177U/L，HBDH 154U/L。患者病情尚稳定，症状如前述，舌淡苔腻，脉缓。湿阻脾胃，故加强健脾化湿之力。

处方：茵陈 30g，薏苡仁 30g，茯苓皮 30g，五爪龙 30g，千斤拔 15g，牛大力 15g，巴戟天 15g，龙骨 30g，青天葵 10g，砂仁 6g，鸡内金 10g，太子参 20g，黄精 10g，炙甘草 5g，山药 15g。

2003 年 12 月 24 日，患者神清，精神可，诉乏力，纳一般，眠欠安，口略干，无咽痛，大便调。四肢及肩胛肌肉明显萎缩，可见肌肉跳动较频，脊柱变形有所好转。患者诉贴膏药处皮肤瘙痒，皮肤瘙痒可能是过敏所致，可换部位敷贴。目前患者肌肉跳动明显，属肝风内动范畴，宜柔肝息风，可加鳖甲等养阴潜阳，柔肝息风。

处方：五爪龙 90g，黄芪 30g，太子参 40g，鳖甲（先煎）30g，僵蚕 10g，全蝎 10g，防风 6g，白术 30g，赤芍 12g，首乌 30g，菟丝子 15g，楮实子 15g，云茯苓 15g，玄参 10g，桔梗 10g，千层纸 6g，甘草 5g，陈皮 3g。

2004 年 1 月 6 日，复查 AST 49U/L，ALT 68U/L，CK 397U/L，CK-MB 32U/L，LDH 174U/L，HBDH 145U/L。患者病情有所好转，精神较好，肌肉跳动减少，肌力略增强，面部少许痘疬，纳眠好转，二便调。舌暗红，苔略黄腻，脉缓。病情有所缓解，原治疗有效，定期复查肝功，上方加用茜根以凉血。

2004 年 1 月 12 日，患者神清，精神好，面部痘疬较前好转，纳眠可，二便调，腿乏力较前略有好转，肌肉跳动略有改善。舌暗红，苔略白腻，脉缓。病情有所缓解，原治疗有效，继以补中益气、活血通络为法施治。患者病情稳定，可出院，嘱患者去当地医院继续接受治疗，在家注意休养。

随访至今，患者病情稳定。

【案五】

杨某，男，49 岁，2004 年 7 月 6 日入院。患者进行性四肢乏力伴肌萎缩 1 年半，加重 3 个月。患者于 2002 年 12 月无明显诱因出现右下肢肌肉跳动，进行性乏力，肌肉萎缩，逐渐波及右上肢、右肩、左上肢、颈部，无吞咽困难，无呼吸困难。2003 年 3 月，患者于北京大学第三医院诊断为肌萎缩侧索硬化，2003 年 12 月，行干细胞移植术 3 次，其后症状未见明显好转，近 3 个月，上述症状加重。刻症见：神志清，精神稍疲倦，步行困难，右下肢、双上肢、颈部乏力，肌肉跳动、萎缩，构音不清，汗出较多，饮水时有呛咳，无吞咽困难，无呼吸困难，纳眠可，大便干，每日 2 次，小便调。舌尖红，舌苔黄腻，脉右手弦而有力，左手尺脉弱。

体格检查：营养中等，形体消瘦，肌肉萎缩，车推入院。脊柱无畸形，四肢及躯干肌肉不同程度萎缩，双上肢肌张力减弱，肌力 3 级，双下肢肌张力正常，肌力 4 级，右侧稍弱。腱反射亢进，双侧踝阵挛（＋），双侧髌阵挛（＋），双侧巴宾斯基征（＋），双侧查多克征（＋）。

中医诊断：痿证（脾肾虚损，湿热内蕴）。

西医诊断：肌萎缩侧索硬化。

患者天门、鼻准部位发亮，为佳兆。脉右手弦而有力，左手尺脉弱，提示脾肾两虚，以益气补肾为大法。

处方：黄芪100g，五爪龙50g，党参30g，当归15g，牡蛎（先煎）30g，云茯苓15g，陈皮5g，柴胡10g，升麻10g，白芍12g，全蝎12g，狗脊30g，僵蚕12g，薏苡仁20g，甘草5g，白术30g，肉苁蓉30g，桑寄生30g，龙骨（先煎）30g。4剂，水煎服。

二诊：患者服药后诉病情有所好转，感周身乏力，肌肉跳动、晨僵感减少，纳食可，二便调。脉右手寸脉弱，提示肺气虚，以益气健脾、补益肺肾为大法。

处方：黄芪100g，五爪龙50g，党参30g，当归15g，云茯苓15g，陈皮5g，柴胡10g，升麻10g，白芍12g，全蝎12g，狗脊30g，僵蚕12g，薏苡仁20g，甘草5g，白术30g，肉苁蓉30g，桑寄生30g。

用药后，患者进一步好转，现继续用上方加减治疗。

按：邓老认为，肌萎缩侧索硬化属中医学"痿证"范畴，但与一般的痿证有不同之处，患者可出现肌束颤动、肢体关节僵硬、腱反射亢进或锥体束病理征阳性等，此乃水不涵木，虚风内动，肝血亏虚，故肢体关节僵硬，筋脉肌肉痉挛。久病及肾，最后骨痿，不能起床活动，生活不能自理。处方用药仍以健脾益肾为主，随症配用息风、化痰、祛瘀之药。关于用药频率，刘成丽副教授采用聚类分析方法，认为聚成四类的结果较为合理。聚成四类后的第一类药物：党参、白术、陈皮、升麻、柴胡、当归、五爪龙、全蝎、僵蚕、炙甘草、巴戟天、土鳖虫、茯苓、白芍，为邓教授治疗痿证的常用药，即补中益气汤加减。第二类药物：

山药、山茱萸、熟地黄、怀牛膝、千斤拔、牛大力、首乌、杜仲，为健脾补肾、脾肾双补之品，在治疗运动神经元疾病时，可结合其脾肾亏虚证的轻重，选择上药加减使用。第三类药物：薏苡仁、桑寄生、川芎、桂枝，为补肝肾、通经络之品。运动神经元疾病患者往往有肢体活动不利，可加用上药通经活络、强筋健骨。第四类药物：鸡血藤、丹参、赤芍、地龙，为血分药，具有活血补血之功。本病初起气结在经，久则血伤入络，多兼有痰瘀，或痰瘀阻络，故临床除选用通络之品外，尚需加用活血补血之药，治疗时应以健脾补肾、脾肾同治为主，加用活血通络之品。最后，获得的核心药物指标再加上出现频率极高的黄芪，可得出肌萎缩侧索硬化临床用药的核心药物是五爪龙、白术、柴胡、党参、升麻、陈皮、全蝎、当归、山药、首乌、怀牛膝、川芎、桂枝、赤芍、地龙。

邓老查房时经常开 2 个处方，嘱患者交替服用，一方主以补脾，另一方主以补肾。

如患者林某，男，54 岁，西医诊断为肌萎缩侧索硬化，中医诊断为痿证，证属脾肾亏虚。邓老查房时开具 2 个处方，嘱两方交替服用，具体方药如下。

处方一：黄芪 120g，五爪龙 50g，党参 40g，川芎 10g，桑寄生 40g，当归 24g，法半夏 10g，陈皮 5g，杜仲 15g，菟丝子 15g，楮实子 15g，肉苁蓉 24g，水蛭 10g，芫蔚子 6g。

处方二：黄芪 120g，党参 40g，五爪龙 60g，陈皮 5g，升麻 10g，当归 18g，白术 18g，全蝎 10g，僵蚕 10g，柴胡 10g，甘草 5g，巴戟天 20g，田七 10g。

患者交替服用上两方 10 余天，病情稳定，症状好转后出院。

又如患者谭某，男，47 岁，西医诊断为肌萎缩侧索硬化，中医诊断为痿证，证属脾肾亏虚。2002 年 10 月 16 日，邓老查房开具 2 个处方。

处方一：黄芪 90g，五爪龙 50g，党参 40g，全蝎 10g，僵蚕 10g，巴戟天 15g，土鳖虫 10g，云茯苓 15g，白术 15g，首乌 20g，当归头 15g，甘草 3g，柴胡 10g，升麻 10g，陈皮 3g。

处方二：黄芪 90g，五爪龙 50g，党参 40g，云茯苓 15g，白术 15g，当归头 30g，川芎 10g，炒白芍 15g，熟地黄 24g，全蝎 10g，菟丝子 15g，楮实子 15g，僵蚕 10g，地龙 12g，砂仁（后下）3g，甘草 3g。

患者交替服用上两方约 2 个月，病情未进一步发展，症状较前改善，四肢乏力好转，吞咽可，仍言语不利，发音较前改善，二便调，舌质淡，苔白稍腻，脉沉略涩，于 2002 年 12 月 11 日出院。

邓老采用补脾、补肾方治疗慢性虚损性疑难疾病的方法，源自明代医家薛己《内科摘要》。该书中记载元气亏损内伤外感等证的治疗，在"脾肾亏损停食泄泻等症""脾肾亏损头眩痰气等症""脾肾亏损小便不利肚腹膨胀等症"等篇中均有论述。补脾用四君子汤、补中益气汤升发阳气，补肾用六味地黄丸、附桂八味丸。薛己在《内科摘要》中的相关论述沿革了李东垣《兰室秘藏·脾胃虚损论》"脾胃既损，是真气、元气败坏，促人之寿"之论，可见脾胃虚损是个疑难危重之病。薛己提出了"脾肾亏损"概念，认为临床脾肾兼病最多，或因脾土久虚而致肾亏，或因肾亏不能生土而致脾虚，治疗脾肾并重，而补肾中阴阳并重。明清时期的肾命学说就是在金元时期脾胃学说的基础上发展而来的。肾命即阴阳水火，可互相生化。论阴阳，养阳在滋阴之上；论气血，补气在补血之先。水为万物之源，土为万物之母。两脏安和，一身皆知，百病不生。明清创立的肾命学说的意义在于：从中医学理论发展的角度而言，一方面，其对人体生命发生、发育的认识不断深化，提出命门主宰人体发生、发育的功能，确立了命门是人体起源及演化的发生学概念，是对肾为先天之本之说的补充；另一方面，从中医学对人体脏腑功能调节的认识而言，命门作为独立或高于脏腑系统的调节枢纽，进一步完善了中医学有关人体生命功能调节的理论，拓展了中医诊治慢性消耗性疾病的方法。笔者受此启发，在对肌萎缩侧索硬化进行诊治时，采用脾肾双补、柔肝（肝肾同源）育阴（肌肉、形体属阴）的治疗法则。

二、肌萎缩侧索硬化存活期 10 年以上案

何某，男，2010 年 10 月 8 日初诊。患者四肢乏力伴肌肉萎缩、肌肉震颤 1 年余。患者自 2008 年底无明显诱因开始出现双上肢乏力，继而出现鱼际肌萎缩、上肢肌肉震颤，日渐消瘦，呈进行性加重。患者前往广州市某三甲医院就诊，肌电图结果提示广泛神经源性损害，诊断为运动神经元病，未予系统治疗（当时进口药利鲁唑片价格昂贵，医保不能报销）。后患者又前往另一家西医院行肌电图检查，报告提示前角细胞损害，医生认为是肌萎缩侧索硬化。患者开始服用利鲁唑片，每次 50mg，每日 2 次，治疗 1 年，没有明显效果，遂停用，转诊中医。刻诊见：四肢乏力，四肢肌肉萎缩，肌束震颤，构音不清，饮水反呛，可自行走路，动作迟缓。双手鱼际肌萎缩，伸舌过齿，舌肌震颤。舌淡胖，苔薄白，脉沉细。

中医诊断：虚损证（脾肾虚损，肝血不足）。

西医诊断：肌萎缩侧索硬化。

治法：大补气血，健脾益肾。

处方：黄芪、五爪龙各 60g，党参、千斤拔、鹿角霜、熟地黄各 30g，大枣、茯苓各 20g，白术、杜仲、山茱萸、牛膝各 15g，防风 10g，甘草 5g。7 剂。

每剂中药用清水煎 2 次，分 2 天口服，每日服药 1 次，每次药量不超过 250mL。西药予口服维生素 E 软胶囊，每次 100mg，每日 3 次；口服辅酶 Q_{10} 软胶囊，每次 10mg，每日 3 次。嘱患者日常饮食避免寒凉之品，如绿豆、海带类，多食温补之品，注意休息。

二诊：2010 年 10 月 23 日。患者服药后症状无加重，守法不变。

处方一：黄芪、五爪龙各 60g，党参、千斤拔、茯苓、薏苡仁各 30g，大枣 20g，白术、杜仲、山茱萸、牛膝、防风各 15g，紫河车 10g，甘草 5g。7 剂。

处方二：黄芪、五爪龙各 60g，党参、薏苡仁、鹿角霜各 30g，茯苓、大枣、熟地黄、生地黄各 20g，白术、肉苁蓉、杜仲、山茱萸、牛膝各 15g，甘草 5g。7 剂。

先服处方一，再服处方二，煎服法同前。西药同前。

三诊：2011 年 1 月 18 日。患者诉服上药后症状有所缓解，遂交替服用二诊两方至今。患者仍感四肢乏力，肌肉时有震颤，服药以来体重无减轻。伸舌过齿，舌肌略有震颤。舌淡红，苔薄白，脉沉细。药既见效，继守前法。方予大补气血及补中益气交替服用。

处方一：黄芪、五爪龙各 60g，千斤拔、牛大力、鹿角霜各 30g，熟地黄、生地黄、制首乌、茯苓各 20g，肉苁蓉、杜仲、白术、大枣各 15g，甘草 5g。7 剂。

处方二：黄芪、五爪龙各 60g，党参、制首乌各 30g，白术、山茱萸、杜仲、肉苁蓉、石斛各 15g，当归、升麻、柴胡各 10g，陈皮、甘草各 5g。7 剂。

处方三：处方二去制首乌，加紫河车 10g。7 剂。

处方四：处方一去杜仲，加防风、牛膝各 10g。14 剂。

四方交替服用，煎服法同前。西药同前。

2011 年 4 月 2 日四诊、2011 年 5 月 18 日五诊、2011 年 7 月 6 日六诊、2011 年 9 月 7 日七诊、2011 年 11 月 23 日八诊、2012 年 5 月 15 日九诊、2012 年 9 月 5 日十诊、2012 年 12 月 3 日十一诊。在此期间，患者始终坚守上法治疗，随症加减。四诊时，患者诉肌肉震颤次数增加、范围扩大，于方中加用蜈蚣 1 条或全蝎、土鳖虫各 10g。五诊时，患者诉胃纳不佳，加谷芽或麦芽 30g。六诊时，患者因感冒后咳嗽咳痰，予处方：五爪龙、千斤拔、牛大力、太子参、谷芽、山药、薏苡仁各 30g，茯苓 20g，白术、浙贝母、龙脷叶各 15g，陈皮、甘草各 5g。咳嗽愈后仍守前法治疗。七诊时，患者诉四肢乏力加重。至八诊时，患者走路需他人扶持。九诊时，患者已无法自行走路，坐轮椅来诊。在此期间，患者间断服用维生素 E 软胶囊与辅酶 Q_{10} 软胶囊，没有使用依达拉奉。

十二诊：2013 年 3 月 29 日。患者坐轮椅来诊，四肢乏力，构音不清，吞咽顺畅，不能自行走路、穿衣，可自持勺子吃饭，动作迟缓。腱反射亢进，肌张力增高，伸舌过齿，舌肌震颤。舌淡胖有齿印，苔薄白，脉沉细。中药仍守前法治疗，一直至 2020 年，患者因新型冠状病毒感染疫情不能来医院就诊，由其妻子代理取药。

按：本案患者因无经济能力服用进口药利鲁唑片，采用纯中药治疗，前后 10 余年，至 2022 年，生活不能自理，尚能吞咽，但进食缓慢，无须呼吸机辅助呼吸，由家属来取药与病假单。本案在诊断上依从西医意见，诊断为肌萎缩侧索硬化。由于该患者未做基因检测，不能鉴别是进行性肌萎缩，还是进行性延髓麻痹。治疗法则是健脾补肾柔肝，柔肝重在养血，减少虚风内动。蜈蚣、全蝎、土鳖虫等虫类药，有的患者服后反映味道不好、口感差，难以坚持长服久服，故本案中没有使用。

三、肌萎缩侧索硬化病情逐渐加重案

杨某，女，43 岁，2016 年 9 月 2 日初诊。患者双下肢乏力、肌肉跳动 1 年余。患者于 1 年前无明显诱因出现双下肢乏力、酸软，肌电图提示广泛神经源性损害，疑前角细胞损害，在某三甲综合医院神经科诊断为运动神经元病，考虑为肌萎缩侧索硬化。予以营养神经、改善脑代谢等支持治疗，症状改善不明显。后患者口服利鲁唑片，每次 50mg，每日 2 次；静脉滴注依达拉奉注

射液，每次 30mg，每日 2 次，疗程为 14 天。经治疗，患者症状未见好转，遂转诊中医。

患者轮椅就诊。诊见：慢性病容，构音含糊不清，伸舌过齿，舌肌震颤，凹陷不平，掌间肌萎缩，爪形手，双上肢上举乏力，伴肌肉震颤、萎缩。双下肢乏力，左下肢明显。搀扶可以站立。双下肢膝反射亢进，踝阵挛（＋）。患者膝反射亢进，尚可行走，比膝反射消失者佳。

中医诊断：痿证（脾肾亏虚）。

西医诊断：肌萎缩侧索硬化。

治法：填精益髓柔肝。

处方一：黄芪 60g，五爪龙 60g，党参 30g，千斤拔 30g，地黄 20g，熟地黄 20g，酒苁蓉 15g，制何首乌 20g，鹿角霜（先煎）30g，白术 15g，茯苓 20g，甘草 6g，大枣 20g，牛膝 15g，防风 15g。7 剂。

处方二：黄芪 60g，五爪龙 60g，党参 30g，千斤拔 30g，地黄 20g，熟地黄 20g，酒苁蓉 15g，制何首乌 20g，鹿角霜（先煎）30g，白术 15g，茯苓 20g，甘草 6g，大枣 20g，狗脊 15g，盐杜仲 15g。7 剂。

两方交替服用。每方用清水 1000mL 煎煮至 200mL，第 2 天复渣再煎，用清水 700mL 煎煮至 200mL，即 1 剂药服 2 天。

二诊：2016 年 10 月 17 日。患者可在家人搀扶下进入诊室就诊，诉肌肉震颤减少，自觉症状尤其体能好转，但四肢仍然无力，肌肉不长。根据笔者临床体会，长期使用西药转换服用中药的患者，一般能够有阶段性疗效。

处方：黄芪 60g，五爪龙 60g，党参 30g，白术 15g，茯苓 15g，杜仲 15g，肉苁蓉 15g，鹿角霜（先煎）30g，熟地黄 20g，生地黄 20g，防风 10g，牛膝 15g，大枣 20g，甘草 5g，陈皮 5g。14 剂。

三诊：2016 年 11 月 15 日。患者诉服药后效果不如前，病情仍然有发展趋势。笔者认为，患者的反应是客观的，肌萎缩侧索硬化患者服中药，往往第 1 个月效果好，有阶段性疗效。检查患者喉肌尚好，软腭能够抬起，吞咽没有问题，安慰患者继续服药治疗。

处方一：黄芪 60g，五爪龙 60g，党参 30g，千斤拔 30g，生地黄 20g，熟地黄 20g，桑螵蛸 10g，肉苁蓉 15g，鹿角霜（先煎）30g，白术 15g，茯苓 20g，牛膝 15g，防风 15g，甘草 6g，大枣 20g。7 剂。

处方二：黄芪 60g，五爪龙 60g，党参 30g，白术 15g，当归 10g，升麻 10g，柴胡 10g，山茱萸 15g，杜仲 15g，紫河车 10g，熟地黄 20g，黄精 15g，甘草 5g，陈皮 5g。7 剂。

嘱咐患者两方交替服用。处方一补脾肾养肝血，处方二乃补中益气汤加减，补脾升阳益气，为治疗慢性虚损性疾病的方法。

其后在 2016 年 11 月 16 日至 2017 年 6 月 16 日期间，患者共复诊 10 次，病情稳定，停服西药利鲁唑片，患者呼吸、吞咽正常，体重保持在 60kg，肌肉没有继续萎缩。

十四诊：2017 年 6 月 17 日。患者轮椅就诊，双下肢肌肉萎缩，构音不清，吞咽、呼吸尚可。晚上睡眠差，呼吸气短，腱反射减弱，伸舌过齿，舌肌震颤。脉细弦弱。预计患者病情有所变化。

处方一：黄芪 60g，五爪龙 60g，党参 30g，千斤拔 30g，牛大力 30g，酒苁蓉 15g，酸枣仁 20g，白术 15g，茯苓 20g，甘草 6g，大枣 20g，酒山茱萸 15g，鹿角霜（先煎）30g，全蝎 10g，白芍 20g。7 剂。

处方二：黄芪 60g，五爪龙 60g，党参 30g，千斤拔 30g，牛大力 30g，酒苁蓉 15g，百合 30g，白术 15g，茯苓 20g，甘草 6g，大枣 20g，酒山茱萸 15g，鹿角霜（先煎）30g，牛膝 15g，防风 15g。7 剂。

十五诊：2017 年 9 月 3 日。患者服用中药后入睡较好（因上两方加入了酸枣仁、百合），病情尚稳定。肌肉震颤，肢体乏力，体重 55kg，伸舌过齿。

处方一：黄芪 90g，五爪龙 60g，党参 30g，千斤拔 30g，牛大力 30g，生地黄 20g，熟地黄 20g，肉苁蓉 15g，制何首乌 20g，鹿角霜（先煎）30g，白术 15g，茯苓 20g，盐牛膝 15g，甘草 6g，大枣 20g。7 剂。

处方二：黄芪 90g，五爪龙 60g，党参 30g，千斤拔 30g，生地黄 20g，熟地黄 20g，肉苁蓉 15g，山茱萸 15g，鹿角霜（先煎）30g，白术 15g，茯苓 20g，稻芽 30g，麦芽 30g，大枣 20g，甘草 6g。7 剂。

其后在 2017 年 9 月 4 日至 2018 年 6 月 25 日期间，患者共复诊 14 次，病情较稳定，夜间仍未使用无创呼吸机。

三十诊：2018 年 6 月 26 日。患者轮椅就诊，精神较差，双下肢肌肉萎缩，不能站立，呼吸气短，体重不足 50kg，吞咽尚可，腱反射减弱，伸舌过齿，舌肌稍震颤。患者夜间需要无创呼吸机辅助呼吸。脉细弱数。嘱患者家属进行基因检测，期待结果为脊髓性肌萎缩（SMA），因现有西药诺西那生钠可以使用，效果较好。

处方一：黄芪 60g，五爪龙 60g，党参 30g，白术 15g，当归 10g，升麻 10g，柴胡 10g，酒山茱萸 15g，甘草 5g，陈皮 5g，茯苓 15g，山药 20g，石斛 15g，制何首乌 30g，紫河车 10g。7 剂。

处方二：黄芪 60g，五爪龙 60g，党参 30g，白术 15g，当归 10g，升麻 10g，柴胡 10g，酒山茱萸 15g，甘草 5g，陈皮 5g，盐杜仲 15g，酒苁蓉 15g，石斛 15g，稻芽 30g，牛膝 15g。7 剂。

其后在 2018 年 6 月 27 日至 2019 年 4 月 8 日期间，患者共复诊 8 次。患者基因检测结果提示肌萎缩侧索硬化症 10 型或不伴额颞叶痴呆（AD）（图 2-2）。

分析结果：

通过对疾病相关基因的测序分析，发现与疾病表型相关的高度可疑变异

一、 临床表型高度相关，且致病性证据较为充分的基因变异：

基因	染色体位置	转录本外显子	核苷酸氨基酸	纯合/杂合	正常人频率	预测	ACMG致病性分析	疾病/表型(遗传方式)	变异来源
TARDBP	chr1:1108 2358[1]	NM_0073 75;exon6	c.892G>A (p.G298S)	het	0.000004	LD	Pathogenic	肌萎缩性侧索硬化症 10型伴或不件额颞叶痴呆(AD)	父母未收样

注：预测：蛋白功能预测软件 REVEL，D：预测为有害；LD：预测为潜在有害；B：预测为良性；-：未知

图 2-2 本案患者的基因检测报告

三十九诊：2019 年 4 月 9 日。家属代诉：患者四肢乏力，双下肢肌肉萎缩，气促，痰涎多，吞咽尚可。

处方：党参 30g，白术 15g，茯苓 20g，粉萆薢 15g，陈皮 5g，山药 30g，甘草 5g，大枣 20g，稻芽 30g，薏苡仁 30g，黄芪 30g，五爪龙 30g，浙贝母 15g，浮石 10g。14 剂。

痰涎多是该病特征之一，此乃吞咽肌肉萎缩，吞咽困难，痰涎堆积在口腔，故加浙贝母、浮海石。

其后在 2019 年 4 月 10 日至 2020 年 6 月 11 日期间，患者共复诊 12 次，病情较稳定。

五十二诊：2020 年 6 月 12 日。家属代诉：患者四肢肌肉萎缩，痰涎多，吞咽尚可。停用一切西药（患者及家属不愿用）。

处方一：黄芪 60g，五爪龙 60g，党参 30g，千斤拔 30g，地黄 20g，熟地黄 20g，酒苁蓉 15g，制何首乌 20g，白术 15g，茯苓 20g，甘草 6g，牛膝 10g，浙贝母 15g，地黄 20g，桑螵蛸 10g。7 剂。

处方二：黄芪 60g，五爪龙 60g，党参 30g，千斤拔 30g，地黄 20g，熟地黄 20g，酒苁蓉 15g，制何首乌 20g，鹿角霜（先煎）30g，白术 15g，茯苓 20g，甘草 6g，大枣 15g，牛膝 10g，防风 10g。7 剂。

其后在 2020 年 6 月 13 日至 2021 年 6 月 7 日期间，患者共

复诊 9 次，病情稳定。

六十二诊：2021 年 6 月 8 日。家属代诉：患者病情暂平稳，现卧床，生活不能自理，呼吸机辅助呼吸。患者强烈要求服用中药，感觉不服中药身体有"发冷"的感觉。

处方一：黄芪 60g，五爪龙 60g，党参 30g，千斤拔 30g，熟地黄 20g，制何首乌 20g，白术 15g，茯苓 20g，甘草 6g，大枣 15g，牛膝 15g，防风 10g，鹿角霜（先煎）30g，山药 30g，桑螵蛸 10g。7 剂。

处方二：黄芪 60g，五爪龙 60g，党参 30g，千斤拔 30g，地黄 20g，熟地黄 20g，酒苁蓉 15g，制何首乌 20g，白术 15g，茯苓 20g，甘草 6g，大枣 15g，山药 30g，薏苡仁 30g，浮石 10g。7 剂。

其后在 2021 年 6 月 8 日至 2022 年 8 月 22 日期间，患者共复诊 15 次。其间，患者在床上生活，无法吞咽，支气管反复感染，使用阿奇霉素干混悬剂。因患者用无创呼吸机，装置胃管困难，建议行胃造瘘术。

七十八诊：2022 年 8 月 23 日。家属代诉：行胃造瘘手术后，患者四肢冰凉，畏寒，痰多，呼吸机辅助呼吸，从胃造瘘管推注流质食物，容易便秘。

处方：五爪龙 30g，千斤拔 30g，党参 30g，白术 15g，茯苓 20g，薏苡仁 30g，山药 30g，甘草 5g，陈皮 5g，鹿角霜（先煎）30g，酒苁蓉 15g，火麻仁 15g，路路通 15g，酒山茱萸 15g。15 剂。

其后在 2022 年 8 月 24 日至 2023 年 3 月 9 日期间，患者共复诊 9 次，患者逐渐适应胃造瘘管推注流质食物，病情尚属稳定。

八十八诊：2023 年 3 月 10 日。家属代诉：患者没有服用中药就四肢冰凉，畏寒，反酸，食管有烧灼感，大便可。呼吸机辅助呼吸。

处方：黄芪 60g，五爪龙 60g，党参 30g，千斤拔 30g，牛大力 30g，地黄 20g，熟地黄 20g，酒苁蓉 15g，鹿角霜（先煎）30g，白术 15g，茯苓 20g，甘草 6g，山药 30g，牛膝 15g，盐巴戟天 10g。15 剂。

八十九诊：照上方取药，15 剂。

九十诊：2023 年 5 月 5 日。患者症如前述，病情稳定，血糖略微升高。

拟用邓中光教授方：五爪龙 60g，千斤拔 60g，党参 60g，黄芪 60g，制何首乌 30g，升麻 10g，柴胡 10g，山药 30g，枸杞子 15g，酒山茱萸 15g，盐杜仲 15g，石斛 15g，酒女贞子 15g，橘络 5g，甘草 6g。15 剂。

此方乃由强肌健力饮化裁而来，区别在于以制何首乌 30g 代替当归，橘络 5g 代陈皮，千斤拔、党参均用 60g。笔者常用此方应对难治性肌无力疾病。《中华人民共和国药典》认为，何首乌有毒，用量不宜超过 10g。邓中光教授根据临床体会，认为何首乌需要炮制，故曰"制何首乌"，且用量 30g 方能取效。

至笔者完稿之日，患者仍然在治疗中。至此，患者患病后生存期已长达 8 年。

按：肌萎缩侧索硬化症一经临床确诊，尤其是基因确诊，治疗难度相当大，医生需要与患者及家属进行充分沟通。本病病情逐渐发展，根据《中国肌萎缩侧索硬化诊断和治疗指南》，本病患者生存期只有 3 ~ 5 年。因此，西医通常在使用利鲁唑片（口服，每次 50mg，每日 2 次）治疗一两年后，会根据病情建议患者使用呼吸机辅助呼吸（尤其夜间），行胃造瘘术维持人体必需的饮食能量与药物供给。因此，在这个时期，患者多找中医诊治。本案患者 2016 年 9 月就诊中医，自诉服药后身体有温暖感觉，因所开具的中药方有升阳举陷、健脾补肾益损的作用。近年来，胃造瘘术不断改进，由原来连接体外约 20cm 管道（容易堵塞腐臭渗漏），改用 MIC-KEY G 胃造口饲管，拓展套件旋转连接固定的胃造瘘管，直接推注连续喂养后，又可旋转退出拓展套件冲洗，下次使用时，将拓展套件冲洗后再次旋转连接固定的胃造瘘管。胃造瘘管术需要消化科纤维胃镜室专业医师操作完成。胃造瘘管术完成后，适合每日注入中药 100 ～ 150mL。

四、无创呼吸机全天维持呼吸、胃造瘘术后案

李某，男，50 岁。患者因四肢乏力、肌肉跳动、进行性萎缩、舌肌震颤 4 年，经某三甲医院临床诊断为肌萎缩侧索硬化。2019 年 5 月，患者开始口服利鲁唑片，每次 50mg，每日 2 次。2020 年 2 月 6 日，患者在北京某医学检验所进行基因检测，基因分析结果提示肌萎缩侧索硬化症 14 型（图 2-3）。

基因	染色体位置	转录本外显子	核苷酸/氨基酸	纯合/杂合	正常人频率	预测	致病性分析	遗传方式	疾病/表型	变异来源
VCP	chr9:3505 7365	NM_0071 26:exon16	c.2315+8 G>C (splicing)	het	0.00020	-	Uncertai n	1.AD 2.AD 3.AD	1.肌萎缩侧索硬化症 14 型伴或不伴额颞叶痴呆 2.Charcot-Marie-Tooth 病,轴突型 2Y 型 3.包涵体肌病伴 Paget's 骨病和额颞叶痴呆	父母未取样

注：预测：蛋白功能预测软件 REVEL(rare exome variant ensemble learner). D：预测为有害；B：预测为良性；-：未知

图 2-3　本案患者的基因检测报告

据上述基因检测结果，符合肌萎缩侧索硬化的基因变异。后患者病情逐渐进展，呼吸困难，夜间机械辅助通气治疗。2020 年 5 月，患者开始需无创呼吸机全天维持呼吸。患者吞咽困难，喂食呛咳。2021 年 11 月 12 日，患者入某三甲医院就诊，血气分析示 pH 值 7.52，$PO_2$141mmHg，碳酸氢根浓度（HCO_3^-）21.2mmol/L，剩余碱（BE）-0.1mmol/L，乳酸（Lac）1.7mmol/L；出凝血常规：纤维蛋白原（FIB）4.51g/L（↑）；心肌梗死组合示血清降钙素原（PCT）（化学发光法）0.06ng/mL（↑），肌酸激酶同工酶（CK-MB）（mass 法）13.41ng/mL，肌红蛋白（MYO）116.90ng/mL（↑），高敏肌钙蛋白 T（TnT-T）（发光法）0.173ng/mL（↑）；急诊生化示二氧化碳 $CO_2$19mmol/L（↓），肌酐（Cr）23μmol/L（↓），葡萄糖（GLU）7.3mmol/L（↑），丙氨酸转氨酶（ALT）61U/L（↑），天冬氨酸转氨酶（AST）38U/L（↑），

乳酸脱氢酶（LDH）242U/L（↑）；肌酸激酶（CK）281U/L（↑）；$TT_3$0.846nm/L（↓）；急诊血常规 +C 反应蛋白未见异常。床边胸片示主动脉硬化，双肺未见异常；左侧膈抬高，请结合临床。

排除禁忌证后，患者于 2020 年 11 月 12 日行经皮胃造瘘术。术程顺利，术后予肠内营养乳剂（TPF-D）（瑞代）及肠内营养液等对症治疗，并请呼吸科会诊调整呼吸机参数。2020 年 11 月 20 日，患者复查血气分析示 pH 值 7.49，$PCO_2$37mmHg，$PO_2$168mmHg，HCO_3^-28.2mmol/L，BE 4.8mmol/L，Lac1.6mmol/L；肝功示 GLU6.8mmol/L，Cr28μmol/L（↓），高密度脂蛋白胆固醇（HDL-C）0.72mmol/L；糖化血红蛋白（HbA1c）9.30%（↑）。予控制血压、血糖、护肝、康复训练等对症支持治疗。2020 年 11 月 24 日，患者行胃造瘘管置换术，术程顺利。现患者一般情况可，血糖、血压控制良好。

出院诊断：肌萎缩侧索硬化（ALS），胃造瘘术后，高血压2级（中危组），2 型糖尿病。

出院医嘱：①均衡饮食，坚持康复训练，避免感染。②持续无创呼吸机辅助通气，定期复查血气分析及调整呼吸机参数。③出院带药：肠内营养乳剂（TPF-D），每次 500mL，每日 2 次；口服利鲁唑片，每次 50mg，每隔 12 小时 1 次；口服二甲双胍片，每次 0.5g，每日 3 次；口服苯磺酸氨氯地平片，每次 5mg，每日1 次；口服乳果糖口服溶液，每次 15mL，每日 3 次；口服利那洛肽胶囊，每次 290μg，每日 1 次。

2021 年 12 月 18 日，患者血糖升高至 16.9mmol/L，腹胀，大便秘结，家属请笔者会诊。症见：神清，面罩无创呼吸机状态，血氧饱和度 98%，构音不清，双侧额纹、鼻唇沟对称，伸舌过齿，舌肌震颤，胃造瘘管（MIC-KEY G 胃造口饲管）螺旋接口良好，无红肿，无渗液，推注流质食物药物顺畅，每日 2000mL 以上。双上肢近端肌力 1 级，远端 2 级，右下肢肌力 0 级，左下肢肌力 1 级，四肢肌肉萎缩，卧床不起。患者在行胃造瘘管术后，大便秘结为主要矛盾。

处方：黄芪 45g，五爪龙 45g，党参 30g，生地黄 20g，熟地黄 20g，酒苁蓉 15g，茯苓 20g，甘草 6g，火麻仁 15g，制何首乌 15g。7 剂。

上药煎煮为 150mL 从胃造瘘管推注而入。西药予肠内营养乳剂（TP），每次 1 袋（500mL），每日 1 次，用 7 日，鼻饲；阿卡波糖片，每次 1 粒，每日 3 次，推注肠内营养乳剂时同服。

二诊：2022 年 1 月 15 日。家属代诉：患者在从胃瘘管注药后，可以排大便，便仍硬，血糖降为 8.8mmol/L，但咳嗽、痰涎多，闻痰鸣音。

处方一：黄芪 45g，五爪龙 45g，党参 30g，生地黄 20g，熟地黄 20g，酒苁蓉 15g，茯苓 20g，甘草 6g，火麻仁 15g，炒酸枣仁 15g，浙贝母 15g，稻芽 30g。10 剂。

处方二：黄芪 45g，五爪龙 45g，党参 30g，生地黄 20g，熟地黄 20g，酒苁蓉 15g，茯苓 20g，甘草 6g，火麻仁 15g，鹿角霜（先煎）15g，制何首乌 15g，浮石 10g。10 剂。

处方一与处方二交替使用。

西药：盐酸氨溴索片，每次 30mg，每日 3 次，胃造瘘管推注而入；头孢克洛干混悬剂，每次 0.125g，每日 2 次，胃造瘘管推注而入；消旋山莨菪碱片，每次 5mg，每日 1 次，胃造瘘管推注而入；苯磺酸氨氯地平片，每次 5mg，每日 1 次，胃造瘘管推注而入；肠内营养乳剂（TP），每次 1 袋，鼻饲，每日 1 次。

三诊：2022 年 2 月 26 日。患者总体病情尚稳定，但咳嗽痰液有血丝。

处方：黄芪 45g，五爪龙 45g，党参 30g，仙鹤草 15g，生地黄 20g，熟地黄 20g，酒苁蓉 15g，茯苓 20g，甘草 6g，鹿角霜（先煎）15g，制何首乌 15g，千斤拔 30g，酒山茱萸 15g。10 剂。

西药：乳果糖口服液，每次 10mL，每日 3 次，胃造瘘管推注而入；阿奇霉素干混悬剂，每次 0.1g，每日 1 次，胃造瘘管推注而入；肾上腺色腙片，每次 5mg，每日 1 次，胃造瘘管推注而入；苯磺酸氨氯地平片，每次 5mg，每日 1 次，胃造瘘管推注而入。

四诊：2022 年 3 月 19 日。患者痰液减少，清洁口腔时仍有血丝。

处方一：黄芪 45g，五爪龙 45g，党参 30g，生地黄 20g，熟地黄 20g，酒苁蓉 15g，茯苓 20g，甘草 6g，鹿角霜（先煎）15g，制何首乌 15g，千斤拔 30g，酒山茱萸 15g，炒酸枣仁 20g，浮石 10g。10 剂。

处方二：黄芪 45g，五爪龙 45g，党参 30g，生地黄 20g，熟地黄 20g，酒苁蓉 15g，茯苓 20g，甘草 6g，火麻仁 15g，炒酸枣仁 15g，浙贝母 15g，稻芽 30g，盐杜仲 15g，路路通 20g。10 剂。

西药：阿奇霉素干混悬剂，每次 0.1g，每日 1 次，胃造瘘管推注而入；肾上腺色腙片，每次 5mg，每日 1 次，胃造瘘管推注而入。

五诊：2022 年 5 月 17 日。患者精神尚好，痰液减少，胃造瘘管推注流质食物顺利，但有食积饱胀感。

处方：黄芪 45g，五爪龙 45g，党参 30g，千斤拔 30g，牛大力 30g，生地黄 20g，熟地黄 20g，酒苁蓉 15g，鹿角霜 30g（先煎），白术 15g，茯苓 20g，甘草 6g，桑螵蛸 10g，玉米须 30g，天花粉 15g，炒稻芽 30g。15 剂。

中成药：健脾消积颗粒，每次 15mg，每日 2 次，胃造瘘管推注而入。

六诊：2022 年 6 月 24 日。患者再次出现咳嗽痰多，咳吐痰液困难，考虑患者长期卧床不起，容易患积聚性肺部炎症。

处方：黄芪 45g，五爪龙 45g，党参 30g，千斤拔 30g，生地黄 20g，熟地黄 20g，酒苁蓉 15g，鹿角霜（先煎）30g，白术 15g，茯苓 20g，甘草 6g，桑螵蛸 10g，浙贝母 15g，浮石 10g，法半夏 10g。15 剂。

西药：苯磺酸氨氯地平片，每次 5mg，每日 1 次，胃造瘘管推注而入；阿奇霉素干混悬剂，每次 0.1g，每日 1 次，胃造瘘管推注而入。

七诊：2022 年 8 月 6 日。家属代诉：患者现用无创呼吸机辅助通气，胃造瘘管更换 1 次。痰液仍然较多，四肢有对称性皮疹。

处方：黄芪 45g，五爪龙 45g，党参 30g，千斤拔 30g，生地黄 20g，熟地黄 20g，酒苁蓉 30g，鹿角霜（先煎）30g，白术 15g，茯苓 20g，甘草 6g，桑螵蛸 10g，桑白皮 20g，玉米须 15g，茯苓皮 10g。15 剂。

西药：阿奇霉素干混悬剂，每次 0.1g，每日 1 次，胃造瘘管推注而入；氧化锌软膏，每次 0.1g，每日 2 次，外用；炉甘石洗剂，每次 2mL，每日 3 次，外用；厄贝沙坦片，每次 0.15g，每日 1 次，胃造瘘管推注而入；二甲双胍片，每次 0.5g，每日 2 次，胃造瘘管推注而入。

2023 年 11 月，患者仍然在使用中药治疗，呼吸管道无异常，已停用降糖药，大便通畅。

按：肌萎缩侧索硬化属于难治乃至不可逆转的神经肌肉疾病，俗称"神经科绝症"。《实用内科学》将其归属于神经系统脊髓疾病。仝小林院士提出的"新病机十九条"中提道："诸颤瘫痿，腰脊难挺，皆属于髓。"这句话对认识该病有帮助。肌萎缩侧索硬化的病变部位在脊髓，临床可以见到"诸颤瘫痿，腰脊难挺"导致肢体肌肉震颤，开始表现为肌张力高，反射亢进，肌肉萎缩，瘫痪难行，躯干、腰脊畸形难挺，抬头困难，需要颈兜圈围，后逐渐发展至卧床不起，在床上生活，最后用呼吸机辅助呼吸，装置胃管或胃造瘘管。对于这种情况，笔者临证用药必用鹿角霜 30g，这也是跟师邓老的经验。笔者每日门诊，以及参加会诊时，遇到运动神经元疾病，尤其是经基因检测确诊的肌萎缩侧索硬化的患者，心里都很难受，面对患者及其家属找名医诊治时期待的眼神，只能慢慢引导，努力排除罹患该病的可能（注：也有几名患者被其他三甲医院诊断为肌萎缩侧索硬化，最后基因检测为肯尼迪病、脊髓延髓性肌萎缩、伴边缘空泡远端肌病），用药提高患者的生存质量，阻挡或延缓病情迅速发展。笔者经常引述"有时是治愈，常常去帮助，总是去安慰"这句话来安抚他们，让他们坚持治疗，努力生存下去，等待科学技术进步。中医健脾补肾柔肝的治疗方法及中药黄芪、五爪龙、党参、千斤拔、生地黄、熟地黄、酒苁蓉、鹿角霜、酒山茱萸、制何首乌、白术、茯苓、甘草、大枣等，适合慢性病患者长久服用。患者反馈服药后，身体温暖，肢体有力，肌肉跳动（肌束震颤）症状减轻。该病诊治的难点是呼吸机的使用、装置鼻饲胃管或胃造瘘管后的处理。一般情况下，患者在患病 2 年后就要使用无创呼吸机夜间辅助呼吸，直至全日辅助呼吸，面部容易有压痕甚至引起皮肤过敏，可涂抹婴儿用硼酸乳霜，内服中药加桑白皮 20g，茯苓皮 15g。无创呼吸机可能会导致肺高压，使血压升高，可用苯磺酸氨氯地平片。做鼻饲胃管或胃造瘘管后，中药入量每日 100mL 较为合适。做胃造瘘管后，可能会影响胰岛素分泌，部分患者血糖升高，内服中药加玉米须 15g。对于便秘患者，用肉苁蓉 15～30g。笔者曾读《人民日报》2022 年 9 月 11 日《致敬，张定宇决定捐赠遗体用于渐冻症研究》一文，感慨"人民英雄"国家荣誉称号获得者张定宇虽身患渐冻症，但依然淡定从容，坦然面对。这也更激励我们要努力研究出治疗和提高患者生存质量的方法与药物。

第三章　进行性肌营养不良

进行性肌营养不良（progressive muscular dystrophy，PMA）是一组以骨骼肌进行性无力、萎缩为主要临床表现的异质性基因缺陷性疾病，可伴有中枢神经系统、心脏、骨骼、呼吸及胃肠道受累。本病不同类型的起病时间、进展速度、受累范围、严重程度差异很大。遗传方式分为 X 连锁隐性遗传、常染色体显性遗传、常染色体隐性遗传等。目前已发现的致病基因达数十种，进行性肌营养不良的主要类型与相应致病基因见表 3–1。

表 3–1　进行性肌营养不良的主要类型与相应致病基因表

疾病	致病基因
杜兴（Duchenne）/ 贝克（Becker）型肌营养不良	DMD
面肩肱型肌营养不良 1 型	4q 亚端粒区巨卫星串联重复序列减少，重复序列中包含 DUX4
面肩肱型肌营养不良 2 型	SMCHD1
埃默里–德赖弗斯（Emery–Dreifuss）型肌营养不良	EMD、FHL1、LMNA、SYNE1、SYNE2、TMEM43
眼咽型肌营养不良	PABPN1
肢带型肌营养不良 1 型（常染色体显性遗传）	MYOT、CAV3、DNAJB6、DES、TNPO3、HNRNPDL
肢带型肌营养不良 2 型（常染色体隐性遗传）	CAPN3、DYSF、SGCG、SGCA、SGCB、SGCD、TCAP、TRIM32、TTN、ANO5、PLEC、TRAPPC11、TORIAIP1、LIMS2、BVES、POGLUT1、B4GAT1

疾病	致病基因
抗肌萎缩蛋白聚糖（dystroglycan）糖基化相关肌营养不良	POMT1、POMT2、POMGNT1、FKTN、FKRP、LARGE1、ISPD、POMGNT2、DAG1、TMEM5、B3GALNT2、POMK、B3GNT1、GMPPB
先天性肌营养不良	LAMA2、COL6A1、COL642、COL643、COL12A1、SELENON、ITGA7、CHKB、TRIP4、INPP5K

本病的不同类型虽有一定共性，但不同类型的诊治原则有很大不同。下面以代表性类型杜兴（Duchenne）/ 贝克（Becker）型肌营养不良介绍相关疾病的诊疗常规。

Duchenne 型肌营养不良（Duchenne muscular dystrophy，DMD）又称假性肥大型肌营养不良（pseudohy pertrophy muscular dystrophy），其 和 Becker 型 肌 营 养 不 良（Becker muscular dystrophy，BMD），均是抗肌萎缩蛋白（dystrophin，Dys）基因突变导致的 X- 连锁隐性遗传病。DMD 在男婴中的发病率约为30/10 万。DMD 患者抗肌萎缩蛋白缺乏，主要导致骨骼肌细胞膜缺陷，细胞内的肌酸激酶等外漏，肌细胞坏死，脂肪组织和纤维结缔组织增生。DMD 早期的主要表现为下肢近端和骨盆带肌萎缩和无力、小腿腓肠肌假性肥大、鸭步和高尔（Gower）征，晚期可出现全身骨骼肌萎缩，患者通常在 20 余岁死于呼吸衰竭或心力衰竭。规范的多学科综合治疗可以减缓病情的进展，延长患者的生命，提高其生活质量。BMD 患者的临床过程与 DMD 相似，但病情进展缓慢，预后良好。DMD 和 BMD 的诊断大致相同。本章主要涉及 DMD 的诊断、治疗和预防等方面内容，第三节选录面肩肱型肌营养不良、肢带型肌营养不良病案 2 则，供读者参考。

第一节　西医学对进行性肌营养不良的认识

一、历史回顾

Duchenne 型肌营养不良因 Duchenne 在 1868 年首先进行详细描述而得名。1879 年，Gower 报道了患者因下肢近端肌肉力弱，蹲下起立时需要先用手扶持髋部（腰部、骶部、腿部）或其他物体如凳、桌、椅，而后缓慢撑起躯干的典型症状，后人将这一体征称为 Gower 征（一种肌肉疾病体征，用来判定骨盆带肌肉，特别是髋关节肌肉及伸膝肌的力量，应用于诊断各类神经肌肉疾病，特别是进行性肌营养不良）。20 世纪 50 年代，有研究者结合遗传特点及临床表现将本病归类于 X- 连锁遗传疾病。1959 年，埃巴特·苏吉托（Ebashi Sugita）发现本病患者血清 CK 显著升高，这也成为本病诊断的生化标志。1973 年，杜博维兹（Dubowitz）等提出，本病的肌肉组织病理检查结果发现显著的再生肌纤维，以及大量不透明变性、空影纤维。Becker（1955年）、沃尔顿（Walton）等（1960 年）报道了本病的良性类型。1986 年，孔克尔（Kunkle）等确定了本病的基因定位。1987 年霍夫曼（Hoffmann）发现了本病突变基因编码的蛋白产物为抗肌萎缩蛋白，DMD 患者的肌肉完全缺乏抗肌萎缩蛋白，BMD 患者部分缺失抗肌萎缩蛋白。

国内对 DMD 已有广泛研究。20 世纪 50 年代已有临床病例报道；20 世纪 70 年代有发病率报道；20 世纪 80 年代有研究者对本病的红细胞膜进行了广泛生化研究，证实本病存在膜损害；20 世纪 90 年代初期，研究者开始进行中国人基因缺陷的研究，之后多家医院开展了多重聚合酶链式反应（PCR）基因诊断技术服务，并将其应用于基因携带者检测及产前诊断。

二、生理病理

（一）肌膜损害学说

恩格尔（Engel）用相差显微镜观察到患者的非坏死肌纤维上有楔形病灶，病灶局部肌肉肌膜缺乏或断裂，细胞膜的屏障功能受损。Engel 同时发现，膜上 Na^+，K^+–ATP 酶，Mg^{2+}–ATP 酶活性降低。

（二）分子机制

1. 基因定位

1987 年，Hoffmann 将部分基因掺入表达载体内，产生一个该基因的融合蛋白。该蛋白对动物进行免疫后，产生抗肌萎缩蛋白的多克隆抗体。该抗体分离出的蛋白质即为 Dys 基因。该蛋白质存在于正常患者的肌肉中，而在 DMD 患者肌肉中，这种蛋白质缺乏。

2. Dys 基因的功能

Dys 由 3685 个氨基酸组成，分子量为 427000，该蛋白与 b– 血影蛋白和 a– 辅肌动蛋白等骨架蛋白在结构上大致相似，占肌肉总蛋白的 0.002%，占细胞骨架蛋白的 5% 以上。Dys 与一系列相关蛋白维系细胞膜的稳定和功能有关。

（三）Dys 基因与 Dys 相关蛋白复合体

Dys 并不是一个跨膜蛋白，而是通过与膜上其他的糖蛋白紧密结合，在细胞膜内外组成一个整体，维系细胞膜内外物质的交换和联系，以实现其功能。Dys 相关蛋白复合体可分为 3 组：抗肌萎缩蛋白聚糖复合体、肌聚糖复合体和 Dys 复合体。

（四）Dys 基因突变

Dys 基因突变可分为 3 个类型，分别为缺失突变、重复突变和点突变。

综上所述，DMD 的病因可以归纳为 3 点，其一为分子缺陷，其二为单基因遗传，其三为基因突变。

三、诊断

（一）DMD 的临床特征

DMD 患者在不同的年龄具有不同的临床特征。

（1）新生儿时期至 3 岁前：主要表现为运动发育延迟，多数患儿在 18 个月后才能开始走路，行走能力比同龄儿差。患儿出生后的血清肌酸激酶水平显著升高，可为正常值的 10 ～ 20 倍。

（2）学龄前期（3 ～ 5 岁）：主要表现为双小腿腓肠肌肥大，用足尖走路，易跌跤，上楼梯、跳跃等运动能力较同龄儿明显落后。患儿有翼状肩胛，双膝反射减弱，双踝反射正常。患儿在 5 岁左右血清肌酸激酶达最高峰，可为正常值的 50 ～ 100 倍。

（3）学龄早期（6 ～ 9 岁）：除上述症状外，还可表现为四肢近端肌肉萎缩、Gower 征、腰前凸、鸭步逐渐加重，下蹲后不能起立，上楼更加困难，常有踝关节挛缩。

（4）学龄晚期（10 ～ 12 岁）：上述症状进行性加重，马蹄内翻足明显，行走非常困难或不能行走。患儿虽无明显心脏症状，但超声心动图常显示左心房和左心室扩大。X 射线检查可发现脊柱侧弯。

（5）青少年期（13 ～ 17 岁）：患儿表现为生活不能自理，需用轮椅外出活动，常有双膝关节、髋关节、肘关节挛缩，脊柱侧弯，摸头困难，曾经肥大的腓肠肌逐渐萎缩。

（6）成年期（18 岁以上）：表现为全身肌肉萎缩、脊柱侧弯、关节挛缩进行性加重，生活完全不能自理，呼吸困难，二氧化碳潴留，常因肺部感染诱发呼吸衰竭和心力衰竭。

（二）辅助检查

1. 血清学检查

（1）血清酶学检查：主要检测血清肌酸激酶、乳酸脱氢酶和肌酸激酶同工酶。DMD 患者的血清肌酸激酶水平显著升高（正常值的 20 ～ 100 倍），具有诊断意义。在 DMD 晚期，因患者肌肉严重萎缩，可出现血清肌酸激酶明显下降。乳酸脱氢酶和肌酸激酶同工酶水平轻中度升高（图 3-1）。

广州市儿童医院生化检验报告单

姓　名：	科　别：	门诊	样本编号：	常规　5167
性　别：	男	病床号：	采样日期：	99.12.30
年　龄：	9岁	临床诊断：	标本种类：	血清
病案号：		送检医师：	备　注：	

	中文名称	英文缩写	结果		单位	参考范围
1	丙氨酸氨基转氨酶	ALT	145	H	U/L	5 - 40
2	天门冬氨酸氨基转氨酶	AST	165	H	U/L	5 - 60
3	碱性磷酸酶	ALP	129		U/L	118 - 390
4	γ-谷氨酰转移酶	γ-GT	8	L	U/L	13 - 57
5	肌酸激酶	CK	12350	H	U/L	45 - 390
6	肌酸激酶同工酶	CK-MB	491	H	U/L	0 - 29
7	乳酸脱氢酶	LDH	1286	H	U/L	126 - 294
8	α-淀粉酶	α-AMY	45		U/L	30-110
9	总蛋白	TP	67.7		g/L	60 - 80
10	白蛋白	ALB	43.1		g/L	35 - 50
11	球蛋白	GLO	24.6		g/L	20 - 29.0
12	A/G	A/G				1.5 - 2.5
13	超敏-CRP	hs-CRP	0.52		mg/L	0 - 3
14	总胆红素	TBIL	4.8		umol/L	2 - 17
15	直接胆红素	DBIL	2.3		umol/L	0 - 7
16	间接胆红素	IBIL	2.5		umol/L	2 - 13.7

图 3-1　DMD 患者血清学检测报告单

注：该患者血清肌酸激酶水平显著升高至12350U/L。

（2）其他：DMD 患者的血清肌酐水平明显降低，血清脑钠肽（brain natriuretic peptide，BNP）水平轻中度升高。

2. 基因检查

多重连接探针扩增（multiplex ligation-dependent probe amplification，MLPA）方法可检测 DMD 患者基因的 79 个外显子的缺失或重复（图 3-2）；DNA 测序可明确 DMD 患者基因的点突变和微小突变。当明确先证者的突变类型后，可应用 PCR 对家系其他成员进行已知突变位点的检测。我国 DMD 患者的基因缺失突变率为 60%，重复突变率为 10%，点突变率为 20%，微小突变率为 10%。

一、 临床表型高度相关，且致病性证据较为充分的点突变(SNVs)或大片段缺失重复(CNVs):

缺失重复分析结果:

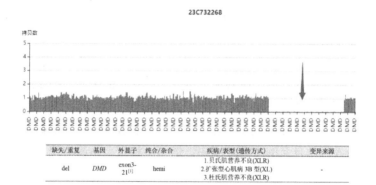

23C732268

缺失/重复	基因	外显子	纯合/杂合	疾病/表型(遗传方式)	变异来源
del	DMD	exon3-21[1]	hemi	1.贝氏肌营养不良(XLR) 2.扩张型心肌病 3B 型(XL) 3.杜氏肌营养不良(XLR)	-

参考文献: [1] 文献数据库已报道过与 Muscular dystrophy, Duchenne/Becker 相关:Lalic,et al.Eur J Hum Genet,EJHG,13,1231,2005

1）基因变异信息详细解读:

该样本分析到 DMD 基因 exon3-21 半合子缺失，根据 ACMG 指南，该变异初步判定为致病性变异（Pathogenic）

PVS1+PS4+PM2_Supporting+PP4:

PVS1: 该变异为零效变异（外显子缺失），可能导致基因功能丧失;

PS4: 已在 4 例肌营养不良患者中检测到该变异[PMID: 16030524|8543940|9800909|31081998];

PM2_Supporting: 在正常人群数据库中的频率为-;

PP4: 患者表型或家族史高度特异于单一遗传基础的疾病;

图 3-2　DMD 患者的基因报告单

注：该样本分析到 DMD 基因 exon3-21 半合子缺失。

3.肌肉活体组织检查（简称活检）

显微镜下可见肌纤维大小不等，萎缩肌纤维呈小圆形，可伴有肌纤维变性、坏死和吞噬现象；有明显的肌纤维肥大、增生和分裂，可有核内移纤维；肌纤维间隙明显增宽，并有大量脂肪组织和纤维结缔组织增生。应用 Dys 抗体免疫组织化学染色显示肌纤维膜不着色。

4. 肌电图检查

肌电图呈肌源性损害。

5. 肌肉 MRI 检查

受累肌肉出现不同程度的水肿、脂肪浸润和间质增生，呈"蚕食现象"。DMD 患者近端骨骼肌受累的规律为臀大肌最早受累，然后依次为大收肌、股二头肌、股直肌、股外侧肌、半腱肌、半膜肌；股薄肌和缝匠肌相对不受累。

6. 其他检查

X 射线、心电图和超声心动图可了解 DMD 患者的心脏受累程度。肺功能检查可了解肺活量情况。心肺功能减弱的程度随年龄增长而逐渐加重，患者在 10 岁以后应每年做 1 次心肺功能检测。大约 1/3 的患者智力轻度下降。患者常因运动能力不如同龄人而陷入自暴自弃的心理环境中，情绪不稳定，不愿与他人交往或有破坏性举动。

（三）诊断要点

（1）X- 连锁隐性遗传，3 ~ 5 岁隐匿起病，进行性发展，12 岁后不能行走。

（2）早期表现为双下肢无力、鸭步、Gower 征、起蹲困难和腓肠肌肥大；随年龄增长，患者出现双上肢无力及翼状肩胛；晚期可出现关节挛缩及脊柱畸形。

（3）血清肌酸激酶显著升高至正常值的数十倍，甚至上百倍。

（4）肌电图提示肌源性受损。

（5）肌肉活检呈典型肌源性受损，且 Dys 抗体染色呈阴性。

（6）超声心动图可提示左心室扩大，MRI 提示肌肉出现水肿和脂肪浸润。

（7）基因检查结果为外显子缺失、重复、微小突变或点突变。

对于典型的 DMD 患者，若基因检查已确诊，则不需要做肌肉活检和肌电图检查；但若要了解患者肌肉 Dys 表达的程度并判断病情的轻重，则需要做肌肉活检免疫组织化学检查。因其他原因（入幼儿园体检）偶然检查到血清肌酸激酶显著升高者，应进一步做基因检查。

四、治疗

迄今为止，尚无治愈 DMD 的方法。对于本病，笔者提倡多学科综合治疗，以神经科为主，联合呼吸科、心内科、康复科、心理科的医生，以及 DMD 专职护理人员和社会工作者，在病情的不同阶段进行相应的处理和指导。每半年检查 1 次 DMD 患者的身体状况，并对治疗效果进行评估。

（一）药物治疗

1. 糖皮质激素

泼尼松（每日每千克体重 0.75mg）可以延长患者独立行走的时间。长期应用泼尼松的不良反应主要有肥胖、骨质疏松、椎骨骨折、血压升高、血糖升高等。若无禁忌证，当 4 ~ 6 岁患者的运动功能进入平台期时，应开始使用泼尼松治疗，同时补充钾、钙和维生素 D。不能行走的患者，泼尼松的剂量应减为每日每千克体重 0.3 ~ 0.6mg。若患者无法耐受泼尼松的不良反应，则应减少 1/3 的用量，并在 1 个月后再行不良反应评估。国内的经验是对 12 岁以内的患者，泼尼松的用量是每日 10 ~ 20mg，并根据患者对药物是否耐受来调整剂量，同时注意补充钙、维生素 D 和氯化钾，并嘱其控制饮食和适量运动。如需停用泼尼松，应逐渐减量直至停药。

2. 其他药物

口服维生素 E、辅酶 Q_{10} 可能对患者症状有一定作用。

（二）康复治疗

患者需要终身接受不同类别的康复治疗，以维持肌肉的伸展性和预防关节挛缩，改善肌肉的组织微循环，促进代偿性肥大，延缓肌纤维的变性和坏死，最大限度地维持残留的肌肉功能，维持心肺功能并延长生命。康复训练包括：①学龄前期的患者可进行适当的肌肉阻力训练，可以增强肌力，但不宜进行离心性耐力训练，如下楼梯、反复下蹲起立等。②穿矫形鞋，可使踝关节挛缩减轻。③保持日常活动，做小运动量的游戏等。当患者行走困难时，可用站立床控制关节挛缩和脊柱前凸，用呼吸训练器锻炼肺功能。④注重手指功能的训练，鼓励患者操控电动轮椅按钮、计算机键盘。⑤职能训练，DMD 患者可学习手工制作、雕刻、绘画等活动量小的技艺。

（三）呼吸系统并发症的治疗

大多数 DMD 患者死于呼吸肌无力的并发症，如肺部感染、呼吸衰竭。如果出现肺部感染，要及时使用抗生素，有效控制感染。肺活量低于 50% 的患者应及时使用无创呼吸机。当患者出现咳嗽无力和不能排痰时，应气管切开吸痰，保持呼吸道通畅。2 岁以上的 DMD 患者可接种肺炎疫苗，每年接种流感疫苗。

（四）心脏病的治疗

DMD 患者的心脏病主要是扩张型心肌病和心律失常。根据不同的症状，可选用血管紧张素转化酶抑制剂（ACEI）、血管紧张素受体Ⅱ阻滞剂等；心动过速可用 β 受体阻滞剂；若 DMD 患者的扩张性心肌损害明显影响其射血功能，可使用洋地黄制剂。

（五）外科矫形治疗

丧失行走能力后，DMD 患者常出现脊柱侧凸、后凸，对呼吸功能、进食、坐位等有较大的影响，可进行脊柱侧凸手术治疗。若患者在可步行期间发生骨折，应进行内固定手术以固定骨折部位，使患者尽快恢复行走。若患者失去行走能力后发生骨折，可用夹板或石膏固定骨折部位。有严重马蹄内翻足畸形的患者可以进行手术矫正治疗。

（六）其他治疗

1. 营养

要保持良好的进食习惯，营养均衡，预防营养不良和肥胖。

2. 骨质疏松

患者在学龄期后会逐渐出现骨质疏松，应每年检查 1 次骨密度，及时补充维生素 D_3 和钙。

3. 心理治疗

患者经常自暴自弃，情绪波动，不愿与他人交往或有破坏性举动，需在早期进行心理辅导。成年患者需要良好的护理、独立人格发挥及平等的教育等。大约 30% 的 DMD 患者需进行抗抑郁治疗。医生应根据每个患者的具体情况进行具体分析，从而制订个体化治疗方案。

4. 教育

大部分患者可完成小学 4 年级前阶段的学习，之后由于行动困难常辍学。应鼓励患者通过电视、网络继续学习知识。

5. 家庭护理

患者应在早期进行关节的屈伸运动，改善关节畸形和肌腱挛缩；坚持进行热水浴、按摩，改善肌肉的血液循环。疾病晚期，家属或护理人员应帮助患者翻身、排痰、改变体位，顺应患者的心愿。

6. 基因治疗和干细胞治疗

DMD 的基因治疗和干细胞治疗至今仍处于基础和临床研究阶段，因此，还不能作为 DMD 患者的临床治疗手段。

第二节　师承邓铁涛辨治进行性肌营养不良及临床体会

一、中医证候

Duchenne 型肌营养不良的主要临床症状有幼儿学步困难、肢体乏力、鸭步、Gower 征阳性、肌肉假性肥大、脊柱畸形等。实验室检查发现血清肌酸激酶异常增高。

幼儿学步困难，易跌倒，跌倒后不易爬起，属中医学"五迟""五软"范畴，又以行迟、足软为主。《太平圣惠方·卷第八十九·治小儿行迟诸方》载："夫小儿行迟者，是肝肾气不足，致骨气虚弱，筋脉无力，故行迟也。"《幼幼集成·卷之四·五软五硬证治》载："手足软，脾胃病也，脾主四肢，脾胃不足，故手软而懒于握，足软而惰于步也……总之，本于先天不足，宜地黄丸以补肝肾。而更所重者在胃，盖胃为五脏六腑之化源，宜补中益气，升举其脾气。倘得脾胃一旺，则脏气有所禀，诸软之证，其庶几矣。"由此可知，本病乃由先天禀赋、脾肾不足所致。

肢体乏力属中医学"痿证"范畴。《灵枢·本神》言："脾气虚则四肢不用。"故肢体乏力主要责之于脾气虚弱。假性肥大型肌营养不良患者肢体乏力，典型特点为鸭步与 Gower 征。

鸭步指患者因臀中肌受累而致骨盆左右上下摇动，跟腱挛缩而足跟不能着地，腰大肌受累而腹部前凸，头后仰，走路摇摆，呈鸭步状。《素问·脉要精微论》指出："骨者，髓之府。不能久立，行则振掉，骨将惫矣。"《黄帝内经素问吴注》曰："振，动也；掉，摇也。""行则振掉"与鸭步相似。《素问·痿论》又指出："肾主身之骨髓。"故鸭步一症责之肾虚。

Gower 征指患者从平卧位到站立位，需先反身侧转，以手臂支床抬起上身，然后以手支撑膝部才能慢慢站立。Gower 征阳性是 DMD 的独有体征。《脉经·平五脏积聚脉证第十二》载："脾积……四肢重，足胫肿，厥不能卧，是主肌肉损。"其症状与 Gower 征阳性表现相似。《难经·十四难》载："五损损于骨，骨痿不能起于床。"故 Gower 征与脾肾虚损密切相关。

腓肠肌假性肥大是该病的另一特征，与上文《脉经·平五脏积聚脉证第十二》所载"足胫肿"相似，故仍从脾损论治（图 3-3）。

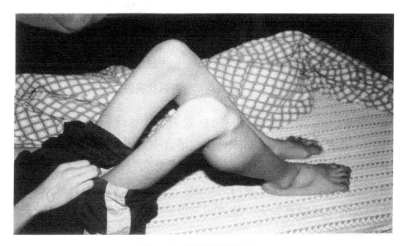

图 3-3 腓肠肌假性肥大

注：该患者双下肢近端肌肉萎缩，腓肠肌假性肥大，无力抬腿，蹲立时需用双手支撑，站立不稳，容易跌仆。

脊柱畸形指累及脊旁肌而导致的脊柱侧弯或前凸。《素问·骨空论》载："督脉为病，脊强反折。"《幼科发挥·卷之下·肾脏主病》载："肾主骨，骨会大杼……大杼以下脊骨也，脊者身之柱，脊弱则身曲矣……皆胎禀不足之病也。"由此可知，该病脊柱畸形、脊柱侧凸、后凸是由先天肾精虚损，督脉气虚，脊柱失养所致。翼状肩胛多与脊柱畸形同时出现。翼状肩胛即背部肩胛骨处肌肉萎缩，双肩胛骨凸起如鸟翼状（图 3-4）。此乃骨痿肉陷之证。《医宗金鉴·三十八卷·杂病心法要诀·虚劳死证》载："枯槁者，骨痿不能支也；陷下者，肉消陷成坑也。"

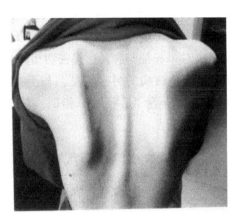

图 3-4　脊柱畸形合并翼状肩胛

　　Duchenne 型肌营养不良见症繁杂，中医学没有与之匹配的病名。笔者根据该病的临床见症，结合中医学理论，并传承邓老学术经验，认为该病属中医学"痿证类病"范畴，证属脾肾虚损。该病的脾肾虚损并非后天所成，乃是先天禀赋不足或残缺所致，人的体质禀自先天，故该病与患者先天脾肾虚损的体质有紧密关系。

二、中医证候与五脏相关理论的初步探讨

　　进行性肌营养不良是以骨骼肌进行性无力、萎缩为主要临床表现的异质性基因缺陷性疾病，可因不同类型及遗传方式伴有中医各个脏腑相关证候。研究生钟维在 2013 年至 2014 年跟随笔者临床学习期间，对 57 例进行性肌营养不良就诊患者进行研究，并撰写硕士学位论文《进行性肌营养不良症的病情分级及中医证候研究》。现摘录论文的部分内容如下，以期为以五脏相关理论研究进行性肌营养不良提供参考。

　　在患者年龄方面，14 岁以前的有 28 例，15 ～ 30 岁的有 17

例，30 岁以上的有 12 例，分别占 49.12%、29.83%、21.05%。

在患者性别方面，男性 50 例，女性 7 例，分别占 87.72%、12.28%，男女比例为 50∶7。

在患者临床类型的分布方面，DMD32 例，BMD21 例，肢带型肌营养不良 2 例，先天性肌营养不良 1 例，面肩肱型肌营养不良 1 例，所占比例分别为 56.14%、36.84%、3.51%、1.75%、1.75%。

在患者病程方面，5 年（包括 5 年）内的患者 33 例，6～15 年（包括 15 年）的患者 19 例，16～30 年的患者 5 例，所占比例分别为 57.89%、33.34%、8.77%。

在患者籍贯方面，广东 30 例，湖南 5 例，广西 4 例，河南 3 例，四川 3 例，山西 2 例，安徽、北京、贵州、海南、内蒙古、湖北、江苏、江西、云南、浙江均为 1 例，所占的比例分别为 52.63%、8.77%、7.02%、5.26%、3.51%、1.75%。

在患者家族史方面，有家族史的 9 例，无家族史的 48 例，分别占 15.79%、84.21%。

在临床检查方面，做了肌电图的 39 例，做了肌肉活检的 24 例，做了肌酸激酶检查的 54 例，做了基因检查的有 13 例。

在病情分级方面，根据患者的日常生活活动能力（Barthel 指数）评定患者的病情程度。病情为Ⅰ级的 50 例，病情为Ⅱ级的 3 例，病情为Ⅲ级的 2 例，病情为Ⅳ级的 2 例，所占的比例分别为 87.72%、5.26%、3.51%、3.51%。

在五脏证候的分析方面，肌营养不良患者的肝系证候以筋肉病变为主，出现肌肉假性肥大、肢体疼痛麻木、关节疼痛、血清肌酸激酶异常升高等。由于本研究收集的患者病情大多处于较初级阶段，其心系证候比较少，表现尚不明显，主要临床表现为神疲懒言，偶有胸闷、心悸和失眠等。其脾系证候以脾气虚衰为主，如出现四肢无力、体倦乏力和肌肉萎缩等。肺系证候同心系证候，在疾病早期往往表现不明显，偶有气短者，容易感冒的儿童较多见肺系证候。肾脏证候以肾阳虚、主水功能异常为主，如出现腰膝酸软、腰痛、畏寒肢冷和脊柱前凸等症状。

论文结论：通过对本次研究中所收集到的临床数据进行统计分析，得出结论。进行性肌营养不良的发病规律为男性患者多，且15岁之前的多为DMD，能到门诊就诊的患者，大多病情尚轻，生活仍能自理，且以DMD为主。因多以就近原则就诊，故患者以广东人为主。从患者的依从性来看，BMD患者不如DMD患者，前者多为成年人，其就诊的热情远远低于后者的家长。由于纳入研究的患者以DMD为主，故病程不足5年的所占比例较大。在检查方面，所有的患者都选择了至少2种检查方式来明确诊断。

在五脏证候方面，我们可以看出本病以肝系、脾系、肾系证候为主，即该病主要涉及筋、肌肉、骨方面的症状，最主要的症状有肌肉假性肥大、肢体无力、肌肉萎缩、肢体关节疼痛麻木、腰膝酸软疼痛、脊柱前凸、畏寒肢冷等。心系和肺系方面的证候在这些患者目前的疾病发展阶段尚不明显，只有一些偶发的症状，如神疲懒言、容易感冒、气短等。对这些临床五脏证候进行总结，可以为本病的中医诊断和治疗提供参考。

三、笔者辨治进行性肌营养不良的要点及处方用药

笔者认为，进行性肌营养不良属于基因缺陷遗传性疾病。该类疾病可以参考中医禀赋学说（体质学说）理论去认识证候、分析病机、拟定治则、处方用药。

何谓禀赋，宋·赵佶撰《圣济经·凝形殊禀章第二》载："其禀赋也，体有刚柔，脉有强弱，气有多寡，血有盛衰，皆一定而不易也。"《幼科发挥》载："夫男女之生，受气于父，成形于母，故父母强者，生子亦强，父母弱者，生子亦弱，所以肥瘦、长短、大小、妍媸，皆肖父母也。"故人生堕地，禀赋即定。《圣济经·气质生成章第三》认为，人的禀赋："具天地之性，集万物之灵，阴阳平均，气形圆备，咸其自尔。然而，奇偶异

数,有衍有耗,刚柔异用,或强或羸,血营气卫,不能逃乎消息虚盈之理,则禀贷之初,讵可一概论。是以,附赘垂疣,骈拇枝指,侏儒跛躄,形气所赋,有如此者。疮疡痈肿,聋盲喑哑,瘦瘠疲癃,气形之病,有如此者。然则,胚胎造化之始,移精气变之后,保卫辅翼,固有道矣。"垂疣,又名悬疣。《庄子·大宗师》载:"彼以生为附赘悬疣。"悬疣在此处比喻多余无用的东西。骈拇枝指为成语,《庄子·骈拇》:载"骈拇枝指,出乎性哉,而侈于德。"骈拇,指脚的大踇趾与二踇趾相连;枝指,指手的大拇指或小拇指旁边多长出来的1个手指。对于侏儒跛躄、疮疡痈肿、聋盲喑哑、瘦瘠疲癃等症,宋代岭南名医刘昉《幼幼新书·胎中受病第五》载:"侏儒跛躄,形气所赋有如此者;疮疡痈肿、聋盲喑哑、瘦瘠疲癃,气形之病有如此者。然则胚胎造化之始,精移气变之后,保卫辅翼,固有道矣。"

明清时期医家据此不断发挥,如清·张璐在《张氏医通·寿夭》中引述明代张介宾语曰:"夫禀赋为胎元之本,精气之受于父母者是也。抚养为居处寒温,饮食饥饱之得失者也。"禀赋与妊娠、婴幼儿疾病有关,故在妇儿科医著中多论述,如岭南粤东潮汕妇科名医盛端明著《程斋医抄撮要》。盛氏家族原为饶平望族,其七世祖为海阳尹,所以迁居海阳(今广东潮安)。盛家世代均好医方,传到端明已为第十四世。《程斋医抄撮要》五卷,以记述妇儿科内容为主,目录为"卷之一·妇人门调经""卷之二·妇人门胎前""卷之三·妇人门产后""卷之四·小儿门""卷之五·内伤门"。其中,"卷之一·妇人门调经·妊娠总论第一"摘抄《圣济经》内容,如将"凝形殊禀章第二"改为"凝形殊禀章第六";将《圣济经》"气质生成章第三"改为"气质生成章第七"。岭南名医盛端明在原文抄录下注有夹注,例如《圣济经·凝形殊禀章第二》载:"其禀赋也,体有刚柔,脉有强弱,气有多寡,血有盛衰,皆一定而不易也。"盛端明抄录时在其后用小字夹注:"男生于寅,寅为木,阳也;女生于申,申为金,阴也。杨氏注云：元气起于子，人之气生也，男从子左行三十，女从子右行二十，俱至于巳，为夫妇怀妊也。"关于合适的生育年龄，盛端明认为："古者男子三十，女年二十，然后行嫁娶，法于此也。"

古人对"十月怀胎，一朝分娩"的生理过程也有描述："初月受胎，一点精华，如草上露珠凝，未有宫罗也，在裈户之所。郑玄庄云：裈户，是紧裈之处，未入腹内，其形或散或聚，如住月信报之。二月胎形似花，崔氏云：其胎受一月满足，以受血近阴，形似桃花分枝叶，在母北极中，郑玄庄云：北极者，阴户六寸也，其胎入腹，未入衣裹。三月胎形似蚕茧。崔氏云：其月胎形渐渐长如蚕，一头大，一头小，其形渐渐欲圆，未入宫罗。刘五妹云：已至脐下，渐渐有裹其形，薄薄胞之。四月胎形，此月入宫罗之室。崔氏云：衣裹渐至丹田之所，食忌兔、獐、毒物。郑仲灵云：诸毒物食之伤胎，名食伤气不和是也。五月胎形。此月胎形男女分定。周寄云：令胎母前行，使人后唤之，左回头是男，右回头是女。男思酸，女思淡。入宫室之内，其胎稳安。六月胎形，男动左，女动右。崔氏云：男魂降动其左，女魂降动于右。故在母脐中渐渐浮动，如鱼食水一般。七月胎形，刘五妹云：此月胎形，男向左胁动，女向右胁动。吕博《难经》曰：七月已定，亦有降生者成人，所以胎母行步艰难也。八月胎形，此月胎形毛发。崔氏云：受胎八个月，始生胎发。令人心闷烦躁，思食不止。刘五妹云：食美味如食糠皮，令母困弱，胎气伤，脾胃不和也。九月胎形，九月胎七精者，眼有光，鼻有气，耳有闻，口知味，各道俱全，方能转身，左右胁大动，胎母觉知忧闷矣。十月胎形，此月胎形满足，四肢开，骨鳞缝俱开，方许降生。刘五妹云：才方降生，莫令婴儿在地，恐其贼风冲吹婴儿。崔氏云：初生儿子，接抱辅裹，仔细慎谨，满月安平。"

也有医家称禀赋为赋禀，如清代岭南儿科名医陈复正在《幼幼集成·卷之一·赋禀》中阐述赋禀与自然环境及个人因素的关系，提示当医生要明白"胎元之受于父母者之盛衰坚脆"。陈氏曰："夫人之生也，秉两大以成形，借阴阳而赋命，是故头圆象天，足方象地，五行运于内，二曜明于外。乃至精神魂魄，知觉灵明，何者，非阴阳之造就，与气化相盛衰。然天地之气化有古今，斯赋禀由之分厚薄。"陈复正认为，赋禀分厚薄的原因有自然界的因素，即"开辟既久，人物繁植，发泄过伤，攘窃天元，雕残太朴，世风渐下，人性浇漓，故水旱有不时之扰，流灾有比户之侵，生物不蕃，民用目促。值此之际，有知无知，咸归于薄，非物之薄，由气薄也"；也有人的因素，即"然则今之受气于父母者，其不能不薄也可知矣。况有膏藜异养，贵贱殊形，医术称仁，顾可视为不经之务。夫膏粱者，形乐气散，心荡神浮，口厌甘肥，身安华屋，颐养过厚，身质娇柔，而且珠翠盈前，娆妍列侍，纵熊罴之叶梦，难桂柏以参天。复有痴由贪起，利令智昏者；有雪案萤窗，剜心喷血者；有粟陈贯朽，握算持筹，不觉形衰气痿者；有志高命蹇，妄念钻营，以致心倦神疲者。凡此耗本伤元，胚胎之植，安保其深根固蒂也！乃若藜藿之家，形劳志一，愿足心安，守盖庐瓶仓，对荆钗裙布，乃其神志无伤，反得胎婴自固，以此较彼，得失判然矣。若夫怒伤元气，劳役形骸，迅雷烈风，严寒酷暑，日月薄蚀，病体初安，醉饱伤神，落红未净，胎孕之由斯愈薄，实又成于人所不觉者，故今之禀受，十有九虚，究其所因，多半率由于是"。陈复正的结论是："业斯道者，当知气化厚薄，人事浇醇，因以察其胎元之受于父母者之盛衰坚脆，庶几近焉。若但以上古成方，而治今时薄弱，胶柱鼓瑟，究归无当，泥而不通，未可以言达于理也。"

芬余氏著《医源》，书中论述了先天后天说，曰："人身先天无形之主气，所谓一太极也。至动而生阳，静而生阴，则一分而为二矣。动极而静，静极复动，循环变化而五气顺布，则五地见矣。故周子曰：五行一阴阳也，阴阳一太极也。然虽有太极阴阳五行之异名，而其实一，气之往来无间而已矣。人身太极，本之天地,受之父母,所谓天命之性,妙合于构精之始者也。至于胎育成形,先天已落后天之中矣。所以降生之初,有清浊厚薄之不同,则有生以后,亦遂有强弱寿夭之不齐。此皆非药石所能治,而其所可调养补益者,则惟后天之形质耳。至于先天,何由致力哉?然先天者,后天之主宰也,后天者,先天之宅宇也。后天损坏而先天亦从之去矣,譬之屋宇损废而人犹能安其宅乎?故培养后天,亦正所以防卫先天也。"这段话阐述了先天强弱寿夭不齐之病证,此皆非药石所能治,但可以培养后天之形质以助防卫先天缺损之病证。故补脾益肾是中医学治疗进行性肌营养不良的主要原则。

先天禀赋疾病可参考体质学说理论诊治,体病可分,体病可辨,体病可调,体病可治。可分者,分阴虚、阳虚,形体肌肉属阴;可辨者,辨其为脾肾虚损之证;可调者,调理养护患者起居饮食;可治者,治其标证以固其本,即及时处理各种并发症以防诱发原禀赋疾病加重。对先天禀赋疾病的治疗,应以患者脾肾虚损的体质为根本。主张以健脾益气、补肾填精为治疗大法贯彻治疗始终。病程中出现的各种兼证,如果出现脉证不符的情况,则当舍脉从证,以顾护脾肾为主。

笔者在临床中的常用方如下。

处方一:黄芪、五爪龙各45g(小儿30g),党参、鹿角霜各30g(小儿15g),白术、杜仲、山茱萸、肉苁蓉15g(小儿10g),山药30g(小儿20g),茯苓、制首乌各20g(小儿15g),大枣10g,甘草5g。

处方二:黄芪、五爪龙各45g(小儿30g),党参30g(小儿15g),白术15g(小儿10g),千斤拔、牛大力各30g,制首乌20g,杜仲、山茱萸、肉苁蓉各15g,大枣10g,甘草5g。

处方三:黄芪、五爪龙各60g(小儿30g),党参30g(小儿15g),白术15g(小儿10g),当归、升麻、柴胡各10g(小儿5g),山茱萸15g(小儿10g),紫河车10g(小儿5g),甘草、陈皮各 5g。

处方一与处方二均以补脾益肾为立方依据，而处方二较处方一力宏，笔者常在处方一与处方二中选择一方为底方。处方三是补中益气汤加味，当患者四肢乏力明显时常用此方。

方中五爪龙、千斤拔、牛大力为岭南草药，功能健脾补肾，强肌健力，祛湿活络，补而不燥，理劳疗损。临床治疗假性肥大型肌营养不良经常使用这三味中药。此外，本病为虚损重证，草木无情之品终嫌力薄，故每于方中加入血肉有情之品，首选鹿角霜，补精髓、通督脉，次选紫河车，填精血、疗虚损，即《临证指南医案·卷一·虚劳》所言："夫精血皆有形，以草木无情之物为补益，声气必不相应。桂附刚愎，气质雄烈，精血主脏，脏体属阴，刚则愈劫脂矣……余以柔剂阳药，通奇脉不滞，且血肉有情，栽培身内之精血。但王道无近功，多用自有益。"

以上三方均量大力宏，若按常规中药服用方法，每日服用两三次则有壅滞中满之弊，故主张应减少服药数量，1剂中药可煮2次，分2天口服，每日服药2次，成人每次不超过250mL，小儿每次不超过150mL。本病为虚损病证，并非每日增加服药数量便可早日好转，关键在于谨守病机，积极调治，长期服药。

常用加减法：下肢乏力明显者，加牛膝，性专下行，主入肝肾，强筋健骨。脊柱畸形，挺胸凸腹者，加狗脊，补肝肾，坚腰膝，利俯仰。诸症加重明显者，加大补肾填精力度，常以补精血与补肾气之品交替使用，补精血常用生地黄、熟地黄、女贞子，补肾气常用淫羊藿、续断、菟丝子。小儿出现纳呆、面黄等脾虚症状者，加以健脾消食，常用谷芽、麦芽、布渣叶、独脚金等。

患者日常饮食应少吃寒凉之品，如海带、绿豆等；多食温补之品，可用黄芪、五爪龙、党参、山药、薏苡仁等煲猪瘦肉、牛肉、羊肉等。

可用中药煎煮后外洗或沐足以通筋活络，改善症状。常用外洗方：五爪龙、鸡血藤、桂枝、海桐皮各30g，细辛、苍术各15g。

第三节　肌营养不良诊治医案纪实分析

一、杜兴（Duchenne）/贝克（Becker）型肌营养不良医案

（一）邓铁涛医案

赵某，男，6岁，2004年8月18日入院。患者行走易跌倒、上楼困难4年余，加重1年。患者1岁4个月时开始独立行走，但易跌倒，上楼困难，自幼很少跳动。近1年来，患者上楼更加困难，需家长帮助。2004年1月，患者在外省某三甲医院诊断为进行性肌营养不良，检查示肌酸激酶12101U/L。刻诊见：神清，精神疲倦，上楼困难，行走尚稳，咽部不适，汗多，纳一般，大便烂，构音不清，筋惕肉瞤，肢体肌肉萎缩、乏力。舌质红，苔薄白，脉细数。

查体：右侧颈前可触及数个黄豆大小淋巴结，表面光滑，咽部稍充血，左侧扁桃体Ⅰ度肿大。四肢关节无畸形，双侧肩胛部肌肉萎缩，右足轻度下垂，双侧腓肠肌假性肥大。四肢肌张力正常，双上肢肌力5级，双下肢肌力4级，膝腱反射未引出，奥本海姆征（+），余病理反射未引出。

中医诊断：痿证（脾胃亏虚，精微不运）。

西医诊断：进行性肌营养不良。

治法：补中益气。

处方：黄芪30g，防风5g，白术15g，党参20g，云茯苓15g，五爪龙30g，山药20g，柴胡6g，升麻6g，当归10g，陈皮3g，甘草5g，浮小麦30g。

二诊：患者服药后神清，精神可，肢体乏力较前减轻，仍汗

出较多，二便正常。在前方基础上加大黄芪用量至 60g，防风用量加至 10g。

患者服药后，症状进一步好转，汗出明显减少，精神好，肢体乏力及肌肉跳动明显减轻。

按：本案患者构音不清，筋惕肉𣊓，肢体肌肉萎缩、乏力，舌质红，苔薄白，脉细数。辨为痿证，证属脾胃亏损，精微不运，治以补中益气汤加减。补中益气汤补中益气，强肌健力。肌束振颤属中医学"虚风证"范畴，故加防风以风治风；汗出较多，加浮小麦敛虚汗，且防风与方中黄芪、白术相配组成玉屏风散，亦有补气固卫止汗作用。

（二）刘小斌医案

【案一】

欧某，女，16 岁，2010 年 6 月 25 日初诊。患者四肢乏力 1 年，站立时需双手支撑，2009 年于某三甲医院查肌酸激酶 5716U/L，诊断为进行性肌营养不良，予口服泼尼松片，每次 20mg，每日 1 次，并于 2 个月内逐步减量至停用，患者症状未见改善。刻诊见：四肢乏力，三角肌假性肥大，下肢近端肌肉萎缩，Gower 征阳性，鸭步，舌淡红苔薄，脉细缓。

中医诊断：痿证（脾肾虚损）。

西医诊断：进行性肌营养不良（Becker 型）。

治法：健脾益气，补肾填精。

处方：黄芪、五爪龙、千斤拔、牛大力、鹿角霜各 30g，制首乌、生地黄、熟地黄各 20g，杜仲、山茱萸各 15g，大枣 10g，甘草 5g。7 剂，水煎服，嘱 1 剂药分 2 天服用，每日 1 次，每次不超过 250mL。

二诊：2010 年 7 月 2 日。患者症状未见明显改变。守法不变。

处方：黄芪、五爪龙、千斤拔、牛大力各 30g，制首乌 20g，杜仲、山茱萸、牛膝、肉苁蓉各 15g，紫河车、大枣各 10g，甘草 5g。7 剂，煎服法同前。

2010 年 8 月 13 日三诊、2011 年 3 月 25 日四诊、2011 年 8 月 5 日五诊、2011 年 9 月 23 日六诊。在此期间，患者始终坚守上法治疗，随症加减。患者或亲自前来就诊，或其家人前来代诉拿药，均诉乏力有所改善，假性肥大较前减轻。

七诊：2011 年 10 月 14 日。患者疲倦乏力好转，肩背肌肉觉疼痛。查肌酸激酶示 3538U/L。

处方：黄芪、五爪龙、千斤拔、牛大力各 30g，制首乌、生地黄、熟地黄、白花蛇舌草各 20g，杜仲、山茱萸、牛膝、肉苁蓉各 15g，黑枣 10g，甘草 5g。7 剂，煎服法同前。加用白花蛇舌草散结止痛。

2012 年 1 月 6 日八诊、2012 年 4 月 20 日九诊。在此期间，患者服用中药不规律，时有四肢乏力。守法不变。

十诊：2012 年 5 月 11 日。患者觉疲倦乏力，双下肢肿胀，肩背疼痛，改用补中益气汤益气升阳。

处方：黄芪、五爪龙、党参、千斤拔各 30g，白术、杜仲、山茱萸、石斛各 15g，当归、升麻、柴胡各 10g，陈皮、甘草各 5g。7 剂，煎服法同前。

十一诊：2012 年 6 月 15 日。患者服药后病情稳定，继用补中益气方义，十诊处方黄芪、五爪龙加至 60g，去千斤拔，加茯苓 20g，制首乌 30g。7 剂，煎服法同前。

十二诊：2012 年 8 月 24 日。患者觉疲倦乏力加重，由坐位转为站立位时需双手支撑。加大补肾填精力度。

处方：黄芪、五爪龙、千斤拔、党参、山药、稻芽各 30g，制首乌、熟地黄、茯苓、大枣各 20g，女贞子、牛膝、山茱萸各 15g，甘草 5g。7 剂，煎服法同前。

2013 年 5 月 15 日十三诊、2013 年 5 月 22 日十四诊。在此期间，患者偶觉头晕，体检发现血红蛋白 96g/L。加用补肾填精养血之品，如紫河车、生地黄、当归等。

十五诊：2013 年 11 月 23 日。患者无明显不适，查肌酸激酶5781U/L。仍以健脾补肾治法治疗。

处方：黄芪、五爪龙各 45g，党参、山药、千斤拔各 30g，茯苓、制首乌各 20g，白术、杜仲、山茱萸、牛膝、狗脊各 15g，大枣 10g，甘草 5g。7 剂，煎服法同前。

十六诊：2014 年 1 月 25 日。患者无明显不适，由坐位转为站立位时不需双手支撑，无肌肉假性肥大。仍守健脾补肾治法。

处方：黄芪、五爪龙、千斤拔、牛大力各 30g，制首乌、熟地黄、生地黄各 20g，杜仲、山茱萸、牛膝、肉苁蓉、防风各15g，大枣 10g，甘草 5g。7 剂，煎服法同前。

患者经中医治疗近 4 年，虽然肌酸激酶水平一直居高不下，但症状有明显改善，生活质量较治疗前提高，目前仍在治疗中。

【案二】

王某，男，9 岁，2013 年 5 月 4 日初诊。患者进行性双下肢无力、站立困难 2 年。患者 5 岁始走路不稳，易跌倒，2 年前无明显诱因出现双下肢无力，易跌倒，站立困难，病情渐重，先后多方求治无效。2012 年 8 月，患者在某三甲医院确诊为进行性肌营养不良（Duchenne 型），治疗经过不详。现患者行走不便，能独自完成步行 30 米，上下楼需人扶。现诊见：患者神清，面色无华，体倦乏力，易感冒，偶有肢体麻木和肢体疼痛，口唇色淡，构音清，吞咽可，舌体胖，脉沉缓，纳眠尚可，二便调。患者有一兄患此病，症状相似。

查体：鸭步态，翼状肩，脊柱前凸，近端肌肉萎缩，腓肠肌假性肥大且硬，双下肢肌力 2 ～ 3 级，Gower 征阳性。

辅助检查：2012 年 8 月 28 日，外院查 CK 10764U/L，AST 181U/L，LDH 1333U/L，HBDH 876U/L，CK-MB 387U/L。2012 年 10 月 8 日，外院假性肥大性肌营养不良（DMD/BMD）

MLPA 基因检测提示，应用 MLPA 方法检测 DMD 基因的 79 个外显子，未检查到 DMD 基因外显子的缺失突变或重复突变，但不能排除 DMD 其他突变类型，如点突变。2012 年 10 月 28 日，外院肌电图示四肢被检肌呈肌源性损害。

中医诊断：痿证（脾肾虚损）。

西医诊断：Duchenne 型肌营养不良。

治法：益气健脾，补肾填精。

处方：黄芪、五爪龙各 30g，山药 20g，党参、茯苓、首乌各 15g，白术、杜仲、山茱萸、肉苁蓉、大枣各 10g，甘草 5g。7 剂，水煎服，嘱 1 剂药分 2 天服用，每日 1 次，每次用量不超过 200mL。

二诊：2013 年 5 月 29 日。家长代诉，患者肢体乏力现象有所改善。

处方一：初诊方改肉苁蓉为牛膝 10g。

处方二：初诊方改肉苁蓉为布渣叶 15g。

两方各 7 剂，处方一服后遂改服处方二，煎服法同前。

三诊：2013 年 7 月 9 日。家长诉患者下肢仍乏力，易跌仆。

处方一：初诊方加紫河车 5g。

处方二：初诊方加牛膝 10g。

两方各 7 剂，煎服法同前。

四诊：2013 年 8 月 7 日。家长诉患者症状无明显变化，脊柱前凸较前明显。

处方一：黄芪、五爪龙各 30g，山药 20g，党参、茯苓、首乌各 15g，白术、杜仲、山茱萸、牛膝、狗脊、大枣各 10g，甘草 5g。

处方二：黄芪、五爪龙各 30g，山药 20g，党参、茯苓、首乌各 15g，白术、杜仲、山茱萸、牛膝、肉苁蓉、大枣各 10g，甘草 5g。

两方各 7 剂，煎服法同前。

五诊：2013 年 10 月 19 日。家长诉患者双下肢无力明显，行走困难。

处方一：用初诊方。

处方二：黄芪、五爪龙各 30g，党参、牛膝各 15g，白术、山茱萸各 10g，当归、升麻、柴胡、紫河车、甘草、陈皮各 5g。

两方各 7 剂，煎服法同前。

在中药治疗的 1 年间，患者肢体麻木和疼痛症状消失，肢体乏力有所好转，病情尚稳定，生活基本能自理，且体质有所改善，感冒次数比以前减少，目前仍在治疗中。

【案三】

潘某，男，16 岁，2012 年 5 月 8 日初诊。患者双下肢无力伴肌肉萎缩 5 年。患者于 5 年前出现进行性双下肢无力，容易跌倒，且伴见肌肉萎缩，于外院就诊，确诊为 Duchenne 型肌营养不良，具体诊疗过程不详，治疗后无效，遂转诊于刘小斌教授门诊处。现诊见：患者肢体无力，行走困难，肌肉萎缩，形体消瘦，面色萎黄，偶有口干口苦，脉沉细，纳眠可，二便调，舌淡红苔薄白。患者表弟（其母亲的妹妹的儿子）亦于 2014 年 2 月确诊该病。

查体：鸭步态，翼状肩，三角肌、腓肠肌假性肥大，双下肢肌力 1 ～ 2 级，下肢肌肉萎缩，Gower 征阳性。

中医诊断：痿证（脾肾虚损）。

西医诊断：Duchenne 型肌营养不良。

治法：益气健脾，补肾填精。

处方：黄芪、五爪龙各 30g，山药 20g，党参、茯苓、首乌各 15g，白术、杜仲、山茱萸、肉苁蓉、大枣各 10g，甘草 5g。7 剂，水煎服，嘱 1 剂药分 1 天服用，每日 1 次，每次用量不超过 200mL。

2012 年 5 月 14 日二诊、2012 年 6 月 13 日三诊、2012 年

7月23日四诊、2012年9月10日五诊、2012年11月19日六诊、2012年12月17日七诊。在此期间，患者症状无明显变化，继续守上方加减治疗，或加紫河车、牛膝、千斤拔补肝肾、益气力，或加独脚金消食导滞。

八诊：2013年2月1日。患者诉近来乏力加重。

处方一：同初诊方。

处方二：补中益气汤加减。黄芪、五爪龙各30g，党参、茯苓各15g，白术、山茱萸各10g，当归、升麻、柴胡、紫河车、陈皮、甘草各5g。

两方各7剂，处方一服后遂改服处方二，煎服法同前。

九诊：2013年3月1日。家长代诉，患者下肢无力稍好转。

处方一：初诊方去杜仲，加牛膝15g，狗脊10g。

处方二：初诊方去肉苁蓉，加鹿角霜30g，巴戟天10g。

两方各7剂，处方一服后遂改服处方二，煎服法同前。

2013年4月17日十诊、2013年5月15日十一诊、2013年6月5日十二诊、2013年7月10日十三诊。在此期间，患者症状稳定，仍守初诊方加减以健脾补肾为主，患者诉乏力时则用补中益气汤加减。

十四诊：2013年8月24日。家长代诉，患者服药后偶有腹痛，下肢无力稍好转。

处方：初诊方去肉苁蓉，加稻芽30g，布渣叶15g。7剂，煎服法同前。

2013年9月28日十五诊、2013年11月6日十六诊。在此期间，患者病情稳定，守初诊方加减治疗。

2014年1月8日十七诊、2014年3月8日十八诊、2014年4月26日十九诊、2014年5月24日二十诊。在此期间，患者诉行走困难加重。

处方：以初诊方黄芪用量加至45g为底方，随证选用生地黄、熟地黄、狗脊、牛膝、千斤拔、牛大力等药。

　　患者在中药治疗的 2 年间，症状虽时有反复，但总体趋势未见严重恶化。近来症状加重，目前仍在治疗中。

　　（本部分【案一】～【案三】由黄子天、钟维整理）

二、面肩肱型肌营养不良诊案

　　陈某，男，8 岁，2022 年 1 月 17 日初诊。患者双上肢乏力8 年。患者 8 年前无明显诱因出现双上肢乏力，肱骨肌肉萎缩，上臂抬举困难。患者在某三甲医院诊断为进行性肌营养不良，临床疑为面肩肱型肌营养不良。第 1 次肌肉活检在左前臂肱二头取材，报告建议：临床如认为面肩肱型肌营养不良，可在冈上肌取材送检（图 3-5）。患者父母没有同意第 2 次肌肉活检，遂出院转诊中医。诊见：面、肩、上臂等部位的肌肉受累（图 3-6），面部表情平淡，噘嘴、蹙眉、皱额困难，翼状肩胛明显（图 3-7），斜肩姿势，前臂上移或外展时肩胛骨向前外向转动，活动功能障碍，双手无法平举，腹壁下部肌肉突出，腓肠肌假性肥大。院外肌酶检测示 CK 7654U/L，CK-MB 816U/L。肝功八项示 ALT 498U/L，AST 489U/L。

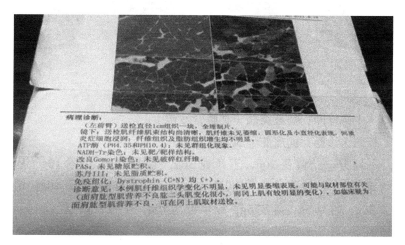

图 3-5　本案患者的肌肉活检病理诊断报告

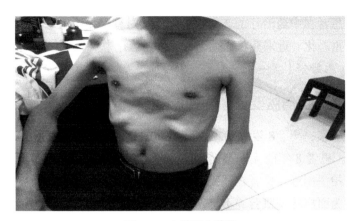

图 3-6 上臂肌肉萎缩

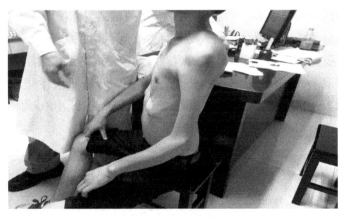

图 3-7 翼状肩胛

中医诊断：痿证类病（类脾肾亏虚）。

西医诊断：面肩肱型肌营养不良。

处方一：黄芪 30g，五爪龙 30g，党参 10g，白术 10g，鹿角霜 15g，熟地黄 15g，肉苁蓉 10g，山茱萸 10g，茯苓 10g，稻芽 30g，甘草 5g，陈皮 5g，制何首乌 10g，牛膝 10g，杜仲 10g。15 剂。

处方二：黄芪 30g，五爪龙 30g，党参 10g，白术 10g，熟地黄 15g，肉苁蓉 10g，山茱萸 10g，茯苓 10g，稻芽 30g，甘草 5g，陈皮 5g，制何首乌 10g，牛膝 10g，麦芽 30g，桑螵蛸 5g。15 剂。

二诊：2022 年 3 月 28 日。家属代诉，患者服中药后体能有所改善，面部较前有表情，行走尚稳，搬东西费力，纳可，眠差，二便调。

处方一：黄芪 30g，五爪龙 30g，党参 10g，白术 10g，鹿角霜 15g，熟地黄 15g，肉苁蓉 10g，山茱萸 10g，茯苓 10g，稻芽 30g，甘草 5g，陈皮 5g，制何首乌 10g，牛膝 10g，百合 10g。15 剂。

处方二：黄芪 30g，五爪龙 30g，党参 10g，白术 10g，熟地黄 15g，肉苁蓉 10g，山茱萸 10g，茯苓 10g，稻芽 30g，甘草 5g，陈皮 5g，制何首乌 10g，牛膝 10g，麦芽 30g，葳蕤仁 10g。15 剂。

三诊：2022 年 7 月 25 日。患者神清，精神好，四肢乏力改善，行走尚稳，蹲立正常，上楼费力，仍翼状肩胛，上臂三角肌及双下肢腓肠肌假性肥大，纳眠尚可，二便调，舌淡红，苔薄白，脉细弱。

处方一：黄芪 30g，五爪龙 30g，党参 10g，白术 10g，鹿角霜 15g，熟地黄 15g，酒苁蓉 10g，酒山茱萸 10g，茯苓 10g，稻芽 30g，甘草 5g，陈皮 5g，葳蕤仁 10g，牛膝 10g，百合 10g。15 剂。

处方二：黄芪 30g，五爪龙 30g，党参 10g，白术 10g，熟地黄 15g，酒苁蓉 10g，酒山茱萸 10g，茯苓 10g，稻芽 30g，甘草 5g，陈皮 5g，制何首乌 10g，牛膝 10g，麦芽 30g，薏苡仁 15g。15 剂。

目前，患者仍在治疗。

按：本案患者面肩肱型肌营养不良病情进展缓慢，患病 8 年尚可行走，生活能自理，服用中药治疗后，体能改善。此病为禀赋缺损之病，中医药保卫脾肾，辅翼益损，是为诊治该类病证之正道。笔者在 2004 年还诊治过一名 4 岁的患者窦某。该患者在当地某三甲医院诊断为肌营养不良（Duchhenne 型），查肌酸激酶 11853U/L。笔者诊见患者眼睑闭合不全，面部表情呆滞，缺乏小儿的活泼之气，发育迟缓，考虑未能排除面肩肱型肌营养不良，同样采用上述方法治疗。该患者 7 岁时可以上学读书，现已参加工作，每半年在网络平台就诊 1 次，调整方药。根据以上案例，笔者认为，该病个别案例可能有自然缓解的希望。

三、肢带型肌营养不良诊案

进行性营养不良是一组分子异质性高、临床表现不一、分型极为复杂、确诊相当困难的家族性、遗传性单基因病。其分类尚无统一的认识，采用基因检测及相关蛋白质的检测来进行该病分子病理学的分类诊断至为重要。进行性肌营养不良与 X 性染色体短臂上序列的基因缺陷有关，如肢带型肌营养不良属于遗传性肌肉变性病，主要以肩胛带和骨盆带肌肌肉萎缩、肌肉无力为主要表现。

张某，男，12 岁，2022 年 7 月 26 日初诊。患者肢体无力 11 年。2011 年 7 月，患者在北京儿童医院行股四头肌肌肉活检，电镜示病变较符合进行性肌营养不良。2013 年 10 月，患者在北京大学第一医院行基因检测，结果示在受检者 FKRP 基因上发现复合杂合突变 1 个，为缺失突变 c.204–206de1CTC，另 1 个为错义突变 C.545A > G，肢带型肌营养不良 2 Ⅰ（2a）型。患者遂住院治疗，出院诊断为肢带型肌营养不良。出院后，患者服用甲泼尼龙片 10 年，每次 16mg，每日 1 次，现停用 2 个月，病情有所加重，遂转诊中医。症见：慢性病容，形体消瘦，走路步态摇摆，蹬踏无力，双臂上举无力，上楼梯困难，肢体近端肌肉萎缩，上肢三角肌、下肢腓肠肌假性肥大，翼状肩胛，无舌肌震颤。脉细弱，舌淡红苔薄白。

中医诊断：痿证（脾肾亏虚）。

西医诊断：肢带型肌营养不良。

治法：补益脾肾，强肌健力。

处方：黄芪 45g，五爪龙 30g，党参片 30g，白术 15g，山药 30g，茯苓 20g，酒苁蓉 15g，盐杜仲 15g，酒山茱萸 15g，鹿角霜（先煎）30g，甘草 5g，大枣 10g，牛膝 10g，千斤拔 30g。15 剂，每剂药煎煮 2 次，每次用清水煎煮至 200mL，分 2 次温服或遵医嘱。

西药口服甲钴胺片，每次 0.5mg，每日 1 次。

二诊：2022 年 10 月 29 日。患者诉服用中药后四肢乏力较前改善，走路容易摔倒较前缓解，走路步态蹒跚较前稳定，蹲起困难较前减轻。检查：近端肌肉萎缩，腓肠肌假性肥大，翼状肩胛，腱反射稍减弱。

处方：黄芪 45g，五爪龙 30g，党参片 30g，白术 15g，山药 30g，茯苓 15g，酒山茱萸 15g，酒苁蓉 15g，盐杜仲 20g，鹿角霜（先煎）30g，甘草 5g，大枣 10g，牛膝 10g，稻芽 30g，茵陈 10g。15 剂，每剂药煎煮 2 次，每次用清水煎煮至 200mL，分 2 次温服或遵医嘱。

三诊：2022 年 10 月 29 日。家长代诉，患者服用中药后走路不容易摔跤，上楼梯时仍有步态摇摆。家长对笔者表达了衷心的感谢。

处方：黄芪 45g，五爪龙 30g，党参片 30g，白术 15g，山药 30g，茯苓 20g，酒苁蓉 15g，盐杜仲 15g，酒山茱萸 15g，鹿角霜 30g（先煎），甘草 5g，大枣 10g，牛膝 10g，稻芽 30g，茵陈 10g。15 剂，2 日 1 剂，每剂药煎煮 2 次，每次用清水煎煮至 200mL，温服。

按：本案患者的治疗是有阶段性效果的。目前，该患者仍然在进行中药治疗。肢带型肌营养不良的主要症状是走路步态摇摆，蹬踏无力，双臂上举无力，上楼梯困难，肢体近端肌肉萎缩，上肢三角肌、下肢腓肠肌假性肥大，翼状肩胛，蹲位起立困难，不能用脚后跟走路。其病多见于儿童或青少年，首先影响骨盆带肌群及腰大肌，故患者行走困难，不能上楼，常跌倒，有的只累及股四头肌。本病病程进展极慢，一般情况下，患者在发病20年后才会逐渐丧失工作能力。在此期间，通过中药对症治疗、支持疗法等方法，可以延缓病情发展。长期使用激素，会造成向心性肥胖，使患者下肢更无力支撑身体，故本案患者停用激素。患者用中药治疗，效果尚好，现仍然在治疗中。方中鹿角霜十分重要，肾为先天之本，主藏精，主骨生髓，鹿角霜可补肾填精益髓。

第四章　多发性肌炎及皮肌炎

多发性肌炎（polymyositis，PM）是横纹肌的弥漫性炎性疾病，可引起进行性、对称性肢带肌、颈肌和咽部肌肉软弱无力或萎缩。临床医生多称其为炎性肌病、多肌炎。如果多发性肌炎同时有皮肤的损害，则称为皮肌炎（dermatomyositis，DM）。多发性皮肌炎主要表现为对称性的四肢近端肌肉、颈部肌肉、咽部肌肉的无力或萎缩，同时伴有肌肉压痛、血清酶增高特征。中医学根据本病的不同表现，将其归属于"肌痹""痿证""痹证"等范畴。中华医学会风湿病学分会在 2010 年第 12 期的《中华风湿病学杂志》发表了《多发性肌炎和皮肌炎诊断及治疗指南》；2011年，中华中医药学会在《中国中医药远程教育杂志》发表了《多发性肌炎诊疗指南》，笔者参考上述指南结合自己的临床体会撰写下文。

第一节　西医学对多发性肌炎及皮肌炎的认识

根据较早的流行病学资料，多发性肌炎的发病率大约为1/100 万，患病率为 10.4/100 万。近期的调查表明，多发性肌炎的发病率在逐渐增加，年发病率为 5.5/100 万。又有资料显示，该病在 1963 年至 1972 年的 10 年间，年发病率为 2.5/100 万，而在 1973 年至 1982 年的 10 年间上升为 8.9/100 万。PM 及 DM 女性患者多于男性，男女之比为 1：1.9。儿童发病年龄高峰为

5 ～ 15 岁，成人发病年龄高峰为 30 ～ 50 岁。相关指南认为，我国 PM 及 DM 的发病率尚不十分清楚，国外报告的发病率为（0.6 ～ 1）/1 万，女性多于男性，DM 比 PM 更多见。

一、病因及病理变化

（一）病因

多发性肌炎及皮肌炎的病因及发病机制，目前尚不清楚。多发性肌炎是以各种原因引起的骨骼肌群的间质性炎性改变和肌纤维变性为特征的综合征。关于此处的"各种原因"，多数学者认为与病毒感染、免疫功能紊乱和血管病变有关。

1. 病毒因素

部分患者在发病前有病毒感染史，如患流感、乙型肝炎等病后可出现类似多发性肌炎的临床表现和肌电图、肌肉病理的改变。多发性肌炎和皮肌炎的病理改变也属炎性，病毒假说由此产生。

医学家通过研究，提出病毒分子拟态学说。肌炎抗体是肌细胞浆组分抗体，特别是氨基酰化合成酶的抗体，其中，组氨酰合成酶的抗体及苏氨酰合成酶抗体，都能抑制抗原酶的活性位点。微小核糖核酸病毒可插入或取代氨基酰化合成酶的活性位点，按氨基酸序列同源重组，脑心肌炎病毒壳蛋白也可插入组氨酰合成酶中间，从而诱发鼠多发性肌炎模型。病毒或病毒酶复合物的初始抗体，可因交叉反应损害宿主酶蛋白的同源区，此过程称为分子拟态。这也可以用来解释自身抗体血管炎、脏器损害的机制。

2. 免疫紊乱

多发性肌炎及皮肌炎的免疫紊乱主要是体液免疫与细胞免疫的紊乱。体液免疫：患者可以有红细胞沉降率增快、免疫球蛋白增加、抗核抗体阳性，大多数患者出现多种自身抗体。肌肉活检可见免疫球蛋白和补体沉积于血管壁，致使血管损害。患者血中有一种称为多发性肌炎 –1 的抗体，可能有致病作用，查血抗肌浆球蛋白抗体阳性。细胞免疫：患者淋巴细胞转化反应在疾病活动期增高，可破坏肌细胞，从肌细胞内游离的肌酸激酶增加，证明多发性肌炎患者淋巴细胞有肌毒性作用。关于淋巴细胞引起肌损害的原因，学者们认为可能是通过释放淋巴细胞毒，淋巴细胞直接黏附于肌纤维，并侵入肌纤维内。

3. 血管病变

血管病变多见于儿童患者，广泛血管病变致使肌肉失去血液供养，肌纤维坏死。肌血管壁可有免疫复合物沉积，毛细血管基膜增厚与层叠。

每一种发病因素都不是孤立的，它们可以相互作用。病毒感染可致肌纤维抗原改变，被免疫系统看作"异己"，进行免疫攻击，发生多发性肌炎、皮肌炎和血管炎；或免疫系统对"自己"肌肉的免疫识别有缺陷，导致对自身肌肉组织进行免疫攻击。免疫攻击系细胞免疫，抗体在发病中起部分作用。淋巴细胞进入肌纤维周围的间质中，释放淋巴细胞毒因子，或直接损伤肌纤维、血管，从而引起广泛的内脏损害。

（二）病理变化

多发性肌炎的肌肉病理改变为肌纤维局灶或广泛性变性，呈透明或空泡变性；肌纤维再生；一条或多条肌纤维呈部分或整个坏死；间质慢性炎症细胞浸润，局灶或弥散性，血管周围细胞浸润；肌纤维断面直径大小改变；间质纤维增生。

肌束间有淋巴浆组织、嗜酸性粒细胞和多形核粒细胞浸润。在损伤的肌纤维中，有吞噬细胞侵入坏死肌纤维，清除崩解物质，再生肌纤维呈嗜碱性胞浆。肌内膜肌束膜纤维增生。肌束周肌纤维变性坏死、增生为多发性肌炎和皮肌炎的特征，可能为肌损伤物质，从束间结缔组织间隔进入肌束。

由于多发性肌炎是累及骨骼肌的非特异性炎性疾病，同时累及皮肤者为皮肤肌炎，病变亦可累及周围神经。对其病理改变，有学者从骨骼肌、皮肤、周围神经方面去研究。

骨骼肌：肉眼观察早期肌肉无明显改变，之后出现不同程度的肌肉萎缩，肌容积缩小。镜下可见肌纤维变性坏死、增生，肌间血管周围有淋巴细胞和单核细胞等炎性细胞浸润，伴有或不伴有索周萎缩。

皮肤：肉眼观察急性期为皮下水肿伴红斑，晚期为瘢痕、色素沉着或皮肤脱色斑。镜下可见急性期皮肤各层均有明显水肿，血管周围有淋巴细胞和浆细胞浸润。晚期皮肤胶原组织增厚，表皮萎缩，皮肤血管壁硬化。

周围神经：少量有髓纤维髓鞘脱失，髓纤维轻中度减少，髓及无髓纤维轴索变性可见神经纤维再生、单核细胞浸润、间质轻度水肿。伴发恶性肿瘤的多发性肌炎，表现为散在的肌纤维坏死，偶见弥漫性转移性瘤细胞沉积。

二、临床表现与分型

对称性近侧肌群软弱无力是本病突出的临床特征，见于所有的患者，肌无力的程度往往超过肌萎缩的程度。儿童及青少年肩胛带和骨盆带症状常较重，表现为短期内逐渐加重的肩胛带或下肢带肌肉无力，近端重于远端，足尖步态常为早期表现，之后出现上楼和起蹲困难，上臂抬举不能，并常见颈肌受累而致抬头困难，重则引起咽肌及呼吸肌受累，产生吞咽和构音困难，甚至呼吸困难。受累肌肉大多有明显疼痛，故肌肉疼痛也是本病特点之一。

有资料显示，多发性肌炎出现皮肌炎典型皮疹者约 68%，肌肉疼痛和触痛者约 48%，关节疼痛约 28%，肌肉萎缩约 32%。多发性肌炎的临床分型目前还没有统一。有的学者主张分急性、亚急性、慢性 3 型。有的学者按照发病特点、年龄分为 5 型，即在数周至数月内逐渐出现肩胛带和骨盆带及四肢近端肌肉无力，表现为蹲位站立和双臂上举困难，常可伴有肌肉关节部疼痛、酸痛和压痛，症状可对称或不对称；颈肌无力者表现抬头困难；部分患者可因咽喉部肌无力而表现为吞咽困难和构音障碍；如呼吸肌受累，可有胸闷及呼吸困难；少数患者可出现心肌受累。本病感觉障碍不明显，腱反射通常不减低，病后数周至数月可出现肌萎缩。

（一）成人多发性肌炎

本病隐袭起病，发病年龄多在 30 ~ 60 岁，病程为慢性或亚急性，多数无诱因，少数先有各种发热性疾病，或服用药物（如磺胺类），或日光曝晒，或有关节疼痛、关节僵硬病史。

症状以肢体无力和肌肉疼痛为主，常见近端肌群对称性肌无力，典型是从下肢或上肢开始出现肌无力。患者在早期步行、上楼梯和下台阶、蹲坐起立时有困难，后出现步态蹒跚，易跌倒，不易爬起。上肢近端肌无力为举物困难，渐至不能梳头。严重时，患者不能将上肢保持在水平位置。近端肌无力在几周至几月内进展，但可缓解和加剧交替，此可与进行性肌营养不良进行鉴别，后者无自发缓解。患者可因颈项肌、舌咽肌受累，卧位时无力将头部抬起，并有咀嚼、吞咽困难和呼吸肌无力。眼轮匝肌和面肌受累罕见，这有助于与重症肌无力进行鉴别。

早期肌无力与肌萎缩程度不相同，晚期出现肌萎缩。严重时有弥漫性肌无力、肌肉疼痛、压痛和肿胀。有的表现为呼吸肌无力，吞咽困难，发音困难；有的体重下降、关节痛。有关节炎时应考虑多发性肌炎或皮肌炎重叠型。

（二）成人皮肌炎

本病除有多发性肌炎的表现外，还有特征性的皮肤受累的表现，即多样性皮疹。本病女性患者多于男性患者，成人各年龄段均可发病，平均年龄 50 岁。皮肤红斑多见，在面部呈蝶形。向阳疹是本病的特征性皮疹，发生率为 60% ～ 80%，表现为皮肤有水肿性紫红色斑，常在眼眶上、眼睑周围，可为一侧或两侧，一般在病程早期出现，严重者红斑可扩展至前额、颈、肩、上胸、背、肘膝关节伸面、内踝、指关节。红斑可呈红色、紫红色或水晶紫色。紫红色皮疹位于肩背部者，称为披肩征；紫红色皮疹位于臀部侧面的，称为手枪套征；紫红色皮疹在四肢，主要位于大、小关节伸面。戈特隆（Gottron）征是本病的另一特征性皮肤表现，为紫红色、略高出皮肤表面的皮疹，多位于掌指关节、指间关节伸面，发生率约 80%。本病皮肤表现变化多端，轻者仔细检查才可发现皮疹，严重者有皮肤水肿、疼痛。红斑退后，皮肤萎缩，色素沉着或脱失；还可表现为毛细血管扩张鳞状脱屑。其他表现有技工手（手掌和手指纹表现为污黑的肮脏状，因类似长期从事手工作业的技术工人，故名）、甲周病变（甲根皱襞处可见毛细血管扩张性红斑或出现淤点，甲皱襞及甲床有不规则增厚，甲皱襞可有线状充血性红斑，局部出现色素沉着或色素脱失）、雷诺现象（肢端小动脉痉挛而引起的皮肤苍白、发绀，继之因血管扩张、充血而导致皮肤发红）、丘疹、口腔黏膜疹、溃疡、小水疱、湿疹样皮疹、荨麻疹样皮疹和网状红斑等；还可出现足跟部及手指其他部位皮肤表皮增厚、粗糙和过度角化。

（三）儿童多发性肌炎及皮肌炎

儿童多发性肌炎及皮肌炎与成人多发性肌炎及皮肌炎有差别，如儿童多见肌萎缩、胃肠道病变、皮下钙质沉着等，雷诺现象少见，无并发肿瘤者；肌肉活检以闭塞性血管炎和肌束周围萎缩等改变为主，与成人患者以间质炎性浸润为主不同。儿童多发性肌炎及皮肌炎可起病于小儿各年龄期，女男比例为 2 ∶ 1。

前驱期：起病缓慢，早期有似呼吸道感染症状，发热不高，可见皮疹，多色淡。

进行性肌无力和出疹期：肌无力表现为肢体乏力，登楼困难，数日至数周内发展至不能行走、站立、翻身、抬头。病变累及咽肌、呼吸肌，引起吞咽困难、呼吸困难、痰液积滞吸入性肺炎。出疹表现为眼周、颧骨、肘、掌指关节、膝关节伸面有紫红色斑疹，皮肤水肿有厚实感。少数患者有雷诺现象。

持续活动期：肌无力严重，关节挛缩，长期卧床，皮疹明显，低热，可见胃肠道穿孔或肺部并发症。

恢复期：肌力逐步改善，皮下钙质沉着，为肘膝周围皮下钙化结节，致引起严重活动障碍。

（四）多发性肌炎或皮肌炎重叠型

此型为多发性肌炎或皮肌炎与其他结缔组织病重叠，也叫重叠综合征，或并发胶原血管病。女性患者多于男性患者，女男之比为 9：1。平均发病年龄较小。此病应同时符合皮肌炎或多发性肌炎及 1 种结缔组织病的诊断标准。硬化症是此型中最常并发的疾病，其次为类风湿关节炎、系统性红斑狼疮，可伴重症肌无力。

（五）伴发恶性肿瘤的多发性肌炎及皮肌炎

约 1/4 的患者可并发恶性肿瘤如肺癌等。在儿童患者中，伴发肿瘤者极为罕见，而年龄较大的患者应对肿瘤有足够警惕，以期及早发现治疗。40 岁以上发生肌炎，尤其是皮肌炎者须高度警惕发生潜在恶性肿瘤的可能性，应积极寻找原发病灶。对于一时不能发现病灶者，应定期随访，有时一些病灶需数月至数年才可能被发现。

皮肌炎和多发性肌炎常见的内科并发症有间质性肺炎、心包炎和心律失常、肺心病心力衰竭、呼吸肌无力呼吸困难、咽肌受累吞咽困难。间质性肺炎、肺纤维化、胸膜炎是最常见的肺部病变，是影响多发性肌炎预后的重要因素，可在病程中的任何时候出现，表现为胸闷、气短、咳嗽、咳痰、呼吸困难和发绀等。少数患者有少量胸腔积液，大量胸腔积液少见。由于食道运动障碍、吞咽困难、喉反射失调，可引起吸入性肺炎、肺不张等。肌炎危象指呼吸肌无力、肺部感染、持续高热同时存在。多发性肌炎累及咽、食管上段横纹肌较常见，表现为吞咽困难、饮水呛咳、液体从鼻孔流出；食管下段和小肠蠕动减弱与扩张可引起反酸、食道炎、吞咽困难、上腹胀痛和吸收障碍等。晚期患者可出现充血性心力衰竭和严重心律失常，是导致患者死亡的主要原因之一。少数多发性肌炎患者可有肾脏受累，如出现蛋白尿、血尿、管型尿等。全身症状可有发热、关节疼痛、体重减轻、晨僵、乏力、食欲不振等。

三、诊断标准

（一）《中药新药临床研究指导原则》提出的诊断标准

根据《中药新药临床研究指导原则》（第二辑），多发性肌炎和皮肌炎的国内诊断标准如下。

1. 主要症状

（1）肌肉症状：①主要累及四肢近端肌群，呈进行性病变。②时有肌肉疼痛。③四肢（尤其是肢端）、颜面、颈部、咽喉等肌肉肌力低下并萎缩，但应排除其他结缔组织病的肌肉表现。

（2）皮肤症状：①颜面、上胸、四肢伸侧（特别是关节背面）有皮疹，且呈对称性。②皮肤见水肿性紫红色斑（特别是上眼睑）。③毛细血管扩张、色素沉着或脱失（皮肤异色症）。④雷诺现象。所谓雷诺现象，是指肢端小动脉痉挛而引起的皮肤苍白、发绀，继之因血管扩张、充血而导致皮肤发红。它是在1862年由雷诺（Raynaud）首先描述的，故以名之。⑤关节痛。

2. 实验室检查

（1）活体组织检查：可见肌纤维变性，间质和血管周围炎性细胞浸润，结缔组织增生。

（2）血清肌酸激酶、转氨酶等：水平增高。

（3）肌电图：波幅明显下降。

（4）尿肌酸：排泄增多，24 小时 > 1.53mmol，即 24 小时 200mg。

（二）临床诊断标准

在临床中，目前国内大部分医生对于 PM 的诊断，所采用的是霍奇逊（Hudgson）等在 1984 年所修改的博汉（Bohan）等在 1975 年提出的标准，具体如下。

（1）进行性：对称性的近端肢带肌及颈屈肌力弱，肌力弱的进展超过数周或数月，伴有或不伴有肌肉疼痛，伴有或不伴有皮肤损害。

（2）肌肉活检显示节断性肌肉坏死、再生，以及单核细胞浸润（血管周围及索间），伴有或不伴有索周肌萎缩。

（3）血清肌酸激酶、肌酸激酶同工酶或醛缩酶及肌红蛋白水平升高。

（4）多灶性肌病性肌电图改变：低电压，短时限，多相运动单元电位，伴有或不伴有插入电位的延长或自发电位。

上述 4 条标准全部符合，即可肯定诊断，不合并皮肤损害者为多发性肌炎，合并皮肤损害者为皮肌炎；3 条符合者为可能诊断；仅 2 条符合者为可疑诊断；1 条符合者不能诊断。

此标准简单，操作性强且敏感度高，但特异度不够，会把包涵体肌病（IBM）和部分肌营养不良纳入。

（三）特发性炎症性肌病（IIM）分类诊断标准

根据 2010 年中华医学会风湿病学分会制订的《多发性肌炎

和皮肌炎诊断及治疗指南》，欧洲神经肌肉疾病中心和美国肌病研究协作组在 2004 年提出的特发性炎症性肌病（IIM）分类诊断标准是目前所公认的多发性肌炎和皮肌炎诊断标准（表 4-1）。

表 4-1 IIM 分类诊断标准

诊断要求	诊断标准
1. 临床标准 　包含标准 　　A. 常 > 18 岁发作，非特异性肌炎及 DM 可在儿童期发作 　　B. 亚急性或隐匿性发作 　　C. 肌无力：对称性近端 > 远端，颈屈肌 > 颈伸肌 　　D. DM 典型的皮疹：眶周水肿性紫色皮疹；Gottron 征，颈部 V 字征，披肩征 　排除标准 　　A. IBM 的临床表现：非对称性肌无力，腕或手屈肌与三角肌同样无力或更差，伸膝和（或）踝背屈与屈髋同样无力或更差 　　B. 眼肌无力，特发性发音困难，颈伸无力 > 颈屈无力 　　C. 药物中毒性肌病，内分泌疾病（甲状旁腺功能亢进症、甲状腺功能减退症），淀粉样变，家族性肌营养不良或近端运动神经病 2. 血清 CK 水平升高 3. 其他实验室标准 　　A. 肌电图检查 　　包含标准：①纤颤电位的插入性和自发性活动增加，正相波或复合的重复放电；②形态测定分析显示存在短时限，小幅多相性运动单位动作电位（MUAPs）	1. 多发性肌炎（PM） 　（1）确诊 PM 　　①符合所有临床标准，除外皮疹 　　②血清 CK 升高 　　③肌活检包括 A，除外 C、D、H、I 　（2）拟诊 PM（probable PM） 　　①符合所有临床标准，除外皮疹 　　②血清 CK 升高 　　③其他实验室标准中的 1/3 条 　　④肌活检标准包括 B，除外 C、D、H、I 2. 皮肌炎（DM） 　（1）确诊 DM 　　①符合所有临床标准 　　②肌活检包括 C 　（2）拟诊 DM 　　①符合所有临床标准 　　②肌括检标准包括 D 或 E，或 CK 升高，或其他实验室指标的 1/3 条 　（3）无肌病性皮肌炎 　　① DM 典型的皮疹：眶周皮疹或水肿，Gottron 征，V 字征，披肩征

诊断要求	诊断标准
排除标准：①肌强直性故电提示近端肌强直性营养不良或其他传导通道性病变；②形态分析显示为长时限，大幅多相性 MUAPs；③用力收缩所募集的 MUAP 类型减少 　　B. 磁共振成像（MRI）：短时反转恢复（STIR）显示肌组织内弥漫或片状信号增强（水肿） 　　C. 肌炎特异性抗体 4. 肌活检标准 　　A. 炎性细胞（T 细胞）包绕和浸润至非坏死肌内膜 　　B. CD8⁺T 细胞包绕非坏死肌内膜但浸润至非坏死肌内膜不确定，或明显的 MHC–Ⅰ分子表达 　　C. 束周萎缩 　　D. 小血管膜攻击复合物（MAC）沉积，或毛细血管密度降低，或光镜见内皮细胞中有管状包涵体，或束周纤维 MHC–Ⅰ表达 　　E. 血管周围，肌束膜有炎性细胞浸润 　　F. 肌内膜散在的 CD8⁺T 细胞浸润，但是否包绕或浸润至肌纤维不确定 　　G. 大量的肌纤维坏死为突出表现，炎性细胞不明显或只有少量散布在血管周，肌束膜浸润不明显 　　H. MAC 沉积于小血管或 EM 见烟斗柄状毛细管，但内皮细胞中是否有管状包涵体不确定 　　I. 可能是 IBM 表现：镶边空泡，碎片性红纤维，细胞色素过氧化物酶染色阴性 　　J. MAC 沉积于非坏死肌纤维内膜，以及其他提示免疫病理有关的肌营养不良	②皮肤活检证明毛细血管密度降低，沿真皮 – 表皮交界处 MAC 沉积，MAC 周伴大量角化细胞 　　③没有客观的肌无力 　　④ CK 正常 　　⑤ EMG 正常 　　⑥如果做肌活检，无典型的 DM 表现 （4）可疑无皮炎性皮肌炎（possible DM sine dermatitis） 　　①符合所有临床标准，除外皮疹 　　②血清 CK 升高 　　③其他实验室指标的 1/3 条 　　④肌活检标准中符合 C 或 D 　3. 非特异性肌炎 　　①符合所有临床标准，除外皮疹 　　②血清 CK 升高 　　③其他实验室指标的 1/3 条 　　④肌活检包括 E 或 F，并除外所有其他表现 　4. 免疫介导的坏死性肌病 　　①符合所有临床标准，除外皮疹 　　②血清 CK 升高 　　③其他实验室指标的 1/3 条 　　④肌活检标准包括 C，除外所有其他表现

（四）《中国多发性肌炎诊治共识》提出的诊断标准

由于肌炎特异性抗体（MSAs）检测及部分病理染色并未在我国广泛开展。因此，中华医学会神经病学分会于 2015 年发表《中国多发性肌炎诊治共识》，建议对于 PM 的诊断，参考如下标准。

（1）起病年龄大于 18 岁；亚急性或隐匿起病，数周至数月内进展；临床主要表现为对称的肢体无力和颈肌无力，近端重于远端，颈屈肌重于颈伸肌。

（2）血清肌酸激酶升高。

（3）肌电图提示活动性肌源性损害。

（4）肌肉病理提示肌源性损害，肌内膜多发散在和（或）灶性分布的、以淋巴细胞为主的炎性细胞浸润，炎性细胞大部分为 T 淋巴细胞，肌纤维膜有 MHC–Ⅰ异常表达，CD8+T 细胞围绕在形态正常的表达 MHC–Ⅰ的肌纤维周围，或侵入和破坏肌纤维。

（5）无皮肌炎的皮疹；无相关药物及毒物接触史；无甲状腺功能异常等内分泌病史；无肌营养不良等家族史。

（6）肌肉病理排除常见类型的代谢性肌病和肌营养不良等非炎性肌病。

四、治疗

（一）成人多发性肌炎和皮肌炎

多发性肌炎和皮肌炎是一组异质性疾病。临床表现多种多样且因人而异，治疗方案也应遵循个体化的原则。笔者认为，多发性肌炎、皮肌炎的西药应用与重症肌无力有相似之处，但治疗时间与难度大于重症肌无力。中华医学会风湿病学分会制订的《多发性肌炎和皮肌炎诊断及治疗指南》，提出多发性肌炎和皮肌炎的西医治疗要点如下。

1. 糖皮质激素

到目前为止，糖皮质激素仍然是治疗 PM 和 DM 的首选药物。但激素的用法尚无统一标准，一般开始剂量为泼尼松，每日每千克体重 1.2mg（60 ~ 100mg/d）或等效剂量的其他糖皮质激素。症状常在用药 1 ~ 2 个月后开始改善，然后开始逐渐减量。激素的减量应遵循个体化原则。减药过快会导致病情复发，则须重新加大剂量控制病情。对于病情严重的患者或伴严重吞咽困难、心肌受累或有进展性肺间质病变的患者，可加用甲泼尼龙冲击治疗，方法是每日 500 ~ 1000mg，静脉滴注，连用 3 日。对激素治疗无效的患者首先应考虑诊断是否正确，诊断正确者应加用免疫抑制剂治疗；另外，还应考虑是否初始治疗时间过短或减药太快，是否出现了激素性肌病。

2. 免疫抑制剂

（1）甲氨蝶呤（MTX）：MTX 是治疗 PM、DM 最常用的二线药。MTX 不但对控制肌肉的炎症有帮助，而且对改善皮肤症状有益处，且起效比硫唑嘌呤（AZA）快。常用方法为口服 7.5 ~ 20mg，每周 1 次。

（2）硫唑嘌呤（AZA）：AZA 治疗 PM、DM 的剂量为每日每千克体重 1 ~ 2mg。AZA 起效较慢，通常在用药 6 个月后才能判断是否对 PM、DM 有明显的治疗效果。

（3）环孢素 A（CsA）：目前，CsA 用于治疗 PM、DM 的病例逐渐增多。CsA 主要用于对 MTX 或 AZA 治疗无效的难治性病例，CsA 起效时间比 AZA 快，常用的剂量为每日每千克体重量 3 ~ 5mg。用药期间应监测血压及肾功能，当血清肌酐增加 > 30% 时应停药。

（4）环磷酰胺（CTX）：在临床中，对于多发性肌炎和皮肌炎的治疗，CTX 不如 MTX 和 AZA 常用，且单独对控制肌肉炎症无效，主要用于伴有肺间质病变的病例。用法为每日口服每千克体重 2 ~ 2.5mg，或每月静脉滴注 0.5 ~ 1g/m^2，后者更为常用。

（5）抗疟药：对 DM 的皮肤病变有效，但对肌肉病变无明显作用。治疗剂量为羟氯喹每日 300 ~ 400mg。应注意的是，抗疟药可诱导肌病的发生，患者出现进行性肌无力，易与肌炎进展相混淆。此时肌肉活检有助于疾病的鉴别。

3. 静脉注射免疫球蛋白

对于复发性和难治性的病例，可考虑加用免疫球蛋白。常规治疗剂量是每日每千克体重 0.4g，每月用 5 日，连续用 3 ~ 6 个月以维持疗效，对于 DM 难治性的皮疹，加用小剂量的免疫球蛋白（每日每千克体重 0.1g，每月连用 5 日，用 3 个月）可取得明显效果。总的来说，免疫球蛋白不良反应较少，但可出现头痛、寒战、胸部不适等，对于有免疫球蛋白缺陷的患者应禁用。

4. 生物制剂

近年来，有不少用抗肿瘤坏死因子单抗、抗 B 细胞抗体或抗补体 C5 治疗难治性 PM 或 DM 的有效病例报道。但这些研究大部分都是小样本或个案报告。确切的疗效有待进一步的大样本研究进行证实。笔者最近接诊了 1 例静脉滴注艾加莫德有效的患者，因其无法承担后续昂贵的治疗费用，故转诊中医。

5. 血浆置换疗法

有研究表明，血浆置换治疗对 PM、DM 无明显效果，可能只有"生化的改善"，即短暂的肌酸激酶下降，而对整体病程无明显的作用。

6. 免疫抑制剂的联合应用

2 种或 2 种以上免疫抑制剂联合疗法主要用于复发性或难治性 PM、DM 病例，但目前只见于个案报道，无系统性临床研究结果。有报道显示，MTX+CsA 联合治疗激素抵抗型肌病有效；CYC+CsA 治疗 DM 的肺间质病变有效；激素 +CsA+ 免疫球蛋白联合比激素 +CsA 治疗更易维持肌病的缓解状态。

（二）儿童多发性肌炎的皮肌炎

儿童皮肌炎的治疗与成人有差别，轻症病例用阿司匹林治疗，每日每千克体重 75 ~ 100mg，分次口服；泼尼松，隔日每千克体重 2mg，口服。重症病例可用泼尼松，每日每千克体重 2mg，分次口服；病情恢复后，逐渐减量维持，病情恢复正常 2 ~ 3 个月后停药。

有学者认为，慢性病患者、使用泼尼松疗效差的患者，可加用甲氨蝶呤，每 2 周静脉注射 1 次，开始可先用每千克体重 1mg 静脉注射做试验；还可加用硫唑嘌呤，每日每千克体重 2mg 治疗，见效后先减泼尼松量直至停用，再减硫唑嘌呤量直至停用。

以上药物均不见效者，可试用甲氨蝶呤加泼尼松隔日治疗。上述疗法需要在有丰富临床经验的专科医生指导下方可进行。小儿多发性肌炎的临床过程与小儿皮肌炎相似，但面部四肢无皮疹，血管炎程度轻，范围不广，故治疗与小儿皮肌炎相同。

第二节　中医学对多发性肌炎和皮肌炎的认识

多发性肌炎除表现为肌肉无力、肌肉萎缩外，还有一个显著的临床特点，那就是肌肉痹痛或麻木，皮肌炎还有水肿性皮疹损害。多发性肌炎和皮肌炎是西医学病名，中医学根据其不同的临床表现，将其归属于"肌痹""痿证""痹证"范畴。痿证、痹证当分虚实，多发性肌炎、皮肌炎急性期实证居多，亚急性期、慢性期则虚实夹杂，慢性期有肌肉萎缩者以虚证居多。其病位虽在肌肤腠理，但与肺、脾、肝、肾等脏关系密切。

一、病因病机

（一）多发性皮肌炎、皮肌炎急性期以实证居多

多发性肌炎、皮肌炎急性期，主要是湿热或寒湿或血热毒邪为患。人体或感受外来六淫邪气，或脏腑功能失调，七情化火，邪自内生，或饱食、劳逸过度，或肌肤腠理为湿热毒邪所伤等，都可以造成体内气血运行不畅，郁发于肌肉、皮肤而为炎症。急性期实证一般起病较急，病势发展快，不超过 3 个月；实证的另一个特点就是肢体无力、肌肉萎缩程度轻，并与肢体肌肉疼痛、皮肤皮疹损害同时存在。

1. 外感六淫之邪

中医学的外感六淫，指风、寒、暑、湿、燥、火 6 种外来邪气对正常人体的侵犯。如感受寒湿之气，凝于肌肤，泣于脉络，阻滞气血运行；或感受燥热之邪，灼津耗液，蕴结化痰，阻滞经脉血气运行；或受风邪，扰乱血气，气机紊乱，均可导致肢体、肌肉发生病理变化，产生炎症，致使肌肉疼痛、肢体软弱无力。肺主皮毛，外感六淫之邪侵犯人体，首先犯肺，故皮肌炎的皮肤损害，当责之于肺。

2. 脏腑气机失调

内伤七情也可导致人体五脏六腑气机失调。如肝气郁结，可化火生风，风火相煽，甚则逆乱；又如湿热郁于脾脏，热中内伤，经脉肌肤失养，肌肉胀痛，红斑皮疹发生，病理产物郁结于肌肤腠理。

3. 饮食劳倦

饱餐过度，暴饮暴食，中气阻隔，清气不升，浊气不降。劳逸过度，损伤脾气，水谷营气不达四肢，经脉肌肉失养，导致肢体肌肉萎缩无力。

4. 湿热浸淫，瘀血阻滞

其与居住环境有关，例如，岭南地区气候潮湿，禀赋气阴不足或阴虚内热体质者，容易受湿热之邪侵扰，湿热相合，阻塞脉道，气血循行涩滞，可见肌肉酸痛无力，甚则剧痛，严重者吞咽困难，举头无力，全身软瘫。湿热熏蒸，则皮肤出现红色斑疹。若热毒炽盛，气血两燔，尚可出现热陷心包之象。

湿热浸淫可导致痰瘀互结。凡湿热内蕴，怫郁肌腠，久则痰瘀为患，痰瘀是湿热病邪的进一步发展，病入络脉，痰瘀阻滞，均能使脉道不畅，可见肌肉疼痛、肢体沉重无力、皮肤紫红斑疹。

（二）多发性皮肌炎、皮肌炎亚急性期虚实夹杂

更多的多发性肌炎、皮肌炎患者是在亚急性期前来就诊的，即发病3个月到半年这段时间。亚急性期的病机关键为虚实夹杂。虚者，经脉气血流通受阻，四肢百骸失养；实者，由于脏腑功能失调，其病理产物痰湿、瘀血仍然存在。痰湿产生，与脾失健运、肺失肃降有关。脾失健运，滋生痰湿，流注于肌肉；肺失肃降，不能通调水道，肌腠不固，容易感受外来湿邪，邪气阻于经络皮肤。瘀血的产生与肝、脾两脏有关。肝藏血，脾统血，肝伤气结可致瘀，外邪损伤血脉可致瘀，脾失统摄，血不循经可致瘀。痰瘀为患，脏腑功能失调，其结果往往导致虚实夹杂。

（三）多发性皮肌炎、皮肌炎慢性期以虚证居多

多发性肌炎慢性期出现肌肉萎缩者，虚多实少。肌肉萎缩可以从虚损方面考虑。久病实证不愈，正气日虚，引起肢体软弱甚则瘦削枯萎，酸痛隐隐，此乃脾、肾、肝三脏内伤诸损不足。

1. 脾肾不足

脾主升举清阳，肾主藏精，精可化生气血。发病日久，脾胃受损，脾气耗伤，运化失司，不能濡养肌肉筋脉。久病及肾，耗伤元气，精亏血少，骨髓空虚，四肢无力，大肉瘦削。

2. 肝肾不足

素体肝肾阴亏，虚阳浮越，湿热之邪留滞不去，伤津耗气，导致肝肾不足，五心烦热，四肢肌肉酸痛隐隐，近端肌肉萎缩。

二、辨证分型

关于多发性肌炎、皮肌炎的中医证型，诸多 20 世纪 90 年代的相关文献进行了总结，可分为 5 型，具体如下。

1. 热毒炽盛证

本证多见于急性期。临床表现为高热，口干渴，面红烦躁，肌痛无力，关节肿痛，甚则剧痛不可触按，可见紫红色皮疹，局部肿胀。病情重者可见吞咽困难，举头无力，呛咳，暗哑，甚则四肢无力，全身软瘫，胸闷气短，心悸怔忡。

2. 湿热蕴结证

本证多见于急性期或亚急性期，或者病情迁延时。临床表现为肢体肌肉沉重、疼痛，肢体无力，皮肤水肿性红斑，颜面、眼睑微微肿胀，有红斑或紫红色斑，肢体灼热，得凉稍舒，或兼见微肿，抬举困难，胸脘痞闷，大汗或无汗，身热不扬，食少纳呆，面黄，体乏，首如裹，颜面虚浮，口干苦，小便热赤涩痛，舌红苔黄腻，脉濡数或滑数。

3. 痰瘀痹阻证

本证可见于急性期、亚急性期或病情迁延时。临床表现为全身肌肉酸痛，肌肉有肿胀感，肢体痿软，抬举无力，或兼关节疼痛，四肢软弱，或兼肌肉肿胀发硬，皮肤可见暗红色斑块，局部肿胀，头晕头痛，心烦口苦，口干不欲饮，咳嗽痰黄，小便短赤，舌暗红，苔黄白腻，脉弦滑数，或舌质淡暗红，苔白腻，脉沉细而缓。

4. 脾肾阳虚证

本证可见于慢性期。病延日久，由实转虚。临床表现为肌肉萎缩，四肢关节肌肉酸痛、重着、麻木，甚则肿痛不消，行走无力，形体消瘦，肢端发绀、发凉，可见皮损从颜面发展至上胸、四肢伸侧，皮色暗红或紫红，质硬，皮肤有细小鳞屑，并可伴心悸、头晕、纳呆、乏力、畏寒，小便多，大便溏，腹胀，腰痛，舌质淡红，舌体胖大，苔白润，脉细无力。

5. 肝肾阴虚证

本证可见于慢性期。病延日久，由实转虚。临床表现为四肢肌肉酸痛隐隐，近端肌肉萎缩，时感乏力，行滞语迟，腰酸腿软，甚则吞咽不利，足不任地，形体偏瘦。面部、四肢及躯干可遗有暗色红斑或色素沉着。面色潮红，时有五心烦热、头晕目眩、视物不清、口干、耳鸣、健忘、失眠等症状。舌红少苔，或中心剥苔有裂纹，脉细数。

总之，实证一般发生在发病 3 个月以内，肌肉疼痛但未见明显萎缩；虚证是疾病经过数月之后，肌肉酸痛隐隐，肌肉逐渐萎缩，或虽无肌肉萎缩，肢体无力症状日趋加重。这些都是临床辨证的注意要点。

上述分型为今天《中医内科常见病诊疗指南：西医疾病部分》中论述的多发性肌炎的辨证分型奠定了基础（具体见本章第三节相关内容）。本病病位在肢体肌肉，多因风湿之邪侵于肌肤，困阻卫阳，致卫阳不能温煦；或因七情内伤，郁久化热生毒，致使阴阳气血失衡，气机不畅，瘀阻经络，正不胜邪，毒邪犯脏。本病急性期多表现为风湿毒邪壅盛，治疗宜祛邪解毒；在亚急性期、慢性期则常表现为虚证，治当以扶正为主，兼以祛邪。同时，在各期治疗中都应加通络和营之品，以达到营血调和、经络畅达、通痹防痿之功。

第三节 中医治疗理法方药

一、辨证论治

根据 2008 年中华中医药学会发布的《中医内科常见病诊疗指南：西医疾病部分》，多发性肌炎的辨证分型论治如下。

（一）毒热炽盛证

证候：发热，肌肉关节疼痛无力，皮肤痈疽疔毒，便干尿赤，可见紫红色皮疹，局部肿胀。病情重者可见吞咽困难，举头无力，呛咳喑哑，甚则四肢无力，舌红绛，苔黄厚，脉数。

治法：凉血解毒，活血止痛。

方药：黄连解毒汤加减。

组成：黄芩 10g，黄连 12g，黄柏 12g，栀子 12g，赤芍 15g，牡丹皮 15g 等。

加减：便秘，加大黄 10g 以导滞通便，血热发斑，加玄参 15g，生地黄 15g 以凉血止血；壮热，口渴，汗多，则重用石膏（先煎）30g，加金银花 15g，连翘 15g 以清热解毒祛邪；恶心，呕吐黄水，加竹茹 10g，紫苏叶 9g 以清心和胃。

中成药：①清开灵口服液，口服，每次 20～30mL，每日 2 次；②抗病毒口服液，口服，每次 10mL，每日 2～3 次；③新癀片，口服，每次 2～4 片，每日 3 次。

（二）湿热蕴结证

证候：发热，肌肉疼痛，重着无力，腹胀，纳差，大便黏软不爽，小便赤，肢体无力，皮肤水肿性红斑，颜面、眼睑微微肿胀呈红斑或紫红色斑，舌质红，苔黄腻，脉滑数。

治法：清热除湿，和营通络。

方药：宣痹汤加减。

组成：防己 10g，杏仁 10g，滑石 15g，栀子 12g，薏苡仁 30g，半夏 9g，蚕沙（包煎）10g，赤小豆 20g。

加减：痛甚，加姜黄 15g，海桐皮 15g 以通络止痛；湿盛伴胸脘痞闷，肢重且肿，加厚朴 10g，茯苓 15g，泽泻 15g 以健脾益气，理气化湿；长夏雨季，加广藿香 15g，佩兰 15g 以芳香化浊，健脾除湿。

本证亦可用四妙散加减。

组成：黄柏 10g，苍术 10g，牛膝 15g，薏苡仁 30g，泽泻 10g，川草薢 15g，云茯苓 20g，绵茵陈 15g，白芍药 10g，地龙 10g，甘草 5g。

中成药：①二妙丸（水丸），口服，每次 6～9 粒，每日 2 次；②清开灵口服液，口服，每次 20～30mL，每日 2 次。

（三）阴虚内热证

证候：消瘦，肌肉酸麻、疼痛、肿胀发硬，关节疼痛，肢体痿软，抬举无力，局部皮肤暗红或不明显，心烦梦多，低热盗汗，小便黄少，大便干，舌红苔黄，脉细数。

治法：清热养阴通络。

方药：知柏地黄汤加减。

组成：知母 12g，黄柏 12g，熟地黄 18g，山茱萸 18g，山药 30g，泽泻 15g，牡丹皮 10g，茯苓 15g。

加减：腰背酸软，肌肉瘦削较明显，加狗脊 15g，续断 15g，肉苁蓉 10g 以补肝肾，壮腰膝；病久阴损及阳，畏寒，阳痿，小便清长，舌淡，脉沉细无力，加紫河车粉（冲服）5g 以温补肾阳。

中成药：①知柏地黄丸（水蜜丸），口服，每次 6g，每日 2 次；②六味地黄丸（浓缩丸），口服 1 次 8 丸，每日 3 次。

（四）气血亏虚证

证候：病程较久，进展缓慢，神疲，肌肉酸痛无力，不能久立，甚则肌肉渐脱，皮肤干燥，心悸气短，食少懒言，头晕自汗，失眠健忘，舌淡胖，苔白，脉细弱。

治法：气血双补。

方药：十全大补汤或补中益气汤加减。

十全大补汤：白芍12g，当归12g，熟地黄18g，川芎15g，党参30g，白术30g，茯苓15g，炙甘草10g。

补中益气汤：黄芪60g，党参30g，白术30g，当归12g，炙甘草10g，升麻9g，柴胡9g，陈皮9g。

加减：面色少华，心悸气短，重用黄芪，加枸杞子15g，龙眼肉15g以补气血，宁心神；少气懒言，动则气喘，重用黄芪，加五味子10g，麦冬15g，或加西洋参（单煎）15g以益气养阴；肌肉萎缩日久，加制马钱子（冲服）0.3g以温阳通经。

中成药：①人参养荣丸（大蜜丸），口服，每次1丸，每日2次；②人参归脾丸（大蜜丸），口服，每次1丸，每日2次。

（五）阴阳两虚证

证候：病程较久，肌肉酸痛无力，肢体麻木不仁，皮肤干燥，视物昏花，食少懒言，畏寒或气短，腰酸腿软，舌质淡苔白，脉沉细。

治法：滋阴壮阳。

方药：以阳虚为主，可用阳和汤或附子汤加减；以阴虚为主，可用六味地黄汤或大补阴丸加减。

阳虚为主：麻黄5g，白芥子12g，炮姜炭3g，甘草6g，熟地黄30g，鹿角胶（烊化）9g，肉桂3g，党参30g，白术15g。

阴虚为主：山茱萸18g，山药30g，熟地黄18，泽泻15g，牡丹皮 10g，茯苓 15g，龟甲胶（烊化）30g，黄柏 12g，知母12g。

加减：阴阳两虚明显，加淫羊藿 15g，补骨脂 15g，巴戟天12g 以温肾壮阳；肌枯肢痿，加川芎 10g，鳖甲（先煎）15g 以滋阴活血通络；兼气虚血少，加黄芪 20g，桂枝 9g，大枣 5g 以补虚通脉；兼有血瘀之象，加桃仁 10g，红花 10g，川芎 10g 以通络行瘀。

中成药：①十全大补丸（水蜜丸），口服，每次 6g，每日2～3次；②人参养荣丸（大蜜丸），口服，每次 1 丸，每日 2 次。

二、各地名中医辨治多发性肌炎、皮肌炎

（一）燕京赵氏（赵炳南）皮科流派张志礼教授

首都医科大学附属北京中医医院皮肤科王萍教授是燕京赵氏（赵炳南）皮科流派张志礼教授的亲传弟子，秉承张志礼教授中医辨证与西医辨病相结合的理论，对多发性肌炎、皮肌炎等病坚持"衷中参西"，采用中西医结合的个体化治疗方案治疗皮肌炎。张志礼教授认为，皮肌炎属于中医学"肌痹""肉痹""肉极"等范畴，重视肺、脾、肾三脏的辨证关系，其病位在脾在肌，波及肺、脾，日久及肾。临证需要详辨阴阳、寒热、虚实、上下。临床中，属纯热或纯寒、纯实或纯虚证少见，以虚实、寒热夹杂为主，主要分为 4 个证型。

1. 毒热型

此证一般病情急骤，表现为高热，皮损为紫红色水肿样，肌肉关节疼痛无力，胸闷食少。舌质红绛，苔黄厚，脉数。生化检查多见肌酸激酶水平升高。治法：清营解毒，活血止痛。方药：解毒清营汤加减。组成：羚羊角粉或水牛角、金银花、连翘、生地黄、牡丹皮、赤白芍、川黄连、白茅根、生薏苡仁、赤苓皮、延胡索等。

2. 寒湿证

此证一般起病缓慢，表现为皮损呈暗红斑块、肿胀，可出现全身肌肉疼痛、酸软无力，畏寒肢冷，疲乏气短，小便清长，喜热食。舌淡苔薄白，脉沉缓或沉细。治法：益气温阳，活血通络。方药：温经通络汤。组成：黄芪、党参、白术、炙甘草、干姜、山药、茯苓、丹参、当归、川芎、怀牛膝、淫羊藿、鸡血藤、鬼箭羽、乌梢蛇、秦艽、桂枝等。

3. 阴阳失调，气血两虚证

此证病程长，表现为皮损暗红或不明显，疲乏无力，消瘦，倦怠头晕，食少纳差，畏寒，腹胀，便溏，眠欠安。舌体淡胖，少苔，脉沉细。治法：调和阴阳，补益气血。方药：四藤方合八珍汤。组成：首乌藤、鸡血藤、钩藤、海风藤、当归、赤芍、白芍、丹参、黄芪、党参、白术、茯苓、熟地黄。

4. 肺脾气虚，肾阳不足证

此证病程迁延，表现为皮损有水肿性暗红斑，神疲乏力，气短，纳差，畏寒，腰膝、下腹冷痛，并可伴面部虚浮肿胀及下肢水肿，小便清长，腹胀便溏。舌淡胖，苔白滑，脉沉而无力。治法：益气健脾，温补肾阳。方药：补中益气汤合金匮肾气丸。组成：黄芪、太子参、白术、山药、茯苓、车前子、陈皮、熟地黄、当归、丹皮、肉桂、淫羊藿、巴戟天、紫石英、女贞子、秦艽。

赵氏皮科流派的经验方有抗光敏合剂（青蒿、生地黄、赤芍、凌霄花）、凉血五花汤（红花、鸡冠花、凌霄花、玫瑰花、野菊花）、凉血六花汤（五花汤加槐花）、健脾益肾合剂（黄芪、太子参、白术、女贞子、菟丝子、枸杞子、茯苓、淫羊藿、鸡血藤、丹参、秦艽、白花蛇舌草、重楼）。

（二）山东张鸣鹤教授

山东中医药大学附属医院张鸣鹤教授认为，多发性肌炎和皮肌炎属于中医学"痿证""痹证"范畴，为湿热成痿，主张"因炎致痹",病理基础为热毒,毒是本病的关键因素,脾胃虚弱是发病的必要条件,故以清热凉血解毒、健脾益气为法辨证治疗多发性肌炎和皮肌炎。张鹤鸣教授根据"急则治其标,缓则治其本"的原则,在急性期以祛邪为主,即重用清热凉血解毒之品,缓解期以扶正祛邪并重或扶正兼祛邪,即用清热凉血解毒辅以健脾益气之品。张鹤鸣教授辨治多发性皮肌炎,分为脾胃湿热和热乘肝肾2个证型;辨治皮肌炎,分为热毒炽盛、气虚血热2个证型。

1. 脾胃湿热证

脾胃湿热证的经验方用药是黄芪20g,党参20g(或红参6g),楮实子20g,白术20g,黄柏12g,栀子10g,白豆蔻6g,厚朴10g,白芍20g,甘草6g。

2. 热乘肝肾证

热乘肝肾证的经验方用药是贯众15g,大青叶20g,黄芪20g,楮实子20g,白芍30g,山茱萸12g,菟丝子20g,沙参15g,五味子10g,丹参20g。

3. 热毒炽盛证

此证患者颜面、躯干或四肢均可见广泛斑疹,皮损鲜红,并伴有脱屑,有烧灼感或瘙痒,肌痛,肌无力,口干渴,尿黄赤,或有发热。舌质红,苔少或黄厚,脉象弦数。治法:清热解毒,祛风凉血,益气活血。方药:清瘟败毒饮加减。组成:白花蛇舌草20g,半枝莲20g,连翘20g,牡丹皮20g,生地榆20g,赤芍20g,蝉蜕10g,黄芪20g,楮实子20,红花10g,荜澄茄12g。

4. 气虚血热证

此证患者肌痛、肌无力明显,甚则不能行动;斑疹局限于颜面、颈项或上胸部,皮损色泽浅红,不痒或轻痒,可有脱屑。舌质尖红,苔白或黄厚,脉象沉而略数。治法:补中益气,养阴清热,活血化瘀。方药:黄芪20g,西洋参6g,楮实子20g,半枝莲20g,垂盆草10g,连翘20g,石斛10g,女贞子12g,赤芍

20g，红花 10g。

（三）北京陈学荣主任医师

北京大学第三医院皮肤科陈学荣主任医师认为，多发性肌炎和皮肌炎属于中医学"痿证""痹证"范畴，早期以四肢近端肌肉酸痛、压痛和无力为特征，此时疾病应归于"痹证"范畴。《素问·痹论》曰："肌痹不已，复感于邪，内舍于脾。""脾痹者，四肢解堕，发咳呕汁，上为大塞。"肌痹的基本特征是全身肌肉疼痛，肌痹不愈，复感受邪气，病邪就会侵犯脾脏，引起四肢倦怠无力、咳嗽、呕吐涎汁，胸膈有塞满感。当咽喉、食管、肋间肌及括约肌受累时，可出现发音、吞咽及呼吸困难等症，这些症状与脾痹表现相似。多发性肌炎和皮肌炎后期以肌肉萎缩无力为主，类同痿证。本病病因有六淫侵袭、七情内伤、饮食劳逸、五脏俱损等，早期多由于热从中生或毒热内生，病久阴阳气血失调，脏气受损，出现气血亏损、气阴两虚等证。陈学荣主任医师在临床中将其分为急性活动期、亚急性期、慢性期进行论治。

1. 急性活动期

（1）热毒炽盛证：症见肌肤瘀热，皮红肌痛，发热。脉数，舌绛苔黄。治以清热解毒，凉血养阴。方用清营解毒汤或清瘟败毒饮加减。清营解毒汤加减：生玳瑁 10g，金银花 30g，连翘 15g，牡丹皮 12g，生地黄 15g，赤芍 10g，白茅根 30g，薏苡仁 30g，赤茯苓 10g，延胡索 10g，川楝子 10g。清瘟败毒饮加减：板蓝根、炒黄芩、炒牛蒡子各 10g，生地黄、玄参、花粉、石斛各 10g，炒黄连、连翘、焦栀子、炒牡丹皮各 6g，赤芍 6g，紫草 15g，绿豆衣 15g。

（2）湿热郁结证：症见不规则发热，倦怠乏力，纳呆，皮肤红肿、疼痛。苔黄腻，脉濡数。治以清热解毒，利湿消肿。方用茵陈蒿汤合萆薢渗湿汤加减：茵陈 30g，栀子 10g，大黄（后下）

10g，黄柏 10g，萆薢 15g，薏苡仁 15g，泽泻 10g。

2. 亚急性期

（1）肺热伤津证：症见发热，皮疹，肢体软弱无力，咳嗽，咽干，心烦，口渴，尿短赤，便干结。苔薄黄，脉细数。治以清热润燥，养阴生津。方用清燥救肺汤加减：桑叶 3g，生石膏 30g，沙参 10g，麻仁 10g，阿胶（烊化）10g，杏仁 10g，麦冬 10g，枇杷叶 10g，甘草 3g。

（2）脾虚湿热证：症见肌肤微肿酸痛，肢体痿软乏力，面色萎黄，发热，胸脘痞闷，饮食减少，大便溏薄，小便黄少。苔薄黄腻，脉滑数。治以健脾益胃，清热利湿。方用参苓白术散合二妙散加减：党参 30g，白术 15g，苍术 10g，茯苓 30g，黄柏 15g，甘草 6g。

3. 慢性期

（1）气阴两虚证：症见肌肤红斑，酸痛，四肢痿软无力。舌红少苔，脉细数。治以益气养阴。方用益气养阴方加减：黄芪 30g，党参 30g，龟甲 15g，麦冬 15g，北沙参 15g。

（2）气虚血亏证：症见肌肉萎缩，消瘦，乏力，心悸，自汗，舌淡苔薄，脉细弱。治以养血益气。方用十全大补汤加减：黄芪 30g，当归 15g，川芎 15g，白芍 10g，熟地黄 15g，党参 30g，白术 15g，茯苓 15g，肉桂 10g，甘草 6g。

（3）肝肾阴虚证：症见肢体痿软乏力，肌肉萎缩，吞咽困难。舌红嫩，苔少，脉细。治以补肝益肾，滋阴清热。方用虎潜丸加减：熟地黄、锁阳、枸杞子、牛膝、鹿衔草、知母、黄柏、龟甲、白芍、干姜、陈皮。

（4）脾肾阳虚证：症见皮损暗红，肌肉酸痛或萎缩。苔薄质淡胖，脉沉细濡缓。治以温补脾肾，温阳通络。方药：黄芪 30g，党参 10g，白术 10g，山药 15g，茯苓 12g，丹参 10g，鸡血藤 30g，鬼箭羽 15g，乌梢蛇 6g，秦艽 10g，桂枝 15g，淫羊藿 10g，鹿角胶 10g。

（四）辽宁高明利教授

辽宁中医药大学附属医院高明利教授认为，皮肌炎临床表现常痹痿并见，属虚实夹杂之证，将其归纳为三期进行辨证施治。

1. 初期

四肢肌肉酸胀疼痛、无力，皮疹紫红肿胀，或发热，面红，烦躁，关节疼痛，或口苦口臭、咽干，或吞咽不利，小便黄，大便干，甚则热毒内攻脏腑，出现脏器损害，舌质红绛，苔黄腻或黄厚，脉弦数。此期以实证、热证多见，治疗以祛邪为主，如湿热蕴结，则清热祛湿，解肌通络，予四妙散、当归拈痛汤治疗；如毒热炽盛，治以清热解毒，凉血通络，予犀角地黄汤加减。

2. 中期

皮肤可见暗红色斑块，局部肿胀，全身肌肉疼痛，有握痛感，软弱无力，伴有气短、乏力、食少、畏寒，舌质淡红，苔薄白，脉沉细而缓。此期湿热之邪伤及脾，以肌肉症状为主，表现为虚实夹杂之证，治疗宜祛邪扶正兼施，以健脾祛湿、化痰通络为法，方选香砂六君子汤、茯苓散合控涎散加减。

3. 缓解期

肌肉酸痛无力、麻木不仁，皮损从颜面发展至上胸、四肢伸侧，色暗红或紫红、质硬，肌肉萎缩无力，舌红少苔，脉细数；或心悸，头晕、纳少，乏力，少气懒言，舌淡胖大，苔白润或白腻，脉细无力。此期多以气血亏虚、营阴受损为主，以扶正为要，注意顾护胃气，不可攻伐太过。少许活血通络之品对治疗肌肉萎缩疗效颇佳。治以益气养血，透热养阴，方选补中益气汤、青蒿鳖甲汤与三痹汤加减，肢体偏瘫者可予补阳还五汤加减。

（五）广州刘友章教授

广州中医药大学第一附属医院刘友章教授认为，皮肌炎的辨证论治应分 3 期。

1. 初期

皮疹紫红肿胀，发热，口苦口臭，咽干，吞咽不利，面红，烦躁，四肢肌肉酸胀疼痛，无力关节疼痛，小便黄，大便干，舌质红绛，苔黄腻或黄厚，脉弦数。此期以实证、热证多见，病机以湿热浸淫、中下焦湿热为主，故以清热祛湿为法，创刘氏五妙散（四妙散加草薢）。

2. 中期

皮肤可见暗红色斑块，局部肿胀，全身肌肉疼痛，有握痛感，四肢软弱无力，伴有气短、乏力、食少、畏寒，舌质淡红，苔薄白，脉沉细而缓。中期湿热之邪伤及脾，表现为虚实夹杂之证候，治疗应祛邪扶正兼施，以健脾祛湿为法。方药中相对少用清热药，多用淡渗利湿芳香化湿之品，如茯苓、茯苓皮、猪苓、泽泻、车前草、茵陈、砂仁、佩兰、藿香、白豆蔻、厚朴等。

3. 后期

皮损从颜面发展至上胸、四肢伸侧，皮损色暗红或紫红、质硬、有细小鳞屑，少气懒言，心悸，头晕，纳少，乏力，腰膝酸软，舌淡胖大，苔白润或白腻，脉细无力。此期以脾虚为主，病久累及肝肾，治疗以健脾补虚为主，并注重补肝益肾，方拟补中益气汤化裁，随症选加桑寄生、黄精、巴戟天、杜仲、肉苁蓉、狗脊等药。

在辨治的整个过程中，刘友章均注重健脾补气，选用五爪龙、牛大力、千斤拔等补气、健脾药。

三、验方专药

1. 安徽中医药大学附属医院治疗多发性肌炎及皮肌炎方

组成：白花蛇舌草、薏苡仁各 30g，地肤子 15g，生地黄、赤芍、甘草各 10g，每日 1 剂，分 2 次口服。

加减：热毒炽盛，皮损红斑，加紫花地丁、白茅根各 30g，牡丹皮、连翘、白鲜皮、淡竹叶各 10g；风袭痒甚，加蝉蜕、蕲

蛇各 10g；脾虚倦怠，胃纳差，小便溏，加黄芪、山药各 30g，
炒白术、茯苓各 15g；瘀血，加丹参 30g，益母草 15g，全蝎 3g；
腰膝酸软，加熟地黄 15g，枸杞子 10g。

据 1994 年 12 期的《辽宁中医杂志》报道，有研究者用本方
治疗多发性肌炎，总有效率为 86.7%。

2. 雷公藤总苷片

成人用量，每日 60mg，分 2～3 次口服。本品系提取雷公
藤去皮根的有效成分精制而成的口服剂，具有抗炎及免疫抑制作
用，对体液免疫及细胞免疫均有抑制作用。据 1996 年第 7 期的
《江苏中医》报道，南京医科大学第一附属医院用该药治疗多发
性肌炎，有良好疗效。

3. 数据分析治疗皮肌炎用药

任北大等在中国期刊全文数据库（CNKI）中检索 1986 年 1
月至 2016 年 12 月发表的关于治疗皮肌炎的中医临床文献，并建
立数据库，使用 Excel2010、Access2010 软件分析数据，依托皮
肌炎辨证分型分析其临床处方用药规律。结果：筛选治疗皮肌炎
方剂 72 首，药物 243 种，所有药物共出现 3886 次，分析得到治
疗皮肌炎的常用药物、用药模式、用药规则、药物关联的网络化
展示。黄芪、茯苓、生地黄、丹参、白术是依次排在前五位的治
疗皮肌炎的中药，白术、黄芪、茯苓、柴胡、甘草是依次排在前
五位的治疗脾气虚证的中药。结论：脾气虚证为皮肌炎的主要证
型，贯穿皮肌炎发病始终，治疗多用补益脾气药物，兼以清热、
活血化瘀药物。

第四节　多发性肌炎和皮肌炎医案纪实分析

多发性肌炎和皮肌炎是自身免疫性炎症肌病，有炎症特点，
其炎症源自体内"五脏之湿"。湿之来源，各有所异。心之湿

邪，多见于儿童皮肌炎，皮损瘙痒抓痂，是为"诸痛痒疮，皆属于心"。唐·王冰注："百端之起，皆自心生，痛痒疮疡，生于心也。"肺之湿邪，多见于合并肺部感染或积液或肺纤维化。肺主皮毛，故皮损可归咎于皮肤腠理为湿浊所浸淫。脾湿、肾湿古已有详述之。肝湿临床所见为肝胆湿热，表现为小便黄或肝功损害或免疫性肝炎，多为使用大量激素和免疫抑制剂如硫唑嘌呤、甲氨蝶呤、环孢素所致。《素问·生气通天论》言："湿热不攘，大筋软短，小筋弛长，软短为拘，弛长为痿。"在笔者治疗的多发性肌炎和皮肌炎患者中，门诊患者多为慢性期，证属脾肾虚损证或肺脾肾虚损证，表现为肌肉无力，肌肉萎缩，兼有皮损、湿热证，笔者以邓老经验方强肌健力饮加减进行治疗。住院患者多属亚急性期、急性期，笔者根据病情危急轻重程度对症处理。

一、多发性肌炎并发肺部感染案

黄某，女，27岁，2002年9月16日车床入我院二内科。患者四肢乏力，不能活动2个月，加重20天。患者2个月前无明显诱因出现四肢乏力，肌肉压痛，并呈进行性加重，半个月后丧失劳动能力及生活自理能力，于当地医院诊治，诊断为多发性肌炎，治疗后效果不佳，遂转我院诊治。入院症见：神清，精神较差，四肢肌肉消瘦，上肢不能抬举，言语声低，咳白色黏痰，量多，咳吐无力，吞咽困难，饮水呛咳，心悸，纳眠差，二便调。

体格检查：体温37.5℃，心率97次/分，呼吸25次/分，血压90/60mmHg，神疲乏力，体位被动，皮肤未见皮疹，呼吸气短，精神差，形体消瘦，言语声音低微，吐词较清，四肢肌肉无力呈近端对称性，肌肉萎缩，上肢肌力3级，下肢肌力1～2级，肌张力正常，四肢腱反射减弱，病理反射未引出。肌酸激酶492U/L（↑），胸片示左下肺感染。舌嫩苔黄，脉细，重按有力。

中医诊断：痿证，肌痹（痰热积肺）。

西医诊断：肺部感染，多发性肌炎。

笔者邀请邓老会诊。邓老指出，患者目前痰多质黏，咳吐无力加重，当加强吸痰护理，并注意防止痰阻气道，导致窒息。根据患者脉象，为虚实错杂之候，按急则治其标原则，治疗上宜先祛邪，后补虚，避免留邪。

处方：五爪龙90g，桔梗10g，橘络10g，云茯苓15g，白术20g，党参15g，法半夏10g，陈皮3g，宣木瓜15g，黄芪15g，防风5g，浮小麦30g，甘草5g，大枣4枚。

患者服药1周后，四肢无力症状好转，无低热，呼吸平顺，但仍觉喉中痰多，咳嗽，痰液为泡沫状，咳痰仍觉无力，时有气促，大小便正常，舌嫩苔黄，脉细，重按有力。检查上肢抬臂困难，不能梳头和穿衣，下肢无力蹲下站起。

处方：五爪龙60g，桔梗10g，橘络10g，云茯苓15g，白术20g，党参15g，法半夏10g，陈皮3g，宣木瓜15g，黄芪30g，防风5g，浮小麦30g，甘草5g，大枣4枚。

9月25日胸片示左下肺炎症已吸收。患者可以下地搀扶行走。因经济原因，患者及家属要求出院在门诊治疗。

笔者随访该患者至2010年，患者病情尚稳定。

按：该病例可谓"大实有羸状，至虚有盛候"，患者看似为四肢无力、肌肉萎缩、卧床不起至虚之证，实则为肺部炎症感染加重所致。这如邓老所说，脾胃虚损者往往容易诱发疑难病症感染。多发性肌炎并发肺部感染或呼吸系统受累在临床中常见。赖名慧博士调研80例多发性肌炎患者，其中呼吸系统受累者26例，占32.5%。该患者还有消化道受累表现，表现为吞咽慢，饮水容易呛咳。此乃肺脾相关表现，故以四君子汤党参、白术、云茯苓、甘草、大枣以甘温健脾，玉屏风散黄芪、白术、防风以防肺虚之外感，故能收效。

二、多发性肌炎并发双下肺局限性纤维变案

曾某，女，42 岁，现居中国香港。患者四肢乏力 1 年，加重伴咳嗽、咳痰 1 周。患者于 1 年前生育 1 子后渐感双下肢行走无力，下肢肌肉时常酸痛，未予治疗，后乏力感自下而上蔓延至上肢及颈部，遂在香港仁济医院治疗，行肌肉活检和肌电图检查均示肌源性改变（myopathic change）（具体检查结果未见），确诊为多发性肌炎，未予药物治疗，仅进行功能锻炼等物理治疗，效果欠佳。1 个月前，患者自觉上述症状较前明显加重，无法独自站立及行走，抬颈无力。患者曾在我院综合科及风湿科住院治疗，诊断为多发性肌炎、子宫肌瘤，予泼尼松片免疫治疗、法莫替丁护胃、贞芪扶正颗粒益气养阴及对症治疗，病情好转出院。患者出院后规律服用泼尼松片（每次 30mg，每日 1 次）、甲氨蝶呤片（每次 10mg，每周 1 次）及护胃、补钙、补钾等对症处理，自诉症状控制尚可。近 1 周，患者无明显诱因自觉四肢乏力较前加重，伴咳嗽、咳痰，为白色黏痰，难以咳出，胸闷，气促，心悸，汗多，无恶寒发热，无头晕头痛，无恶心呕吐，曾在海丰县彭湃纪念医院住院治疗，予甲泼尼龙免疫治疗、头孢唑啉钠抗感染及对症治疗，效果欠佳。现患者为求进一步治疗来我院就诊，2012 年 10 月 21 日急诊以多发性肌炎收入院脾胃科。入院症见：神清，精神状态较差，体力情况较差，气促，呼吸困难，咳嗽无力，咳少许白色黏痰，胸闷心悸，口苦口干，抬颈无力，四肢乏力，不能独自站立及行走，无头晕头痛，无眼睑下垂，无恶寒发热，无恶心呕吐，无腹胀腹痛，胃纳差，张口受限，吞咽稍困难，无饮水呛咳，睡眠较差，留置尿管，引流通畅，大便 4 天未解。近期体重无明显变化。患者有多发性肌炎家族病史。

中医诊断：咳嗽（痰热壅肺），痿证（脾胃虚损）。

西医诊断：咳嗽查因：肺部感染？多发性肌炎，子宫肌瘤。

入院后完善相关检查：白细胞计数 15.17×10^9/L，肌红蛋

白 268.0ng/mL，总补体量 52.5U/mL。生化全套：丙氨酸转氨酶 58U/L，天冬氨酸转氨酶 85U/L，总胆固醇 7.88mmol/L，肌酸激酶同工酶 58U/L，肌酸激酶 178U/L，肌酐 23μmol/L，羟基丁酸脱氢酶 503U/L，乳酸脱氢酶 548U/L，高密度脂蛋白胆固醇 2.28mmol/L，低密度脂蛋白胆固醇 4.43mmol/L。甲功三项、相关抗原五项未见明显异常。心电图示窦性心动过速。肝胆胰脾彩超示轻度脂肪肝（非均质）伴肝右叶囊肿，胆、脾未见明显异常。

2012 年 10 月 22 日床边胸片示考虑左下肺感染，右胸腔中量积液，左胸腔少量积液未排。B 型钠尿肽 76.88pg/mL。结核分枝杆菌抗体阴性。自免六项示抗核抗体阴性，补体 31.01g/L，补体 40.297g/L，循环免疫复合物 0.01RU/mL，抗双链 DNA 抗体阴性。立刻予以地塞米松 5mg 及头孢哌酮舒巴坦静脉滴注；静脉推注氨溴索注射液化痰；口服强肌健力口服液，每次 1 支，每日 3 次；邓老强肌健力饮方加桑白皮 20g，苇茎 30g，薏苡仁 30g，珍珠草 15g，大枣 20g。3 剂。

用药后，患者呼吸困难好转，2012 年 10 月 23 日床边 B 超准备定位抽胸腔积液，发现胸腔只有小量积液，遂停止胸腔穿刺，予中药继续治疗。

处方：黄芪 30g，五爪龙 30g，白花蛇舌草 20g，桑白皮 20g，白茅根 30g，薏苡仁 30g，党参 15g，川萆薢 15g，白术 15g，茯苓 20g，山药 30g，谷芽 30g，甘草 5g，大枣 20g。4 剂。

2012 年 10 月 27 日复查生化八项 + 心酶五项示肌酸激酶同工酶 54U/L，肌酸激酶 187U/L，丙氨酸转氨酶 113U/L，α - 羟基丁酸脱氢酶 521U/L，肌酐 28μmol/L，钾 3.09mmol/L，乳酸脱氢酶 557U/L。11 月 23 日复查生化八项 + 心肌酶五项 + 肝功两项示丙氨酸转氨酶 116U/L，天冬氨酸转氨酶 70U/L，肌酸激酶同工酶 34U/L，α - 羟基丁酸脱氢酶 354U/L，乳酸脱氢酶 390U/L，肌酸激酶 141U/L，肌酐 23μmol/L。

2012 年 10 月 29 日，患者改用头孢美唑钠抗感染等治疗后，病情好转，予拔除尿管。针对患者多发性肌炎的基础病予泼尼松抗炎，硫唑嘌呤抑制免疫，雷贝拉唑钠抑酸护胃，碳酸钙 D_3 预防骨质疏松，氯化钾补钾，多烯磷脂酰胆碱、还原型谷胱甘肽、葡醛内酯护肝等治疗。2012 年 10 月 29 日复查血常规示白细胞计数 $10.2×10^9/L$，中性粒细胞百分数 71.9%，余未见异常。

2012 年 11 月 1 日胸部螺旋 CT 平扫增强三维成像提示双下肺炎症。2012 年 11 月 5 日、2012 年 11 月 13 日、2012 年 11 月 23 日，患者多次复查血分析均无异常，痰培养＋药敏未见致病菌或真菌。2012 年 11 月 21 日复查胸片示考虑双下肺炎症为免疫性炎症经治疗后，较前吸收好转，右下肺轻度实变不张，并胸膜轻度增厚，双下肺局限性纤维变。痰涂片未发现抗酸杆菌。

2012 年 11 月 9 日，患者左腰部皮肤出现带状疱疹，伴瘙痒疼痛，考虑为带状疱疹，予阿昔洛韦软膏外涂患处抗病毒及紫金锭外涂清热解毒，经处理，患者带状疱疹结痂，部分脱落。

患者病情好转，予以出院。

按：该患者有家族病史，其弟弟于 2007 年因多发性肌炎从广东省人民医院转入我院脾胃科，妹妹也因多发性肌炎并发肺部感染住我院呼吸科。脾主四肢肌肉，患者四肢无力、肌肉萎缩，病位在脾，但急性期肺部感染、胸腔积液、心动过速，累及心肺。该患者肺部肺纤维化是影响预后的重要因素之一，胸膜轻度增厚，双下肺局限性纤维，呼吸气短，服用激素及免疫抑制剂导致水钠潴留且小便黄短。故针对该患者，中药治疗急性期予清热化痰之品治其标，方以千金苇茎汤加减，病情缓解后以益气健脾、强肌健力固其本，方以补中益气汤加减。该患者出院后每月都从中国香港回广州找笔者开中药，直至 2019 年，处方基本上都是邓老强肌健力饮加减。因为该患者患的是炎性肌病，故去当归、升麻、柴胡，在补益脾肾基础上可加入桑白皮、川草薢、薏苡仁、白茅根等清利湿热中药。患者出院后，西药给予醋酸泼尼松片，每次 20mg，每日 1 次；硫唑嘌呤片，每次 50mg，每日

2 次。

该患者曾言："目前最辛苦的是'唔够气'（粤语，指呼吸气短），经常咳嗽气短，如果单纯吃西药，走路气喘，全身冒冷汗，四肢更无力，所以不吃中药不行。"2020 年新型冠状病毒感染疫情后，笔者与该患者失去联系。

三、多发性肌炎和皮肌炎诊治案

孙某，女，25 岁，2018 年 9 月 3 日初诊。患者确诊多发性肌炎和皮肌炎 20 年，经多方求治，用多种西药治疗，症状反复，素易感冒。现症见：全身皮损色暗红，以四肢伸侧为甚，皮肤干燥伴灼热感，背部皮肤瘙痒。四肢肌肉萎缩，压之酸痛，肢端发绀、发凉，可平地走动，下蹲起立费劲。疲倦乏力，入睡难，多梦。饮食、二便均正常。舌淡红，边有齿印，苔薄白，脉细。左右大腿髌骨上缘 10cm 测量周径均为 27.5cm。

中医诊断：肌痹，皮损，痿证（脾肾虚损）。

西医诊断：多发性肌炎、皮肌炎。

治法：调补脾肾益损，祛湿治皮消疹。

处方一：党参 30g，白术 15g，茯苓 15g，萆薢 15g，陈皮 5g，白芍 20g，稻芽 30g，麦芽 30g，大枣 20g，茵陈 15g，白花蛇舌草 15g，桑白皮 15g，黄芪 30g，五爪龙 30g，千斤拔 30g。7 剂。

处方二：党参 30g，白术 15g，茯苓 15g，萆薢 15g，陈皮 5g，白芍 20g，布渣叶 15g，五味子 10g，稻芽 30g，麦芽 30g，大枣 20g，黄芪 30g，五爪龙 30g，桑白皮 15g，飞扬草 9g。7 剂。

处方一与处方二交替服用，1 剂药分 2 天服用。

嘱口服泼尼松片，每日 10mg（2 片），其他西药暂时停用。

二诊：2018 年 12 月 10 日。患者四肢无力症状减轻，萎缩肌肉好转，皮肤红赤稍变浅，肌肤仍然干燥，灼热感不明显。口干，余无异常。髌骨上缘 10cm 测量左右大腿周径均为 29cm。舌尖红，苔薄白，脉细。

处方一：党参 30g，白术 15g，茯苓 15g，萆薢 15g，陈皮 5g，熟地黄 20g，稻芽 30g，麦芽 30g，大枣 20g，茵陈 15g，白花蛇舌草 15g，桑白皮 15g，黄芪 30g，五爪龙 30g，千斤拔 30g。7 剂。

处方二：党参 30g，白术 15g，茯苓 15g，萆薢 15g，陈皮 5g，女贞子 20g，布渣叶 15g，五味子 10g，稻芽 30g，麦芽 30g，大枣 20g，黄芪 30g，五爪龙 30g，桑白皮 15g，飞扬草 9g。7 剂。

处方一与处方二交替服用，1 剂药分 2 天服用。

三诊：2019 年 3 月 25 日。患者连续服上方 4 个月，皮肤色暗红较前变浅，皮肤无瘙痒，无灼热，平地走路无异常，下蹲起立不需扶物借助外力，余无异常。舌淡红，苔薄白，脉弦。

处方一：黄芪 45g，五爪龙 45g，党参 30g，白术 15g，山茱萸 15g，杜仲 15g，茯苓 20g，制首乌 20g，甘草 5g，陈皮 5g，白花蛇舌草 15g，薏苡仁 30g，桑寄生 30g，桑白皮 20g，千斤拔 30g。7 剂。

处方二：黄芪 45g，五爪龙 45g，党参 30g，白术 15g，山茱萸 15g，杜仲 15g，茯苓 20g，熟地黄 20g，甘草 5g，陈皮 5g，生地黄 15g，鸡血藤 30g，桑寄生 30g，白茅根 15g，牛膝 15g。7 剂。

处方一与处方二交替服用，1 剂药分 2 天服用。

患者连续服上方数月，至 2019 年 12 月 16 日前后共进行六诊。患者平地走路无异常，下蹲起立不需扶物借助外力，髌骨上缘 10cm 测量左右大腿周径均为 32cm。皮损基本消失，皮肤无瘙痒，无灼热，余无异常。舌淡红，苔薄黄，脉细。患者于 2020 年新年发来喜讯，已被当地事业单位录取聘用，体检过关，工作生活顺遂。2020 年 11 月 2 日，患者又来广州复查，全身情况尚好。至 2023 年 11 月，该患者一直服用中药以巩固疗效。

按：本案患者是慢性多发性肌炎和皮肌炎，对称性近侧肌群萎缩、肌肉松软无力是本病突出的临床特征。多发性肌炎虽可分急性、亚急性、慢性 3 型，但中医临床门诊多以慢性为主，病房以亚急性、急性为主。诊治中药方源自邓老治疗慢性肝病的实脾饮（四君子汤加草薢）加五爪龙、黄芪。如有皮肤损害（皮损），乃皮肌炎诊治难点，故加用桑白皮、飞扬草等皮肤科常用药及白花蛇舌草。据笔者临床观察，该方治疗炎性肌病及免疫亢进确有良好疗效。

四、儿童多发性肌炎和皮肌炎案

夏某，男，13 岁，2019 年 12 月 30 日初诊。患者于 2014 年 2 月发病，在某著名三甲西医院行病理检查，结果示考虑皮肌炎可能性大，查肌电图示肌源性损害表现。患者行丙种球蛋白冲击疗法有效，每月冲击 1 次，连续 3 次。患者使用激素及羟氯喹与硫唑嘌呤治疗，效果不明显。后因不良反应大，患者父亲自行停药。2019 年 6 月，患者病情加重，就诊时见慢性病容，行动迟滞，足不任地，形体消瘦，肌肉酸痛隐隐，皮肤麻木不仁。检查躯干胸大肌、肋间肌萎缩，四肢近端肌肉萎缩，腰酸腿软，面部、四肢肘关节及膝关节有大片暗色红斑、皮疹，部分有抓痂破损（图 4-1、图 4-2）。患者下蹲难起立，上楼需攀扶，动则气促，进食慢，咀嚼乏力，不能上学读书。体重 29kg，髌骨上缘 10cm 测量左右大腿周径均为 26.5cm。舌淡红少苔，脉细数弱。

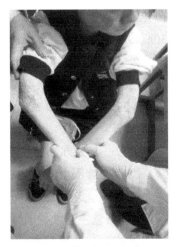

图 4-1 本案患者治疗前肌肉萎缩、皮损情况一

注：患者面部皮损潮红，上肢肌肉萎缩，肘关节有皮损。

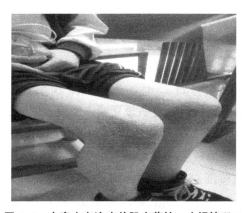

图4-2　本案患者治疗前肌肉萎缩、皮损情况二

注：患者下肢近端肌肉萎缩，膝关节皮损潮红。

患者为儿童多发性肌炎和皮肌炎，属肺脾肾虚损，心血不足。笔者嘱咐患者父亲，患者病情较重，要正确认识并使用激素，每日只用1～2片（5～10mg）即可；使用中药增效减毒，每月中药费用400多元。患者父亲同意笔者治疗方案。

处方：黄芪45g，五爪龙45g，党参15g，白术15g，茯苓15g，甘草5g，桑白皮15g，肉苁蓉15g，白花蛇舌草15g，大枣20g，陈皮5g，牛膝15g，白茅根15g，熟地黄20。14剂。

1剂药用700mL清水煎煮至150mL，第2天用500mL清水复渣再煎煮至150mL（药渣置放冰箱），14剂可服28天。

二诊：2020年3月9日。患者自觉症状及四肢、躯干、头面红斑、瘙痒皮疹较前减轻，但仍然体形消瘦，双下肢乏力，下蹲难起立，上楼需攀扶，进食顺畅，大便黏，睡眠好。舌淡红，边有齿痕，脉细。

处方一：黄芪45g，五爪龙45g，党参15g，白术15g，茯苓15g，甘草5g，桑白皮15g，肉苁蓉15g，制首乌15g，稻芽30g，飞扬草10g，陈皮5g，牛膝15g，白茅根15g，熟地黄20g。7剂。

处方二：黄芪45g，五爪龙45g，党参15g，白术15g，茯苓15g，甘草5g，桑白皮15g，肉苁蓉15g，制首乌15g，大枣

20g，陈皮 5g，山药 15g，稻芽 30g，桑白皮 15g，萆薢 10g，杜仲 15g。7 剂。

处方一、处方二交替服用。

三诊：2020 年 4 月 25 日。患者体重较 5 个月前增加 2kg，四肢、躯干、头面红斑颜色明显变浅，瘙痒不明显，双下肢较前有力，下蹲可起立，上楼仍需攀扶，进食顺畅，二便调。睡眠好，舌淡红，苔薄白，脉细。

处方一：黄芪 45g，五爪龙 45g，党参 15g，白术 15g，茯苓 15g，甘草 5g，桑白皮 15g，肉苁蓉 15g，制首乌 15g，稻芽 30g，生地黄 20g，熟地黄 20g，牛膝 15g，白茅根 15g，陈皮 5g。7 剂。

处方二：黄芪 45g，五爪龙 45g，党参 15g，白术 15g，茯苓 15g，甘草 5g，肉苁蓉 15g，制首乌 15g，大枣 20g，陈皮 5g，山药 15g，稻芽 30g，桑白皮 15g，白鲜皮 15g，杜仲 15g。7 剂。

至 2020 年 7 月，患者皮损明显减轻，皮疹颜色变浅，躯干、四肢萎缩肌肉逐渐结实（图 4-3、图 4-4），体重增加至 31.5kg（13 岁男孩的标准体重为 34kg±10%），髌骨上缘 10cm 测量左右大腿周径均为 28cm。患者平地行走如常，可以上学，下蹲可起立，上三层楼不需要攀扶。

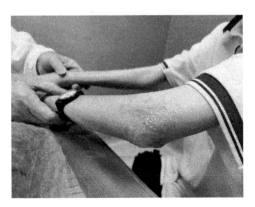

图 4-3　本案患者治疗后肌肉萎缩、皮损情况一

注：患者上肢肌肉萎缩、肘关节皮损均有所好转。

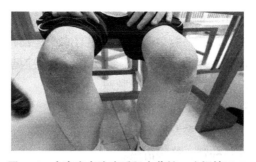

图 4-4　本案患者治疗后肌肉萎缩、皮损情况二

注：患者下肢近端肌肉萎缩，膝关节皮损均有所好转。

2023 年 10 月 30 日，患者复诊，此时已 17 岁，发育正常，身高 165cm，体重 40kg。患者说中药帮助他减轻了 2 片激素的不良反应。

按：该患者多发性肌炎和皮肌炎病情较重，其父亲没有带患者住院有深层次原因。每月的丙种球蛋白冲击疗法、大量使用激素及免疫抑制，药物多与检查多，经济负担重，家庭承受不起。每次看病都是先抽血做检查，开多种西药，但效果又不明显，家长也很焦虑。多发性肌炎和皮肌炎是难治之证，目前还是要使用激素治疗，关键是如何使用，如何向家长做好解释工作。笔者的体会是对于儿童，激素从小量如 1 片用起，用泼尼松，成本低（7 分钱 1 片），据笔者长期观察，不良反应与进口的甲泼尼龙（1 元多 1 片）的疗效没有明显差异。该患者就是开始时每日 1 片（5mg），两周后加 1 片，即每日 2 片（10mg）止。不少患者都说这个药过去吃过不见效，怎么加上中药就见效了？可见中药确有减毒增效的功效。同时使用西药要专要精，除泼尼松外别的西药基本不用，只补 1 片钙片即可，嘱早餐后服。2 天服 1 剂中药也是笔者为减轻患者负担而长期观察实践的结果。

五、学生随诊案例

郭某，女，51 岁，2019 年 4 月 30 日初诊。患者于 2014 年 4

月无明显诱因出现肌肉酸痛，乏力，头痛，诊断为多发性肌炎，经口服泼尼松片治疗，疗效不显著，遂寻求中医治疗。现患者服泼尼松片，每次 3 片（5mg/ 片），每日 1 次。现症见：肌肉酸痛，肢体乏力，舌淡红，苔腻微黄，脉弱。

中医诊断：痿证（脾肾虚损，湿热内蕴）。

西医诊断：慢性多发性肌炎。

治法：健脾补肾，祛湿清热。

处方一：黄芪 60g，五爪龙 60g，党参 30g，白术 15g，茯苓 20g，首乌 20g，酒山茱萸 15g，甘草 5g，黑枣 10g，白花蛇舌草 30g，粉萆薢 15g，千斤拔 30g，白茅根 30g，牛膝 15g，防风 15g。7 剂。

处方二：处方一中的防风改为酒苁蓉 20g。7 剂。

处方一与处方二交替服用。

二诊：2019 年 5 月 31 日。患者诉服药后症见好转，四肢肌肉酸痛隐隐证候消失，唯天气湿热时感皮肤瘙痒，睡眠差。舌淡红，苔腻微黄，脉弱。

处方一：黄芪 60g，五爪龙 60g，党参 30g，白术 15g，茯苓 20g，首乌 20g，酒山茱萸 15g，甘草 5g，黑枣 10g，白豆蔻 10g，绵茵陈 15g，粉萆薢 15g，千斤拔 30g，酸枣仁 20g。7 剂。

处方二：白豆蔻、绵茵陈改为白花蛇舌草 15g，首乌藤 30g。7 剂。

处方一与处方二交替服用。

三诊：2019 年 8 月 10 日。患者病情稳定，生活能自理，可以正常工作，四肢肌力 4 ～ 5 级。舌淡红苔微黄，脉细。

处方一：黄芪 60g，五爪龙 60g，党参 30g，白术 15g，茯苓 20g，首乌 20g，酒山茱萸 15g，甘草 5g，黑枣 10g，鸡骨草 15g，粉萆薢 15g，千斤拔 30g，合欢皮 20g。7 剂。

处方二：黄芪 60g，五爪龙 60g，党参 30g，白术 15g，茯苓 20g，首乌 20g，酒山茱萸 15g，甘草 5g，黑枣 10g，杜仲 15g，白花蛇舌草 15g，粉萆薢 15g，千斤拔 30g，首乌藤 30g。7 剂。

处方一与处方二交替服用。

该患者经常挂不到号，就以上面六方轮流服用，遂请笔者学生快递中药。患者至今病情稳定，精神状态可，工作生活自理，激素减为每日 2 片。

按：患者患病已有 5 年，就诊时处于疾病慢性迁延期，脾肾虚损，湿热内蕴，予邓老强肌腱力饮方加减，方中黄芪、五爪龙、党参、白术补脾益气，首乌、酒山茱萸、酒苁蓉、千斤拔、牛膝补益肝肾；因患者舌苔腻，湿热之象明显，予白花蛇舌草清热解毒，粉萆薢、白茅根清热利湿，防风祛风除湿止痛，还能预防感冒，甘草、大枣补气调中。全方合奏补脾益肾、清热祛湿之效。

笔者与赖名慧博士在完成国家重点基础研究发展计划（973计划）课题"中医五脏相关理论继承与创新研究"期间，在广州中医药大学第一附属医院门诊与病房共收集多发性肌炎和皮肌炎患者 80 例。在此项研究工作中，赖名慧博士主要负责分析统计工作。80 例患者中，多发性肌炎 45 例（56.25%），皮肌炎 35 例（43.75%）。皮肌炎 35 例中，皮炎先发 11 例（31.43%），肌炎先发 2 例（5.71%），皮炎与肌炎同时发生 8 例（22.86%），仅发生皮炎 14 例（40%）。80 例患者中，肌肉痛及压痛、肌无力共 77例（96.25%），四肢近端肌群受累 62 例（77.5%），颈部肌群受累 9 例（11.25%），食管、咽喉肌受累 9 例（11.25%），眼肌受累2 例（2.5%）。

以五脏相关理论指导多发性肌炎和皮肌炎的临床证候认识有普适性。①肺脏受累：临床表现为咳嗽、咳痰、呼吸困难、胸痛胸闷、气短等。80 例患者参与胸片检查，显示肺脏受累者 22例（占 27.5%），其中肺纹理增多 2 例（2.5%），肺部感染 11 例（13.75%），间质性肺炎 3 例（3.75%），肺纤维化 3 例（3.75%），液气胸 2 例（2.5%），肺瘀血 1 例（1.25%）。②心脏受累：80 例患者进行了心电图、心脏超声检查，心脏受累者27例（33.75%），其中心肌劳损13例（16.25%），心律失常11例（13.75%），心衰2例（2.5%），心肌炎1例（1.25%）。③脾脏与肝脏受累：80例患者经检查，有消化系统疾病的有15例（18.75%），其中，脂肪肝7例（8.75%），肝脾肿大3例（3.75%），胃及十二指肠炎症2例（2.5%），单纯肝大1例（1.25%），脾大1例，病毒性肝炎1例（1.25%）。④肾脏受累：80例患者中肾脏损害者8例（10.0%），其中尿蛋白（+）7例（8.75%），肾功能衰竭1例（1.25%），并发股骨头无菌性坏死1例（1.25%）。

多发性肌炎以肺（大肠）系统出现问题的概率最高（32.5%），皮肌炎以脾（胃）系统出现问题的概率最高（28.0%）；无论是多发性肌炎还是皮肌炎，肺（大肠）、脾（胃）、肾（膀胱）三个系统出现问题的概率位于前三位。由此可见，多发性肌炎和皮肌炎的治疗核心脏腑是肺、脾、肾。

赖名慧博士对多发性肌炎动物模型的肌酶谱检测与肌细胞组织及其他脏器组织病理改变的相关性进行研究。该研究的目的是探讨实验动物的某个脏器损害，是否会累及他脏。研究结果发现，多发性肌炎动物模型除肌酶谱异常升高外，部分实验动物还合并间质性肺炎或其他脏器的损害。动物模型实验研究也体现了病理改变的相关性联系，即体现五脏系统内关联。

该研究对实验动物豚鼠皮下注射肌匀浆和弗氏佐剂（CFA），每周1次，连续注射4周。之后取肌酶谱升高的70只作为PM实验动物模型。将70只豚鼠随机分7组，每组10只。对照组分为正常对照组、模型对照组，治疗组分为加味四妙散高剂量组、加味四妙散中剂量组、加味四妙散低剂量组、西药（泼尼松每日每千克体重1mg）组、加味四妙散（中剂量）+泼尼松（泼尼松每日每千克体重1mg）组。除正常对照组外，其余组以肥甘饮食+人工气候箱+大肠杆菌法造脾虚模型。

病理检查结果如下。

肌肉病理：用药 8 周后，将所有豚鼠处死并做病理检查，显微镜检查示所有被检的豚鼠骨骼肌纤维均见不同程度的浑浊肿胀，肌横纹模糊、消失，肌纤维变性坏死，单核细胞浸润。脾虚豚鼠的骨骼肌同样表现为肌纤维变性坏死，炎症细胞浸润，间质小血管壁增厚，周围有炎细胞浸润。

肺组织病理：正常对照组豚鼠的肺组织正常，少数有局灶性淋巴细胞浸润。模型对照组和治疗组豚鼠，有程度不等的间质性肺炎，肺间质弥漫性增厚、充血，间质内出现单个核细胞和巨噬细胞、淋巴细胞的浸润，有的有肺泡间隔内毛细血管充血、扩张，肺组织病理显示为弥漫性肺泡损伤、寻常性间质性肺炎等。

肝组织病理：治疗组中，有 18 只豚鼠的肝细胞发生轻至重度变性，呈空泡样变性或水样变，肝窦松散或充血，门管区小胆管区增生充血，伴淋巴细胞和中性粒细胞、嗜酸性粒细胞等浸润，部分可见脂肪变性，纤维组织增生。

多发性肌炎动物模型肌酶谱检测与肌细胞组织及其他脏器组织病理改变的结果，提示五脏相关学说兼容中医理论与现代科学理论的可能性。

第五章　多发性硬化

多发性硬化（multiple sclerosis，MS）属于罕见病，是一种免疫介导的中枢神经系统慢性炎性脱髓鞘性疾病，常累及脑室周围、近皮质、视神经、脊髓、脑干和小脑，病变具有空间多发和时间多发的特点，也称为脱髓鞘膜病。由于临床表现多样，其常见症状包括视力下降、复视、眼球活动受限、肢体运动障碍、肢体无力、肢体感觉障碍麻木、走路不稳等，因此，容易被误诊为重症肌无力。中医药对本病的治疗有一定疗效。

第一节　西医学对多发性硬化的认识

一、中国专家共识

中国免疫学会神经免疫分会、中华医学会神经病学分会神经免疫学组在 2018 年 11 月第 6 期《中国神经免疫学和神经病学杂志》发表《多发性硬化诊断和治疗中国专家共识（2018 版）》一文。文中提出，多发性硬化（MS）是一种以中枢神经系统（CNS）炎性脱髓鞘病变为主要特点的免疫介导性疾病，病变主要累及白质。其病因尚不明确，可能与遗传、环境、病毒感染等多种因素相关。MS 病理上表现为 CNS 多发髓鞘脱失，可伴有神经细胞及其轴索损伤，MRI 上病灶分布、形态及信号表现具有一定特征性。多发性硬化病变具有空间多发（DIS）和时间多发

（DIT）的特点。多发性硬化好发于中年人，女性更为多见，男女患病比例为（1 : 1.5）～（1 : 2）。

二、分型与临床表现

（一）分型

1. 复发缓解型多发性硬化（RRMS）

RRMS 反复发作，而 2 次复发间病情稳定。本类型可以完全康复也可能留有后遗症或残留部分功能障碍。80% ～ 85% 的多发性硬化患者最初病程中表现为本类型。

2. 继发进展型多发性硬化（SPMS）

本型最初为复发 – 进展的疾病病程，但之后进行性加重而不再缓解，伴或不伴急性复发。约 50% 的 RRMS 患者在患病 10 ～ 15 年后疾病不再复发缓解，呈缓慢进行性加重过程。

3. 原发进展型多发性硬化（PPMS）

疾病从发病就持续进展，此型病程大于 1 年，疾病呈缓慢进行性加重，无缓解复发过程。约 10% 的 MS 患者表现为本类型。

4. 其他类型多发性硬化

根据发病与延后情况，有 2 种少见的临床类型作为补充。一是良性型多发性硬化，即少部分多发性硬化的患者在发病 15 年内几乎不留任何神经系统残留症状及体征，日常生活和工作无明显影响，但目前对良性型多发性硬化尚无法做出早期预测。二是恶化型多发性硬化，又称爆发型或变异型多发性硬化，病情持续迅速进展，短时间内导致神经系统多处严重功能障碍，或发病后在很短的时间内死亡。

（二）临床表现

多发性硬化的临床表现多样。其常见症状包括视力下降、复视、肢体感觉障碍、肢体运动障碍、共济失调、膀胱或直肠功能障碍等。

三、诊断原则与诊断标准

（一）诊断原则

首先，应以客观病史和临床体征为基本依据；其次，在考虑为多发性硬化诊断时，所有患者均应行头部 MRI 检查；最后，还需排除其他可能疾病。

（二）诊断标准

由于多发性硬化临床表现复杂，临床诊断较难，诊断要点一直在不断更新发展。目前国内外临床应用 2005 年改版的麦克唐纳（McDonald）诊断要点，将多发性硬化的诊断标准划分为 2 个等级。

1. 肯定多发性硬化

肯定多发性硬化即完全符合标准，其他疾病不能更好地解释其临床表现。通常脑 MRI、脊髓 MRI、脑脊液至少应该有 1 项异常（脑 MRI 阳性，脊髓 MRI 阳性，脑脊液阳性），如果上述检查均无异常，诊断应谨慎，必须排除其他疾病。

2. 可能多发性硬化

可能多发性硬化即不完全符合标准，临床表现怀疑 MS。临床诊断的关键是头颅脑部 MRI 检查，包括随访检查。

结合临床资料，头颅、脊髓 MRI 对多发性硬化的诊断有重要意义。头颅 MRI 以 4 ～ 15 个病灶者多见，少数病例的病灶弥漫分布，无法计数，斑块分布以两侧脑室旁最多见。脊髓 MRI 检查显示，其病灶表现为纵行长条状等长 T1、长 T2 异常信号。

四、西医治疗

1. 糖皮质激素

对于本病的西医治疗,《多发性硬化诊断和治疗中国专家共识(2018版)》提出,可用大剂量甲泼尼龙冲击疗法,成人从每日1g开始,静脉滴注3～4小时,共3～5日。如临床神经功能缺损明显恢复,可直接停用。如临床神经功能缺损恢复不明显,可改为口服泼尼松片60～80mg,每日1次,或甲泼尼龙片48～64mg,每日1次。泼尼松每2日减5～10mg,甲泼尼龙每2日减4～8mg,直至减停,原则上总疗程不超过3～4周。在口服激素减量过程中,若出现新发症状,可再次用甲泼尼龙冲击治疗或给予1个疗程静脉大剂量免疫球蛋白治疗。

2. 血浆置换

血浆置换是本病的二线治疗方法。急性重症或对激素治疗无效者可于起病2～3周应用5～7次的血浆置换。

3. 疾病修正治疗

多发性硬化为终身性疾病,其缓解期治疗以控制疾病进展为主要目标,故近期有学者推荐使用疾病修饰治疗(disease modifying treatments,DMT)。治疗药物有特立氟胺,为DMT中的一线口服治疗药物;注射用重组人β-1b干扰素,为DMT中的一线治疗药物;另还有阿仑珠单抗。此外,还有氨吡啶缓释片,通常每12小时服用1次(早上1片,晚上1片),在有或没有食物的情况下服用该药。吞下整个药片,不要咀嚼或破碎后服下。

第二节　中医学对多发性硬化的认识

一、病因病机及特点

中医学没有多发性硬化的病名，但可以"古说参证"。如前所述，多发性硬化临床表现复杂，临床诊断较难，诊断标准一直在不断更新。多发性硬化的病变特点是中枢神经系统白质炎性脱髓鞘，故可将其归属于中医学"脑病"范畴。因其临床表现复杂，病机可以五脏相关进行概括。《灵枢·海论》曰："经水者，皆注于海；海有东、西、南、北，命曰四海……人有髓海，有血海、有气海、有水谷之海，凡此四者，以应四海也。"脑为髓海，"髓海有余，则轻劲多力，自过其度；髓海不足，则脑转耳鸣，胫酸眩冒，目无所见，懈怠安卧"。

肾主骨髓，肝主筋脉，脾主四肢肌肉。中医学认为，本病病位在肾、肝、脾三脏，故见脑部共济失调、肢体感觉障碍、肢体运动障碍、视力下降、复视（遮盖一只眼睛单眼视物仍复视）、膀胱或直肠功能障碍见小便失禁、大便秘结等。本病为本虚标实之证，本虚主要为气血阴阳不足、脏腑功能失调，标实主要表现为湿热、湿浊、瘀血等。本病初期多为邪盛，反复发作后邪去正伤，逐渐演变为慢性病，出现肝肾亏虚、脾肾阳虚之象。发作期以邪实为主，可以兼有本虚之证。缓解期则以本虚为主。发作期的治疗主要是减轻症状，辅助激素的顺利减撤，重在祛邪，以清热利湿、健脾化湿、活血通络等治法为主；缓解期的治疗以温肾助阳、育阴通络等治法为主。

二、辨证论治

2008 年，中华中医药学会发布的《中医内科常见病诊疗指南：西医疾病部分》，对于多发性硬化的辨证论治分为急性期与缓解期。

（一）急性期

1. 湿热浸淫证

证候：肢体痿软，身体困重，或有发热，口苦咽干，大便秘结，小便短赤不利，虚烦不眠，咳痰黄稠，舌苔黄腻，脉濡数或弦数有力。本证多见于急性发作期。

治法：清热利湿，活血通络。

方药：四妙散加减。苍术 15g，黄柏 9g，川牛膝 12g，薏苡仁 30g，海风藤 12g，络石藤 12g，鸡血藤 30g，伸筋草 9g，豨莶草 15g，萆薢 9g，六一散（包）9g，川芎 9g，全蝎 6g。

加减：肢体麻木，关节运动不利，舌质紫暗，脉细涩，加赤芍 15g，牡丹皮 9g，红花 9g，以活血通脉；发热便干，喉中有痰，色黄不易咳出，口苦咽干，舌苔黄厚腻，加黄芩 9g，栀子 6g，胆南星 6g，瓜蒌 30g，以清热化痰。

中成药：①二妙丸，口服，每次 6～9g，每日 2 次；②清开灵注射液 20～40mL，加入 0.9% 生理盐水或 5% 葡萄糖注射液 250mL 中，静脉滴注，每日 1 次。

2. 湿浊内蕴证

证候：下肢困重，僵硬无力，步履失调，言语不利，头重如裹，胸闷腹胀，舌苔腻，脉滑或濡。

治法：化湿行气。

方药：五苓散合三仁汤加减。杏仁 9g，薏苡仁 30g，豆蔻（后下）9g，茯苓 12g，猪苓 9g，通草 6g，法半夏 9g，白术 9g，陈皮 15g，泽泻 15g，砂仁（后下）6g。

加减：肢体痹痛僵硬，筋脉拘挛，加威灵仙 9g，木瓜 12g，以祛湿通络，缓急解痉；脘腹胀满，头重如裹，便溏乏力，合用平胃散以燥湿健脾；长夏季节，外感暑湿，发热头痛，胸脘满闷，加广藿香 9g，佩兰 9g，白芷 9g，萆薢 9g，蚕沙（包煎）15g，以醒脾化湿，芳香化浊。

中成药：①五苓散，口服，每次 6 ～ 9g，每日 2 次；②平胃丸，口服，餐前服用，每次 6 ～ 9g，每日 2 次。

（二）缓解期

1. 脾肾阳虚证

证候：小便频数或失禁，肢麻筋紧，步态不稳，下肢无力，甚至瘫痪，视物昏花或复视，畏寒肢冷，头晕耳鸣，大便稀溏，记忆力下降，言语不利，神倦乏力，舌质淡，舌体胖大，苔薄白或白腻，脉沉细。

治法：温补脾肾。

方药：金匮肾气丸或地黄饮子加减。肉桂 3g，附子（先煎）6g，淫羊藿 15g，生地黄 15g，熟地黄 15g，山茱萸 9g，山药 9g，泽泻 9g，茯苓 9g，丹参 15g。

加减：纳呆食少，气短乏力，大便溏薄，可合用四君子汤加减，以补脾益肾；小便失禁，加桑螵蛸 9g，益智仁 9g，覆盆子 9g，以益肾缩尿；形体消瘦，腰膝酸软，双目昏花，遗精阳痿，加当归补血汤及阿胶（烊化）9g，鹿角胶（烊化）9g，鹿角霜（先煎）5g，以填精补血。

中成药：①八味肾气丸，口服，每次 1 丸，每日 2 次；②无比山药丸，口服，每次 9g，每日 2 次。

2. 肝肾亏虚证

证候：四肢麻木或挛急，腰膝酸软，步态不稳，头晕耳鸣，视物不清，两目干涩，五心烦热，少寐健忘，咽干舌燥，舌红，苔少或薄黄，脉细数或细弦。

治法：滋补肝肾。

方药：左归丸或六味地黄丸加减。熟地黄 15g，山茱萸 15g，山药 9g，泽泻 9g，茯苓 9g，女贞子 9g，墨旱莲 9g，菟丝子 9g，枸杞子 15g，鹿角胶（烊化）9g。

加减：胸胁苦满，善太息，舌质淡红，舌尖红，苔薄白，脉弦，合用柴胡疏肝散以疏肝理气；面红目赤，胁痛口苦，加龙胆草 6g，菊花 9g，黄芩 9g，以清泻肝火；腰膝酸软，加杜仲 15g，牛膝 15g，桑寄生 15g，以补肾强膝；失眠多梦，加炒酸枣仁 15g，首乌藤 30g，以养心安神；头晕头痛，心悸失眠，目眩耳鸣，偶有肢体颤动，舌质红，苔薄白，脉弦数，属于阴虚阳亢、虚风内动证，可选用镇肝息风汤合芍药甘草汤，以平肝息风，养血柔肝。

中成药：①知柏地黄丸，口服，每次 1 丸，每日 2 次；②大补阴丸，口服，每次 6g，每日 2～3 次。

3. 气虚血瘀证

证候：肢体麻木、束带感或痉挛疼痛，步态不稳，气短乏力，心悸，便溏，头晕眼花，面色萎黄，舌质紫暗或有瘀点、瘀斑，苔白，脉细涩。

治法：益气活血。

方药：补阳还五汤或黄芪桂枝五物汤加减。黄芪 30g，当归 9g，川芎 9g，桃仁 9g，红花 9g，赤芍 15g，海风藤 30g，络石藤 30g。

加减：肢体痉挛疼痛，加僵蚕 9g，全蝎 6g，蜈蚣 5g，以息风止痉；纳呆食少，倦怠嗜卧，加炒莱菔子 15g，砂仁（后下）6g，白术 9g，以健脾消食；卫外不固，平素易患感冒，感冒后病情加重，合用玉屏风散以益气固表。

中成药：①人参养荣丸，口服，每次 1 丸，每日 1～2 次；②玉屏风颗粒，口服，每次 6g，每日 2～3 次；③紫金丹或玉枢丹捣烂，每次 0.6～1.5g，敷脐，用伤湿止痛膏贴之。

此外，中成药金匮肾气丸适用于肾阳不足型，每次 1 丸，每日 3 次。健步虎潜丸适用于肝肾不足型，每次 1 丸，每日 3 次。杞菊地黄丸适用于肝肾阴虚型，每次 1 丸，每日 3 次。石斛夜光丸适用于肝肾不足、视物不清，每次 1 丸，每日 3 次。明目地黄丸适用于肝肾不足、视物不清，每次 1 丸，每日 3 次。知柏地黄丸适用于阴虚火旺型，每次 1 丸，每日 3 次。健步丸适合多发性硬化属肝肾不足之腰膝酸软、下肢痿软、步履艰难者，每次 9g，每日 2 次。

第三节　各地名中医治疗经验

笔者综述多发性硬化相关文献发现，真正按照《中医内科常见病诊疗指南：西医疾病部分》辨证论治者虽有，但以教学为多，临床中各地名中医治疗本病仍然以专方专病为主。

一、名中医经验整理

武继涛、李亚娜等整理河南省名老中医郑绍周教授治疗多发性硬化的经验，认为肾虚是多发性硬化发病之本，毒邪为多发性硬化致病之标，诊治分为 3 期：急性发作期、慢性进展期、缓解期。在各期的治疗过程中，虫类药的应用亦是郑绍周教授治疗多发性硬化的特色之一。

急性发作期：以毒邪内盛为主，同时存在肾精不足。郑绍周教授根据毒邪的性质分别采用祛风解毒、化湿解毒、清热解毒、化痰解毒等方法。祛风解毒常用荆芥、防风、薄荷、全蝎、蜈蚣等，化湿解毒常用薏苡仁、土茯苓、泽泻、苍术、马鞭草、茵陈等，清热解毒常用射干、重楼、连翘、六月雪、大黄等，化痰解毒常用半夏、胆南星、茯苓、僵蚕等。佐以淫羊藿、巴戟天、菟丝子、沙苑子、黄芪、党参、白术等补肾益气。

慢性进展期、缓解期：扶正祛邪，补肾解毒，以滋补肝肾健脾、理气填精生髓、佐以解毒为治法。选用淫羊藿、肉苁蓉、沙苑子、女贞子、菟丝子等以阳中求阴，阴中求阳，共起填补肾精、扶助肾气之作用。用党参、白术健脾理气，加僵蚕、重楼、葛根、赤芍等化痰活血解毒。（以上内容载于《陕西中医》2011年第 8 期与《新中医》2018 年第 7 期）

二、单方验方

各地应用中医药单方验方治疗多发性硬化的有效报道有很多，具体如下：

陆曦、李智文、王华燕等以平复汤（黄芪、生鳖甲各 12 ～ 15g，党参、女贞子、白芍、麦冬、茯苓、生地黄、枸杞子、知母各 10 ～ 12g，柴胡、黄芩各 9 ～ 10g，当归、白术、制半夏各 8 ～ 9g，炙甘草 3 ～ 5g，大枣 8 枚。每周服 2 ～ 3 剂）治疗多发性硬化 30 例。坚持平复汤治疗者，经 3 ～ 13 年（平均 6 年）随访观察，结果除 2 例因外感后各出现 1 次症状反复者，其余均未复发。（以上内容载于《中医杂志》1995 年第 7 期）

高敏以地黄合剂（胶囊）（熟地黄、山茱萸、石菖蒲、僵蚕等）治疗多发性硬化急性复发期 38 例，结论：地黄合剂（胶囊）临床疗效明显，可改善多发性硬化患者使用激素后出现的阴虚火旺症状。（以上内容载于《湖南中医杂志》2008 年第 6 期）

李铮等用疏肝健脾方（柴胡 15g，白术 15g，枳壳 10g，土茯苓 15g，甘草 6g，白芍 10g，当归 10g）治疗多发性硬化急性期 35 例，发现疏肝健脾方治疗多发性硬化急性期临床疗效明显。（以上内容载于《中国中医急症》2014 年第 9 期）

张晓雪用补肾益气活血汤（肉苁蓉、淫羊藿、黄芪、郁金、葛根、红花等）治疗多发性硬化 49 例，结果：显效 19 例，有效 25 例，无效 5 例，总有效率 89.8%。（以上内容载于《山西中医》2006 年第 2 期）

陈金亮用龟鹿益髓胶囊（人参、鹿茸、龟甲、菟丝子、何首乌、枸杞子、全蝎、鸡血藤）治疗多发性硬化 120 例，结果：显效 42 例（35.00%），有效 61 例（50.83%），无效 17 例（14.17%），

总有效率85.83%。（以上内容载于《中国中医基础医学杂志》2008 年第 7 期）

王殿华用参鹿益髓汤（人参 12g，鹿茸粉 2g，菟丝子 20g，何首乌 24g，枸杞子 15g，当归 12g，鸡血藤 30g，全蝎 2g）治疗多发性硬化 41 例，结果：完全缓解 0 例，显效 16 例，有效 20 例，无效 5 例，总有效率 87.80%。（以上内容载于《中医杂志》2011 年第 6 期）

张志军等用参芪养髓方（淫羊藿 30g，巴戟天 30g，党参 20g，黄芪 30g，菟丝子 30g，大青叶 20g，六月雪 20g，重楼 30g，女贞子 25g，石菖蒲 30g，葛根 15g，水蛭 8g，僵蚕 20g，熟地黄 25g）治疗多发性硬化 39 例，结果表明参芪养髓方能改善临床症状，减轻神经系统损伤，降低复发次数。（以上内容载于《中医研究》2014 年第 4 期）

第四节　日常调养及康复护理

1. 定期复查，针对性治疗

多发性硬化是慢性自身免疫疾病，患者应定期（1～2 年）复查头颅 CT 或 MRI、脊髓 MRI，遵照医嘱用针对性药物维持治疗效果，经过数年时间，多数患者可以康复停药。所以笔者总说"总是去安慰"，要体谅患者经受了常年的病痛折磨，他们希望使用的疗法能根治疾病，当没有达到预期目标时，就会很失望。所以，医生要告知患者通过治疗，不适症状会随着疾病的好转而减轻或消失，要让其做好心理准备，配合治疗，尽量满足患者的要求。

2. 预防感冒，避免劳累

感冒及并发感染是多发性硬化患者病情反复的一大诱因。患者应避免接触易感人群，可选择适当药物如预防感冒的颗粒冲剂,如养肺润燥颗粒、柴葛退热颗粒、邓老清冠饮颗粒等。有学者统计,多发性硬化复发时有诱因者占 24.6%,其中感冒发热占很大比例。另外,要预防尿道感染,有的患者尿频、尿急是发生在小便潴留以后,形成了自动膀胱,甚至发展为尿失禁。这类患者可用 3% 硼酸洗液、呋喃西林溶液、生理盐水冲洗尿道。

多发性硬化患者发病期间不宜锻炼,以休息为主,节约体能。任何超负荷的运动对患者都是不可取的。有学者认为,多发性硬化患者要避免极高温的热水浴,或过度温暖的环境,以免引起复发。

《多发性硬化和脱髓鞘疾病》《多发性硬化手册》中均提出,多发性硬化患者要尽量少吃肉,将每周食用动物肉类的次数减少到 2~3 次,严格克制吃肉的欲望。每日摄入一些鱼油,对多发性硬化的病情有很好的改善作用。从生理学和营养学观点来看,鱼类食品具有很高的营养价值。因为鱼类特别是深海鱼类富含多链不饱和脂肪酸和高质量的蛋白质。

第五节 多发性硬化医案纪实分析

1976 年 1 月,笔者初行医时,曾跟随两位西医医生学习。笔者向他们请教过多发性硬化与多发性神经炎的区别。1989 年,笔者又在广州中医药大学第一附属医院针灸科请教了杨文辉主任(广东省名中医,曾于西医神经科进修 2 年)这个问题。他们都根据当时的教材并结合自己的临证经验给我解答:多发性硬化指的是中枢神经系统脱髓鞘病变,中枢神经系统被自己的免疫系统攻击,自身的免疫调节异常,引起自身的抗体反复攻击神经系统,导致神经细胞脱髓鞘。多发性神经炎是周围神经疾病,以吉兰-巴雷综合征为例,主要病变为多发神经根和周围神经节段性脱髓鞘，找中医诊治者多为慢性炎症性脱髓鞘性多发性神经病。

一、多发性硬化（原发进展型）案

周某，女，43岁，2019年9月26日初诊。患者双下肢无力进行性加重12年。患者于2007年5月无明显诱因出现左下肢乏力，尚不影响行走，伴疲乏感，于北京某著名三甲西医院住院治疗，行头颅 MR 检查提示脑内多发异常信号，符合脱髓鞘脑病改变；腰穿示脑脊液常规、生化未见明显异常；大便隐血试验（OB）（+），24 小时 IgG 合成率（+）。予丙种球蛋白治疗，患者自觉症状无明显好转，遂出院，出院诊断：脑内脱髓鞘病变。

2009年，患者出现右下肢乏力，程度较左侧轻，无上肢乏力，无四肢麻木、刺痛，遂至中国香港就诊，诊断为多发性硬化，予干扰素治疗，使用半年无明显改善后停用。2011年，患者觉左下肢乏力稍微影响行走，于广州某三甲医院就诊，予鞘内注射干细胞移植，无明显好转。后患者使用中药治疗（具体不详），觉疲乏感有所改善。2014年，患者开始出现走路不稳，走路易跌倒，需人搀扶。2015年，患者出现双侧上肢乏力，程度较轻。2015年9月，患者入广州某三甲西医院神经内科一病区住院治疗，查头颅 MRA 平扫+增强示双侧额顶叶、半卵圆中心、侧脑室旁、丘脑、海马及桥脑、左侧小脑半球多发病灶，考虑脱髓鞘病变，多发性硬化可能性大；轻度脑萎缩；MRA 示左侧大脑前动脉起源变异；MRV 未见明确异常。2019年2月14日，患者因左下肢乏力11年，伴呕吐3天入广州某三甲医院神经内科住院治疗，查头 MR 平扫+增强示两侧额颞顶枕叶白质区、两侧基底节区、两侧侧脑室旁及桥脑左侧多发异常信号灶，考虑脱髓鞘改变（多发性硬化）可能性大。予以甲泼尼龙 1g+丙种球蛋白 10g 冲击治疗（3天），双下肢乏力较前好转，其后激素改为口服，但患者自觉服药后不适，遂停用。出院诊断：多发性硬化（原发进展型）。出院带药：雷贝拉唑钠肠溶片，口服，每日 20mg，每日 1 次；骨化三醇胶丸，口服，每次 0.25μg，每日 1 次；巴氯芬片，口服，每次 5mg，每日 3 次；盐酸金刚烷胺片，口服，每次 0.1g，每日 2 次；拉莫三嗪片，口服，每次 25mg，每日 1 次；盐酸氟西汀分散片，口服，每次 20mg，每日 1 次；甲钴胺分散片，口服，每次 0.5mg，每日 3 次。至 2019 年 9 月，患者双下肢无力行走，需要坐轮椅，遂就诊于中医。

患者轮椅就诊，为中年女性，慢性病程，病情进行性加重至不能行走。查体神清，对答切题，脑神经检查（-），双侧上肢体肌力 4 级，下肢肌力 3 级，四肢躯干深浅感觉对称存在。肌肉未见明显萎缩，舌肌无震颤。脉弦细，舌体胖淡苔薄白。

中医诊断：痿证类病（肝血不足，脾肾亏虚）。

治法：调肝养血，补益脾肾。

处方：黄精 15g，制首乌 30g，山茱萸 15g，黄芪 60g，五爪龙 60g，千斤拔 30g，党参 30g，白术 15g，茯苓 20g，鹿角霜 30g，肉苁蓉 15g，薏苡仁 30g，谷芽 30g，甘草 5g，大枣 20。15 剂。

上药用清水 1000mL 煎煮至 200mL；第 2 天复渣再煎，用清水 700mL 煎煮至 200mL。1 剂可服 2 天，15 剂可服用 1 个月。

二诊：2019 年 11 月 5 日。患者自觉服药后体能好转，但仍然不能行走。检查患者四肢肌肉无萎缩，尤其鱼际肌尚饱满，四肢腱反射存在。

处方：黄芪 60g，五爪龙 60g，千斤拔 30g，牛大力 30g，党参 30g，黄精 15g，熟地黄 20g，山茱萸 15g，白术 15g，茯苓 20g，紫河车 10g，肉苁蓉 15g，牛膝 15g，防风 10g，甘草 5g。15 剂。

煎服方法同前。

三诊：2020 年 1 月 9 日。患者病情稳定，下肢肌肉无震颤、不萎缩，有诊治生机，嘱停服所有西药。检查血液分析、肝肾功能结果正常。

处方：黄芪 60g，五爪龙 60g，千斤拔 30g，巴戟天 15g，党参 30g，黄精 15g，熟地黄 20g，山茱萸 15g，白术 15g，茯苓 20g，鹿角霜 30g，肉苁蓉 15g，牛膝 15g，防风 10g，甘草 5g。15 剂。

煎服法同前。

其后因新型冠状病毒感染疫情影响，患者在当地医院继续服用中药。2020 年 10 月，患者继续来笔者处诊治，全身情况尚好。笔者随访该患者至 2021 年 9 月，其在家里可以行走，生活能自理，外出远行仍需要坐轮椅。

按：本案患者 2007 年发病，西医诊断为原发进展型多发性硬化（PPMS），疾病从发病就持续进展，呈缓慢进行性加重，病程有 14 年之久。患者先后于四间三甲医院治疗，明确诊断，使用指南认为应该用的药物，但效果不明显。目前，中医治疗多发性硬化有不同的学术观点。笔者认为，无论是复发缓解型、继发进展型、原发进展型，还是其他类型，都属于慢性病，按照中医学理论，久病必虚，穷必入肾，肾主骨髓，故本病以补肾填精益髓为主要治法。即使患者有炎症，亦为虚火上浮于脑，而病之本在元阴元阳，故"上病（脑病）下治"，采用上述补脾肾、养肝血处方，虽不能治愈疾病，但可让患者带病延年，提高生存质量。

笔者诊治过的多发性硬化患者十余例，发现该病临床表现多样，分型诊断比较复杂，但患者肌肉基本不萎缩，患者头颅 CT 或 MRI、脊髓 MRI 检查结果，对随访临床变化很重要。多发性硬化病变具有时间多发和空间多发的特点，以中年患者多见，以亚急性起病多见。如笔者诊治的患者李某，男，34 岁，肢体反复乏力，遂进行颅脑 MR 检查，结果示双侧额、顶、颞叶白质、双侧内囊、桥脑多发异常信号，呈点状及小斑块状，T2 加权像呈高信号，T1 加权像呈等信号或稍低信号，意见：脑白质多发异常信号，考虑多发性硬化。患者经中西药诊治多年，病情稳定，至 2019 年 1 月病情又复发，查头颅核磁共振，结果示双侧大脑半球多发病灶，结合病史，考虑多发性硬化可能性大。2022 年 3 月，患者左侧肢体无力、肢体拘挛，头颅 CT 示蛛网膜下腔出血，经治疗后可以行走至门诊，检测左上肢肌力 4^+ 级，左下肢肌力 4^- 级。经中药治疗后，患者无头痛头晕，无舌头发麻，无肢体发麻，无肢体乏力，无视物模糊，胃纳可，大小便正常。2022 年 5 月 25 日，患者复查头颅 CT 示颅内多发病变，结合病史，符合多发性硬化改变。

多发性硬化患者多以四肢麻木乏力（肢体乏力、感觉异常）为主要临床表现，有些病例以视物不清、视力下降、视野缺失（眼部症状）为表现。笔者回顾 12 例自 2013 年至 2018 年住院病例患者的资料，发现病例中经常将本病与视神经脊髓炎混称。12 例患者分别在不同的三甲医院的行头颅 CT 或 MRI、脊髓 MRI，检查结果先后做出过脱髓鞘性脊髓病、脊髓炎性脱髓鞘病变、急性脊髓炎（$C_7 \sim T_8$）、视神经脊髓炎、脊髓脱髓鞘病变、脊髓炎、考虑脊髓炎、急性脊髓炎、符合脊髓炎改变、考虑视神经炎等诊断意见。这些患者使用激素及免疫抑制剂与中药治疗都能有较好效果。

该病也有误诊为重症肌无力的，笔者曾在夜间接诊一名院外三甲医院诊断为重症肌无力准备施行胸腺摘除手术的患者。这名患者 23 岁，家住中国香港，于 2003 年 6 月 11 日因复视、眼球活动受限、双下肢无力在某三甲医院就诊，行新斯的明试验后因腹痛、大汗淋漓无法下结论，胸腺 CT 未见异常。患者因不愿手术而转至我院急诊。笔者检查患者眼睑无波动性下垂，双眼视物复视，遮盖一只眼睛单眼视物仍然复视（注：重症肌无力的复视特点是双眼视物复视，但单眼视物复视消失），考虑脑部病变，遂查头颅 MRI，结果发现脑白质斑块病灶，符合脱髓鞘膜病的诊断。特发性神经脱髓鞘病包括多发性硬化、视神经炎、脊髓神经根炎。患者经中西结合抢救住院 1 个月，出院后返回中国香港，其间复发 1 次，入伊利沙伯医院行丙种球蛋白冲击及类固醇治疗。由于患者是第 2 次发病，遂确诊为多发性硬化。现患者已停用类固醇，继续服用中药治疗。

二、多发性硬化（复发缓解型）案

王某，男，59 岁，2005 年 4 月 29 日因视物模糊，头晕头痛，说话不能持续，肢体无力，入广州某三甲医院神经科就诊。头颅 MR 平扫结果示 T1WI 呈斑点状低信号影，动态可见明显强化，结合临床诊断为脑神经脱髓鞘病，患者使用甲泼尼龙冲击疗法，每日 1g，静脉滴注 5 天；丙种球蛋白冲击疗法，每日 20g（2.5g×8 瓶），静脉滴注 5 天；其后用泼尼松，每日 60mg 维持。患者症状缓解出院。半年后，患者停用泼尼松，病情再次发作，入某三甲医院按照上述方法处理，症状缓解后出院。出院后，患者服用泼尼松，每日 40mg，减至每日 20mg 时症状再次出现，四肢无力加重。2007 年 1 月 19 日，患者于某三甲西医院查头颅 MR 平扫＋加强，结果示未见异常。予甲泼尼龙冲击治疗，每日 1g，静脉滴注 5 天；丙种球蛋白冲击治疗，每日 20g（2.5g×8 瓶），静脉滴注 5 天。疗效不满意，患者自诉用药后有"虚脱濒死"感觉。其后用泼尼松，每日 50mg 维持治疗效果，患者消瘦，肢体震颤，右侧肢体肌肉萎缩，构音障碍，肌电图检查示双小指展肌、右胫前肌、胸锁乳突肌神经源性损害，拟前角细胞损害可能性大，请结合临床。基于肌电图有"拟前角细胞损害可能性大"一语，外院医生怀疑运动神经元病肌萎缩侧索硬化，遂患者于 2007 年 8 月 20 日转入我院二内科住院治疗。

笔者查房：患者神疲乏力，头晕头痛，形体消瘦，右冈上肌及鱼际肌、掌间肌肉（指间肌）萎缩，肌力 3～4 级，但未见有肌束震颤（注：肢体震颤容易被误认为肌束震颤），软腭上提（－），右侧扁桃体周围稍肿大。伸舌过齿，舌肌无震颤，舌质红，舌苔黄腻。双手寸脉浮，尺脉弱。结合病史，初步印象：肌束及舌肌无震颤，基本可以排除运动神经元病肌萎缩侧索硬化（这是邓老的经验）。笔者认为，肌肉萎缩是颈胸椎脊髓损害造成的（脊髓 MR 平扫示椎体左后上部信号异常），仍然属于脑神经脱髓鞘病，病情反复发作，时而缓解，拟诊断为复发缓解型多发性硬化。中医辨病为痿证类病，类脑脱髓鞘病，虚实夹杂，脾肾虚损。虚者为肾虚，肾精不足。肾为先天之本，肾藏精生骨髓；脾虚，脾为后天之本，津液气血生化之源主肌肉。长期服用大量西药，会产生不良反应，导致脾胃虚损，脾失健运生湿，聚湿生痰，痰湿中阻，清阳不升，浊阴不降，诸症蜂起。建议激素每周减 1 片，不必再使用丙种球蛋白，住院期间减至每日 8 片（40mg）。

处方：黄芪 60g，五爪龙 60g，千斤拔 30g，党参 30g，白术 15g，茯苓 20g，山茱萸 15g，鹿角霜 30g，杜仲 15g，肉苁蓉 15g，薏苡仁 30g，谷芽 30g，甘草 5g，大枣 20g。3 剂。

上药用清水 1000mL 煎煮至 200mL。

患者服药后无不良反应，由于听笔者说"你不是运动神经元病侧索硬化，还是有得医"，遂安然入睡，精神好转。对于疑难危重病，如服药后无不良反应，就可以认为是有效。

二诊：针对患者小便淋沥不尽、时有尿裤，予中药治疗。

处方：桑螵蛸 10g，黄芪 60g，五爪龙 60g，千斤拔 30g，党参 30g，白术 15g，茯苓 20g，山茱萸 15g，鹿角霜 30g，杜仲 15g，肉苁蓉 15g，谷芽 30g，甘草 5g，大枣 20g。3 剂。

三诊：患者服用中药后感觉良好，头晕头痛消失，眼睛视物清楚，构音清晰但不能持续，体重停止下降，肌肉不再萎缩。之后患者还分别服用强肌健力饮、参芪强肌灵等方药。经中药治疗后，患者临床症状明显好转，尤其是肌肉萎缩好转，右肩背及右前臂肌肉逐渐丰满，生活可以自理。2007 年 10 月 3 日，患者出院。

患者出院时，仍然每日口服泼尼松，每日 40mg。关于激素逐渐减量问题，笔者采用以下方法：每 2 周减 1 片（5mg），减至 5 片（25mg）时，每个月减半片（2.5mg），至 4 片（20mg）时，服用 3 个月，再视病情而减量。

中药在这一阶段的治疗中非常重要，患者基本服用以下两方。

处方一：黄芪 60g，五爪龙 60g，千斤拔 30g，党参 30g，白术 15g，茯苓 20g，山茱萸 15g，鹿角霜 30g，杜仲 15g，肉苁蓉 15g，薏苡仁 30g，谷芽 30g，甘草 5g，大枣 20g。视病情，加熟地黄 20g，生地黄 20g，黄精 15g，桑螵蛸 10g，淫羊藿 15g，制仙茅 10g，白茅根 30g。

上药用清水 1000mL 煎煮至 200mL；第 2 天复渣再煎，用清水 700mL 煎煮至 200mL。2 天服用 1 剂。

处方二：黄芪 60g，五爪龙 60g，党参 30g，白术 15g，当归 10g，升麻 10g，柴胡 10g，狗脊 15g，山茱萸 15g，杜仲 15g，肉苁蓉 20g，石斛 15g，紫河车 10g，甘草 5g，陈皮 5g。

上药用清水 1000mL 煎煮至 200mL；第 2 天复渣再煎，用清水 700mL 煎煮至 200mL。2 天服用 1 剂。

自 2007 年 10 月出院后，直至 2010 年 10 月，患者泼尼松减至每日 1 片（5mg），然后隔日 1 片（5mg），至 2011 年 5 月停用。停药后观察 90 天，病情稳定。2012 年，患者停用中西药物。至 2013 年 5 月初，患者偶有头晕（血压在正常范围）、耳鸣、视物不清、肢体乏力。2013 年 9 月 9 日，患者于某三甲医院查颅脑 MR 平扫影像示左侧额叶皮层下见点片状异常信号影。

患者后服用中药（以上述处方一为主，加酸枣仁 20g）加针灸，症状消失。笔者安慰患者：随着年龄增大，自身免疫疾病如神经脱髓鞘病会逐渐减轻，不要过于焦虑（患者每晚服阿普唑仑片）。其后病情一直稳定。2014 年 10 月，患者因前列腺肥大尿潴留做前列腺清刮术。

2016年3月24日，患者又觉头晕头痛，耳鸣听力下降，又在某三甲西医院行头颅CT平扫，结果示小脑天幕、纵裂池等密度呈均匀增高，双基底节区、半卵圆中心见多个小斑片状低密度影。诊断意见为脑内多发性腔隙性脑梗死；脑萎缩。2016年3月28日，患者再做颅脑平扫＋弥散成像（DWI）＋血管成像平扫（MRA），结果示双侧基底节区、半卵圆中心见多发斑点状T1WI低、T2WI稍高信号。诊断意见：双侧基底节区、半卵圆中心多发腔隙性脑梗死，双侧额部少量慢性硬膜下积血。患者拿报告单来找笔者诊治。患者无特殊不适，血压135/80mmHg，神清合作，体位自如，对答合理，双瞳等圆等大，对光反射存在，肌肉无萎缩，四肢肌力4～5级。伸舌居中，舌肌无震颤、无萎缩，舌体胖淡，苔白。关脉弦，尺脉弱。右侧扁桃体周围仍大于左侧。笔者以邓老五脏相关理论进行解释：脑部疾病也有互相传变的过程，开始以神经脱髓鞘疾病多发性硬化为主，步入老年（患者70岁），脾肾虚损转化，病位至肝。肝主风，主动摇，血菀于脑部，会导致腔隙性脑梗死、脑萎缩，甚至少量积血，这也是常见的老年性脑病。患者现在生活能够自理，饮食、大小便正常，嘱其不要再用激素及免疫抑制剂，使用丙种球蛋白冲击疗法，吃点中药即可。

处方：黄芪45g，五爪龙45g，天麻15g，钩藤15g，竹茹10g，枳壳10g，法半夏10g，橘红5g，茯苓20g，太子参30g，石斛15g，薏苡仁30g，酸枣仁20g，杜仲15g，桑螵蛸10g，甘草5g。7剂，2天服1剂。

笔者的话患者听进去了一半，吃了中药后，头晕、耳鸣有好转，但患者也服用了神经科脑病药，服药后胃脘不适，神疲乏力，遂决定停药。

患者已在多家医院都做过头颅脊髓CT、MR检查，各自报告诊断前后略有差异。2018年1月，患者决定自费到中国香港养和医院找名西医做脑MRI增强扫描检查，结果示沿小脑幕及小脑表面硬脑膜增厚强化，大脑幕后侧同时受侵犯，考虑肥厚性硬脑膜炎。患者拿养和医院的诊断报告与笔者商讨如何用药。在此，笔者想将当时的意见作为本病案的按语。

按：复发缓解型的多发性硬化，临床反复发作，而 2 次复发间病情稳定，可以完全康复，也可能留有后遗症或残留部分功能障碍，80% ～ 85% 的多发性硬化在最初病程中表现为本类型。王某从 2005 年 59 岁起病至 2020 年已 74 岁，病情经历了 2 个阶段变化。

第 1 个阶段：2005 年至 2012 年。患者以脱髓鞘病（多发性硬化复发缓解型）为主，2 次复发间病情相对稳定，使用大量类固醇激素冲击及丙种球蛋白冲击治疗有阶段性效果。第 3 次发作时，患者行冲击治疗效果不显著，服用泼尼松片，每日 10 片，维持效果，检查头颅 MR 未见异常（长期大量激素可能对头颅 MR 诊断产生影响），与此同时，患者出现右侧胸背部及肢体肌肉萎缩，肌电图检查示神经源性损害，并有"疑前角细胞损害"（注：运动神经元病肌萎缩侧索硬化肌电图术语）。患者对此感恐慌焦虑，遂转院中医诊治。我们认为，中医学虽无"脱髓鞘病"病名，但根据患者肌肉萎缩、四肢无力，诊断为痿证类病，给予补益脾肾、填精止损的中药如鹿角霜、肉苁蓉、紫河车、桑螵蛸、黄芪、党参等。服药后，患者肌肉不再萎缩，甚至增长，四肢有力，生活能自理，可到处行走，而且逐渐停用类固醇激素及其他免疫抑制药。

第 2 个阶段：2016 年至今。随着患者年龄增大，头颅 CT、MR 检查示脑内多发性腔隙性脑梗死、脑萎缩是很常见的。经络者，人体气血精髓之通道，现代中医学把肢体经络病证归于一类，部分与脑病有关。年龄增大，免疫亢进相应减少，类固醇激素及免疫抑制剂应尽量少用。患者在中国香港养和医院被诊断为肥厚性硬脑膜炎，内地中西医学界都很少使用这一术语。笔者查阅文献报道得知，肥厚性硬脑膜炎是一种自身免疫性疾病，这种疾病在临床上比较少见，起病比较隐匿，而且反复发生，容易迁延不愈。肥厚性硬脑膜炎也可以与其他系统疾病，如类风湿、结节病、肿瘤、肉芽肿等自身免疫性疾病并存。对其首先要针对病因进行治疗，同时可以应用甲泼尼龙或者是用环磷酰胺、甲氨蝶呤等药物治疗。患者最后接受中医药治疗意见，基本处方：黄芪 30 ~ 60g，五爪龙 30 ~ 60g，党参 30g，白术 15g，茯苓 20g，川革薢 15g，石斛 15g，山药 30g，谷芽 30g，肉苁蓉 15g，山茱萸 15g，牛膝 15g，薏苡仁 30g（或白茅根 30g），茺蔚子 15g，甘草 5g。每周 2 剂。后来患者遵从笔者建议，使用饮食疗法处方：黄芪 60g，党参 30g 或五爪龙 60g，煲猪瘦肉或猪脊骨。湿气重者（服用激素水钠潴留者），加薏苡仁 30g；失眠者，加阴山燕麦 30g，宁夏百合 30g；心烦、燥热者，加龙眼肉 30g；视物模糊者，用枸杞子 30g，或金钗石斛 10g，煲猪瘦肉 100g；服用免疫抑制剂如硫唑嘌呤小便黄者，加白茅根 30g。

现代头颅 CT、MR 检查丰富开阔了中医学认识多发性硬化的视野。此乃西医擅长微观拆细分零之必然。但中医学要有理论自信、学术自信、文化自信。笔者喜欢以平淡之法、平淡之剂、平淡之药治疑难之病，这也是跟邓老学的。邓老会诊的很多疑难病症处方通常都非常平淡，天下无神奇之法，平淡乃为神奇。笔者随访该患者至 2020 年 6 月，患者仍健在，生活能自理，饮食、二便正常，无服西药。笔者问他什么时候再去做头颅 CT、MR 检查。答曰："咪搞了（粤语，即不去折腾了）。"

多发性硬化预后一般较好，如病情反复发作，逐渐加重影响视力的，要考虑视神经脊髓炎谱系疾病（NMOSD）。这是一组自身免疫介导的炎性脱髓鞘疾病，发病机制主要与水通道蛋白相关，是不同于多发性硬化的独立疾病实体。NMOSD 在临床上多以严重的视神经炎和纵向延伸的长节段横贯性脊髓炎为主要临床特征，复发率及致残率高。

第六章 吉兰－巴雷综合征和慢性炎症性脱髓鞘性多发性神经病

吉兰－巴雷综合征（GBS）是一种由免疫介导的急性炎症性周围神经病，与其相对应的慢性自身免疫性周围神经病是慢性炎症性脱髓鞘性多发性神经病（CIDP）。慢性炎症性脱髓鞘性多发性神经病是当代的称谓，现主要作为医院疾病编码使用。20 世纪 70 年代出版的《实用内科学》将两者归属于多发性神经病，指各种不同病因引起的全身多数周围神经的对称损害，主要表现为四肢远端对称性的运动、感觉障碍及自主神经障碍。20 世纪 90 年代末、21 世纪初，北京协和医院方圻主编出版的《现代内科学》将两者统称为脱髓鞘周围神经病，急性者为吉兰－巴雷综合征，慢性者称为慢性炎症性脱髓鞘性多发性神经病，又称慢性复发性炎性神经病（CIRP）。

第一节 西医学对吉兰－巴雷综合征和慢性炎症性脱髓鞘性多发性神经病的认识

一、病名沿革

中华医学会神经病学分会神经肌肉病学组等在《中华神经科杂志》2010 年第 8 期发表了《中国吉兰－巴雷综合征诊治指南（2010）》一文；中华医学会神经病学分会、中华医学会神经病学分会周围神经病协作组、中华医学会神经病学分会肌电图与临床神经电生理学组等在《中华神经科杂志》2019 年第 11 期发表了《中国吉兰－巴雷综合征诊治指南（2019）》一文。这些都是当代西医专家的研究成果或共识。这些指南认为，吉兰－巴雷综合征系一类免疫介导的急性炎性周围神经病。临床特征为急性起病，临床症状多在 2 周左右达到高峰，表现为多发神经根及周围神经损害，常有脑脊液蛋白－细胞分离现象，多呈单时相自限性病程。GBS 的发病率为（0.4～2.5）/10 万，其中急性炎症性脱髓鞘性多发性神经病（acute inflammatory demyelinating polyneuropathy，AIDP）和急性运动轴突性神经病（acute motor axonal neuropathy，AMAN）是 GBS 中最为常见的 2 个亚型。另外，较少见的 GBS 亚型包括急性运动感觉轴索性神经病（acute motor-sensory axonal neuropathy，AMSAN）、米－费综合征（Miller-Fisher syndrome，MFS）、急性泛自主神经病和急性感觉神经病等。

　　笔者在近十年的临床接诊及会诊中，看各大西医院病历极少使用吉兰－巴雷综合征的 2 个亚型（AIDP、AMAN）及 AMSAN、MFS 病名，用吉兰－巴雷综合征、慢性炎症性脱髓鞘多发性神经病者居多。如笔者曾诊治一名来自湖北的患者，她于外院开具的"患者病情证明单"里的出院诊断就是"慢性炎症性脱髓鞘性多发性神经病"（图 6-1）。这可能是因为相关指南所论述的内容多为专家研究成果，而病例中的疾病编码源自教科书。该病的临床表现为四肢远端对称性无力、皮肤肌肉感觉障碍，属于中医学"痿证"或"痿痹"范畴。中医诊治慢性炎症性脱髓鞘性多发性神经病有不少经验。

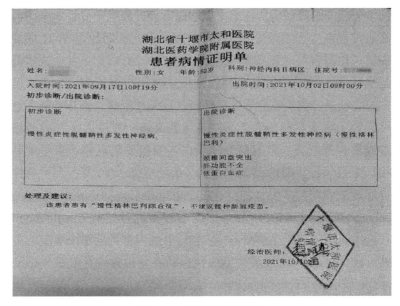

图 6-1　患者病情证明单

二、临床分型、临床表现

人体神经可分为中枢神经和周围神经两大类，吉兰－巴雷综合征和慢性炎症性脱髓鞘性多发性神经病是人体周围神经的病变。它们共同的病理改变主要是周围神经的节段性脱髓鞘或轴突变性，引起这一病理改变的原因很多，主要有以下几种。

（一）吉兰－巴雷综合征

吉兰－巴雷综合征在临床中十分常见，又称急性炎症性脱髓鞘性多发性神经病，或急性感染性多发性神经根神经炎，病变主要侵犯脊神经根、脊神经和脑神经等。临床特点为急性或亚急性对称性弛缓性肢体瘫痪。该病在世界各国均有发病，资料统计发病率为每年（0.6～1.9）/10万。北京协和医院编写的《现代内科》中提到，本病患病率为每年9.5/10万。本病可发生在任何年龄，男女患病率相似，国内患者在夏秋发病较多。

关于本病的发病机制，目前多数学者支持下面两种学说，即病毒感染说和自身免疫说。其理由是患者在发病前数天或数周有上呼吸道或胃肠道感染症状，或患某些病毒性疾病，如流行性感冒、水痘、带状疱疹、腮腺炎等。患者血中发现有抗 EB 病毒衣壳抗原和抗巨细胞病毒抗体的增高，提示该病是一种自体免疫性疾病，由感染性疾病引起免疫障碍而发病。患者发病 2 周以后，脑脊液蛋白增高，免疫球蛋白亦增高。因此，本病可能是以病毒感染为原始动因，然后通过炎症或免疫障碍而发病，为迟发性过敏反应的自身免疫性疾病。

1. 临床分型

（1）急性暴发型：起病急剧，脊神经与脑神经混合发病，患者先出现两下肢麻木、瘫痪，瘫痪迅速向上发展，在第 1、第 2 天，甚至几小时发展至四肢躯干、肋间肌、膈肌等，出现呼吸衰竭或死亡。

（2）急性、亚急性进行型：起病急或亚急，多数患者在第 1、第 2 天发展为四肢瘫痪，可伴有或不伴有脑神经损害。此型临床多见，预后良好。

2. 临床表现

弛缓性肢体肌肉无力是吉兰－巴雷综合征的核心症状。多数患者肌无力从双下肢向上肢发展，数日内逐渐加重，少数患者病初呈非对称性；肌张力可正常或降低，腱反射减低或消失，而且经常在肌力仍保留较好的情况下，腱反射已明显减低或消失，无病理反射。部分患者可有不同程度的脑神经运动功能障碍，以面部或延髓部肌肉无力常见，且可能作为首发症状就诊；极少数患者有张口困难、伸舌不充分和力弱及眼外肌麻痹。严重者可出现颈肌和呼吸肌无力，导致呼吸困难。

吉兰－巴雷综合征的另一亚型为急性运动轴突性神经病（AMAN），以儿童常见。多数 AMAN 患者在发病前有腹泻和上呼吸道感染等，以空肠弯曲菌感染多见。该病急性起病，平均在6～12天达到高峰，少数患者在24～48小时即可达到高峰，呈对称性肢体无力，部分患者有脑神经运动功能受损，重症者可出现呼吸肌无力。

（二）慢性炎症性脱髓鞘性多发性神经病

慢性炎症性脱髓鞘性多发性神经病又称慢性复发性炎性神经病、慢性吉兰－巴雷综合征，临床表现与吉兰－巴雷综合征相似，只是发病方式不同，病程演变不同，呈慢性进行性迁延病程或慢性缓解再复发病程，病理改变具有慢性炎症性脱髓鞘病的病理特点。

1. 临床分型

（1）慢性或静止型：起病缓慢，发病后2～3个月，甚至1年后病情仍缓慢加重，病程长，或数年后才逐渐恢复。

（2）缓解加重型：起病后在急性期即有起伏，时轻时重。

（3）再发型：患者经治疗痊愈后，隔一段时间后又复发，再发时病情常比第1次重。

2. 临床表现

笔者临床接诊的主要是慢性炎症性脱髓鞘性多发性神经病患者，主要表现为肢体远端的多发性神经损害，四肢远端出现对称性运动感觉障碍和自主神经功能障碍，肢体远端肌肉无力可伴有肌肉萎缩。因此，对于本病，一般按照中医痿证进行诊治。

三、其他原因引起的多发性神经病

除吉兰－巴雷综合征和慢性炎症性脱髓鞘性多发性神经病外，还有由其他因素引起的多发性神经病，临床中应注意鉴别。如代谢性疾病如糖尿病并发周围神经损害，尿毒症并发周围神经损害，B族维生素缺乏导致的营养障碍也容易引起周围神经损害，化学因素如药物中毒，以及肿瘤、结缔组织病变、肥大性间质性神经病变等，都可以有周围神经损害的临床表现。

（一）糖尿病性多发性神经病

糖尿病性多发性神经病是糖尿病最常见的神经系统并发症，表现为呈短袜型分布的感觉症状和自主神经症状。有些患者以足趾、足部和腿部皮肤烧灼痛为突出症状，还可有刀割痛和定位不明确的深部痛或束紧感，甚至不能耐受床单的碰触。烧灼常于夜间加剧，患者只有下床走动才能使痛感减轻。糖尿病性假性脊髓病，表现为足趾和足部麻木感和不同程度的感觉性共济失调。四肢远端的触觉、位置觉和振动觉减退，下肢尤为明显。痛觉和温度觉相对保留。下肢肌力也有一定减弱。后期肌肉萎缩，临床上称为糖尿病性肌萎缩。有学者认为，其与营养神经的小血管发生病变、毛细血管基底膜增厚、神经发生缺血性改变有关；同时也认为，由于代谢紊乱，机体不能分解果糖，蛋白质非酶糖化，造成神经细胞水肿，神经节段性脱髓鞘变性。糖尿病并发周围神经损害在临床常见，寻求中医诊治者亦多。

（二）尿毒症性多发性神经病

多发性神经病是慢性肾功能衰竭的主要神经系统并发症，尤其是老年患者易并发神经症状。神经症状通常在慢性肾功能衰竭数月或数年后才出现，开始为两下肢不舒适，夜间症状加重，接着出现肢体远端感觉异常，如刺痛、烧灼痛、麻木、紧束感。双侧肢体感觉异常呈对称性分布，下肢较上肢影响早而严重，也可以四肢同时起病，肢体远端震动觉减退。病情继续进展时，出现足趾麻木，深、浅感觉丧失，肌力减退，肌肉萎缩甚至瘫痪。

（三）化学因素导致的多发性神经病

呋喃类药物中毒导致的多发性神经病，大多发生于较长时期使用大剂量呋喃类药物的患者。最早出现的症状为指、趾感觉异常，若不及时停药还可有四肢远端的剧痛，患者难以忍受。肢体远端有对称性的手套、短袜型感觉减退，皮肤变嫩、多汗，并有色素沉着，但肌力和腱反射改变相对较少。肌肉萎缩也不明显。异烟肼中毒性多发性神经病多发生于长期服用异烟肼的患者。此外，化学因素如重金属铅、汞等，以及一氧化碳、二氧化硫等，也会对周围神经造成损害。

（四）伴发于恶性肿瘤的多发性神经病

恶性肿瘤（以肺癌最为多见）可间接引起多发性神经病。多发性神经病和肿瘤症状的发生在时间上并无恒定的关系，有时在神经症状出现后数月甚至数年才发现肿瘤，有时则相反。

四、西医治疗

（一）吉兰 – 巴雷综合征

1. 免疫治疗

（1）免疫球蛋白：《中国吉兰 – 巴雷综合征诊治指南（2010）》《中国吉兰 – 巴雷综合征诊治指南（2019）》推荐首选静脉注射免疫球蛋白，按照每日每千克体重 400mg 的标准，静脉滴注，连续静脉滴注 3 ～ 5 天。推荐有条件者尽早应用。

（2）血浆置换：每次血浆置换量为每千克体重 30 ～ 50mL，在 1 ～ 2 周进行 3 ～ 5 次。

启动免疫治疗的原则：GBS 发病后，应尽早采用免疫治疗，可有助于控制疾病进展，减少残疾。既往国际上有关免疫球蛋白和血浆置换治疗 GBS 的研究证据，主要来自发病 2 周以内且无法独立行走（或病情更加严重）的经典型 GBS 患者。鉴于目前尚缺乏早期精准判断 GBS 病情进展风险和残疾程度的指标，建议尽早启动免疫治疗。

2. 糖皮质激素治疗

国外的多项临床试验结果均显示，单独应用糖皮质激素治疗GBS 无明确疗效，糖皮质激素和免疫球蛋白联合治疗与单独应用免疫球蛋白治疗的效果也无显著差异。因此，国外的 GBS 相关指南均不推荐应用糖皮质激素治疗 GBS。但在我国，由于经济条件或医疗条件的限制，有些患者无法接受免疫球蛋白或血浆置换治疗，故目前许多医院仍在应用糖皮质激素治疗 GBS，尤其在早期或重症患者中使用。对于糖皮质激素治疗 GBS 的疗效，以及对不同类型 GBS 的疗效还有待于进一步探讨。笔者的体会是使用呼吸机者可以考虑使用免疫球蛋白，并配合糖皮质激素治疗，如静脉滴注小量地塞米松，每日 5 ~ 10mg，5 天后改用口服泼尼松片 40mg（8 片），合理使用青霉素类或头孢类抗生素，综合治疗 GBS，仍然有一定效果。笔者曾用此方法于 1989 年在病房诊治过一位 40 岁经腰穿确诊 GBS 的患者，且嘱咐其出院后每日服用 4 片激素 3 个月，同时服用中药，激素每月减半片，减至 1 片后再服用 1 年，之后逐渐才停药。经过治疗，该患者生活可以自理，能到处行走。

（二）慢性炎症性脱髓鞘性多发性神经病

对于慢性炎症性脱髓鞘性多发性神经病，营养支持很重要。如有吞咽困难和饮水呛咳，需给予鼻饲营养，保证每日足够的热量、维生素，防止电解质紊乱；如出现尿潴留，则留置尿管以帮助排尿；对有神经性疼痛的患者，适当应用药物缓解疼痛；患者因肢体无力严重而出现抑郁情绪时，应给予心理治疗，必要时给予抗抑郁药物治疗。根据病情可选用弥可保、维生素 B_1、维生素 B_{12}、胞二磷胆碱、三磷酸腺苷、辅酶 A、肌苷等促进神经功能恢复的药物。

第二节 中医学对吉兰-巴雷综合征和慢性炎症性脱髓鞘多发性神经病的认识

中医学没有吉兰–巴雷综合征和慢性炎症性脱髓鞘多发性神经病的病名，根据其主要临床表现：对称性肢体无力、四肢远端皮肤感觉异常，仍然可将其归属于"痿证"范畴。其病位在肺、脾、肝、肾。关于其发病病因，最近有的学者引用宋代名医陈无择《三因极一病证方论》里面的三因学说，即外因、内因、不内外因去分析，有其合理的成分。

一、病因

（一）外因

中医三因学说所说的外因，即外感六淫，起于经络，舍于脏腑。

六淫为病，即人体感受六淫（风、寒、暑、湿、燥、火）之邪，病由皮肤、肌腠、经络开始。如感受湿热或暑热之邪，热盛伤津，百脉空虚，筋脉失养，致手足不用；或久处湿地，或冒雨感受湿邪，湿留不去，亦可发病。病邪通过经络，内舍于脏腑，如肺、脾二脏。肺主皮毛，司呼吸，通天地之气，为华盖，位于人体高位。外感六淫之邪首先侵犯肺脏，肺热叶焦，津伤气耗，发为痿软。脾为湿土之脏，同气相求，易为湿邪所伤，故四肢倦乏无力。如《素问·生气通天论》载："因于湿，首如裹，湿热不攘，大筋软短，小筋弛长，软短为拘，弛长为痿。"岭南湿证具有湿遏伤阳，湿郁化热，湿邪易袭阴位，湿性黏腻停滞的特点，是故痿病者多兼湿。

（二）内因

中医三因学说所说的内因，为七情所伤，发自脏腑，形于肢体。七情（喜、怒、思、忧、悲、恐、怨）所伤，主要是指脏腑内在功能失调，所以说发自脏腑。本病是肝、肾、脾脏腑功能失调，导致运动障碍，四肢远端对称性无力，轻重程度不等，可为轻瘫，也可至全瘫，四肢远端感觉异常逐渐向近端蔓延，出现肢体远端对称性深、浅感觉减退或缺失。此乃肝脾受损之证候。肝主筋，主风，主动摇；脾主四肢肌肉，主运化，主统血，血不养筋脉，故见上述症状。

肾主骨髓，肾为胃关。《实用内科学》把慢性炎症性脱髓鞘多发性神经病（CIDP）归属于"脊髓疾病"，穷必及肾，患者晚期易发生腰背、下肢肌肉挛缩，伴有足下垂者，患者行走时有跨阈步态，体位受限，各种感觉减退或缺失，呈手套、袜套样分布，当深感觉障碍累及关节位时，可出现行走似踩棉花感、步行不稳等。肾为先天之本，脾为后天之本，先天禀赋不足，后天调养不当，或病久体虚，劳伤过度，伤及脾、肾，亦可发病。

（三）不内外因

中医三因学说所说的不内外因，是指除去上述内因、外因以外的其他致病因素，主要是指一些突发的不可预料的病变因素，如虎狼虫毒、金疮压溺等。当然，不内外因还包括叫呼伤气、饮食饥饱等。多发性神经病现在归类于"周围神经病"范畴。笔者查阅本医院疾病编码发现，周围神经病包括轴索性周围神经病、免疫相关性周围神经病、遗传性压力易感性周围神经病等35种。对于这类发病机制不是很清楚，特别是由长期服用多种药物引起的疾病，如糖尿病性多发性神经病、尿毒症性多发性神经病、药物中毒性多发性神经病（长期使用类固醇激素与免疫抑制剂）、恶性肿瘤引起的神经病，笔者一般将其病因归纳到不内外因里面。

二、辨证论治

（一）肺热津伤证

证候：初起发热或高热，继而下肢对称性瘫痪无力，甚至呼吸无力，饮食困难，烦渴大汗，咽痛咽干，咳嗽痰多，小便短赤，大便干，舌红少津，苔黄，脉弦数或细数。

治法：养阴生津，清肺治痿。

方药：养阴清肺汤加减。

组成：生地黄24g，玄参15g，麦冬10g，赤芍15g，牡丹皮10g，川贝母10g（或浙贝母15g），黄芩10g，枇杷叶10g，瓜蒌10g，杏仁10g，甘草5g。

加减：热毒邪盛，加生石膏30g，金银花10g，连翘10g等清热解毒；肢体瘫痪，加牛膝10g引药下行，牛大力、千斤拔各30g强肌健力；呼吸困难，加人参叶15g生津益气，黄芪30g补气，升麻、柴胡各10g升阳举陷。

此证乃正气不足而感受湿热毒邪，高热不退，或病后余邪未尽，低热不解，肺受热邪，津液耗伤，筋脉失其濡润，致手足痿弱不用，而成痿证。此乃古人"肺热叶焦"之谓，肺者脏之长也，为心之盖也，有所失亡，所求不得，则发肺鸣，鸣则肺热叶焦，故曰："五脏因肺热叶焦，发为痿躄，此之谓也。"如果病情危急，则可见两下肢麻木瘫痪迅速向上发展，呼吸肌受累，出现呼吸困难。

（二）湿热浸淫证

证候：肢体沉重无力，肌肉痹痛，身热不扬，四肢麻木微肿，双下肢尤其刺痛、烧灼痛、有麻木紧束感，渴不欲饮，胸脘满闷，小便短赤，舌红苔黄腻，脉滑数。

治法：清热利湿，治痿通痹。

方药：四妙散加味。

组成：黄柏 15g，苍术 15g，牛膝 20g，薏苡仁 30g，防己 10g，川木瓜 10g，王不留行 20g，甘草 5g。

加减：湿盛，加厚朴 10g，茯苓 15g，丹参 10g，路路通 15g 通经活络；口眼㖞斜，加白附子 6g，白僵蚕 6g，全蝎 3g 牵正治㖞；小便潴留不通，加玉米须 30g，车前草 30g，茯苓皮 30g 利水祛湿。

此证乃久处湿地，或冒雨等感受湿邪，湿留不去，郁久化热；或饮食不节，肥甘厚味，或嗜酒，多食辛辣食品，损伤脾胃；或湿从内生，蕴积化热，湿热浸淫筋脉，气血运行受阻，筋脉肌肉弛纵不收而成为痿。湿热浸淫经络，可有肢体肌肉麻痹或疼痛，受压或牵拉时可诱发疼痛发作，或出现尿潴留或尿失禁。有渐于湿，以水为事，若有所留，居处相湿，肌肉濡渍，痹而不仁，发为肉痿。肉痿者，得之湿地也。

（三）脾胃虚弱证

证候：肢体痿软无力，双下肢或四肢肌肉弛缓性瘫痪，肢体远端对称性深、浅感觉减退或缺失，肌肉萎缩，肌肉松软，反复发作，久治不愈，可见肌肉挛缩，伴有足下垂者，行走时有跨阈步态，食少纳呆，大便稀溏，面色无华，神疲气短乏力，舌淡胖，舌苔薄白，脉细。

治法：补脾治痿，强肌健力。

方药：补中益气汤合参苓白术散加减。

组成：黄芪 30g，党参 30g，白术 20g，升麻 10g，柴胡 10g，当归 10g，山药 20g，扁豆 15g，莲子肉 12g，茯苓 15g，薏苡仁 30g，陈皮 5g，甘草 3g。

加减：兼有肾虚者，加熟地黄 24g，杜仲 15g，肉苁蓉 20g。湿气重，加薏苡仁 30g，防己 10g，川木瓜 10g，王不留行 20g，甘草 5g。气滞，加厚朴 10g，茯苓 15g，泽泻 10g 理气化湿。肢体活动不利，加赤芍 15g，丹参 10g，牛膝 15g 通经活络。

此乃素体脾胃虚弱，或因病致虚，脾胃运化失司，气血生化之源不足，肌肉筋脉失养渐成痿，出现四肢无力，严重则可有四肢拘挛瘫痪。脾胃虚弱，后天之本不足者，往往病情反复，虽经治疗痊愈，但隔一段时间后又复发，再发时病情常比第一次加重。

（四）肝肾虚亏证

证候：皮肤感觉异常，行走似踩棉花感，步行不稳，肢体痹痛，病程较长，下肢软弱无力，可出现肌肉萎缩，晚期易发生肌肉挛缩，腰脊酸软，伴眩晕、耳鸣、口干、烦躁，遗精或遗尿等，舌红少苔，脉细数。

治法：补益肝肾，滋阴治痿。

方药：虎潜丸合六味地黄丸加减。

组成：牛膝 15g，锁阳 10g，当归 10g，白芍 15g，黄柏 10g，知母 15g，熟地黄 24g，龟甲 30g，鹿角霜 30g，补骨脂 15g，山茱萸 10g，山药 20g，泽泻 10g，牡丹皮 10g。

加减：肢体疼痛，加威灵仙 20g。兼有气虚，加党参 15g，黄芪 30g。久病肾虚，加肉苁蓉 15g，巴戟天 15g。

此乃禀赋不足，久病体虚，或房事过度，肝血肾精亏损伤，骨髓空虚，阴血不足，筋骨经络失养，筋脉不能灌溉，血虚不能养筋，故痿软筋缩。若出现有脑神经受损症状，应责之于肝；病程长，一年或数年后才逐渐恢复者，则责之于肾。

三、验方专药

（一）内治方药

1. 复方马钱子汤

组成：马钱子、桑寄生、淫羊藿、葛根、黄精、枸杞子、甘草等。据《中西医结合杂志》1986 年第 8 期报道，复方马钱子汤治疗急性炎症性多发性神经炎 264 例，痊愈和基本痊愈 157 例。马钱子汤合用西药治疗急性炎症性多发性神经炎 392 例，痊愈和基本痊愈 232 例。

注意：马钱子有毒，患者如果需要服用上方，请参考原文献，严格遵照马钱子的制作方法和用量。

2. 二妙散加味

组成：苍术、黄柏、蚕沙、草薢、木瓜、薏苡仁、土茯苓、通草。有热，加板蓝根；苔腻，加厚朴、佩兰；有血瘀，加炮山甲（现用替代品）、桃仁、红花；有阴虚者，加麦冬、沙参、天花粉等。同时采用西药输液维持水、电解质平衡，控制感染，使用神经营养药等方法，有呼吸肌麻痹者，使用人工呼吸机。据《陕西中医》1992 年第 12 期报道，用该法治疗小儿感染性多发性神经根炎 46 例，治愈率达 95.4%。

3. 当归四逆汤加味药物

组成：当归 15g，白芍 15g，木通 15g，大枣 15g，桂枝 10g，细辛 10g，炙甘草 5g，鸡血藤 30g，制川乌、草乌各 10g，黄芪 20g。

上药水煎服，日 1 剂，病程长者用药渣再煎，洗患处。据《新中医》1996 年第 2 期报道，刘启金以此法治疗多发性末梢神经炎 12 例，疗程最长者 25 天，短者 6 天，平均 11 天。治疗结果显示，痊愈 9 例，好转 3 例。

4. 脉炎消注射液

据《中国中西医结合外科杂志》1996 年第 3 期报道，哈尔滨医科大学附属第二医院初洁秋等以具有清热解毒、活血化瘀功效的纯中药制剂脉炎消注射液治疗糖尿病性末梢神经炎 30 例，有效率达 86.6%。经多项实验指标检测，证明脉炎消注射液有抑制自身免疫、抗炎、扩张血管、促进血液循环、改善脏器缺血症状、调整血管神经障碍等作用。

5. 柴胡加龙骨牡蛎汤

组成：柴胡 10g，龙骨（先煎）30g，牡蛎（先煎）30g，法半夏 10g，茯苓 15g，桂枝 10g，党参 30g，苍术 10g，白芍 30g，百合 20g，狗脊 15g，鹿角粉（冲服）5g。

据《实用中医杂志》1998 年第 10 期报道，浙江张春光以此方治疗炎症性多发性神经炎，认为以常法（如三妙散）治之不效者，可试用此方。

6. 小续命汤联合糖皮质激素等治疗

据《四川中医》2021 年第 4 期报道，吴佳玲等选取自 2017 年 9 月至 2019 年 9 月住院的慢性吉兰 – 巴雷综合征患者 92 例，采用信封法，将 92 例患者分为研究组（46 例）和对照组（46 例），对照组给予糖皮质激素、丙种球蛋白治疗，研究组在此基础上联合小续命汤治疗。结果发现，小续命汤联合糖皮质激素、丙种球蛋白治疗慢性 GBS 效果较佳，可显著改善患者生活活动能力、肢体肌力及免疫功能，缩短症状恢复时间，还可在一定程度上抑制炎性因子的释放，降低其对脑部神经功能的损伤，值得在临床上推广应用。

（二）针刺治疗

1. 体针

上肢瘫痪，取肩髃、曲池、手三里、外关、合谷等；下肢瘫痪，取环跳、风市、足三里、悬钟等。肺热伤津，则加尺泽、肺俞，用泻法；湿热浸淫，加阳陵泉；肝肾虚亏，加悬钟、阳陵泉、肾俞；脾胃虚弱，加脾俞、胃俞。

2. 电针

用脉冲电针仪，穴位可选用上穴，每次 30 分钟，每日 1 次，10 次为 1 个疗程。

3. 水针

药物选用黄芪注射液、维生素 B_1 注射液、维生素 B_{12} 注射液、加兰他敏注射液、当归注射液等，每次选 2～3 穴，每穴注射 0.5mL，隔日 1 次，10 次为 1 个疗程。

4. 耳针

选择脾、胃、肺、肾、内分泌等穴位。

四、笔者辨治病名的要点及处方

笔者诊治该类疾病，因所见多为慢性者，故仍然用慢性炎症性脱髓鞘性多发性神经病之病名。笔者参考新指南关于吉兰－巴雷综合征的论述，认为这是脊神经和四周神经的脱髓鞘疾病，其主要病理改变为周围神经系统的广泛性炎性脱髓鞘，临床上以四肢对称性弛缓性瘫痪为主要表现，故将其归属于"痿证类病"范畴。笔者近读仝小林院士提出的"新病机十九条"，对"诸颤瘫痿，腰脊难挺，皆属于髓"这一条感悟颇深。脊髓脑髓脱髓鞘病变，临床可以见到"诸颤瘫痿，腰脊难挺"，肢体肌肉震颤，瘫痪难行，躯干、腰脊畸形，难以挺直的痿证类病，尤其是脑脱髓鞘免疫谱系病变，证候尤其复杂。笔者诊治病例多为慢性炎症性脱髓鞘性多发性神经病，病程呈慢性或缓慢进展，大部分患者对于中医药治疗反应良好，部分可以停止使用免疫抑制剂。但也有患者的病情在不同阶段暂时缓解，反复复杂乃至危重病残。

笔者治疗慢性炎症性脱髓鞘性多发性神经病常用中药方如下：

黄芪 60g，五爪龙 60g，千斤拔 30g，党参 30g，鹿角霜 30g，桑螵蛸 10g，白术 15g，肉苁蓉 15g，盐杜仲 15g，牛膝 15g，茯苓 20g，山茱萸 15g，甘草 5g，陈皮 5g。

该方基于甘温益损、咸味入肾的原则，充分发挥岭南医药特色。其中，黄芪、党参、肉苁蓉、山茱萸性温味甘，宜长久服用；鹿角霜、桑螵蛸、盐杜仲味咸，入肾填精补髓；五爪龙、千斤拔为岭南草药，补而不燥。全方具有甘温益损、健脾补肾功效，用于治疗慢性炎症性脱髓鞘性多发性神经病所致的肢体无力、瘫软难行、肌肉萎缩、麻痹不仁。该方加减如下：使用免疫抑制剂如硫唑嘌呤小便黄者，加白茅根 30g，薏苡仁 30g。双下肢肌肉萎缩或松软，加淫羊藿 15g，仙茅（制仙茅）10g。激素减量，加紫河车 10g。其他疾病引起的多发性神经病如糖尿病，加玉米须 30g。贫血（血虚）者，加熟地黄 20g，黄精 15g。视物模糊，加石斛 15g。上述方药源自邓老学术经验。如遇见急性期或亚急性期炎症性多发性神经病可加用豨莶草 15g，牛大力 30g，积雪草 15g，白茅根 30g，薏苡仁 30g，桑白皮 20g，谷芽 30g。使用环孢素导致高血压者，加生牡蛎 30g，酸枣仁 20g，茺蔚子 10g。

第三节　日常调养及康复护理

1. 病重需卧床休息

患者在急性期病情较重时卧床休息。有明显的自主神经功能障碍者，应给予心电监护；有呼吸困难和延髓支配肌肉麻痹的患者，应注意保持呼吸道通畅，尤其注意加强吸痰及防止误吸；血氧饱和度明显降低时，应使用呼吸机辅助呼吸；吞咽困难者，应尽早留置鼻饲管，加强营养。对瘫痪重者，要定时帮助其翻身，经常拍背，排痰有困难者要吸痰，注意口腔护理，保持呼吸道畅通。

2. 稳定期的被动运动及主动运动

患者在病情稳定后，应尽早开展被动运动，在恢复期则需主动运动，进行医疗体育练习，恢复肢体功能。

被动运动，即护理人员或家属帮助患者按摩揉捏肢体，使瘫痪肢体逐步恢复运动功能、消除感觉障碍，减少肌肉萎缩及肢体挛缩的可能性。因为患者肢体全瘫后只能卧床休息，如果没有他人帮助运动，久而久之，瘫痪肢体就会肌肉松弛、萎缩。《素问·痿论》载："阳明者，五脏六腑之海，主润宗筋，宗筋主束骨而利机关也。冲脉者，经脉之海也，主渗灌溪谷，与阳明合于宗筋，阴阳宗筋之会，会于气街，而阳明为之长，皆属于带脉，而络于督脉。故阳明虚，则宗筋纵，带脉不引，故足痿不用也。"按摩要遵照《素问·痿论》"治痿者独取阳明"之宗旨。

主动运动，即患者主动做抬起肢体或移动肢体等动作，可加速自主运动的恢复。患者尽早开始功能练习，卧床时练习抬头、翻身、抬肢体；待上肢功能恢复后，用双上肢支撑床慢慢坐起；渐渐可移到床边，做双腿下垂、抬腿、抬脚等；待下肢肌力达到4级后，可下地坐在椅子或站立锻炼双下肢力量，让双下肢有持重能力；待一条腿可支撑全身力量时，可逐渐练习行走、上台阶等，逐渐加大运动量，逐渐延长运动时间等。

据《实用中医药杂志》2018年第6期报道，刘军兵等认为，吉兰－巴雷综合征属中医学"痿证"范畴，主要病机为肺热叶焦。针灸联合现代康复训练治疗本病，选取多气多血的手足阳明经脉，采用董氏奇穴双侧云白、双侧曲陵、双侧灵骨、双侧大白、双侧通肾、双侧通胃、双侧驷马、双侧下三皇、双侧三重、双侧下三里、双侧火主，配合水沟、极泉、内关、合谷、委中、三阴交醒脑开窍针刺治疗，取得了良好效果。患者病情稳定后，应早期进行正规的神经功能康复训练，以预防失用性肌萎缩和关节挛缩。

中华医学会神经病学分会神经肌肉病学组等发布的《中国吉兰－巴雷综合征诊治指南》指出，多数患者的神经功能在数周至数月内能基本恢复，少数遗留持久的神经功能障碍。GBS病死率约3%，患者主要死于呼吸衰竭、感染、低血压、严重心律失常等并发症。

第四节　吉兰 - 巴雷综合征和慢性炎症性脱髓鞘 多发性神经病医案纪实分析

一、吉兰 - 巴雷综合征案

黄某，男，21岁，在校大学生。2014年9月2日初诊。患者于 2014年5月20日因双足麻木、乏力10个月入广州某三甲西医院神 经二科住院治疗。入院后完善检查：血常规示 WBC 9.19×10^9/L，RBC 5.14×10^{12}/L，PLT 215×10^9/L；体液免疫七项示 IgA 1.43g/L（↓），IgM 0.73g/L（↓）；尿常规、大便常规、风湿病组合Ⅱ、系统性红斑狼疮五项、游离甲功组合、尿本周蛋白电泳、血本周蛋白电泳未见异常。2014年5月26日，患者行腰椎穿刺术，查脑脊液压力 290mmH$_2$O；脑脊液常规示无色，透明，WBC 阴性，RBC（镜检）(+)；脑脊液生化示氯化物 120mmol/L，葡萄糖 3.7mmol/L，蛋白质 3106.0mg/L（↑）。诊断为感染性多发性神经炎（吉兰 - 巴雷综合征）。予静脉注射环磷酰胺注射液200mg，2日1次，共 3次；口服甲泼尼龙片，每日16mg；注射用鼠神经生长因子营养神经；环孢素软胶囊，每次50mg，每日2次，免疫抑制；以及护胃、补钾、补钙等治疗。同时监测血常规、肝肾功能。2014年 5月30日，患者出院。嘱静脉注射环磷酰胺200mg，每周1次，其余口服药继续使用住院用药。3个月后，患者停环孢素软胶囊；改服硫唑嘌呤片，每次50mg，每日2次；甲泼尼龙片，每次 16mg，每日1次。患者因减药困难，遂转诊中医。

刻诊见：慢性病容，面部虚肿，脸色无华，冷汗湿衣，向心性肥胖，四肢瘦削，双下肢乏力，步行困难，踏地如踩棉花，检查双下肢远端肌肉萎缩松软，膝腱反射减弱，皮肤不温，小便黄（服硫唑嘌呤者多小便黄），舌淡胖大，苔黄白腻，尺脉弱。

中医诊断：痿证类病（类脾肾虚损夹湿毒）。

西医诊断：吉兰－巴雷综合征（亚急性）。

处方：黄芪 60g，五爪龙 60g，千斤拔 30g，党参 30g，鹿角霜 30g，白术 15g，肉苁蓉 15g，杜仲 15g，牛膝 15g，茯苓 20g，山茱萸 15g，薏苡仁 30g，白茅根 30g，甘草 5g。7 剂。

每剂药先用清水煎，温服；第 2 天复渣再煎，温服。

西药维持原用量。

二诊：2014 年 9 月 26 日。患者服药后自觉症状减轻，唯有咽干、"上火"感觉。服用硫唑嘌呤者咽喉多有不适，故加入龙脷叶 15g，嘱咐其睡前用淡盐水漱口。开具中药处方 2 个方，各 7 剂，2 天服 1 剂，2 方交替，可服用 1 个月。

三诊：患者走路有力，基本平稳，激素减半片，嘱咐激素 1 个月后再减半片。

经 3 个月治疗，患者复查血液分析与肝功两项，数值正常，小便黄，血红蛋白虽正常但在临界值，嘱咐硫唑嘌呤减 1 片。中药处方加入熟地黄 20g，黄精 15g。

治疗半年后，患者双下肢远端肌肉萎缩、松软明显改善。嘱咐甲泼尼龙片减为每日 2 片，硫唑嘌呤片每日半片，要维持 3 个月以上。中药以上方加减继续治疗。

经过 1 年半的治疗，患者仅每日服用半片泼尼松片、半片硫唑嘌呤片。3 个月后，泼尼松片、硫唑嘌呤片，隔天半片。膝腱反射虽减低但可引出，远端肌肉逐渐丰满，患者可以小跑。笔者随访患者至 2021 年 3 月，患者此时已全部停用泼尼松片、硫唑嘌呤片 2 年，可以正常生活工作。

按：激素类固醇及免疫抑制剂易上难减，减至每日 4 片时是个"门坎"。其后至少 1 个月才能减半片，同时必须配合服用健脾、补肾、填精益髓、护肝、祛湿、解毒之中药。健脾、补肾、益髓，以黄芪、五爪龙、党参、鹿角霜、肉苁蓉为主药；护肝养阴，以山茱萸为主药；祛除湿毒，以茯苓、白茅根、薏苡仁为主药。本病除急性暴发型起病急剧，脊神经与脑神经混合发病，出现呼吸衰竭、吞咽不下外，大多数患者经中西医结合治疗，预后尚好。该患者完全停用激素及免疫抑制剂，疗效属于阶段性满意。

二、慢性炎症性脱髓鞘性多发性神经病案

何某，男，14岁，在校学生。患者2019年2月7日因四肢麻木乏力、发热2天入广州市某三甲医院住院治疗。查体：右侧鼻唇沟变浅，露齿口角稍偏左，鼓腮、吹哨无法配合，四肢肌张力偏低，双上肢肌力3$^+$级，双下肢肌力2$^+$级，四肢腱反射（-），腹壁反射（++），提睾反射、肛门反射（+），克尼格征（+），直腿抬高试验（+）。无下肢肌萎缩、肌肉跳动、肢体抽搐，无二便障碍。辅助检查：血常规示白细胞计数19.71×10^9/L，中性粒细胞百分比82.4%，淋巴细胞百分比9.9%，中性粒细胞计数16.24×10^9/L，单核细胞计数1.47×10^9/L，血红蛋白144g/L，红细胞体积分布宽度11.5%，血小板计数326×10^9/L，血小板压积0.29%。心肌酶CK-MB 32U/L，LDH 255U/L。甲功三项示TSH0.423mIU/L，心肌肌钙蛋白T（cTnT）未见异常。入院诊断：肌无力（查因：吉兰-巴雷综合征？其他？），发热（原因待查），葡萄糖-6-磷酸脱氢酶缺乏症，亚临床甲状腺功能亢进症。患者入院行腰穿，脑脊液常规示脑脊液潘氏蛋白试验（±），脑脊液白细胞计数90.0×10^6/L，脑脊液中性粒细胞百分比30.0%；脑脊液生化示蛋白452mg/L，氯离子98.9mmol/L，葡萄糖6.57mmol/L。2019年2月23日，患者再次行腰穿，脑脊液常规示脑脊液潘氏蛋白试验（+），脑脊液白细胞计数5.0×10^6/L；脑脊液生化示氯离子116.5mmol/L，葡萄糖5.07mmol/L，蛋白2740mg/L。周围神经病抗体检测示抗GDIB抗体IgG（+），抗GM1抗体IgG（+）。脑脊液中枢神经特异蛋白（S100）23.39μg/L。胸片示拟左下肺感染。痰培养示耐甲氧西林金黄色葡萄球菌（+）。心电图示窦性心

动过速。肌电图＋重复神经电刺激＋四肢体感诱发电位提示双上肢神经周围性损害（运动纤维受累，轴索损害）；双侧正中神经、尺神经、腓总神经 F 波及双侧胫神经 H 反射异常提示近端神经根或前角细胞损害；瞬目反射提示双侧各波均未引出；重复神经电刺激提示左侧拇短展肌、左侧眼轮匝肌低频及高频电刺激下波幅未见递增或递减反应；针极肌电图提示所查肌肉未见明确损害；复合动作电位（CMAP）扫描提示左侧正中神经可见 1 个断层，占比 4.5%；四肢体感诱发电位提示双下肢深感觉传导通路异常（中枢段）。患者其他重要检查基本正常。临床诊断：吉兰－巴雷综合征，重症肺炎，呼吸衰竭。

2019 年 2 月 13 日，予气管插管呼吸机辅助呼吸。2019 年 3 月 6 日，予气管切开术。使用甲泼尼龙冲击疗法，静脉注射人免疫球蛋白调节免疫（2019 年 2 月 7 日至 2019 年 2 月 11 日）。2019 年 2 月 18 日至 2019 年 2 月 27 日，患者进行 5 次血浆置换治疗。予口服浓氯化钠注射液纠正电解质紊乱。予注射用头孢哌酮钠舒巴坦钠、头孢美唑静脉滴注抗感染。

经治疗，患者病情稳定，但气管插管不能拔管，遂于 2019 年 3 月 12 日转入广州市某三甲医院，入院诊断：重症肺炎，呼吸衰竭，吉兰－巴雷综合征，葡萄糖 -6- 磷酸脱氢酶缺乏症，气管造口状态，低蛋白血症，电解质代谢紊乱，低钾血症。患者在该院治疗至 2019 年 3 月 28 日，又转至某医院耳鼻喉科住院约 1 周，住院期间拔除胃管及封闭气管切口。其后，患者又转至广州市某三甲医院住院治疗，2019 年 5 月 31 日出院。出院诊断：良性阵发性位置性眩晕，吉兰－巴雷综合征，肺部感染，葡萄糖 -6- 磷酸脱氢酶缺乏症。出院情况：患者头晕改善，神志清楚，言语尚清，双瞳对光反射存在，双侧眼球运动受限，均表现为外展受限，双眼闭合不全，贝尔征阳性（注：贝尔征阳性指周围面神经麻痹，患者早晨起来刷牙洗脸的时候才能发现，不能喝水，不能含漱，对着镜子才发现口角㖞斜），右侧明显，伸舌居中，四肢肌肉萎缩，肌张力减退，四肢肌力 3 级。随后 1 年，患者至广州中医药大学第一附属医院康复科进行针灸治疗，后慕名找笔者诊治。

初诊：2022 年 11 月 5 日。患者诉肢体无力，肌肉萎缩。询问患者对答尚合理，睡眠好，胃纳差，吞咽可，二便调，走路尤其上楼梯困难，需要搀扶。笔者回顾患者既往病历资料后，检查患者双上肢肌肉萎缩，鱼际肌肉、掌间肌肉萎缩，手指拘挛，大腿、小腿肌肉萎缩，走路摇摆不稳，两脚间距宽，双目向下注视，起步时一脚高抬，骤然垂落，呈共济失调步态。患者双目神气欠缺，眼球活动迟滞，伸舌居中过齿，舌淡红苔薄白，脉弦细尺脉弱。根据患者病历资料，笔者发现，本案诊断的关键点是患者 2 次腰穿脑脊液潘氏蛋白试验阳性，尤其第 2 次腰穿，脑脊液蛋白 2740mg/L，脑脊液中枢神经特异蛋白（S100）23.39μg/L，考虑为脊髓脑病，吉兰 - 巴雷综合征可以确诊。患者患病 3 年，现已转为慢性炎症性脱髓鞘性多发性神经病，肌肉萎缩、四肢无力，步行摇晃不稳。

中医诊断：痿证类病。

西医诊断：慢性炎症性脱髓鞘性多发性神经病。

治法：健脾补肾，填精益髓。

处方一：黄芪 60g，五爪龙 60g，党参 30g，千斤拔 30g，地黄 20g，熟地黄 20g，酒苁蓉 15g，制何首乌 20g，鹿角霜（先煎）30g，白术 15g，茯苓 20g，甘草 6g，牛膝 15g，盐杜仲 15g，薏苡仁 30g。7 剂。

处方二：黄芪 60g，五爪龙 60g，党参 30g，白术 15g，当归 10g，广升麻 10g，柴胡 10g，酒山茱萸 15g，甘草 5g，陈皮 5g，石斛 15g，紫河车 10g，牛膝 15g，茯苓 30g，山药 30g。7 剂。

考虑患者肌肉萎缩较为严重，西药中用，建议每日服用泼尼松片，每日 1 片，3 个月后视情况再减停。

二诊：2022 年 12 月 3 日。患者自诉精神好转，胃纳增加，肢体无力改善。慢性炎症性脱髓鞘性多发性神经病患者使用类固醇，量很重要，不可轻易把西药全部停掉。

处方一：黄芪 60g，五爪龙 60g，党参 30g，千斤拔 30g，地黄 20g，熟地黄 20g，酒苁蓉 15g，鹿角霜（先煎）30g，白术 15g，茯苓 20g，甘草 6g，牛膝 15g，盐杜仲 15g，桑螵蛸 10g，薏苡仁 30g。7 剂。

处方二：黄芪 60g，五爪龙 60g，党参 30g，白术 15g，当归 10g，广升麻 10g，柴胡 10g，酒山茱萸 15g，甘草 5g，陈皮 5，紫河车 10g，牛膝 15g，山药 30g，酒苁蓉 15g，茯苓 30g。7 剂。

三诊：2023 年 1 月 7 日。患者病情尚稳定，检查触诊发现，患者大腿肌肉手感较前结实，用皮尺测量左大腿髌骨上缘 10cm 外周径 33cm，右侧 32cm。效不更方，处方同二诊。

四诊：2023 年 2 月 11 日。患者走路姿势明显改善，肢体萎缩肌肉略长，睡眠差。患者睡眠差是泼尼松的不良反应，处方分别加入百合、酸枣仁。

处方一：黄芪 60g，五爪龙 60g，党参 30g，千斤拔 30g，地黄 20g，熟地黄 20g，酒苁蓉 15g，鹿角霜（先煎）30g，白术 15g，茯苓 20g，甘草 6g，牛膝 15g，盐杜仲 15g，巴戟天 10g，百合 20g。7 剂。

处方二：黄芪 60g，五爪龙 60g，党参 30g，白术 15g，当归 10g，广升麻 10g，柴胡 10g，酒山茱萸 15g，甘草 5g，陈皮 5g，紫河车 10g，牛膝 15g，茯苓 30g，酒苁蓉 15g，炒酸枣仁 20g。7 剂。

五诊：2023 年 3 月 4 日。患者治疗已 3 个多月，复查血常规、肝肾功能正常，现身高约 170cm，体重约 51.5kg。患者自觉肌肉力量较前增加，双手鱼际肌肉萎缩情况较前好转，可以平举双手及上下蹲立，走路步行仍有摇晃。检查双上肢及大腿肌肉仍然萎缩，测量左大腿髌骨上缘 10cm 外周径 33.5cm，右侧 32.5cm。胃纳可，二便调。

处方一：黄芪 60g，五爪龙 60g，党参 30g，千斤拔 30g，地黄 20g，熟地黄 20g，酒苁蓉 15g，鹿角霜（先煎）30g，白术 15g，茯苓 20g，甘草 6g，牛膝 15g，盐杜仲 15g，淫羊藿 15g，狗脊 15g。7 剂。

处方二：黄芪 60g，五爪龙 60g，党参 30g，白术 15g，当归 10g，广升麻 10g，柴胡 10g，酒山茱萸 15g，甘草 5g，陈皮 5，紫河车 10g，牛膝 15g，茯苓 30g，桑螵蛸 10g，炒酸枣仁 20g。7 剂。

嘱停用西药泼尼松。

笔者随访该患者至今，现患者病情稳定，仍然治疗中。

按：该患者四肢肌肉对称性无力、松软、萎缩，并经 2 次腰穿，查脑脊液蛋白阳性，诊断为吉兰 - 巴雷综合征，病情日久未能治愈，演变为慢性炎症性脱髓鞘性多发性神经病，属于中医学"痿证"范畴。痿证并发症复杂，该患者因吉兰 - 巴雷综合征呼吸困难，气管切开，感染重症肺炎，经中西医结合治疗，虽能脱机封闭气管切开，但出院后调理用药欠恰当，把西药全部停用，又不服中药，逐渐转化为慢性炎症性脱髓鞘性多发性神经病。患者就诊时四肢肌肉萎缩，不能行走，拟试用小量泼尼松（每日 5mg）合健脾补肾填精益髓方，三诊时峰回路转，肌力 4 级，扭转肌肉萎缩状态，松软肌肉明显结实，至五诊时，泼尼松停服，嘱咐坚持服中药一两年，终见成效，患者现可以正常生活学习。

三、慢性炎症性脱髓鞘性多发性神经病、视神经脊髓炎谱系疾病案

何某，女，49 岁，2014 年 5 月 2 日无明显诱因出现后枕部、躯干及左手蚁行感，伴明显瘙痒，局部无皮疹。2014 年 5 月 13 日，患者逐渐出现双下肢末端对称性麻木，并向上蔓延至腹股沟处。2014 年 5 月 14 日，躯干麻木感蔓延至前胸乳头处及后背肩

胛骨下，伴躯干束缚感，双手无力举起，双下肢麻木，出现行走不稳，走路有踩棉花感，无法独立行走，双手能持物，不能持筷及做针线活等精细活动，逐渐出现排尿困难，偶有进食后呕吐，无头痛、头晕，无视物模糊、视野缺损、视力下降，无声音嘶哑、饮水呛咳、吞咽困难、构音障碍。患者于广州某三甲西医院住院行颅脑及颈椎 MR 平扫，结果示延髓、颈髓及上段胸髓异常信号影，颌下多发异常信号灶。腰椎穿刺查脑脊液示有核细胞计数 104×10^6/L，蛋白 915mg/L，未找到结核菌及隐球菌。医生考虑患者为多发性脱髓鞘性脊髓病，使用丙种球蛋白冲击疗法；口服泼尼松片，每次 60mg（每日 12 片），每日 1 次；硫唑嘌呤片，每次 50mg（每日 2 片），每日 2 次。经治疗，患者好转出院。因免疫抑制剂不良反应大，患者找笔者诊治。笔者以邓老强肌健力饮加减进行治疗。

处方：黄芪 60g，五爪龙 60g，党参 30g，白术 15g，当归 10g，广升麻 10g，柴胡 10g，酒山茱萸 15g，甘草 5g，陈皮 5g，石斛 15g，盐杜仲 15g，牛膝 15g，茯苓 30g，薏苡仁 30g。

患者服中药后症状逐渐好转，可以工作，生活能自理。泼尼松每周减 1 片，减至 4 片时，每月减半片；硫唑嘌呤每 3 个月减半片。患者使用中西医结合治疗至完全停药，花费 1 年时间。其间检查血常规、尿常规、肝肾功能均无异常。2016 年至 2017 年，患者症状完全缓解，无服任何药物。

2018 年 2 月，患者病情出现不稳定，四肢远端肌肉无力，呼吸气短，咳嗽咳痰，又转至广州某三甲医院住院治疗，再次行腰穿，脑脊液常规检查示白细胞计数 25×10^6/L，球蛋白定性阴性；脑脊液生化示氯化物 120.3mol/L，葡萄糖 3.61mol/L，蛋白 0.27g/L。血常规示白细胞计数 19.14×10^9/L，中性粒细胞绝对值 1.01×10^9/L。颈椎 MR 平扫＋增强示延髓至第 8 胸椎水平脊髓多发病变，符合脱髓鞘性多发性脊髓炎改变。视神经 MR 平扫＋增强示双侧视神经所见，考虑视神经炎。患者主诉及视力检查均无异常。使用激素、丙种球蛋白冲击、血浆置换治疗；口服泼尼松片，每日60mg；口服硫唑嘌呤片，每次50mg，每日2次；口服卡马西平片、普瑞巴林胶囊、度洛西汀肠溶胶囊改善感觉障碍，营养神经及改善循环。经治疗，患者自觉肢体躯干麻木感减轻，可独立行走出院。出院诊断：视神经脊髓炎谱系疾病，间质性肺炎。患者因难以接受大量激素及免疫抑制西药，于2018年3月找笔者诊治。笔者检查其视力正常，唯精神憔悴，满月脸，步行不稳，需要家属搀扶，全身虚胖，皮肤有皮疹瘙痒，上肢肌力4级，下肢肌力3级，脉细无力，舌根部苔厚腻。笔者仍以邓老方加减治疗。

处方：黄芪60g，五爪龙60g，千斤拔60g，党参60g，制何首乌30g（都说首乌只能用6g，笔者经临床观察，发现用30g效果才好），升麻10g，柴胡10g，山药30g，枸杞子15g，山茱萸15g，杜仲15g，石斛15g，女贞子15g，橘络5g，甘草5g。

患者服用上药1个月，症状大为改善，泼尼松量减至每日20mg，硫唑嘌呤，每次50mg，每日2次。其后治疗均以上方为基础，前后加减药物有桑白皮20g，薏苡仁30g，牛膝15g，肉苁蓉20g，巴戟天15g，紫河车10g，鹿角霜30g，牛大力30g，白术15g，当归10g，茯苓20g，薏苡仁30g等。至2020年2月，泼尼松量减至每日5mg，硫唑嘌呤，每日25mg。患者查血常规与肝肾功能正常，生活可以自理，还能做家务。

按：该患者在两家西医院先后有两个诊断，多发性脱髓鞘性脊髓病与视神经脊髓炎谱系疾病。笔者认为，中医学"异病同治"的理论适合指导该类疾病的诊治。仝小林院士提出的"新病机十九条"中的"诸颤瘫痿，腰脊难挺，皆属于髓"理论，适合解释该类疾病（脱髓鞘脊髓炎）。该患者似为吉兰-巴雷综合征，临床治愈后再发为慢性型。临床观察此类患者很难完全停用激素及免疫抑制剂，往往经治疗痊愈后，隔一段时间后又复发，再发时病情往往比第1次重。患者第2次发病时，医院根据视神经 MR 平扫＋增强结果考虑视神经炎，将出院诊断修正为视神经脊髓炎谱系疾病，痿证、脱髓鞘、脊髓炎、四肢无力，病皆属于髓，肾主骨髓，故治宜补肾填精益髓。

虽然两家西医院在诊断上略有差异，但治疗上都是使用激素冲击、丙种球蛋白冲击、免疫抑制剂等治疗。视神经脊髓炎谱系疾病是一种中枢神经系统的自身免疫性炎症性疾病，具有反复发作的病程和严重的后遗症。但笔者检查患者病案，未发现有抗水通道蛋白 4（aquaporin4）表达抗体阳性。笔者认为，这两个诊断可能同属于慢性炎症性脱髓鞘多发性神经病（CIDP），又称慢性复发性炎性神经病，临床表现与吉兰－巴雷综合征（GBS）相似，只是发病方式不同，病程演变不同，呈慢性进行性迁延病程或慢性缓解再复发病程，病理改变具有慢性炎性脱髓鞘病的病理特点。中医学认为，慢性炎症性脱髓鞘性神经病具有皮肤腠理麻木、肢体无力、肌肉萎缩，甚至不能行走的特点。该案患者即如此状。因此，在临床中，医者不必苛求西医明确诊断，只要抓住病因，谨守病机，对症处理用药即可。凡是长期使用激素与免疫抑制剂者，体质必虚，并兼西药不良反应，中药治疗原则为补益心（贫血）脾肾之虚，解肝肺之毒（肝功损害、皮疹），治宜中西医结合，中西药并用，各有侧重所治，符合当下临床需求。

笔者一直随访该患者，直至 2023 年 1 月 24 日，患者又因反复咳嗽伴活动后气促 3 年，再发 20 天入广州某三甲医院呼吸科就诊，胸部 CT 平扫示两下肺间质性炎症较前明显进展，考虑合并双下肺病毒性肺炎。予以无创呼吸机辅助呼吸、亚胺培南西司他丁抗感染、甲泼尼龙抗炎、他克莫司抑制免疫、化痰、营养支持、护胃等治疗。2023 年 2 月 3 日，予利妥昔单抗 500mg 静脉滴注，患者症状改善，2023 年 2 月 6 日出院。出院诊断：具有自身免疫特征的间质性肺病，社区获得性肺炎（非重症），高血压病 3 级（极高危），肋骨骨折（右侧第 6 肋骨），甲状腺功能减退症，视神经脊髓炎谱系疾病，自身免疫性肝炎，骨质疏松，慢性胃炎，睡眠障碍。出院带药：甲泼尼龙片，每次 20mg，口服，每日 1 次；雷贝拉唑肠溶片，20mg，口服，每晚 1 次；碳酸钙 D_3 片，1 片，口服，每日 1 次；骨化三醇胶丸，0.25μg，口服，每日 1 次；吡非尼酮胶囊（间质性肺炎治疗药），300mg，口服，每日 3 次；多烯磷脂酰胆碱胶囊，2 粒，口服，每日 3 次；他克莫司胶囊，1.5mg，口服，每日 2 次。无创呼吸机家庭氧疗（3 ～ 5L/min），每日 15 小时，维持外周血氧饱和度 90% 以上。由于患者使用呼吸机辅助呼吸，只能通过视频会诊，笔者在前述方药固本基础上加入桑白皮 20g，龙脷叶 15g，浙贝母 15g，治疗喘咳，提高氧疗效果。患者服用中药 1 个月后脱机，目前生活能自理。

从该患者的病情发展来看，其 2014 年 5 月起病，被诊断为慢性炎症性脱髓鞘性多发性神经病，经治疗好转，2016 年停用中药；2018 年 2 月，四肢远端无力，呼吸气短，被诊断为视神经脊髓炎谱系疾病、间质性肺炎，经治疗好转出院，但无法停止使用激素及免疫抑制剂；2023 年 1 月，患者因咳喘呼吸困难入院，第一诊断为具有自身免疫特征的间质性肺病。中医对此可以用邓老脾胃虚损、五脏相关理论来进行解释，即辨病辨证。辨病，辨虚损之病，含辨西医诊断之病；辨证，辨脾肾肺肝心五脏相关之证，含痿证类似兼夹之证。故其在不同时段，有其不同主要证候及不同的治疗原则与处方用药。笔者传承这一理论主张，认为痿证类病可以更好地诠释五脏相关理论。痿证在不同阶段有多种不同的证候，需要做出鉴别诊断与预后评估。笔者针对该患者，始终抓住脾肾虚损这一核心关键，依照前贤"有以一方而治之者，故名诸痿"，以健脾补肾、填精益髓方，随症加减治之。对于其服用免疫抑制剂引起的咽喉不适，笔者以邓老清冠饮辅以防治，取得了阶段性疗效，患者在家中脱无创呼吸机。2023 年 10 月，患者可以外出旅游。

第七章 周期性麻痹

周期性麻痹是以周期性反复发作的骨骼肌弛缓性无力或瘫痪为特点的一组肌肉疾病。原来医学界只了解它的发作与血清中的钾低有关，现在发现，周期性麻痹发作时也有钾高的现象。因此，依据发病时血钾的浓度，本病可分为低血钾性、高血钾性和正常血钾性三类，而以低血钾性周期性麻痹最为常见。

第一节 西医学对周期性麻痹的认识

一、病因及发病机制

关于本病的病因尚不清楚，可能与钾离子代谢异常及遗传因素等有关。

（一）钾离子代谢异常

现代研究者认为，周期性麻痹是一种与钾离子代谢障碍有关的肌肉疾病，其与肌细胞膜功能异常有关。由于人体细胞内外阳离子浓度不同，必须借助特殊的细胞膜功能维持细胞内的高钾和细胞外的高钠状态，这种特殊的离子状态，主要依赖细胞膜钠、钾及三磷酸腺苷酶活性的增高，以加快细胞外钾离子向细胞内的主动转运，使细胞外的钾离子浓度进一步减低。低血钾性周期性麻痹发作时，肌细胞内钾离子增多，细胞外钾离子减少，细胞内外钾离子浓度差过大，致使细胞膜电位过度极化，膜电位下降，从而引起肌无力或瘫痪。

有的患者发病前会有剧烈运动、饮酒、情绪激动、月经来潮的情况出现。有的学者研究认为，碳水化合物大量进入体内，可引起钾离子内流增多。也有人认为，碳水化合物诱发肌无力的原因与磷酸己糖及糖原的合成有关。高血钾性周期性麻痹可能是由于膜电位下降，对钠离子的通透性增加，或肌细胞内钾、钠转换能力缺陷。周期性麻痹发作时，钾离子自细胞内到细胞外，而钠离子代偿性进入肌细胞内，使较间歇期低于正常的电位的细胞膜电位进一步降低。

（二）遗传因素

学者们近年来的研究表明，周期性麻痹是一组家族遗传性疾病，所以也称家族性周期麻痹。低血钾性周期性麻痹和高血钾性周期性麻痹，都属于常染色体显性遗传性疾病。国外报道周期性麻痹有家族史者占 80%，国内周广智在 1981 年报告了 1 例 35 岁高血钾性周期性麻痹患者，其四代人中有 11 例患病。林惠添在 1986 年报告了 1 个家系，连续 7 代总人口 515 人中有 24 人患病，患病率为 4.66%。其中，所有患者双亲之一是发病的，分布于 12 个小家系中，男女均患病，为常染色体显性遗传方式。上述学者的调研资料具有一定的代表性。当然，也有学者认为本病是散发的，如张昀在 1984 年报告的 2 例病例及全元章在 1986 年报告的 3 例病例，均为散发。笔者接诊的低血钾性周期性麻痹也为散发患者。

（三）其他学说

近年来的研究还表明，周期性麻痹患者骨骼肌钠通道存在异常，有的病例存在骨骼肌钠通道基因变异。尽管在心肌尚未发现这种钠通道基因变异，但有证据支持这种异常的存在。低血钾性周期性麻痹，还可能与胰岛素、肾上腺皮质激素分泌增加有关，与肌纤维膜的离子通透性异常有关。高血钾性周期性麻痹可能与肌细胞膜电位降低，膜对钠的通透性增加及肌细胞内钾、钠转换能力的缺陷有关。

二、病理改变

病理检查可见肌纤维内空泡形成，晚期可见肌纤维变性，心肌通常不受影响。肉眼观察发现，少数患者多年以后主要受累的肢带肌群可有肌萎缩、肌容积缩小。镜下可见，周期性麻痹患者发作期肌浆网膨胀，呈空泡状，内含糖原和多糖类。间歇期可以恢复，但不完全，因而肌原纤维间可见数目不等的小空泡。少数患者在病程晚期，约有 40% 的肌纤维内可见条束状或叶状小泡。

三、临床表现及诊断分型

患者突然发病，其诱因多为疲劳、受凉、精神刺激、酗酒、饱餐或饥饿、剧烈运动等。主要表现为反复发作性四肢软瘫，近端重于远端，下肢重于上肢，可以从下肢逐步累及上肢。除严重者可引起呼吸肌麻痹外，多数患者持续数小时至数周后可恢复。检查患者可发现，肌张力降低，腱反射减低或消失，无感觉障碍。临床诊断分型为 3 种。

（一）低血钾性周期性麻痹

发作时血清钾离子降低，此型在国内最常见。本病属常染色体显性遗传疾病，在我国以散发病例为多，男性多于女性，多在 20 ～ 30 岁发病，随着年龄增长，发作次数减少，程度减轻。发作常在休息后，如晚上睡眠后或清晨醒来时，患者出现肢体麻痹无力，还伴有大小便潴留；或者清晨或夜间熟睡中突然出现四肢软瘫，近端重于远端，下肢重于上肢，数小时至一两天内发展到高峰。患者常伴有肌肉酸痛、肿胀、麻痛等感觉，有的患者可有激动、恐惧、口渴、出汗、关节疼痛等前驱症状。颈部以上肌肉通常不受影响，极严重的患者可发生呼吸肌麻痹或严重的心律失常而危及生命。每次发作可持续数小时或数天，然后逐渐恢复。发作早期，患者如能做轻度的肢体被动活动可使发作减轻或停止。

（二）高血钾性周期性麻痹

发病时血清钾较平时增高。本病临床少见，属常染色体显性遗传性疾病，多在 10 岁以前起病，男性多于女性。本病一般日间发病，持续时间短，症状大多在数小时内消失，常伴有痛性肌痉挛和轻度肌强直。患者进行轻度的体力活动或进食可能使发作推迟或顿挫。本病发作一般较低血钾性周期性麻痹频繁，服用激素或钾盐时易诱发本病。久病者可出现近端持续性肌无力和肌萎缩。

（三）正常血钾性周期性麻痹

发作时血清钾和尿钾均正常，因此有学者认为它是一个独立的病。本病较少见，也属常染色体显性遗传，多在 10 岁前发病。起病多在夜间，发作时除四肢麻痹外，常伴轻度面肌及咀嚼肌无力、吞咽困难和发音低弱等。有时某些肌群，如小腿肌或肩臂肌等可有选择性受累。每次发作持续时间较长，可 2 天至 3 周不等，大多在 10 天以上。另外，伴发甲状腺功能亢进、肾功能衰竭和代谢性疾病等的周期性麻痹称为继发性周期性瘫痪。

四、实验室检查

本病的实验室检查，如血清钾的检查十分重要，还有一些特殊的检查也是需要做的，具体如下。

1. 血清钾检查

低血钾性周期性麻痹，血清钾在发作期降低，小于 3.5mmol/L，间歇期正常。高血钾性周期性麻痹，血清钾在发作期增高，大于5.5mmol/L。

2. 甲状腺功能检查

甲状腺功能检查包括总三碘甲状腺原氨酸（TT_3）、总甲状腺素（TT_4）、游离三碘甲状腺原氨酸（FT_3）、游离甲状腺素（FT_4）、促甲状腺素（TSH）检查。继发于甲亢者，其数值会增高。伴发甲状腺功能亢进的周期性麻痹发作频率较高。

3. 代谢功能检查

代谢四项检查包括葡萄糖、尿素氮、肌酐、尿酸，其数值对肾功能衰竭和代谢性疾病引起的继发性周期性麻痹有诊断意义。

4. 心电图

低血钾性周期性麻痹，表现为 P-R 间期和 Q-T 间期延长，QRS 增宽，ST 段降低，T 波低平或倒置，出现高大 U 波。高血钾性周期性麻痹表现为 T 波高尖。低血钾性周期性麻痹极严重者可发生呼吸肌麻痹，累及心脏可有心动过速、室性早搏和血压偏高。

5. 肌电图

低血钾性周期性麻痹，肌电图显示运动电位时限缩短和波幅降低；完全瘫痪时运动单位电位消失，电刺激无反应；静息膜电位低于正常。

高血钾性周期性麻痹，在发作间隙期检查，当肌肉放松时可有纤颤波，并有肌强直放电及运动电位时限缩短。麻痹发作时检查，可见插入电位延长，主动收缩后移动电极时，可出现肌强直或肌强直样放电，随意运动时动作电位的数量、时限及波幅均减少，在发作高峰时呈电静息，自发的或随意运动或电刺激均不见电位出现，肌纤维细胞内的休止电位在麻痹发作时下降更明显。

五、西医治疗

（一）低血钾性周期性麻痹治疗

发作期轻症可给予氯化钾。以下服法供参考：10% 氯化钾溶液，每次 10mL，每日 3～4 次，口服；或者用氯化钾缓释片，每次 1g（2 片），每日 2 次，口服。

严重者给予 10% 氯化钾 15mL，加入 5% 葡萄糖盐水 500mL 中缓慢静脉滴注，每日 1 次。如果患者能够口服食物，以上用量基本可以缓解病情。

呼吸肌麻痹者应予辅助呼吸，严重心律失常者应积极纠正。伴发有甲状腺功能亢进的患者，在对甲状腺进行适当的治疗后常可中止发作或显著减轻。可用甲巯咪唑片，每日 5～15mg（1～3 片）。

间歇期可口服氯化钾溶液剂（每次 10mL，每日 1～2 次），可减少发作周期，也可以口服氯化钾缓释片，每次 0.5g（1 片），每日 2 次。

（二）高血钾性周期性麻痹治疗

由于本病发作期时间短，大多无须处理。病情较重者，可静脉注射葡萄糖酸钙或氯化钙注射液 1～2g，也可静脉滴注 10% 葡萄糖溶液 500mL 加胰岛素 10～20U 以降低血钾。以下用法供参考：10% 葡萄糖酸钙注射液 10mL，加入 50% 葡萄糖 40mL 中静脉注射。

（三）正常血钾性周期性麻痹治疗

发作期给予大剂量生理盐水或高渗氯化钠溶液静脉滴注，可使瘫痪好转。间歇期给乙酰唑胺片，可预防发作。乙酰唑胺是利尿药，用于心源性水肿，亦用于治疗脑水肿和消化性溃疡病和青光眼。以下服法供参考：每次 250mg，每日 1 ～ 2 次。在治疗过程中，要经常注意血清钾的变化。

第二节　中医学对周期性麻痹的认识

中医学没有周期性麻痹病名的记载，根据本病临床表现，其应属于中医"痿证"范畴。从病程来说，其时间不长，除个别患者病势发展严重，大多预后良好，肌肉一般不会出现萎缩，似乎以实证居多；但本病往往有周期性反复发作的特点，病有宿根，临床所见，虚证亦有不少，故虚实夹杂是本病特点。本病的主要病因病机是外感因素诱发，导致脾、肾、肝三脏功能失调。

一、病因

（一）外感

1. 感受寒湿邪气

寒主收引，湿性重着，寒湿之邪凝于肌肤腠理，涩于脉络，阻滞气血运行；或寒湿浸淫筋脉以致气血运行不畅，筋脉肌肉失养，筋脉弛缓，肢体痿软不用。

2. 剧烈运动

剧烈运动可使气机震荡，脉络阻绝，突然休息，由阳转阴，机体未能与之适应，肌肉肢体短暂失去供养，则痿软不用。若因剧烈运动损伤督脉，则诸阳经失养，带脉失用，可致肢体突然痿软无力。

（二）内伤

本病应责之于脾、肾、肝三脏。脾胃为后天之本，主水谷精微运化，营养四肢肌肉。饮食不节，或过度劳逸伤及脾胃，脾胃功能失调，致使津液及水谷精微来源不足，筋脉肌肉失养，从而出现肢体痿弱无力。从经络循行角度，"脾足太阴之脉，起于大指之端，循指内侧白肉际，过核骨后，上内踝前廉，上腨内，循胫骨后，交出厥阴之前，上膝股内前廉，入腹，属脾，络胃，上膈，夹咽，连舌本，散舌下。其支者：复从胃，别上膈，注心中。""胃之大络，名曰虚里，贯膈络肺，出于左乳下，其动应衣。"脾病易及心包，周期性麻痹容易导致心脏功能异常。

肾为先天之本，遗传性疾病都与肾有关。先天禀赋不足，素体肾虚，元阴元阳耗损，以致肾阴肾阳俱虚。足少阴肾经循行部位起于足小趾下面，斜行于足心（涌泉），出行于舟骨粗隆之下，沿内踝后缘分出进入足跟，向上沿小腿内侧后缘，至腘内侧，上股内侧后缘入脊内（长强），穿过脊柱，属肾，络膀胱。肾阳虚，阳不化气，致气血不足，筋脉肌肉失养，则出现四肢瘫软无力。

肝主疏泄藏血，主筋脉，肝失疏泄，气机不能调达，则气机郁滞，气血运行乖异，肝火郁结内生，血气失调，甚则逆乱，经脉失养，肢体百骸、筋脉瘫软无力。足厥阴肝经的循行路线上行过膝内侧，沿大腿内侧中线进入阴毛中，绕阴器，至小腹，挟胃两旁，属肝，络胆，向上穿过膈肌，分布于胁肋部，沿喉咙的后边，向上进入鼻咽部，上行连接目系出于额，上行与督脉会于头顶部。足厥阴肝经上行沿喉咙、鼻咽、颈部，肝主升，内有郁结，即可上行至颈项、颠顶，故周期性麻痹容易导致人体代谢紊乱如甲状腺功能异常。

总之，人体乃禀受先天之精气而生，依赖后天水谷精气以养。若其人素体禀赋薄弱，肝肾精血先天不足，则肌肉经脉筋骨不得壮养，一旦受邪或自身起居不节，情志失调而内伤，则易致脏腑、阴阳、气血、津液诸损而生痿疾；若其人虽先天禀赋充盛，但忽视了后天饮食、起居及情志的自我健康调节，或饮食不节，损伤脾胃，或房劳过度，耗损肝肾之精，或情志郁结而内伤五脏，或重病、久病失治、误治，均可导致脏腑、阴阳、气血、津液诸损不足，从而引生痿证类病，出现周期性麻痹。

（三）其他

患者起病前常饱食高碳水化合物，或有外伤、暴饮暴食、分娩等其他诱因。例如，饱餐过度，消化不良，中气阻隔，清阳不升，浊阴不降，水谷营气不达四肢，经筋肌肉失养而成痿。

二、中医辨证论治

（一）各地中医治疗经验

如何按照中医学理论对周期性麻痹进行辨证论治，目前国内中医学界仍未有统一的认识，但根据各自的临床经验，都同样能取得良好疗效。

1. 孙怡、王腾云

孙怡、王腾云参考《实用中西医结合神经病学》，将周期性麻痹辨证为 3 型。从以下分型来看，中医所接诊的周期性麻痹病例还是以虚者为多，也符合临床实际。

（1）气血两虚证

证候：肢体酸软，麻木无力，甚至瘫痪，口渴，腹部胀满，心悸多汗，大便溏稀，腰酸背痛，舌质淡，苔薄，脉弦细无力或细弱。

治法：益气养血治痿。

代表方：人参养荣汤加减。

组成：党参 12g，炒白术 12g，怀牛膝 15g，熟地黄 30g，茯苓 30g，丹参 30g，当归 12g，五味子 10g，白芍 12g，肉苁蓉 15g，杜仲 15g，生甘草 5g。

加减：口渴剧烈，可以加天花粉、麦门冬生津止渴；恶心、呕吐，加竹茹、姜半夏止呕；呼吸困难，加人参大补元气，或加黄芪升提下陷之宗气;尿少或无尿,酌加车前子、猪苓、泽泻、肉桂等温阳利尿。

方解:本型虽为气血两虚,但实属脾肾不足,故用药当补脾益肾。方中党参、茯苓、炒白术健脾补气,肉苁蓉、杜仲补肾壮腰,熟地黄、当归、白芍补血养阴,丹参养血活血,五味子敛汗,怀牛膝引药下行,甘草调和诸药。诸药合用,共奏健脾、补肾、益气、养血、治痿之功。

（2）肝肾两虚证

证候:肢体酸痛,麻木无力,四肢瘫痪,下肢较上肢重,腰膝酸软,头晕耳鸣,尿少或无尿,舌质红或淡,苔薄黄或薄白,脉细数或无力。

治法:补肝益肾治痿。

代表方:健步虎潜丸加减。

组成:醋龟甲 30g,鹿角胶（烊化）10g,熟附子 10g,川牛膝 15g,熟地黄 30g,炒白术 12g,炒杜仲 12g,当归 12g,何首乌 12g,锁阳 12g,党参 15g,木瓜 12g,山茱萸 15g。

加减:尿少或无尿,加泽泻、肉桂等温阳利尿;四肢无力,加黄芪、炙甘草;出现下焦湿热者,可酌加苍术、黄柏、知母等燥湿清热。

方解:龟甲、鹿角胶、熟地黄、当归、何首乌、山茱萸滋阴养血,以补肝肾之阴;熟附子、杜仲、锁阳温阳益精,养筋润燥;党参、白术健脾益气,助精血化生;木瓜祛湿通经;牛膝活血引药下行。诸药相伍,共奏滋补肝肾、治痿之功。

（3）寒湿浸淫证

证候:肢体软弱无力,行动不便,身体困重,形寒肢冷,或肢体瘫痪,或小便潴留,舌质淡,舌苔白腻,脉缓。

治法:苦温燥湿,散寒治痿。

代表方:鸡鸣散加减。

组成:陈皮 12g,川萆薢 10g,桔梗 10g,木瓜 15g,羌活

12g，吴茱萸 3g，槟榔 10g，独活 12g，川牛膝 15g，生薏苡仁 15g，紫苏叶 10g，生姜 6g。

加减：四肢无力重者，加黄芪、党参、白术。

方解：方用槟榔行气逐湿；羌活、独活苦温燥湿散寒；木瓜舒筋活络治痿；薏苡仁、陈皮健脾燥湿，陈皮兼能理气；草薢利湿；紫苏叶、桔梗宣通气机；吴茱萸、生姜温化寒气；牛膝活血通经，引药下行。诸药合用，共奏祛寒除湿、舒筋通络之效，达到治痿复力之功。

2. 山东聊城中医院

据《实用中西医结合杂志》1992 年第 6 期报道，山东聊城中医院将周期性麻痹分为 4 型进行辨证论治。

（1）脾胃虚弱证：用香砂六君子汤加旋覆花 15g，白芥子 10g，甘松 30g，伸筋草 30g。

（2）痰热中阻证：用黄连温胆汤加鲜竹沥、远志、石菖蒲、滑石。

（3）脾肾阳虚证：用理中汤合真武汤，重用附子 30～60g（编者注：用量须慎重），加黄芪、当归、桂枝、木通。

（4）气滞痰凝证：用海藻玉壶汤化裁，重用海藻、昆布、半夏、青皮、陈皮、当归、川芎，加用丹参、桃仁、红花、生龙骨、生牡蛎。

上药每日 1 剂，30 日为 1 个疗程，研究者辨证分型治疗周期性麻痹 38 例，痊愈 19 例，有效 14 例，无效 5 例，总有效率为 86.8%。

3. 陈可冀、张孟仁等

1998 年出版的《实用中西医结合内科学》从临床角度，首先把周期性麻痹分为低血钾性、高血钾性两大类，并对国内最常见的低血钾性周期性麻痹，分为 3 型进行辨证论治。

（1）脾胃虚弱证

证候：肢体痿软无力，腹胀呕恶，面色不华，神疲乏力，舌苔薄白，脉细。

治法：健脾益气。

方药：参苓白术散加减。

加减：若畏寒肢冷，可酌加附子、干姜以温脾阳。

方解：方中党参、白术、山药、白扁豆、莲肉均为健脾益气之品；茯苓、薏苡仁健脾渗湿；砂仁、陈皮和胃理气。

（2）肝肾亏虚证

证候：起病较缓，下肢痿软无力，腰脊酸软，并有眩晕、耳鸣、遗精或遗尿，或月经不调等，舌红少苔，脉细数。

治法：补益肝肾，滋阴清热。

方药：虎潜丸加减。

方解：方中虎骨、牛膝强壮筋骨（虎骨用牛骨代替），锁阳温肾益精，当归、白芍养血柔肝，黄柏、知母、熟地黄、龟甲滋阴清热。

（3）邪毒冲心证

证候：发病急骤，肢体痿软无力，心悸气促，胸闷腹胀，唇绀舌紫，面色晦暗，脉弦而数。

治法：解毒泻浊，养心安神。

方药：在各型辨证论治的基础上，急服犀角散解毒泻浊（犀角可用水牛角代替），加酸枣仁、远志养心安神，朱砂、龙齿重镇安神定悸。

以上3型可配合相应中成药治疗，具体如下。

参苓白术散：6g，每日2次，用于脾胃虚弱证。

健步虎潜丸：每次1丸，每日3次，用于肝肾亏虚证。

天王补心丹或朱砂安神丸：每次1丸，每日3次，用于邪毒冲心证。

（二）古今验方

1. 地黄丸（又名六味地黄丸）

本方为传统的久经临床应用的卓有疗效的方剂，自宋·钱乙创立以来，沿用至今，已有千年历史。药物组成：熟地黄24g，山茱萸15g，山药15g，泽泻10g，牡丹皮10g，茯苓10g。

据《中医杂志》1993 年第 1 期报道，安徽省蚌埠市中医医院以六味地黄汤加减治疗周期性麻痹58 例，其中低血钾性54 例，血钾大致正常者4 例。治疗后随访 3 年统计疗效，治愈46 例，显效 10 例，无效 2 例，总有效率为 96.55%。

2. 治痿方（摘录自王孟英《四科简效方》）

痿，手足痿弱不能运动，俗名软瘫是也，而腿为甚，故列于下部。羊肾一枚，煮熟和米粉六两，炼成乳粉，空腹食之，以愈为度。又，杜仲一两，切碎，酒水各半。煎服，三日能行，又三日愈矣。

编者按：王氏治痿汤适合肾虚型周期性麻痹患者服用。

3. 参苓散（摘录自罗浮山人《菉竹堂集验方》

人参一两（30g），白茯苓（蒸）四两（120g），莲肉（去心）八两（240g），干山药（炒黄色）四两（120g），白术（蒸）三两（90g），薏苡仁（炒）六两（180g），甘草（炙，去皮）一两（30g），芡实粉五两（30g），砂仁（炒）五钱（15g），白扁豆四两（120g），桔梗一两（30g）。

上为末。欲留久，跌为丸，如绿豆大，方能久贮。每服二钱（6g），米汤或枣汤调下。

编者按：罗浮山人参苓散，适合脾虚型周期性麻痹患者服用治疗。

（三）针灸疗法

1. 体针

主穴：中脘、足三里、脾俞、肾俞、肝俞、大椎等。

配穴：上肢加肩髃、阳溪、肩髎、曲池、外关、合谷；下肢加环跳、髀关、梁丘、伏兔、风市、阳陵泉、悬钟、丰隆、解溪、太冲等。

方法：强刺激，或以频率 120 ～ 200 次 / 分，强度 1.5mA 的电针仪通电 15 分钟，肌力常可在半小时内即有改善。

2.耳针

取穴：脾、肝、肾、胃、内分泌、皮质下、上肢、下肢等相应穴位。

方法：针灸或压籽。

三、预防保健

临床观察发现，该病总体预后较好。文献报道有少数患者在患病多年后发生主要受累肢带肌群的缓慢进行性肌病。极少数重症患者可因呼吸肌麻痹、严重心律不齐而危及生命。高血钾性周期性麻痹发作一般较低血钾性周期性麻痹频繁，患者大多在 30 岁后趋向好转，逐渐中止发作。因此，如何预防周期性麻痹发作，也是需要我们认真探讨的问题，建议如下。

低血钾性周期性麻痹患者应避免各种诱发因素，如寒冷，饱餐大量碳水化合物，剧烈运动后卧床休息等，患者最好采用高钾低盐饮食，并适当进行肢体活动，对改善症状有帮助。

对高血钾性周期性麻痹患者，可给予高碳水化合物饮食。有规律而不是过于剧烈的运动对患者有利。

对正常血钾性周期性麻痹患者，避免进食含钾多的食物，如肉类、香蕉、菠菜、薯类。每日摄入 15g 食盐。防止过度的肌肉活动，注意寒冷或暑热的影响。

临床观察发现，服用补益食品对减少周期性麻痹的发作次数有帮助，可以用黄芪、党参、薏苡仁、山药等煲瘦猪肉。

下面为含钾较高的食物［每 100g 食物中的含钾量（mg）］，可供饮食时参考：黄豆（1810），海带（1503），青豆（1780），黑豆（1759），红豆（1520），绿豆（1298），豆腐皮（1306），干蘑菇（4660），香菇（I960），莲子（2057），干紫菜（3503），西瓜子（834），葵花子（815）。

第三节　周期性麻痹医案纪实分析

（一）周期性麻痹合并甲亢案

梁某，男，28岁，2000年9月2日初诊。患者心慌、气促、多汗、双下肢无力1个月。患者近2年来时有咽喉部肿胀感，心慌，失眠，气促，怕热，多汗，口渴，疲倦，头晕，体重下降，伴肌肉酸痛，双下肢无力，活动后诸症加重，休息后减轻，并呈周期性发作，因工作繁忙，未予重视。2000年8月，患者因情绪紧张病情突然加重，先后到广州两家三甲医院进行诊治，2000年8月24日因不能行走被收入某医科大学附属医院，诊断为甲亢并周期性麻痹。当时检查记录：神清，脑神经（−），痛觉对称，双上肢肌力5级，双下肢肌力1级，双巴宾斯基征（−），腱反射减低，甲状腺Ⅱ度肿大，心率124次/分，手颤（+）；血生化示钾（K）2.2mmol/L（参考值：3.5～5.5mmol/L），钠118.2mmol/L；甲功示总三碘甲状腺原氨酸（TT_3）8.5nmol/L（参考值：1.2～3.4nmol/L），总甲状腺素（TT_4）309nmol/L（参考值54～147nmol/L）。患者由急诊收入内分泌科，住院仅1周，进行多种高级仪器检查，每日静脉滴注及口服大量西药（具体药物不详），前后花费数万元，症状未见好转且不良反应大，恶心呕吐，头晕耳鸣，患者难以接受。2000年9月2日，患者经朋友介绍来我院求治于中医。

症见：四肢无力，需要人搀扶，面部表情呆滞稍僵硬，形体消瘦，神疲气短，肌肉酸痛，突眼，颈部粗胀，肢体震颤，心慌心跳，潮热汗多，消食善饥。舌淡红边有齿印，舌苔厚腻，黄白相兼，脉弦细数。

中医诊断：瘿病，痿证（气虚痰浊，肝郁脾肾不足）。

西医诊断：甲状腺功能亢进症，周期性麻痹。

以邓氏温胆汤合强肌健力饮进行治疗。

处方：竹茹 10g，枳壳 6g，橘红 6g，胆南星 10g，云茯苓 15g，黄芪 30g，五爪龙 30g，太子参 30g，五味子 10g，麦冬 10g，山慈菇 10g，甘草 5g，生牡蛎 30g。3 剂。

嘱患者只服甲巯咪唑片，每次 5mg，每日 2 次，暂时停服其他西药包括氯化钾溶液，加服广州中医药大学第一附属医院研制的中药制剂甲亢灵（现改名为瘿气片）。日常饮食嘱咐少食寒凉，多吃豆类（绿豆除外）。

二诊：2000 年 9 月 6 日。患者服用中药后症状大减，心慌、气短、失眠、多汗消失，全身情况改善，肢体震颤减轻。检查双下肢肌力 4 级，腱反射仍低下，舌淡红，苔白厚，脉细数。效不更方，山慈菇（广东山慈菇，叶状黑色，较为安全）量加大至 15g，7 剂。

三诊：2000 年 9 月 13 日。患者偶有心慌，口干，但睡眠转佳，肌肉酸痛消失，突眼征及颈部发胀感减轻，体力增加，面有光泽，双上肢、下肢肌力均 5 级，腱反射稍低下，舌淡红，苔薄黄，脉细数。考虑甲亢患者容易出现内热，且四肢肌力已经恢复，去黄芪、五爪龙，加山药 20g，石斛 15g，薏苡仁 20g，并申请甲功五项复查。

四诊：2000 年 9 月 20 日。患者临床症状基本消失，已经能够上班工作。继续守上方，加山茱萸 15g。

五诊：2000 年 9 月 27 日。甲功五项示 T_3 1.73ng/mL，T_4 113.5ng/mL，FT_3 3.8ng/mL，FT_4 9.5ng/mL，TSH 0.3μIU/mL。血生化示钾（K）4.2mmol/L。以上数值均在正常范围内。患者精神佳，体重增加，肢体无震颤，颈部甲状腺大小基本恢复正常。为巩固疗效，仍按邓氏温胆汤加减治疗。

按：周期性麻痹患者要注意甲状腺功能情况，也有学者认为，是甲亢引起的周期性麻痹，中医学将其归属于"痿证类病"

范畴，即四肢无力为痿证，并发甲亢为类病。本案例可能属于此，故采用中药治疗时只保留了治疗甲亢的甲巯咪唑。邓老的五脏相关理论能够解释兼夹病证的复杂临床现象，故处方以邓氏温胆汤加黄芪30g，五爪龙30g，山慈菇10g，患者服药后症状大减，实验室检查的结果亦正常。

（二）周期性麻痹合并心电图异常案

周某，女，30岁，2011年6月5日初诊。患者近半年来感觉身体疲乏，双下肢无力，清晨醒来时肢体麻痹加重，肢体皮肤感觉异常，心悸，头痛。当地医院检查血钾（K）3.5mmol/L，心电图示T波低平，窦性心动过速。该患者以"周期性麻痹与重症肌无力相鉴别"通过病房护士找笔者会诊。笔者检查患者无眼肌及延髓肌受累情况，唯下肢肌力3～4级，下肢肌疲劳试验可疑阳性。为排除重症肌无力，进行新斯的明试验，肌内注射新斯的明注射液0.5mg，20分钟时患者有少许腹痛，口水多，汗出，口服消旋山莨菪碱片10mg（1片），腹痛、口水多、汗出症状逐渐缓解。观察1小时，患者下肢肌力仍无改善，新斯的明试验阴性，排除重症肌无力。嘱马上抽血检查生化五项，结果示血钾（K）1.9mmol/L，诊断为低钾性周期性麻痹，给予10%氯化钾注射液10mL，加入林格注射液500mL中静脉滴注，双下肢无力、皮肤麻痹症状明显好转，后给予氯化钾缓释片，每次2粒，每日3次。治疗1周后，心电图报告示ST段压低、P-R间期延长，低钾心电图改变。氯化钾缓释片减为每次1粒，每日3次。

中医诊断：痿证（脾胃气虚），心悸（气阴不足）。

西医诊断：低钾性周期性麻痹。

处方：黄芪30g，五爪龙30g，千斤拔30g，党参30g，白术15g，茯苓15g，山茱萸15g，杜仲15g，石斛15g，酸枣仁20g，五味子10g，牛膝15g，甘草5g，大枣20g。7剂。

二诊：2011年6月13日。患者服药后四肢无力消失，心悸、心慌减轻，仍汗多，情绪容易紧张，恐四肢无力复发、瘫痪，睡眠差。笔者开具 2 张处方，各 7 剂，嘱交替服用，并安抚患者，此病不是重症肌无力（注：病房护士曾告诉患者重症肌无力危象要用呼吸机，给患者留下了心理阴影），可以治好。

处方一：黄芪 30g，五爪龙 30g，千斤拔 30g，党参 30g，白术 15g，茯苓 15g，山茱萸 15g，杜仲 15g，石斛 15g，酸枣仁 20g，五味子 10g，合欢皮 15g，甘草 5g，大枣 20g。

此方为初诊方去牛膝易以合欢皮，安神定志。

处方二：黄芪 30g，五爪龙 30g，千斤拔 30g，党参 30g，白术 15g，茯苓 15g，山茱萸 15g，杜仲 15g，石斛 15g，酸枣仁 20g，五味子 10g，牛大力 30g，甘草 5g，大枣 20g。7 剂。

此方为初诊方去牛膝易以牛大力，增强肌力。

嘱服中成药滋心阴口服液，每次 1 支，每日 3 次。

经过半年治疗，患者肌肉无力、麻痹没有周期性发生，心电图检查也无异常，可以正常工作生活。

按：临床观察低血钾性周期性麻痹发作频率不一，通常在 20 岁左右发作频繁，40 岁后发作减少而逐渐终止发作，预后大多数良好，故安抚患者很重要。周期性麻痹乃西医学之病名，均有不同程度的发作性肌无力表现，故中医学仍可将其归属于"痿证类病"范畴，但此痿证的诊治难点在于常兼夹各类瘿气、心悸等病证。案一为周期性麻痹合并甲亢，针对这类疾病，笔者的临床体会是以邓氏温胆汤为基础加黄芪、五爪龙、党参、千斤拔效果较好。案二为周期性麻痹合并心电图异常，以强肌健力饮轻剂加养心安神补益心阴的酸枣仁、合欢皮及生脉散、滋心阴口服液效果较好。在临床中，医生还应询问周期性麻痹患者小便颜色有无淡红色或酱油色，有无服用阿托伐他汀钙片等降血脂的药物，注意检查肝肾功能，排除横纹肌溶解综合征。

第八章 其他肌无力疾病

自邓老于1987年在广州中医药大学第一附属医院开设重症肌无力专科以来，其构筑的学术平台影响辐射全国，各地有相类似的四肢无力、肌肉萎缩、呼吸无力等症状的患者纷至沓来。本章收录的疾病均为临床罕见或少见的神经肌肉疾病，亦属中医学"痿证类病"范畴。

第一节 眼睑痉挛（梅热综合征）

眼睑痉挛在《中国重症肌无力诊断和治疗指南（2020版）》中被认为是与重症肌无力相鉴别的第一种疾病。本病患者发病年龄较大，表现为过度瞬目动作，可伴有眼部干燥、刺激感（需排除干燥综合征），可能会出现长时间闭眼，误认为是上睑下垂；强光刺激可加重眼睑痉挛，患者需长期戴墨镜；触摸眼角、咳嗽和说话时，眼睑痉挛可得到意外改善。氟哌啶醇、阿立哌唑或者氯硝西泮治疗本病有效。

在过去，眼睑痉挛称为眼肌痉挛，也有用梅热综合征（Meige syndrome）之病名，属于局限性肌张力障碍疾病中的一种，患者主要表现为眼睑痉挛，以及口、下颌部肌张力障碍，患者在临床上初期可表现为眼干、畏光、眨眼比较频繁，后来可逐步发展为不自主的眼睑闭合，同时可以伴有不自主咧嘴、张口、呲牙、伸舌，可因上述动作频繁而出现下颌脱臼，牙齿磨损，甚至影响患者的发声和吞咽，严重者颈部肌肉不自主抖动，需要专科治疗。

一、西医学对眼睑痉挛的认识

（一）临床特点

眼睑痉挛是一种罕见的锥体外系疾病，属于成人多动症的一种。法国神经病学家亨利·梅热（Henry Meige）在 1910 年对该病进行了第 1 次报道，故本病又称梅热综合征。梅热称该病是一种特发性眼睑痉挛 – 口下颌肌张力异常综合征，主要临床表现有双眼眼睑不适、睁眼困难，伴有或不伴有口及下颌的不自主运动，是成人多动症的一种，为临床上比较罕见的肌张力障碍性疾病，目前尚无根治性治疗方法。

马斯登（Marsdan）将眼睑痉挛分为 3 个亚型：眼睑痉挛型、眼睑痉挛合并口下颌肌张力障碍型、口下颌肌张力障碍型。眼睑痉挛多发于 40 ～ 70 岁的中老年人，青年人发病也有少量报道。其中女性发病率要高于男性，男女发病比为 1 :（2 ～ 3），平均病程为 3 ～ 7 年。本病起病较为缓慢，发病前多有眼部不适感，如眼干、眼涩、眼胀、畏光等，这些初期症状常被误诊为结膜炎而延误治疗。本病最常见的首发症状为双侧眼睑痉挛，也有文献报道称，约 20% 的患者以单侧眼睑痉挛起病，而逐渐发展为双侧眼睑痉挛。疾病后期，眼轮匝肌持续性收缩，可以引起双眼完全闭合，进而导致功能性失明。部分患者从眼睑痉挛开始逐渐累及下面部，主要表现为面部肌肉呈对称性无规律性收缩，侵犯下颌肌时可导致吞咽困难，累及喉肌和呼吸肌时可导致构音障碍、呼吸困难。感觉诡计（Tricks）现象是该病的临床特征之一，主要表现为患者在吹口琴、打哈欠、咀嚼、吹口哨、唱歌时，临床症状可以明显缓解，甚至完全缓解。

（二）发病机制

迄今为止，有关眼睑痉挛的发病机制尚不清楚。部分专家认为，该病的发病机制与脑部基底节损害，γ - 氨基丁酸神经元功能下降，多巴胺递质不平衡或者多巴胺受体处于超敏状态，胆碱能神经元过度活跃有关。发病机制还可能与心理、药物、头面部外伤、口腔外科操作等因素及内分泌功能失调有关，各种原因导致脑内神经递质，尤其是乙酰胆碱及多巴胺的失衡，可引起继发性综合征发作。亦有文献报道，少数精神分裂患者在服用某些胆碱能拮抗剂如奥氮平等后会引起双侧眼睑痉挛、口下颌肌张力障碍。

（三）诊断及鉴别诊断

目前尚无能确诊本病的特异性检查。本病没有客观的实验室检查异常：CT、MRI、脑电图均正常，脑脊液也正常。临床主要根据患者的表现和病史进行诊断。同时或依次出现双侧眼睑痉挛伴有或不伴有口周、面部肌肉抽动者，可以考虑诊断为眼睑痉挛。此病需要与以下疾病相鉴别。①重症肌无力Ⅰ型：表现为眼睑下垂，而非眼睑痉挛，闭目时埋睫不全，肌内注射新斯的明后好转，而眼睑痉挛肌内注射新斯的明无效；②半侧面肌痉挛：多于40岁以上发病，为一侧面肌痉挛，且不伴有下颌抖动；③老年性睑下垂：不伴有眼睑、下颌不自主运动，单纯睑下垂，由上睑松弛所致；④急性肌张力障碍：突然歪颈、伸舌，无面肌痉挛，多有用药史，如小剂量甲氧氯普胺、盐酸氯丙嗪、奋乃静、氟哌啶醇等，也出现伸舌缩不回或张不开等，呈发作性，可持续数分钟至数小时；⑤神经官能症：症状多样，无阳性体征，不仅限于眼睑和下颌部位。

（四）西医治疗

目前西医临床上对该病的治疗方式主要有口服药物治疗、局部注射肉毒毒素 A、大脑深部电刺激和面神经、三叉神经微血管减压术＋梳理术。虽然治疗方式多种多样，但尚无一种方法可以彻底治愈该病。

1. 口服药物

目前临床上较为常用的口服药物包括氟哌啶醇等多巴胺受体拮抗剂、丙戊酸钠等 γ－氨基丁酸类药物、托吡酯等抗胆碱药，以及氯硝西泮等镇静药物。段虹等报道，眼睑痉挛患者服用抗精神病药，如阿普唑仑、奋乃静等也可以在一定程度上控制临床症状。总而言之，临床上有多种药物可以治疗眼睑痉挛，但由于该病症状较为顽固，单种药物往往治疗效果不佳，需要多种药物联合使用或者交替使用。这样不仅可以提高临床疗效，还可以大大减少药物的不良反应。

2. 局部注射肉毒毒素 A（BTX-A）

肉毒毒素也被称为肉毒素或肉毒杆菌毒素，是由肉毒杆菌在繁殖过程中所产生的一种神经毒素蛋白。根据其抗原性及毒性的差异，可以将 BTX 分为 A、B、C、D、E、F、G 7 个类型。局部注射 BTX-A 可与突触前膜内胆碱能内膜蛋白结合，这样可以有效地抑制钙离子内流而暂时阻断乙酰胆碱的释放，从而明显缓解肌肉麻痹及局部肌肉的痉挛症状。在注射过程中需要注意以下几点：首先，要向患者及家属交代注射过程中的注意事项及治疗目的，以取得患者的配合。其次，要根据临床表现，选择正确的注射部位，临床上往往选择肌肉痉挛最明显的部位进行注射，如眼轮匝肌、口轮匝肌、颞肌等。最后，一般注射 10 ～ 18 个点，每点注射剂量为 2.5 ～ 5U，有残存痉挛者 1 周内可追加注射，总剂量为 30 ～ 75U，复发者需间隔 4 个月以上重复注射。虽然局部注射 BTX-A 操作容易，可多次注射，临床效果明显，但同样存在不良反应，如注射部位肿胀、面瘫、眼睑下垂等。

3. 大脑深部电刺激

大脑深部电刺激（deep brain stimulation，DBS）是伴随着立体定向技术发展应运而生的一种新型的治疗眼睑痉挛的方法。该技术是在 MRI 引导下把微电极植入丘脑底核或者苍白球，对大脑进行持续电刺激以调节肌张力。目前临床上对眼睑痉挛进行DBS，主要以苍白球为刺激靶点，主要原因是苍白球更容易定位，且临床效果显著。

4. 面神经、三叉神经微血管减压术＋梳理术

上海交通大学医学院附属新华医院神经外科专家首先提出用面神经、三叉神经微血管减压术＋梳理术的方法来治疗眼睑痉挛。手术适应证：①眼睑痉挛型患者；②眼睑痉挛合并口下颌肌张力障碍型患者；③心肺功能良好且能耐受手术的患者。该手术先对症状严重的一侧进行面神经、三叉神经微血管减压＋梳理，绝大多数患者术后一侧症状能够明显缓解，观察半年后，如果效果依然存在，再对另一侧进行同样的处理。有研究者对 200 例采用此种方式治疗的眼睑痉挛患者进行了长达 2 年的随访，发现总体缓解率达 75%。由此可见，面神经、三叉神经微血管减压术＋梳理术能够有效改善眼睑痉挛患者的临床症状。

二、中医学对眼睑痉挛的认识

（一）中医学病名

中医学至今对眼睑痉挛无准确的对应病名，但依据证候可将其归属于"筋惕""目瞤"范畴。本病类似于胞轮振跳，又称睥轮振跳，然绝不可等同而视之。中医学称眼睑为眼胞，《黄帝内经》称其为约束。约束者，眼胞也，能开能合，为肌肉之精，主于脾也。眼睑痉挛俗称眼皮跳动，明·王肯堂《证治准绳·杂病·七窍门》载："睥轮振跳。谓目睥不待人之开合，而自牵拽振跳

也。乃气分之病，属肝脾二经络牵振之患。"《景岳全书·痉证》曰："凡属阴虚血少之辈，不能养营筋脉，以致擒挛僵仆者，皆是此证……"由此可见，此病属于中医学的"脾轮振跳"或"痉证"范畴，系指"目脾不待人之开合而自牵拽振跳"的病证，病因为"肝脾二经络牵振……人皆呼为风，殊不知血虚而气不顺，非纯风也。若有湿烂及头风病者，方是风邪之故"。轻者也可称为目瞤，语出《金匮要略·五脏风寒积聚病脉证并治》："肝中风者，头目瞤，两胁痛，行常伛，令人嗜甘。"欲食甘以缓之，濡养肝血，以治目瞤。

（二）病因病机

从中医学角度来辨析，本病的病因概括起来有内伤与外感之不同。一般外感发痉，其证多实；内伤致痉，其证多虚。过劳、久视、睡眠不足、情绪激动等情况均可诱发本病。就经络定位而言，责之于肝、脾二经病变。《灵枢·经脉》曰："肝足厥阴之脉……循喉咙之后，上入颃颡，连目系，上出额，与督脉会于颠。其支者，从目系下颊里，环唇内。"《素问·痿论》曰："脾主身之肌肉。"可见肌肉病变与脾的关系最密切。王肯堂认为，脾轮振跳"乃气分之病，属肝脾二经络牵拽振跳也。人皆呼为风，殊不知血虚而气不顺，非纯风也"。由此可见，本病病位在肝、脾二经。胞睑在五轮中为肉轮，在脏属脾，脾为后天之本，气血生化之源。肝藏血，诸风掉眩，皆属于肝。肝脾气血亏虚，血虚生风，虚风上犯清窍，扰乱头面经脉，气血运行失常而发病。肝以血为体，以气为用，血虚气浮，则肝风妄动，发于目；肾元不足，或久病伤竭真阴，每致水不涵木，肝阳上亢，气浮风动而见目；眼肌属脾而归中土，倘若水盛火衰而土气不振，每风气乘之而目生动；眼科五轮学说认为肉轮属脾，倘若饥饱劳逸伤其脾气，或忧思过虑损及脾营，每致中气困顿，木气乘之而风象见于目；痰伏胆经，热扰少阳，最易引动肝风而生目瞤；秽浊稽留三焦，风热外侵，亦可导致目瞤。正如叶天士《临证指南医案·卷五》曰："风为百病之长，盖六气之中，惟风能全兼五气，如兼寒则曰风寒，兼暑则曰暑风，兼湿曰风湿，兼燥曰风燥，兼火曰风火。"由此可见，眼睑痉挛病因不纯为内、外风邪，引动上扰头面经脉而发病，其他五气可依附于风邪而共同致病，其病因病机复杂变化无常。总之，眼睑痉挛常为过劳、久视、睡眠不足等，责之于肝、脾二经而发病。病机为肝脾气血亏虚，血虚生风，虚风上犯清窍，扰乱头面经脉，气血流行失常，从而导致胞睑、眉部、面颊、口角皆抽动不休。

（三）辨证论治

此病虽小，却内关脏腑，外涉经络，治不中的，每致缠绵难愈。中医学将眼睑痉挛辨证为4型：①肝肾阴虚证：治宜滋补肝肾，平肝息风，方选杞菊地黄丸加减。②肝风内动证：治宜平肝息风，方选天麻钩藤饮或羚羊钩藤汤。③心脾实热证：治宜清心火，泄脾热，方选泻心导赤汤合泻黄散。④脾肾虚热证：治宜健脾益肾，滋阴清热，方选四君子汤合知柏地黄丸。眼睑痉挛散见于中医学"颜面抽搐""弄舌""手舞足蹈"等项下，以肝肾阴虚和肝风内动等为基本证型，故治以滋补肝肾、平肝息风为主。"治风先治血，血行风自灭"，通过调理气血，活血通络，以达到息风止痉之功。痉为筋脉之病，津伤血少、筋脉失养在痉证的形成中占有重要的地位，故在治疗上，滋养营阴、顾护津液成为不可忽视的一个环节。五轮学说认为，眼睑属脾，称为肉轮，而本病大多数以眼睑痉挛为首发症状，故调理脾脏功能为辅助治疗本病的一个值得思考的方向。

（四）中医治疗

1. 中药汤剂

中医学认为，胞轮振跳的治疗宜从肝、脾、风、血论治。证属于血虚生风者，宜用当归活血饮加减。方中当归、白芍、熟地黄、黄芪益气养血；防风、羌活、川芎祛风散邪；症状甚者可加用蝉蜕、蛇蜕、僵蚕、全蝎等息风止痉之要药。诸药调和，共达养血息风之目的。姚菊英采用当归活血饮加减治疗眼睑痉挛属肝脾气血虚弱患者，收效显著。心脾两虚者，血不养筋，筋脉失养，则生胞轮振跳，宜用归脾汤加减，补益心脾，濡养经筋，筋养则睑牵拽跳动止。肝气郁结者，采用内服汤剂解痉缓急汤（芍药、甘草、荆芥穗、防风、香附、白术、苍术、茯苓、当归、僵蚕）以起到柔肝健脾、缓急解痉之功效。

2. 针刺治疗

针刺治疗总的治疗原则为疏通经络、调和阴阳、扶正祛邪，主要选用具有调理肝脾、滋补气血、息风止痉等作用之穴位，可局部取穴与远端取穴相配合。常选取主穴为合谷（双）、太冲透涌泉（双）、足三里（双）、风池（双），并辨证加减配穴。一般局部穴轻刺激，远端重刺激，并尽量少针刺面部穴位，以免引动阳气上升，善动而数变，加重病情。王公东等取足三里、合谷、风池、曲池等穴，针刺手法以补法为主，治疗眼睑痉挛 4 例，1 例痊愈未发，2 例近期痊愈 4～5 个月复发，1 例改善。阴跷脉和阳跷脉的循行路线均与眼睑有联系，经气在循行过程中上濡眼睑而司开合，交通一身阴阳之气。照海乃阴中之阳穴，正如《景岳全书·新方八略》所说："善补阴者，必于阳中求阴，则阴得阳升而泉源不竭。"此外，点穴疗法也是值得思考的辅助治疗方案，可取印堂、睛明、四白、太阳、阳白等穴，以轻柔手法点按。

3. 耳穴疗法

耳与经络、脏腑有着密切联系，耳穴既是疾病的反应点，又是疾病的治疗点。胞轮振跳的患者往往在其耳穴的眼、肝、脾区有明显的压痛点，这与中医学理论中的肝藏血，开窍于目，脾统血，以及五轮学说中眼的胞轮为肉轮，属于脾等说法相符合。此外，刺激耳穴，使之产生酸、胀、痛的感觉，可起到抑制眼睑痉挛的作用。本病多见于素体肝肾阴血虚者，易劳伤心脾、化火动风而发病，故虚证者耳穴加心、肾以养心益肾。而实证者多为风热上扰，故加耳尖以清热息风，平肝明目。

三、眼睑痉挛医案纪实分析

【案一】

陈某，男，57岁，2019年6月1日初诊。患者于3年前出现眼睑阵发性不自主抽搐，症状重时甚至睁眼困难，只见小缝，影响视物，眼睛干涩，分泌物多。患者曾于外院求治，于某三甲医院行新斯的明试验，结果示阴性，并经乙酰胆碱受体抗体检测示阴性，排除重症肌无力，诊断为眼睑痉挛，先后使用巴氯芬、卡马西平、奥康西平、苯妥英钠、B族维生素、甲钴胺等，眼睑抽搐症状部分缓解，但睁眼困难加重，眼睑完全覆盖角膜，头晕耳鸣，肢体乏力。现患者疑似重症肌无力要求中医药诊治。

刻诊见：患者时而眨眼频繁，眼睑不自主眨动；时而又眼睑闭合，闭合后睁眼困难，用力闭合眼睛，眼眶四周皱纹明显增多。检查无复视，眼球活动无受限。四肢活动、吞咽饮食、睡眠、二便均正常。舌胖大淡红，边有齿印，苔薄白，脉细。结合病史，排除重症肌无力，考虑眼睑痉挛脾虚证可能性大。

中医诊断：目瞤，胞轮振跳（心脾两虚，肝血不足）。

西医诊断：眼睑痉挛。

处方：黄芪30g，五爪龙30g，党参30g，白术15g，当归10g，升麻10g，柴胡10g，山萸肉15g，杜仲15g，茯苓20g，百合30g，酸枣仁20g，石斛15g，甘草5g，陈皮5g。14剂（注：因患者挂号困难，应要求开14剂）。

二诊：2019年8月5日，患者诉眼睑抽搐的频率减少，睁眼困难明显好转，头晕、耳鸣消失，眼睛干涩减轻，有少许分泌物，有"上火"的感觉，口干明显，余无异常。舌尖红，苔薄白，脉细。此乃当归血燥，升麻、柴胡升阳过甚所致，然而若无此三味药，眼睑抽搐、睁眼困难症状难以好转，故调整处方如下。

处方：黄芪30g，五爪龙30g，党参30g，白术15g，肉苁蓉15g，山药15g，稻芽30g，熟地黄20g，生地黄20g，百合30g，酸枣仁20g，石斛15g，桑白皮20g，甘草5g，陈皮5g。14剂。

三诊：2020年1月13日，患者连续服上方5个月，眼睑不自主眨动偶然发生，时间短暂，自然消失，睁眼基本正常，视物清晰，睡眠改善，无"上火"现象。舌淡红，苔薄白，脉弦。笔者安慰患者，单纯的眼睑痉挛不会危及生命，比重症肌无力好得多，慢慢调养就能康复。

处方：黄芪30g，五爪龙30g，党参30g，白术15g，茯苓15g，黄精15g，稻芽30g，麦芽30g，山茱萸15g，百合30g，酸枣仁20g，石斛15g，熟地黄20g，甘草5g，陈皮5g。14剂。

患者远居江西，来往不便，经明确诊断、评估以后，解开了心中纠结，2年来基本服用以上中药，每周服2剂，复渣煎煮，病情好转，可以工作，生活能自理。笔者随访至今，患者病情稳定。

【案二】

兰某，女，42岁，2019年2月25日初诊。患者于5年前出现右眼睑不自主跳动，无明显眼睑下垂，自觉视物易疲劳，其后面部下颌部肌肉跳动，遂前往某三甲西医院就诊，诊断为眼睑痉挛，于2017年在外院注射肉毒素后，眼睑痉挛、下颌部不适情况有所缓解，但注射1次只可缓解3个月，之后又要注射。2019年1月，患者又出现眼睑肌肉不自主跳动，服西药后头晕头痛，感觉咬东西费力，要用力才能睁开双眼与饮食。患者不想再注射肉毒素，遂来就诊。

刻诊见：患者情绪紧张，右眼睑肌肉不自主抽动，右眉下垂，睁眼费劲，右侧面部、额部肌张力无明显障碍，埋睫征（-），软腭上提（-），吞咽饮食及四肢活动未见异常，睡眠差，多梦易醒。舌淡红少苔，脉弦。初步印象是眼睑痉挛型，未达到眼睑痉挛合并口下颌肌张力障碍型的程度。笔者安慰患者："你只是局部眼睑痉挛，这个病目前的原因还不是很清楚，但根据我的观察，慢慢会好的。你面部咀嚼咬肌基本正常，不会影响吞咽饮食，颈部功能活动无受限，颈部没有不自主点头、强直抽动，不想注射肉毒素就吃点中药。"（注：笔者嘱咐患者如果颈部肌肉强直，持续抽动，可找广州某医院张教授注射肉毒素。）

处方：黄芪 30g，五爪龙 30g，党参 30g，白术 15g，茯苓 15g，白芍 20g，钩藤 15g，首乌藤 30g，合欢皮 20g，麦芽 30g，百合 30g，酸枣仁 20g，石斛 15g，生牡蛎（先煎）30g，甘草 5g。14 剂。

患者服完 14 剂药后，又服 14 剂。

二诊：2019 年 4 月 1 日，患者诉右眼睑抽动的频率减少，右侧面部下颌肌肉已无再跳动，能够安然入睡，唯阵发性睁眼困难，不自主眼睑闭合，休息一段时间可自行睁开眼睛。舌尖红，苔薄白，脉细。效不更方，稍做改动。

处方：黄芪 30g，五爪龙 30g，党参 30g，白术 15g，茯苓 15g，白芍 20g，钩藤 15g，首乌藤 30g，合欢皮 20g，麦芽 30g，百合 30g，酸枣仁 20g，石斛 15g，生地黄 20g，甘草 5g。14 剂。

三诊：2019 年 5 月 25 日。患者病情稳定，眼睑无明显跳动，睁眼基本正常，自觉视物清晰，服用中药后体能增强，从未感冒。

处方一（补脾安神养目）：黄芪 30g，五爪龙 30g，党参 30g，白术 15g，当归 10g，升麻 10g，柴胡 10g，山茱萸 15g，钩藤 15g，茯苓 20g，首乌藤 30g，酸枣仁 20g，石斛 15g，甘草 5g，陈皮 5g。14 剂。

处方二（调肝安神养目）：黄芪 30g，五爪龙 30g，党参 30g，白术 15g，茯苓 15g，山茱萸 15g，肉苁蓉 15g，白芍 20g，合欢皮 20g，麦芽 30g，百合 30g，酸枣仁 20g，石斛 15g，生牡蛎（先煎）30g，甘草 5g。14 剂。

处方一和处方二交替服用。

2020 年 6 月 30 日电话随访，患者表示以 2019 年 2 月 25 日的中药方为主间断服用，至今未出现症状反复。

按：眼睑痉挛误作重症肌无力临床常见，患者主诉中的"眼睑下垂"，应该是睁眼困难，往往伴随眼睑不自主眨动，甚至面部、颈部肌肉也会抖动，用力闭合眼睑时，眼眶周围皱纹增多，查新斯的明试验阴性，溴吡斯的明治疗无效，抗体全阴。笔者曾会诊一 52 岁的男性患者谢某，上睑下垂，睁眼费力，左眼稍重，双侧闭目不对称，右眼眼睑闭合不全，望诊见患者双眼频繁眨动，牵及面部肌肉。检查患者无复视，无眼球活动受限，眼睑不自主眨动（跳动），半分钟左右可自行停止，若干分钟后又眨动。嘱诊断性治疗，口服溴吡斯的明片 3 天，每次 60mg，每日 3 次，外送重症肌无力抗体检测五项。3 天后，溴吡斯的明治疗无效，1 周后抗体检测回复五项全阴。患者仍然睁眼困难，即上眼睑下垂遮盖角膜后努力睁眼不开，但过若干分钟后可以自行恢复。西医诊断为眼睑痉挛 – 口下颌部肌张力障碍，中医诊断为痿证类病，类目瞤证。该类患者往往在某三甲医院注射肉毒素有效，效果维持 1～3 个月，之后因不愿长期注射肉毒素后找中医诊治。因肉毒素可平复皱纹张力，保持皮肤弹性，使眼睑不自主眨动（跳动）短暂消失或减轻，故也有患者在美容科进行治疗。清·黄庭镜《目经大成·目瞤二十七》载："此症谓目睑不待人之开合，而自牵拽振跳也。盖足太阴、厥阴荣卫不调，不调则郁，久郁生风，久风变热而致。主以全真一气汤、十味益荣煎、艾人理血汤，不移时立住。倘认为游风淫热，议从凉散，则肉纵筋引，恐变㖞斜。不则或左或右，连口不时吊上，摇摇禽禽，若木工之绳墨、猎人之射烟枪，人见莫不含糊，淘终身卖笑之招牌矣。"临床观察发现，眼睑痉挛治疗以养心血、补脾胃、益肝肾效果较好，开始笔者以邓氏温胆汤治疗，感觉疗效不如甘温益气养血方药，乃因该病需要长期服药之故。如笔者诊治过一名从新疆来要求确诊的患者冶某，女，64 岁，2022 年 7 月 22 日初诊，反复眼睑下垂 3 年余。笔者询问病史得知，患者注射肉毒素后症状可缓解 1 个月，服用溴吡斯的明片无效，重症肌无力抗体七项检查全阴，检查眼睑用力闭合后，眼眶周围皱纹增多（图 8-1），考虑为眼睑痉挛–口下颌肌张力障碍。中医诊断：痿证类病（脾胃气虚，肝血不足），即以邓氏强肌健力饮之轻剂治疗。处方：黄芪 30g，五爪龙 30g，党参 30g，白术 15g，当归 10g，广升麻 10g，北柴胡 10g，酒山茱萸 15g，甘草 5g，陈皮 5g，茯苓 15g，山药 20g，干石斛 15g，炒酸枣仁 20g，百合 30g。其后二诊 2022 年 9 月 6 日、三诊 2022 年 10 月 15 日、四诊 2023 年 4 月 1 日、五诊 2023 年 6 月 3 日（图 8-2）、六诊 2023 年 7 月 30 日。其间患者以上方加减进行治疗，没有使用其他西药。笔者随访至今，患者病情稳定。

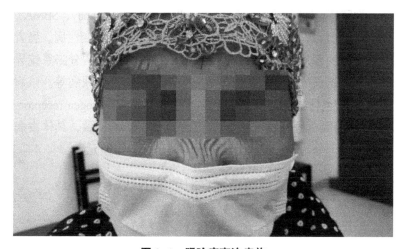

图 8-1　眼睑痉挛治疗前

注：2022 年 7 月 22 日，患者睁眼困难，眼睑用力闭合后，眼眶周围皱纹明显增多。

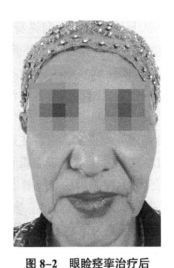

图 8-2　眼睑痉挛治疗后

注：2023 年 6 月 3 日五诊，患者以邓氏强肌健力饮轻剂治疗，病情稳定。

第二节　脊髓延髓性肌萎缩（肯尼迪病）

脊髓延髓性肌萎缩（spinal and bulbar muscular atrophy，SBMA），又称肯尼迪病，是一种 X 连锁隐性遗传的神经系统变性病。患者表现为不同程度的下运动神经元损害、感觉障碍及内分泌系统异常，内分泌系统异常包括男性乳房发育、不育及糖尿病等。该病是由 X 染色体的 q11 ～ q12 上的雄激素受体（androgen receptor，AR）基因第 1 号外显子 CAG 重复序列异常扩增所致，具体发病机制尚不十分明确。该病为罕见病，属于运动神经元病。

一、西医学对脊髓延髓性肌萎缩的认识

（一）致病基因

脊髓延髓性肌萎缩的致病基因是位于 X 染色体 q11 ～ q12 的雄激素受体基因，因其第一个外显子 N 端的一段 CAG 重复序列

异常增多而致病。据文献报道，该 CAG 重复序列在健康人中的最大次数是 36 次，而脊髓延髓性肌萎缩患者平均为 46 次，最少为 40 次。日本学者对 173 名健康人和 113 例脊髓延髓性肌萎缩患者测序发现，健康人 CAG 重复次数为 14 ~ 32 次，平均（21±3）次，而脊髓延髓性肌萎缩患者为 40 ~ 55 次，平均（47±3）次。

（二）发病机制

1. 配体依赖

大量的动物实验和临床试验证实，在脊髓延髓性肌萎缩中，致病蛋白雄激素受体的特异性配体睾酮对于疾病的发展至关重要。原因如下：①含有 CAG 重复序列的雄性转基因小鼠模型，可大量表达突变的 AR 蛋白而出现类似脊髓延髓性肌萎缩的神经肌肉受累症状，而雌性的转基因小鼠不会出现。②当雄性的转基因小鼠被阉割或接受抗雄激素药物治疗后，其临床表现会得到改善；给予雌性的转基因小鼠睾酮后，雌性的转基因小鼠会逐渐出现相应的临床症状。③临床上女性杂合子携带者一般无或只有轻微的临床症状。总之，脊髓延髓性肌萎缩的发病主要在于配体依赖的 AR 的毒性作用。AR 蛋白只有与配体睾酮结合后才能易位至核内，造成 AR 蛋白在核内的积聚，AR 蛋白的毒性作用及降解异常等机制最终导致神经元的变性死亡。此外，在 YAC100 转基因小鼠中发现，AR 蛋白的功能和代谢具有运动神经元的专有性，这种专有性是因为脊髓和脑干的运动神经元细胞中高表达的一种睾酮代谢酶（5α-还原酶）。该酶可以降低睾酮转变成功能性雄激素——双氢睾酮，这也是脊髓延髓性肌萎缩病变主要累及运动神经元的原因。

2. 转录异常

组蛋白乙酰化和去乙酰化的失衡导致转录异常已经被证实是多种多聚谷氨酰胺疾病的致病原因。这在脊髓延髓性肌萎缩中也得到验证。组蛋白的乙酰化可以使染色质构象松散，促进基因的转录；相反，去乙酰化则抑制转录。在脊髓延髓性肌萎缩动物模型中应用去乙酰酶抑制剂可显著改善症状及病理表型。

3. AR 蛋白翻译后修饰异常

热休克蛋白（HSP）90、HSP70 及 HSP40 等能与 AR 蛋白结合使其处于无活性状态，从而降低其蛋白毒性作用。小泛素化修饰可以显著减少多聚谷氨酰胺链的聚集。但热休克蛋白表达降低或泛素化蛋白酶体受抑制时，异常的 AR 蛋白就会大量积聚，导致细胞紊乱和凋亡。蛋白质毒性及线粒体功能异常突变的 AR 蛋白被细胞凋亡蛋白酶裂解，被认为是脊髓延髓性肌萎缩的发病机制之一。裂解后的 N- 多聚谷氨酰胺链片段，尤其是可溶性寡聚体，具有很强的细胞毒性，可以引起一系列细胞转活异常。另外，AR 蛋白与配体结合后可以启动线粒体的氧化应激，增加线粒体膜的通透性，抑制线粒体蛋白的翻译。

（三）临床表现

脊髓延髓性肌萎缩多见于男性患者，起病隐匿，病程较长，各国报道的发病年龄也不尽相同，发病年龄多为 40 ~ 60 岁，病程为（27.3±2.3）年，大多数患者病死于并发症如吸入性肺炎等。2009 年的一项研究发现，脊髓延髓性肌萎缩患者的发病年龄可能更早些，平均发病年龄 41 岁（18 ~ 64 岁），患者从起病至诊断约延误 5.5 年。

起病症状：主要有痛性痉挛（32%）、乏力（31%）、肌束震颤（23%）、乳房发育（7%），肌无力一般多从下肢开始（50%）。本病缓慢进展，出现延髓部、面部及四肢肌肉萎缩，同时可能伴有雄激素不敏感表现和内分泌紊乱。需特别指出的是，多数患者也有不同程度的感觉减退，但一般为亚临床表现。国外文献也报道了突变 AR 基因女性携带者的临床及神经电生理表现。虽然目前认为，脊髓延髓性肌萎缩为下运动神经元病，但也有研究表明，脊髓延髓性肌萎缩存在额颞叶认知功能障碍，表现为言语流畅性障碍、概念形成异常及显著的记忆力下降。MR 波谱显示，大脑皮质运动区的 NAA（N- 乙酰天门冬氨酸）/Cr（肌酸 – 磷酸肌酸复合物）值明显降低，但需进一步研究。基于体素形态测量学分析（VBM）显示，额叶、小脑及脑干背部的白质显著萎缩。

（四）实验室检查

脊髓延髓性肌萎缩患者的血清肌酸激酶（CK）和乳酸脱氢酶（LDH）轻度升高，可能与患者存在轻度的肌纤维破坏有关，尿酸和内分泌指标也可见有异常表现。肌电图呈神经源性改变，感觉神经动作电位波幅降低，感觉神经传导速度减慢，其中股四头肌的检出率较高。这与下肢肌无力从近端起病及下肢症状最为严重有关。日本学者研究认为，在脊髓延髓性肌萎缩中，CAG 重复数目可影响患者的神经电生理表现，CAG 重复数目较小（47次）时，运动神经动作电位下降明显。腓肠神经活检可见大的有髓纤维减少，少量纤维脱髓鞘，施万细胞变性；肌肉活检可见神经源性肌萎缩和肌纤维群组化现象。最新研究认为，由于 AR 蛋白在人体肾脏、骨骼肌、肾上腺和阴囊皮肤细胞中均有表达，活检表明阴囊皮肤上皮细胞中 AR 蛋白的聚集程度与脑干运动神经元中聚集程度相吻合，且与 CAG 重复次数相关，与运动功能呈负相关。因此，提议用阴囊皮肤上皮细胞内的多聚谷氨酰胺作为检测脊髓延髓性肌萎缩病程的生物标记物，以指导临床治疗及预后。

（五）诊断及治疗

脊髓延髓性肌萎缩的诊断主要基于患者的特征性临床表现、神经电生理表现、肌酸激酶的水平、肌肉活检及影像学表现。临床以缓慢进展的肢体近端及球部肌无力、肌萎缩为主要特征，可伴有男性乳房发育、体毛缺乏、生殖功能降低等雄激素不敏感等表现，后期逐渐出现构音障碍、饮水呛咳、行走困难，最后患者多死于肺部感染或呼吸衰竭，发病率约 1/5000。脊髓延髓性肌萎缩不同于运动神经元病，通常不累及上运动神经元，肌无力呈对称性，进展相对缓慢，生存周期较运动神经元病更长。脊髓延髓性肌萎缩确诊的金标准为基因检测，致病基因为雄激素受体基因，AR 基因（X 染色体 q11 ~ q12）第 1 外显子 CAG 重复片段扩增，致使其编码的 AR 多聚谷氨酰胺链延长产生细胞毒性，多聚谷氨酰胺链重复序列达 38 ~ 62 次时具有致病性。欧洲神经科学联合会（EFNS）发布的新版指南将患者 CAG 重复序列数目 ≥ 35 次定为诊断脊髓延髓性肌萎缩的依据。

目前，对于脊髓延髓性肌萎缩，临床上仍缺乏有效的治疗手段，但随着发病机制的逐渐清晰，脊髓延髓性肌萎缩在治疗方法上也有了很多重要的突破。雄激素剥夺方法已成功应用于动物模型。亮丙瑞林是一种黄体生成素释放激素类似物，可抑制促性腺激素的分泌；应用亮丙瑞林的小鼠在症状和组织病理表现等方面都有显著改善，而且已有多个临床试验证实，亮丙瑞林可以抑制疾病的进展。另外一些备用药物如热休克蛋白诱导剂，5α-还原酶抑制剂，HSP90 抑制剂和组蛋白去乙酰酶抑制剂，都在动物模型中被证实有治疗脊髓延髓性肌萎缩的作用。最新研究的诺西那生钠注射液对该病有效，但患者需要终身注射诺西那生钠，通过后续的持续用药，有望稳定和改善患者的运动功能。诺西那生钠是特效药，也是"天价药"。媒体报道称通过医保谈判，该药已由原来的每针的 70 万元降到了 3 万多元，患者还可以享受医保报销。这是患者的福音。广州中山大学第一附属医院神经科已经开始了诺西那生钠注射液治疗的相关探索。笔者曾接诊过 1 名少年患者。该患者需要每月注射 1 次诺西那生钠，就诊时已经治疗半年，治疗有效，但患者仍然觉得服用中药能够增加体能。

二、中医学对脊髓延髓性肌萎缩的认识

中医学虽无脊髓延髓性肌萎缩之病名，但可"古说参证"，可从中医禀赋学说进行探讨。《灵枢·寿夭刚柔》曰："人之生也，有刚有柔，有弱有强，有短有长，有阴有阳。""此天之生命，所以立形定气而视寿夭者。"这是中医禀赋学说的理论依据。

（一）禀赋学说与脊髓延髓性肌萎缩

禀赋学说是探讨人体先天体质的理论。禀赋是指人所禀受的体性资质，亦称"禀质""胎禀""胎赋"。人生堕地，禀赋即定。清末芬余氏著《医源·先天后天说》谓："所以降生之初，有清浊厚薄之不同，则有生以后，亦遂有强弱寿夭之不齐。此皆非药石所能治，而其所可调养补益者，则惟后天之形质耳，至于先天，何由致力哉？"万全《幼科发挥》云："夫男女之生，受气于父，成形于母，故父母强者，生子亦强，父母弱者，生子亦弱，所以肥瘦、长短、大小、妍媸，皆由父母也。"禀赋为胎元之本，精气受于父母，子之羸弱，皆父母精血之弱也。脊髓延髓性肌萎缩为 X 连锁隐性遗传性疾病，属禀赋残缺之病。此类患者大多因先天胎禀之气不足，致病的 AR 基因得以遗传，导致后代禀赋异常。禀赋致病，多为罕见的疑难杂病，目前难有根除之法，只能通过后天调补提高生存质量和生命周期。本病单从中医学"痿证"论治是不够的，需要应用禀赋学说进行指导。禀赋疾病可分，分其脏腑经络所在病位；禀赋疾病可调，调理脏腑气血，调其饮食起居及情志调护；禀赋疾病可辨，辨其阴阳刚柔强弱；禀赋疾病可治，防治其并发症，虽不能痊愈但亦可带病延年，取得阶段性疗效。

1. 禀赋疾病可分

禀赋疾病从证候分属脏腑病位。脊髓延髓性肌萎缩主要以肢体乏力、肌肉萎缩、言语不利、肌肉瞤动、呼吸气短为主要表

现，与脾、胃、肝、肾脏腑精气受损有关。肌肉是功能活动的基础，脾主肌肉四肢，脾胃为后天之本、气血生化之源，肌肉失去水谷精微的濡养，则不能束骨而利关节，则见四肢无力，甚至需要依赖轮椅行走；颈部屈肌无力而见抬颈困难；肋间肌、胸大肌萎缩无力而呼吸气短等。足太阴脾经"连舌本，散舌下"，"会厌为声音之户"，"足之少阴，上系于舌，络于横骨，终于会厌"，脊髓延髓性肌萎缩患者构音不清、言语不利，多由先后天不足，脾肾皆虚，无力鼓动声门所致。肝肾同源，肝主筋，肾为先天之本，主骨生髓，"诸风掉眩，皆属于肝"，肝血亏虚，筋脉失养，肾精不足，水不涵木，虚风内动，则见肌肉眴动。本病因先天禀赋不足，后天失养或饮食劳倦，导致脾、胃、肝、肾受损而见上述证候。

2. 禀赋疾病可调

体质禀受于先天，调养于后天，禀赋不足，可从调理脾胃、培补肝肾、调护饮食、调畅情志等方面入手改善偏颇体质，提高患者的生存质量。所谓禀赋疾病可调，包括以下内容。

（1）调理脾胃，培补肝肾：脊髓延髓性肌萎缩属沉疴顽疾，痿之重症，脾、胃、肝、肾脏腑气血阴阳虚损。痿软乏力乃脾病所致，脾不为胃行其津液，气血不充而引起肌肉病变。故调理脾胃气血尤为重要，故选用黄芪、五爪龙、熟党参、茯苓、白术益气健脾，强肌健力，气旺则血生，筋脉肌肉得以濡养。肝主筋而藏血，肾主骨而藏精，故以何首乌、熟地黄、酒山茱萸、酒苁蓉培补肝肾，益精填髓，使筋强骨壮。

（2）调护饮食，调畅情志：食能排邪而安脏腑，悦神爽志以资气血。凡欲治疗，先以食疗，既食疗不愈，后乃用药尔。广东人喜爱煲汤，对于脊髓延髓性肌萎缩患者，可用黄芪 60g、党参 30g 或五爪龙 60g，煲猪脊骨或猪瘦肉补益脾肾。当脊髓延髓性肌萎缩患者出现肢体、言语功能极度下降时，容易产生悲观、焦虑、抑郁心理，家属需鼓励患者树立信心，对其多加关心，进行心理疏导。当患者情绪消极时，可在中药中加酸枣仁、远志、益智仁、合欢皮等药物养心安神，调畅情志。脊髓延髓性肌萎缩患者应忌用针刺，避免过强刺激引起肌肉痛性痉挛，而代之以艾条于关元、气海、三阴交、足三里、肾俞、腰阳关等补虚强壮穴位，施以温和灸以温肾壮阳，健运脾胃。

3. 禀赋疾病可防

（1）未病先防，重视基因检测：脊髓延髓性肌萎缩是 X 连锁隐性遗传性疾病，需借助基因检测与运动神经元疾病、肌营养不良相鉴别。现代遗传学认为，遗传的物质基础是染色体和基因，只有当基因突变和染色体异常时才会将致病基因遗传给下一代。脊髓延髓性肌萎缩的致病基因是 AR 基因，男性脊髓延髓性肌萎缩患者，所生男孩 100% 为健康者，所生女孩 100% 为致病基因携带者，女性基因携带者的后代无论性别如何，均有 50% 的概率遗传到致病基因。为防遗传给子代，对于已怀孕的女性携带者，应提前对其进行羊水穿刺以明确胎儿是否遗传了 AR 基因，若存在，则进行人工引产来避免家族遗传，做到未病先防。

（2）既病防变，防治并发症：脊髓、延髓为人体高级生命中枢，属中医学督脉所属。疾病中后期，由于病情进展，患者常卧病在床，吞咽、行走困难，肌肉萎缩，肢体废用，褥疮、坠积性肺炎、呼吸衰竭等并发症亦会随之而来。督脉为阳脉之海，对全身脏腑经脉、四肢百骸有温煦、推动作用。治疗应从通阳调督入手，临证时选用鹿角霜、紫河车、桑螵蛸、熟地黄等温肾阳、益精髓药物，使髓旺骨充，并教导家属沿督脉循行对患者进行捏脊疗法和艾灸疗法以温通督脉经气，对局部肌肉进行按摩以防失用性肌萎缩。当患者出现行走困难时，建议患者长期佩戴下肢矫形器或者穿矫形鞋，并配合适当的肢体康复功能锻炼以防足下垂及下肢畸形。呼吸困难者，配以无创呼吸机以家庭氧疗防止呼吸衰竭。饮食上，嘱喂养富含蛋白质和维生素的食物，并以流质为主，以免呛咳导致坠积性肺炎，做到既病防变。

（二）中医辨治思路及方药

虞抟《医学正传·医学或问》载："人之寿夭不齐何欤？曰：元气盛衰不同耳。夫人有生之初，先生二肾，号曰命门，元气之所司，性命之所系焉。是故肾元盛则寿延，肾元衰则寿夭，此一定之理也。"石寿棠《医原》载："以人言之，人身囫囵一个形躯，禀父母之精血凝结而成，故人后天生于先天，其形质皆为水类，内外百体，皆赖水养，而火即寓于水之内。包地之内外，皆天气也；包人之内外，皆阳气也。天之阳气，蕴蓄于地中；人之阳气，蕴蓄于肾中。"

脊髓延髓性肌萎缩多归属于中医学"痿证""虚损"范畴，患者病程日久，先天禀赋不足加之年老体虚，气血乏源，脏腑精气日渐衰惫，筋脉肌肉失于濡养，导致四肢乏力、肢体震颤、肌肉萎缩等。脊髓延髓性肌萎缩为脏腑虚损性疾病，治疗本病应以益气健脾益胃、补肾填精贯穿始终，常以补中益气汤为基础方加减。脾胃为先天之本，清·章楠《医门棒喝》曰："阴阳之气，禀于肾元，生化之权，操乎脾胃。故肾元亏损，禀质不足者，全赖脾胃生化以滋培。"形不足者，温之以气，故治疗上常选用大剂量甘温益气健脾之品，如党参、黄芪、五爪龙益气健脾，气旺则营卫流通，使肌肉得以充养；配以茯苓、白术益气健脾祛湿，脾胃健运，则四肢秉承水谷之气，筋骨肌肉得以荣养；肝主筋而藏血，肾主骨而藏精，脊髓延髓性肌萎缩进展到后期，舌强不能言，足废不能用，此为肾虚厥逆所致，故以何首乌、熟地黄、牛膝、酒山茱萸、杜仲、酒苁蓉补益肝肾，益精填髓，使筋强骨壮；紫河车乃血肉有情之品，明·缪希雍《神农本草经疏》谓："人胞乃补阴阳两虚之药，有返本还元之功。"鹿角霜为缓补之药，温肾助阳，补虚强壮，补肝肾而入血分，明·倪朱谟《本草汇言》称："鹿角霜，壮元阳，补血气，生精髓，暖筋骨之药也。"紫河车、鹿角霜是治疗脊髓延髓性肌萎缩患者后期肉脱骨痿的关键药物；张景岳曰："善补阳者，必于阴中求阳，则阳得阴助而生化无穷。"以温肾助阳之淫羊藿、巴戟天配以熟地黄、生地黄、枸杞子等滋阴养血，阴阳并补；"诸暴强直，皆属于风。"故以防风祛风止痉，缓解肌肉震颤；牛大力、千斤拔为岭南道地药材，具有养肾补虚、强筋活络之功；脊髓延髓性肌萎缩病至后期，严重影响患者生活质量，患者容易产生消极悲观情绪，心神失养，情志抑郁，常以合欢皮、酸枣仁、首乌藤养心安神，疏肝解郁。

基础方：治疗脊髓延髓性肌萎缩，常以黄芪 60g，五爪龙 60g，熟党参 30g，生地黄 20g，熟地黄 20g，酒苁蓉 15g，何首乌 20g，鹿角霜 30g，白术 15g，茯苓 20g，千斤拔 30g，牛大力 30g，杜仲 10g，甘草 6g，黑枣 15g 为基础方加减。肌肉跳动者，加防风、牛膝各 15g；吞咽困难、行走费力者，加紫河车 10g；痰瘀互结者，加土鳖虫 5mg 化痰通络。

三、脊髓延髓性肌萎缩医案纪实分析

【案一】

朱某，男，62 岁，2018 年 7 月 3 日初诊。患者四肢乏力、肌肉萎缩 12 年余，言语欠清 8 年。患者 2008 年无明显诱因下出现四肢乏力，肌肉萎缩，双上肢震颤，持物不稳，于当地医院诊断为帕金森病，予多巴丝肼片等药物治疗。服药后的第 1～2 年，双上肢震颤稍缓解，但服药后的第 3 年，四肢乏力反而加重。2012 年，患者出现行走不稳，言语欠清，吞咽困难，双上肢震颤加重，四肢肌肉跳动，于广州市某三甲院查 CK 2200U/L，LDH 467U/L，CK-MB 62U/L，AST 201U/L；肌电图提示神经源性损伤，考虑运动神经元病，予利鲁唑片后症状未有缓解。2017 年 3 月，患者于中山大学附属第一医院就诊，行基因检测，结果示雄激素受体基因第 1 外显子中 CAG 重复序列数为 43，属于全突变范围，符合

脊髓延髓性肌萎缩的基因突变特征，复查 CK 在 1300～3000U/L，诊断为脊髓延髓性肌萎缩。2017 年 6 月，患者前往北京大学第三医院就诊，查上臂 MR 示右上臂、上肢肩带及胸壁肌肉萎缩，符合脊髓延髓性肌萎缩，予左卡尼汀口服液、丁苯肽胶囊等药后，四肢乏力肌肉萎缩未见改善，遂转诊中医。

刻诊见：患者双上肢震颤，言语欠清，左上肢肌肉跳动，偶有吞咽困难，四肢乏力，平地行走尚可，上下楼梯困难，查体：构音欠清，舌肌严重萎缩及震颤，颈肌无力，双上肢肌力3～4 级，双下肢肌力 4 级，双侧腱反射对称（＋）。舌质淡，舌苔稍白腻，脉沉细弱。

中医诊断：痿证（脾肾亏虚）。

西医诊断：脊髓延髓性肌萎缩。

处方：黄芪 60g，五爪龙 60g，熟党参 30g，生地黄 20g，熟地黄 20g，酒苁蓉 15g，何首乌 20g，鹿角霜 30g，白术 15g，茯苓 20g，千斤拔 30g，牛大力 30g，杜仲 10g，甘草 6g，黑枣15g，牛膝 15g，防风 15g。14 剂，2 日服用 1 剂。

每剂第 1 天用清水 1000mL 煎至 200mL，饭后温服，药渣置冰箱。第 2 天将置于冰箱的药渣用清水 700mL 煎至 200mL，饭后温服。

二诊：2018 年 9 月 12 日。患者诉服用中药后四肢乏力等症状明显改善，肢体肌肉震颤较前好转，可以正常上下楼梯，构音较前清晰，但怕冷，夜尿频数，四肢不温。查体：舌肌萎缩，面肌轻度萎缩。复查 CK 下降至 574U/L。因患者肢体震颤减轻，故于上方中去防风；因肌肉萎缩，故加紫河车 15g；阳虚症状明显，故加淫羊藿 15g，巴戟天 15g，仙茅 10g。15 剂，服药方法同上。

三诊：2018 年 11 月 6 日。患者病情稳定，畏寒怕冷、四肢不温较前好转，构音欠清，胃纳差，大便溏稀。因患者阳虚症状改善，故去淫羊藿、仙茅等温肾助阳药；因四肢乏力加重，加大补气药剂量，针对纳差、便溏证候，加谷芽、山药。

处方：黄芪 90g，五爪龙 120g，熟党参 30g，熟地黄 20g，生地黄 20g，茯苓 30g，白术 15g，山药 30g，山茱萸 15g，紫河车 15g，鹿角霜 30g，千斤拔 30g，牛大力 30g，谷芽 30g，当归 15g，炙甘草 6g。15 剂，饭后温服。

四诊：2019 年 4 月 28 日。患者诉反复服用上方巩固疗效，服药期间胃纳较前改善，大便正常，四肢乏力好转，肢体轻度震颤，遂于上方中去牛大力、谷芽，加巴戟天 15g，菟丝子 10g，予 10 剂继续服用。

2019 年 12 月，笔者电话随访患者，患者诉服用中药期间病情稳定，可正常从事日常活动，遂嘱继续服用上述中药加减。

【案二】

李某，男，50 岁，2007 年 4 月 27 日初诊。患者双上肢震颤、肢体乏力 14 年余，行走困难 10 年余，加重 2 年。患者于 2004 年出现闭目平举双臂时肌肉震颤，未予重视。2006 年 11 月，患者爬华山后出现下山困难，遂至上海市某三甲院，查肌酸激酶 2947U/L。2006 年 12 月，患者至上海市另一三甲医院，查肌酸激酶 1131U/L；肌电图提示神经源性肌肉损害。查体：舌肌萎缩，双手小肌肉萎缩，大腿肌肉萎缩，抬颈无力，双手肌力下降，双下肢肌力 4⁻ 级，反射减弱，病理征（－），考虑为运动神经元病变待排。予维生素 E、辅酶 Q_{10}、丙种球蛋白、激素等治疗（具体量不详）症状改善不明显。2007 年 4 月，患者因肢体乏力、肌肉萎缩加重，当地医院考虑肌萎缩侧索硬化，患者遂通过某报社记者联系笔者，从上海至广州找笔者诊治。

刻诊见：症见慢性病容，形体消瘦，气短乏力，查肌酸激酶 1581U/L，肌电图提示广泛神经源性损害。查体：双手及前臂与肩胛肌肉萎缩，胸大肌肋间肌瘦削，双下肢肌肉瘦削，肌力 4 级，生理反射减弱。但患者肌肉无震颤，舌肌无震颤，构音清晰，肌电图检查报告没有前角细胞损害与巨大电位描述，不似运动神经元病肌萎缩侧索硬化，拟肌肉活检，但患者不愿意进行损伤性检查，遂考虑为进行性肌营养不良（肢带型）可能。

中医诊断：痿病，脾肾虚损。

治法：健脾补肾柔肝。

处方：黄芪 60g，五爪龙 60g，熟党参 30g，生地黄 20g，熟地黄 20g，酒苁蓉 15g，何首乌 20g，鹿角霜 30g，白术 15g，茯苓 20g，千斤拔 30g，牛大力 30g，杜仲 10g，甘草 6g，黑枣 15g。14 剂。

笔者与患者沟通，告知患者其不是肌萎缩侧索硬化，舌肌不震颤，预后没有那么严重。患者听后信心大增，情绪好转，与之前判若两人。

二诊：2007 年 6 月 5 日。患者诉服药后体能好转，能正常上下班工作，甚至可外出旅游。

处方一：黄芪 60g，五爪龙 60g，党参 30g，白术 15g，当归 10g，升麻 10g，柴胡 10g，紫河车 10g，狗脊 15g，山茱萸 15g，杜仲 15g，茯苓 20g，肉苁蓉 15g，石斛 15g，甘草 5g，陈皮 5g。14 剂。

上药用清水 1000mL 煎煮至 200mL；第 2 天复渣再煎，用清水 700mL 煎煮至 200mL。

处方二：黄芪 60g，五爪龙 60g，熟党参 30g，生地黄 20g，熟地黄 20g，酒苁蓉 15g，何首乌 20g，鹿角霜 30g，白术 15g，茯苓 20g，千斤拔 30g，桑螵蛸 10g，杜仲 10g，甘草 6g，黑枣 15g。14 剂。

煎煮用法同上。嘱咐患者，可以 3 个月就诊 1 次。

从 2007 年至 2017 年，患者每半年从上海来广州 1 次，服用上述中药治疗，服药期间每年单位体检查血液及肝肾功能数值正常。但患者诊断一直未明确。2017 年下半年，患者觉四肢乏力、肌肉萎缩、形体消瘦较前明显加重，下肢重于上肢，右侧尤甚，近端重于远端，且伴有行走困难，无法上台阶，易摔跤，手臂上举困难，下蹲后无法站立。病程中，患者曾出现男性乳房发育，后自行缓解。嘱咐患者进行脊髓延髓性肌萎缩基因检测。患者行基因检测，分析报告结果示样本未发现运动神经元存活基因1（SMN1）的7号和8号外显子的拷贝数异常，而脊髓延髓性肌萎缩基因检测结果提示样本雄激素受体基因CAG重复数分别为46，可见异常扩增，支持脊髓延髓性肌萎缩（SBMA）。

2017年11月29日，患者找笔者就诊。症见：患者神清，言语流利，双上肢震颤，肌肉萎缩，肢体乏力。查体：伸舌居中，舌肌轻度萎缩纤颤，双上肢近端肌力4级，远端5级，双上肢震颤，双下肢近端肌力3级，远端5⁻级，四肢肌肉萎缩，近端萎缩较远端明显，肌张力正常，深反射均迟钝，双侧病理征（−）。舌质淡红，苔薄白，脉沉细尺脉弱。

中医诊断：痿证类病（脾肾虚衰肝血不足）。

西医诊断：脊髓延髓性肌萎缩。

治法：益气健脾，补益肝肾。

处方：黄芪60g，五爪龙60g，熟党参30g，生地黄20g，熟地黄20g，酒苁蓉15g，何首乌20g，鹿角霜30g，白术15g，茯苓20g，千斤拔30g，牛大力30g，杜仲10g，甘草6g，黑枣15g，加紫河车10g，牛膝15g，防风10g，山药30g。14剂，2日服1剂。

2017年11月，患者双上肢轻微震颤，肌肉萎缩，续予基础方减杜仲，加续断、酒山茱萸以巩固治疗。后患者每隔2个月复诊，规律服用上述中药。

2018年7月，笔者电话随访患者，患者诉四肢肌肉仍有萎缩，但肢体肌力明显改善，现可独立驾车，进行日常生活事务。该患者2023年11月仍然在服中药治疗，在家休养，生活可以自理。

按：脊髓延髓性肌萎缩患者的诊治需要长期跟踪随访，如笔者曾诊治一男性患者李某，56岁，河北人，全身肌肉跳动20

余年，四肢无力 5 年余，2018 年 9 月 28 日外送基因检测报告示雄激素受体基因第 1 外显子内三核苷酸 CAG 重复片段长度为 141，CAG 重复次数为 47，大于 38 次，符合致病突变条件，结合患者基因检测报告，诊断为脊髓延髓性肌萎缩。又有一男性患者叶某，60 岁，因反复四肢乏力 17 余年，构音欠清 6 年余就诊，2017 年 8 月做基因检测结果提示样本雄激素受体基因 CAG 重复数为 43，可见异常扩增。该结果支持受检人为脊髓延髓性肌萎缩（SBMA）。西药予丁苯酞、甲钴胺等治疗无效，患者服用健脾补肾柔肝中药调理至今，可独立外出，生活质量也较前提高。

该病脊髓延髓受累，仝小林提出的"新病机十九条"中"诸颤瘫痿，腰脊难挺，皆属于髓"一语对于脊髓延髓性肌萎缩的诊治有指导意义。就疾病编码而言，脊髓延髓性肌萎缩仍属于中医学"痿证类病"范畴。此类患者多为先天禀赋不足，加之忧思劳虑，导致精气耗损，脏腑失养。病机关键是脾胃虚损，肝肾不足。脊髓延髓性肌萎缩属沉疴痼疾，痿之重症，气血阴阳虚损，非大剂量黄芪、党参不能起脏腑衰败之气，并需以补而不燥之五爪龙配之。笔者遵循"形不足者，温之以气"之训，重用黄芪、五爪龙、熟党参益气健脾升阳，配以茯苓、白术益气健脾祛湿，气血化源充足，则筋骨肌肉得以荣养。脊髓延髓性肌萎缩进展到后期，舌强不能言，足废不能用。《素问·脉解》曰："此肾虚厥逆所致也。"故笔者以何首乌、熟地黄、酒山茱萸、酒苁蓉补益肝肾，益精填髓，使筋强骨壮。"精不足者，补之以味"，紫河车乃血肉有情之品，有益精养血之功。鹿角霜温肾助阳，补虚强壮，补肝肾而入血分，壮元阳，补血气，生精髓，为暖筋骨之药。紫河车、鹿角霜是脊髓延髓性肌萎缩患者后期精血亏虚肌肉萎缩之要药，以血肉有情之品填精益髓，是治疗关键点。"阳化气，阴成形"，温肾助阳之淫羊藿、巴戟天常配以熟地黄、生地黄、枸杞子滋阴养血，阴阳并补，使"阳得阴助而生化无穷"。牛大力、千斤拔为岭南道地药材，补肾强腰膝，强筋壮骨，补而不燥。先后天并补，如此一来，血脉和调，肌肉解利。

第三节 糖原贮积病Ⅱ型

糖原贮积病（glycogen storage disease，GSD）是一组与糖原合成和分解代谢异常有关的遗传代谢性疾病。根据所缺乏酶的不同，目前将 GSD 分为 12 型。糖原贮积病Ⅱ型（glycogen storage diseasetype Ⅱ，GSD Ⅱ）又称庞贝（Pompe）病，是因为先天性酸性 α- 葡萄糖苷酶（GAA）缺陷所导致的常染色体隐性遗传的代谢性疾病。GAA 也称为酸性麦芽糖酶，其缺陷可导致进入溶酶体的糖原无法被分解而持续堆积，影响细胞的正常代谢，溶酶体增生、破坏，导致细胞功能异常和死亡，临床表现为包括骨骼肌组织在内的全身多脏器（肝脏、脾脏、心脏等）受累。

一、西医学对糖原贮积病Ⅱ型的认识

糖原贮积病Ⅱ型也称为酸性麦芽糖酶缺乏症或 Pompe 病，属于常染色体隐性遗传性疾病，由位于第 17 号染色体上的酸性 α- 葡萄糖苷酶（GAA）基因突变所致，溶酶体内 GAA 活性缺乏或显著降低，糖原不能被降解而沉积在骨骼肌、心肌和平滑肌等细胞的溶酶体内，导致溶酶体肿胀、细胞破坏及脏器功能损害，并引起一系列临床表现，如四肢乏力、肌肉瘦削、呼吸困难、心力衰竭等。依据发病年龄，糖原贮积病Ⅱ型分为婴儿型和晚发型。发病年龄与 α- 葡萄糖苷酶缺乏程度有关，α- 葡萄糖苷酶降低程度越严重，发病年龄越早，病情进展越快。

（一）诊断方法

绝大多数患者实验室检测血清肌酸激酶水平升高，为正常参考值的 4～10 倍。外周血涂片糖原染色以镜下可见淋巴细胞胞质空泡变性作为初筛方法。针极肌电图检查多呈肌源性损害，可出现纤颤电位、复合性重复放电、运动单位电位（MUP）时限缩短和波幅降低等，部分患者肌电图无特征性改变。选择近端肌肉行针极肌电图检查可提高阳性检出率，特别是椎旁肌和下肢近端肌肉。针极肌电图正常者不能排除诊断。

肌肉活检：病理特征为肌纤维呈空泡变性，空泡大小和形态各异，糖原染色阳性，溶酶体酸性磷酸酶染色呈强阳性。婴儿型患者肌纤维结构破坏严重，晚发型患者个体差异较大，与发病年龄、病程、临床表现、肌肉活检部位等有一定关系。晚发型患者的肌肉活检部位可选择肌无力和肌萎缩不严重的肌肉，如三角肌、股四头肌、腓肠肌等。我们也曾在患者肋间肌和椎旁肌组织活检中观察到典型病变。虽然肌肉活检不是明确诊断糖原贮积病Ⅱ型必需的检查项目，但在许多病因未明的肌肉病病例中，肌肉活检发现空泡变性和糖原增多是倾向糖原贮积病Ⅱ型的重要提示。

α-葡萄糖苷酶活性测定：外周血淋巴细胞、组织培养（含纤维母细胞）和肌肉组织 α-葡萄糖苷酶活性缺乏（<1%）或显著降低（<正常参考值2%～40%），是明确诊断糖原贮积病Ⅱ型的金标准。近年来，随着实验室检测技术的改进，外周血白细胞和干血滤纸片 α-葡萄糖苷酶活性检测结果十分可靠，且具有方便、快速等优点，已成为糖原贮积病Ⅱ型的一线诊断方法。

基因突变分析：α-葡萄糖苷酶基因定位于 q25.3，包含 20 个外显子，编码一条含 952 个氨基酸的多肽，目前已发现 300 余种突变类型。糖原贮积病Ⅱ型呈常染色体隐性遗传，理论上必须 2 个等位基因均突变（纯合或杂合突变）方致病。基因突变具有种族差异性，某些基因型与临床表型有一定关系。基因学检测主要用于疑难病例或晚发型病例的诊断、已知突变家族致病基因携带者的检出及产前诊断等。近年来有学者指出，亚洲人群中 GAA 基因多态性位点 c.1726G > A 和 c.2065G > A 的携带率约为 3.90%，二者均可降低正常人血清 α- 葡萄糖苷酶活性，但并不导致疾病的发生，为假缺陷等位基因，不能作为诊断糖原贮积病 II 型的实验室依据。

（二）西医治疗

目前对于 GSD II 患者，临床上主要采取低糖高蛋白饮食、加强护肝、控制感染、辅助呼吸及对症支持治疗，但均无法阻止病情进展。而从 2006 年起，使用重组人 α- 葡萄糖苷酶（酶替代疗法）在国外已成为可能，而转入的基因能作用多长时间及如何克服其引起的免疫排斥等问题尚待解决。故目前基因治疗还处于试验阶段。目前国内无此治疗方式。患者的预后与发病年龄、有无呼吸肌受累相关。

二、中医学对糖原贮积病 II 型的认识

该病为遗传代谢性肌病，病变涉及多个脏器：四肢无力、肌肉萎缩瘦削，乃脾胃虚损；动则气喘、呼吸困难，乃肺气虚弱，甚至大气下陷；当 α- 葡萄糖苷酶低于 0.5nmol/mg/h，患者则卧床不起，乃肝肾亏虚（肝藏血，肾主骨），容易诱发心力衰竭、肺部感染。笔者认为，邓老五脏相关理论学说对此类疑难病症的诊治具有普适性。

遗传性肌病的诊治可以参考禀赋学说。《灵枢·天年》载："黄帝问于岐伯曰：愿闻人之始生，何气筑为基，何立而为楯，何失而死，何得而生？岐伯曰：以母为基，以父为楯；失神者死，得神者生也。"这段话的意思是说：人的生命形成之初，是什么筑起它的基础？是什么建立起它的"楯"（楯，《说文》载：

"闸栏。")外卫？失去什么就会死？得到什么就会生？岐伯说：以母阴血在内为基础，以父阳气在外为护卫，失神则死，得神则生。什么是"神"？古人认为，血气已经和调，荣卫已经通畅，五脏都已形成，神气居藏于心中，魂魄俱备，便成为人。《灵枢·天年》载："黄帝曰：人之寿夭各不同，或夭寿，或卒死，或病久，愿闻其道。岐伯曰：五脏坚固，血脉和调，肌肉解利，皮肤致密，营卫之行，不失其常，呼吸微徐，气以度行，六腑化谷，津液布扬，各如其常，故能长久。"如果"五脏皆不坚，使道不长，空外以张，喘息暴疾；又卑基墙薄，脉少血，其肉不石，数中风寒，血气虚，脉不通，真邪相攻，乱而相引"，故夭折不寿。

由于遗传代谢性肌病多为虚损之证，故临床多用温补方药。明·张景岳对禀赋体质理论及其临床方药应用尤有贡献。他认为："凡诊病施治，必须先审阴阳，乃为医道之纲领。阴阳无谬，治焉有差？医道虽繁，而可以一言蔽之者，曰阴阳而已。"《景岳全书·传忠录》曰："凡人之阴阳，但知以气血、脏腑、寒热为言，此特后天有形之阴阳耳。至若先天无形之阴阳，则阳曰元阳，阴曰元阴。元阳者，即无形之火，以生以化，神机是也。性命系之，故亦曰元气。元阴者，即无形之水，以长以立，天癸是也。强弱系之，故亦曰元精。元精元气者，即化生精气之元神也。生气通天，惟赖乎此。经曰：得神者昌，失神者亡，即为之谓。今之人，多以后天劳欲戕及先天，今之医，只知有形邪气，不知无形元气。夫有形者，迹也，盛衰昭着，体认无难；无形者，神也，变幻倏忽，挽回非易。"张景岳在这里提出了若先天无形之阴阳，则阳曰元阳，阴曰元阴。人形体肌肉属阴，肌肉萎缩，大肉脱落，属元阴或真阴之病。

由此可见，可见禀赋各有阴阳，如《景岳全书·藏象别论》曰："五脏皆有气血，而其纲领，则肺出气也，肾纳气也，故肺为气之主，肾为气之本也。血者水谷之精也，源源而来，而实生化于脾，总统于心，脏受于肝，宣布于肺，施泄于肾，而灌溉一身。所谓气主嘘之，血主濡之，而血气为人之橐，是皆人之所同也。若其同中之不同者，则脏气各有强弱，禀赋各有阴阳。脏有强弱，则神志有辨也，颜色有辨也，声音有辨也，性情有辨也，筋骨有辨也，饮食有辨也，劳役有辨也，精血有辨也，勇怯有辨也，刚柔有辨也。强中强者，病其太过，弱中弱者，病其不及。因其外而察其内，无弗可知也。禀有阴阳，则或以阴脏喜温暖，而宜姜、桂之辛热；或以阳脏喜生冷，而宜芩、连之苦寒。或以平脏，热之则可阳，寒之则可阴也。有宜肥腻者，非润滑不可也；有宜清素者，惟膻腥是畏也。有气实不宜滞，有气虚不宜破者。有血实不宜涩，有血虚不宜泄者。有饮食之偏忌，有药饵之独碍者。有一脏之偏强，常致欺凌他脏者。有一脏之偏弱，每因受制多虞者。有素挟风邪者，必因多燥，多燥由于血也。有善病湿邪者，必因多寒，多寒由于气也。此固人人之有不同也。"

张景岳强调脏气各有强弱，禀赋各有阴阳。脏有强弱，则神志有辨也，颜色有辨也，声音有辨也，性情有辨也，筋骨有辨也，饮食有辨也，劳逸有辨也，精血有辨也，勇怯有辨也，柔刚有辨也。《景岳全书》为后世"体病可辨，体病可分，体病可调，体病可治"理论奠定了基础。

张景岳认为，元阴、真阴之病应补肾命之水火，将错综复杂的虚损病证划分为水亏、火衰两大类，即命门水亏证为精血之败伤，命门火衰证皆上中下焦之阳虚。真阴病之治，用六味之意，而不用六味之方，自制左归、右归，用甘温益火之品补阳以配阴，用纯甘壮水之剂补阴以配阳，作为治疗真阴肾水不足和元阳虚衰的主方。张景岳的医案处方，大都有熟地黄、人参，张景岳认为："故凡诸经之阳气虚者，非人参不可；诸经之阴血虚者，非熟地不可。人参有健运之功，熟地禀静顺之德，此熟地之与人参，一阴一阳，相为表里，一形一气，互主生成，性味中正，无逾于此，诚有不可假借而更代者矣。"左归右归，体现了张景岳阴中求阳、阳中求阴学术思想，所谓"阳中求阴，则阴得阳升而泉源不绝"，"阴中求阳，则阳得阴助而生化无穷"。

三、糖原贮积病 Ⅱ 型医案纪实分析

（一）弟姐先后 α - 葡萄糖苷酶为 0 nmol/mg/h 救治案

李某，男，22 岁，2011 年 6 月 18 日入院。家属代诉，患者于 2007 年无明显诱因出现四肢乏力，偶有胸闷气促，于当地医院就诊，患者症状无明显好转，病情反复。2009 年，患者于外院行肌电图检查，诊断为进行性肌营养不良，未行肌肉活检。患者平素于当地医院门诊就诊，予口服泼尼松片（每次 15mg，每日 1 次）、肌苷片、胞磷酰胆碱片治疗，病情逐渐加重。2011 年 4 月，患者疑自己得重症肌无力，当时，其姐姐妹妹体质也较弱，肢体乏力，故一家人前往广州打工兼诊治。患者近 1 周出现咽痛、腹泻，全身乏力加重，伴胸闷气促，心慌，咽喉疼痛不适，口唇发绀，遂到我院急诊就诊。测体温 38.1℃，血氧饱和度（SPO$_2$）46%，血压 104/64mmHg，立即气管插管。急诊查血常规、凝血四项、生化八项均无异常，唯心酶五项示 AST 120U/L，CK 790U/L，LDH 360U/L，遂予静脉滴注地塞米松注射液 5mg、黄芪注射液、门冬氨酸钾镁注射液、注射用头孢曲松钠，呼吸困难仍无好转。气管插管以呼吸机辅助呼吸后，SPO$_2$100%。急诊遂拟 2 型呼吸功能衰竭、进行性肌营养不良收入脾胃科。入院症见：患者呈药物持续状态，气管插管。家属诉患者全身乏力，胸闷气促，无咳嗽咳痰，无腹痛，无恶心呕吐，无恶寒，纳眠一般，二便尚可。

查体：体温 38.4℃，心率 112 次 / 分，血压 112/56mmHg，SPO$_2$98%，药物持续状态，气管插管，形体消瘦，营养不良，车床送入，不能言语，查体欠合作。眼睑无下垂，双侧瞳孔呈针尖

样。胸廓对称无畸形，两侧呼吸动度一致，叩诊呈清音，听诊双肺呼吸音粗，未闻及明显干湿啰音。心前区无隆起，无抬举性心尖搏动，心界叩诊不大，心率 112 次 / 分，律齐，各瓣膜听诊区未及病理性杂音。神经系统检查无法配合。

入院后完善相关检查，急诊查血常规示 WBC 10.39×10^9/L，中性粒细胞计数（NEU）8.12×10^9/L，中性粒细胞百分比（NEU%）78.2%，血红蛋白（HGB）152g/L；血气组合示 pH 值 7.064，PO_2 62.7mmHg，PCO_2 161mmHg，剩余碱（BE）5.3mmol/L；生化八项＋心酶五项示 AST 120U/L，CK 790U/L，LDH 360U/L。因患者病情较重，遂于 2011 年 6 月 21 日转入 ICU 治疗，转入后给予重症监护，接呼吸机辅助通气，SIMV 模式（O_2 浓度 45%，呼吸末正压 5cmH$_2$O，呼吸频率 15 次 / 分，潮气量 450mL），ICU 查血气组合示呼吸性碱中毒。予强肌健力饮、抗感染、护胃、化痰、营养心肌，以及营养支持等对症处理。地塞米松每日 5mg 静脉滴注后，改为泼尼松每日 30mg。患者病情稍稳定后于 2011 年 6 月 28 日转入脾胃科继续治疗，行肌肉活检，病理报告示肌肉纵切面肌纤维大小一致，轻度萎缩，横纹清晰，核位于周边，未见肌纤维严重萎缩后形成的链核现象，未见肌纤维溶解、变性现象；肌肉横断面肌纤维呈多角形，大小一致，未见肌营养不良特征性的萎缩及肥大共存现象，未见肌纤维变性，肌束间未见炎细胞浸润。病理诊断：肌纤维病变轻微，考虑为重症肌无力。笔者邀请中山大学第一附属医院黄教授前来会诊，会诊考虑肌无力待排，结合患者入院前曾有晨僵及关节酸痛等病史，需要排除结缔组织病，查自免六项示 C4 0.157g/L，空腹血糖 3.65mmol/L，抗 ENA 抗体、人白细胞抗原 B27 无异常；胸片示右下肺感染并右下肺含气不全，感染灶较前有所吸收。心脏彩超示考虑继发性中位心。心脏形态、结构、活动均未见明显异常。彩色多普勒超声检查未探及明显异常血流，左室收缩功能正常（左室射血分数 =80%）。

患者按照重症肌无力危象诊治至 2011 年 8 月 7 日仍然不能脱机，而就在当天，在床边照料患者的其姐姐李某突然发病，喊了声“爸爸”后便呼吸困难，发病情形与患者相同。医生马上对其进行气管插管以呼吸机辅助呼吸，送入 ICU 抢救。笔者再请遗传性肌肉疾病资深专家中山大学第一附属医院张成教授前来会诊，考虑糖原贮积病可能。2011 年 8 月 11 日，笔者派学生前来抽李某（弟弟）、李某（姐姐）及其家属的血清进行基因检测。2011 年 8 月 17 日报告示李某（弟弟）α－葡萄糖苷酶为 0 nmol/mg/h（正常值 36nmol/mg/h）（图 8–3）；β－半乳糖苷酶活性 131nmol/mg/h（正常值 101.9nmol/mg/h）。李某（姐姐）α－葡萄糖苷酶为 0 nmol/mg/h（图 8–4），β－半乳糖苷酶活性 66.1nmol/mg/h。α－葡萄糖苷酶为 0 nmol/mg/h 的两姐弟，都出现了呼吸困难，需要呼吸机以辅助呼吸。依据以上酸性 α－葡萄糖苷酶为 0 的检查结果，结合患者病史及家族史、症状、体征，张成教授认为诊

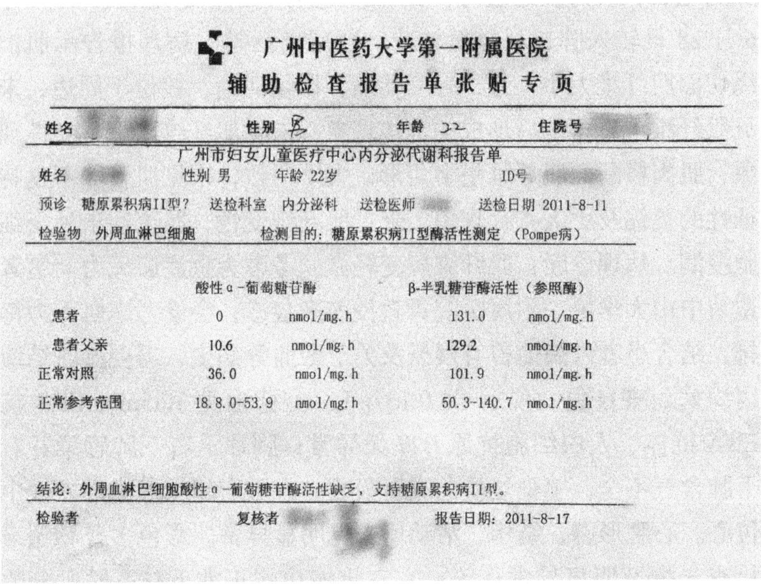
广州中医药大学第一附属医院
辅助检查报告单张贴专页

姓名 性别 男 年龄 22 住院号

广州市妇女儿童医疗中心内分泌代谢科报告单

姓名 性别 男 年龄 22岁 ID号

预诊 糖原累积病II型？ 送检科室 内分泌科 送检医师 送检日期 2011-8-11

检验物 外周血淋巴细胞 检测目的：糖原累积病II型酶活性测定 (Pompe病)

	酸性α-葡萄糖苷酶		β-半乳糖苷酶活性（参照酶）	
患者	0	nmol/mg.h	131.0	nmol/mg.h
患者父亲	10.6	nmol/mg.h	129.2	nmol/mg.h
正常对照	36.0	nmol/mg.h	101.9	nmol/mg.h
正常参考范围	18.8.0-53.9	nmol/mg.h	50.3-140.7	nmol/mg.h

结论：外周血淋巴细胞酸性α-葡萄糖苷酶活性缺乏，支持糖原累积病II型。

检验者 复核者 报告日期：2011-8-17

图 8–3 李某（弟弟）的检测报告

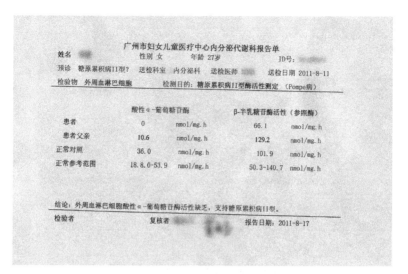

图 8-4　李某（姐姐）的检查报告单

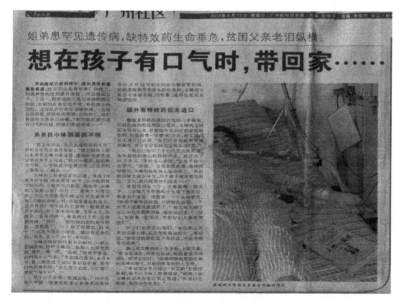

图 8-5　李某姐弟的相关报道

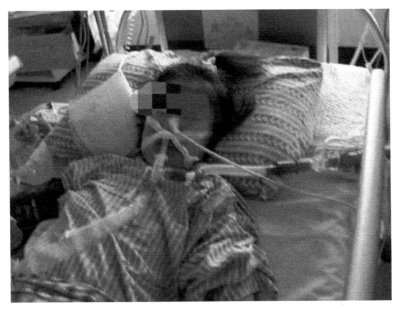

图 8-6 李某（姐姐）

断是糖原贮积病Ⅱ型（图 8-5、图 8-6）。该病的治疗主要是用酶替代疗法，但是国内无此药，主要予以营养能量支持，积极控制感染，使用好呼吸机。张成教授对中医治疗很支持，嘱患者家属多进行功能锻炼，以促进肌力恢复、预防肌肉萎缩、维持呼吸机辅助通气等对症支持治疗为主，中医治疗以补脾肾益气强肌为主。修正诊断如下。

中医诊断：痿证（气虚下陷）。

西医诊断：糖原贮积病Ⅱ型，呼吸功能衰竭（Ⅱ型）。

处方：黄芪 60g，五爪龙 60g，熟地黄 20g，党参 30g，女贞子 20g，白术 15g，茯苓 20g，山茱萸 15g，杜仲 15g，肉苁蓉 20g，巴戟天 15g，紫河车 10g，甘草 5g，大枣 20g。

加减用药：千斤拔 30g，牛大力 30g，当归 10g，升麻 10g，柴胡 10g，牛膝 15g，鹿角霜 30g，浙贝母 15g，法半夏 10g，桑白皮 20g，谷芽 30g，石斛 15g，生地黄 20g，黄精 15g，淫羊藿

15g，山药 30g，大枣 20g 等。

该患者 2011 年 6 月 18 日入院，其姐姐 2011 年 8 月 7 日入院，二人都没有经济能力使用糖苷酶注射液治疗，但凭借上述中药及呼吸机辅助呼吸，姐姐李某于 2011 年 10 月 25 日出院，而患者一直住院至 2012 年 7 月 19 日，终于能够脱离呼吸机出院回到山东老家，前后住院 390 余天。

（二）兄妹糖原贮积病 II 型案

郑某，男，23 岁，2015 年 4 月 19 日入我院呼吸科。患者四肢乏力 17 年，反复喘促 3 年余，加重 20 余天。患者于 17 年前出现四肢乏力，并于 3 年前出现四肢乏力加重，伴喘促、心悸，至首都医科大学附属北京天坛医院就诊，行左侧肱二头肌肌肉活检术及基因检测，肌肉活检病理示部分纤维出现空泡化改变伴随糖原聚集，未见肌纤维出现肥大、坏死、再生、核内移改变。PSA 染色可见空泡肌纤维内糖原堆积，符合空泡性肌病改变。基因检测示 GAA exon14c.1935C ＞ Ap.D645E 杂合 GAA exon16c.2238G ＞ Cp.W746C，α - 葡萄糖苷酶活性 2.32nmol/mg/h，确诊为糖原贮积病 II 型、肺大疱。多次予 α - 葡萄糖苷酶治疗，但症状反复。患者曾 2 次因四肢乏力、反复喘促于广州中医药大学第一附属医院呼吸科住院治疗，予对症处理，症状缓解后出院，后在家规律使用无创呼吸机。20 余天前，患者再次出现喘促加重，伴胸闷心悸，遂至中山大学第一附属医院就诊，完善检查后行胸腔镜下肺大疱切除术（具体不详），术程顺利，术后恢复可。现患者四肢乏力明显，稍有胸闷气短，为求进一步治疗至我院就诊，门诊以糖原贮积病 II 型、肺大疱（术后）收入院。入院症见：患者神清，精神一般，四肢乏力，稍有喘促，伴胸闷心悸，咽痛，无发热恶寒，无头晕头痛，无胸痛，口干，无口苦，胃纳可，眠差，二便调，近 1 个月体重下降约 6kg。

中医诊断：痿证（肺脾肾虚损）。

西医诊断：糖原贮积病Ⅱ型，肺大疱（切除术后）。

与该患者同一日（2015年4月19日）入院的还有其妹妹郑某。

郑某，女，19岁，2015年4月19日入院。患者消瘦6年，乏力2年余，加重伴胸闷气促4个月。患者于13岁时开始出现消瘦，生长发育迟缓（比同龄人矮小、消瘦）。近2年来，患者出现指端发绀，劳力后气促，呼吸困难，近4个月症状加重，爬三层楼梯即感无力。出现胸闷、气促，运动后明显，休息后可缓解，无咳嗽、咳痰，无胸痛咳血，无发热，无明显腹痛，无皮疹，无四肢关节肿痛，无双下肢浮肿，当时未予重视及治疗。2015年3月，患者因停经4个月伴腹胀至当地医院就诊，查彩超示腹水，大量心包积液，重度肺动脉高压。2015年3月26日，患者在汕头大学医学院第一附属医院心内科住院治疗，当天上午在B超引导下行心包穿刺引流，引出黄色澄清积液。2015年3月26日下午2:10，患者突发意识障碍、呼吸骤停，紧急气管插管接呼吸机辅助通气转冠心病监护病房（CCU）治疗。患者住院期间曾因右侧气胸行胸腔穿刺引流术，气胸吸收拔出胸导管，住院期间脱机困难，多次尝试脱机，但PCO_2持续较高，最高达$80 \sim 90mmHg$，家属要求转至广州医科大学第一附属医院治疗。患者转入广州医科大学第一附属医院，医生见患者经口气管插管，发育不良，营养不良，神志清楚，对答切题，呼吸平顺，双肺呼吸音清晰，可闻及痰鸣音，未闻及干湿啰音。查体可见：肌萎缩（近远端均有），双上肢肌无力5级，双下肢肌力3级，远端肌张力稍降低。入院后于气管插管接呼吸机辅助通气，并行肌肉活检示右侧大腿肌肉部分肌纤维内糖原颗粒明显贮积增多，较符合糖原贮积病超微结构病理改变，组织改变符合神经源性肌损害，结合临床病史考虑为合并糖原贮积病。肌电图示神经源性肌损害，糖原贮积病相关基因检测示检测到2个致病性的基因突变和1个纯合变异，基因检测提示患者的 α-葡萄糖苷酶基因的双杂合突变分别来自其父母，为复合杂合突变，符合常染色体隐性遗传规律。明确诊断为糖原贮积病Ⅱ型，予积极营养支持对症治疗，预防感染，维持电解质平衡等积极处理后，行自主呼吸试验成功，患者于 2015 年 3 月 27 日拔除经口气管插管，改双水平呼吸机（BIPAP）无创呼吸机辅助通气（S/T 模式：吸气相气道正压 16cmH$_2$O，呼气相气道正压 4cmH$_2$O），拔管 6 小时后，患者逐渐出现呼吸困难，血氧下降，予重新经鼻气管插管接呼吸机辅助通气，患者家属要求尝试中医药治疗，要求自动出院，故转入我院。

刻诊见：患者神清，精神可，气管插管接呼吸机辅助通气，无发热恶寒，无咳嗽咳痰，无胸闷气促，无恶心呕吐，无皮疹，无下肢浮肿，二便正常，留置胃管。查体示四肢肌肉萎缩，上肢肌力 5 级，下肢肌力 3 级，下肢无浮肿，生理反射正常，病理反射未引出。

入院辅助检查示二氧化碳分压 66mmHg，酸碱值 7.304，氧分压 61mmHg；血红蛋白 97g/L，血小板计数 157×10^9/L，白细胞计数 12.05×10^9/L，中性粒细胞百分比 88%；胸片考虑左下肺感染。在维持抗感染、护胃、营养支持的基础上，予中药治疗。

中医诊断：痿证（肺脾气虚）。

治法：益气补肺。

处方：党参 20g，白术 10g，茯苓 15g，甘草 6g，当归 10g，熟地黄 10g，赤芍 10g，川芎 10g，升麻 10g，牛大力 30g。

二诊：2015 年 5 月 28 日。患者神清，精神可，气管插管接呼吸机辅助通气，无明显不适，无皮疹，无下肢浮肿，二便调，留置胃管，查体基本同前。舌淡红，苔白腻，脉细。患者服上方后无舌红、口干、大便秘结等不适，在原方基础上加用黄芪 30g，千斤拔 30g，五爪龙 30g，生姜 10g，黑枣 10g。7 剂，每日 1 剂，水煎服，分早晚温服。

三诊：2015 年 6 月 4 日。患者无特殊不适，神清，精神可，气管插管接呼吸机辅助通气，四肢乏力较前好转，二便调，留置胃管。查体：生命体征平稳，心肺腹部查体未见明显异常，上肢肌力 5 级，下肢肌力 4 级。舌淡红，苔白腻，脉细。患者乏力症状较前好转，可鼓励其锻炼呼吸肌群，尝试脱机。中药减去赤芍、川芎、当归、熟地黄等血分药；黄芪、五爪龙、牛大力均加量至 50g；稍加陈皮、山药、鸡内金、麦芽。

患者服用上方加减 1 月余，四肢肌力较前明显好转，呼吸有力，经评估后予以拔除气管插管、胃管，经观察无呼吸费力、呛咳、吞咽困难等不适，脱机成功。2015 年至 2019 年，患者定期于我院复诊，精神可，四肢无明显乏力，若搬重物或上楼梯则稍喘促，余无明显不适。笔者所开具的处方基本为黄芪 30 ～ 60g，五爪龙 30 ～ 60g，熟地黄 20g，党参 30g，肉苁蓉 15g，山茱萸 15g，甘草 5g，大枣 20g 等甘温补益中药。2020 年 8 月 20 日，笔者随访患者，患者生活起居如常人。

按：糖原贮积病 II 型属遗传代谢性肌病，为罕见病之一，中医学无此病名，可古说参证。该病之起始多见形体肌肉瘦削，体能不足，或生长发育迟缓，渐而肢体乏力，动则气促、心悸、胸闷，或呼吸气短乃至困难。本病有先天遗传的特点，宋·赵佶《圣济经》曰："其禀赋也，体有刚柔，脉有强弱，气有多寡，血有盛衰，皆一定而不易也。"即禀赋遗传疾病是难以改变诊治的。中医学认为，肾为先天之本、五脏之本，为真阴所居，为精血之海，而人之生气，即同天地之阳气，无非自下而上，所以治肾以求改善其代谢功能。该病患者多肌肉瘦削，呼吸气短，久治不愈，《景岳全书·杂证谟》论虚损曰："虚邪之至，害必归阴；五脏之伤，穷必及肾，穷而至此，吾未如之何也矣。"

笔者的体会是糖原贮积病 II 型为遗传病，辨证为虚损证，可参考明·张景岳有关"真阴虚损"的理论进行诊治。临证所见，能服补药者，则有阶段性疗效。《难经》治损之法载："损其肺者，益其气。损其心者，调其荣卫。损其脾者，调其饮食，适其寒温。损其肝者，缓其中。损其肾者，益其精，此治损之法也。"
张景岳曰："凡虚损既成，不补将何以复？而有不能服人参、熟
地及诸补之药者，此为虚不受补，何以望生？"对于上述 4 例虚
损危候患者，治疗的方药仍然为补益肺脾肾方药及紫河车、鹿角
霜等血肉有情之品为主，故患者在服用中药后能够脱离呼吸机而
出院。

第四节 腓骨肌萎缩症

腓骨肌萎缩症，即夏科 – 马里 – 图斯病（Charcot-Marie-
Tooth disease），又称为遗传性运动感觉周围神经病，是一种具有
异质性的周围神经系统遗传性疾病，国内发病率为 1/2500。本
病通常于儿童期或青少年期发病。腓骨肌萎缩症的典型临床特点
为缓慢进展的以双下肢远端为主的四肢肌无力和肌萎缩，伴有肢
体远端轻度到中度的感觉障碍和腱反射减弱或消失。根据神经电
生理学和病理学特征，腓骨肌萎缩症可以分为脱髓鞘型（CMT1
型）、轴索型（CMT2 型）及脱髓鞘和轴索变性共存的中间型
（ICMT 型）。

一、西医学对腓骨肌萎缩症的认识

（一）发病机制

1. 髓鞘功能异常

周围神经是施万细胞、神经元轴索和间质细胞相互作用的整
体，它们之间的信号传导是周围神经正常发育和维持结构完善和
损失修复必不可少的条件，任何细胞成分的基因缺陷或其他损伤
都将导致其他细胞成分的结构和功能缺陷，从而出现周围神经的
功能障碍。周围神经髓鞘蛋白 22（PMP22）为主要在施万细胞

表达的跨膜蛋白，除作为髓鞘结构蛋白外，尚参与调节施万细胞的增殖、分化和凋亡，过度表达的 PMP22 不能进行正常的细胞内转移而积聚在高尔基复合体中，影响施万细胞的正常增生和分化；也可能由 PMP22 与髓鞘蛋白零（myelin protein zero，MPZ）组成一个复合体以保持髓鞘的稳定。CMT1 患者 PMP22/MPZ 的比例升高，破坏了髓鞘的稳定性。MPZ 编码周围神经髓磷脂的主要结构蛋白即髓鞘蛋白零蛋白，突变可影响 MPZ 的所有成分，导致髓磷脂附着减少及突变蛋白分布异常。影响黏附功能的突变可导致严重的早发神经病，而影响信号传导功能的突变则与较轻的晚发神经病相关。

2. 轴索运输和蛋白质转运功能缺陷

KIF1B 编码驱动蛋白，属于运动蛋白家族成员，在轴索运输中起重要作用。突变蛋白与微管结合后的三磷酸腺苷（ATP）酶不能被激活或激活后活性明显降低，轴突的快速运输受到限制，所需的营养物质和结构蛋白供给受限，从而导致轴突变性引起 CMT2A1 临床表型。MFN2 基因的突变多数位于其功能区，改变了 MFN2 蛋白的空间结构，破坏了其调节线粒体动态平衡的功能，引起线粒体网络结构的破坏和能量代谢障碍。轴突不能合成物质，所需的营养物质和结构蛋白需由胞体提供，MFN2 基因突变导致的能量代谢障碍限制了轴突营养物质的获得，从而引起轴突变性。RAB7 编码的蛋白位于细胞内间隙，在囊泡运输和细胞内吞通路中起重要作用。RAB7 蛋白调节从细胞表面到溶酶体的转运，是维持溶酶体正常功能所必需的。

3. 小分子热休克蛋白相关的退行变

小分子热休克蛋白（small heat shock proteins，sHSPs）的共同结构特点为均含有 1 个 α-晶体蛋白区，该区是位于蛋白 C 端一段含 85～100 个氨基酸的高度保守序列。到目前为止，共发现 10 种小分子热休克蛋白。HSP22 和 HSP27 基因突变导致遗传性周围神经病的发现为 CMT 发病机制研究提供了新思路。sHSPs

的生物学功能包括参与细胞内信号转导、抗凋亡、稳定细胞骨架蛋白和分子伴侣功能。研究证实，突变 HSP27 蛋白可降低神经元细胞的生存能力，它可以破坏神经丝蛋白的组装，并进一步形成细胞内蛋白聚集物。神经丝为轴突细胞骨架的主要成分，对轴突直径和轴突转运起关键作用，叶夫格拉福夫（Evgrafov）等认为，HSP22 与 HSP27 存在相互作用，HSP22 参与 HSP27 蛋白活性的调节，HSP27 蛋白突变后引起轴突细胞骨架的崩溃和轴突转运障碍，最终导致轴突变性、死亡而致病。

4. 其他机制

CMT2D 表型与编码甘氨酸 tRNA 合成酶的 GARS 基因突变相关。该酶在蛋白质合成过程中负责把甘氨酸加入蛋白质氨基酸链的适当位置。神经细胞的正常功能需要含有丰富甘氨酸的蛋白质，而这些蛋白质的活性都可能由于 GARS 基因的突变而降低。安东内利斯（Antonellis）等研究证实，GARS 基因的突变降低了甘氨酰 tRNA 合成酶的活性，使甘氨酸合成受阻，从而导致了神经冲动传导受阻或富含甘氨酸的神经元受损，这可能是 GARS 基因突变导致 CMT2D 表型的发病机制。

（二）临床表现

CMT 患者多在 10 岁前发病，少数患者在成年发病，病程进展缓慢。CMT 的临床表现具有一些相似之处，常表现为进行性、对称性的肢体远端肌无力和肌萎缩，部分患者可伴远端感觉减退或缺失、骨骼畸形、腱反射减弱或缺失。肌萎缩常由下肢开始逐渐发展到上肢，大腿下 1/3 以下肌肉无力和萎缩，形成"鹤腿"或倒置酒瓶样畸形，行走和跑步困难，跨阈步态。手部骨间肌和大小鱼际肌无力和萎缩，出现爪形手或猿手畸形，手的精细动作不能，肌萎缩一般不超过肘关节（图 8-7）。四肢近端肌肉萎缩较为少见，仅出现在一些症状较重的患者中。下肢比上肢更易出现末梢型感觉障碍，通常痛温觉和振动觉均减退，位置觉较少受损，也是先累及足部，再向小腿延伸，然后累及手部。腱反射减弱或缺失，可伴自主神经功能障碍和营养障碍，常伴弓形足、脊柱侧弯等骨骼畸形。少数患者可先出现扁平足，然后转变为弓形足。晚期发病的 CMT 患者往往无足部骨骼畸形。其他常见的症状和体征包括肌肉痛性痉挛、双足发冷、发绀和过度角质化等。发病极早的病例可导致肌张力低下、运动发育迟缓、踮脚走路。

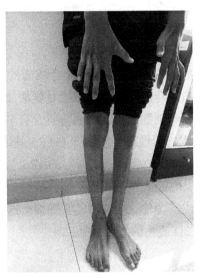

图 8-7　腓骨肌萎缩症 1 型（脱髓鞘型）患者

注：该患者表现为鹤腿、弓形足、双手鱼际肌萎缩。

（三）诊断标准

腓骨肌萎缩症诊断标准如下。

（1）慢性起病，缓慢进展的肢体远端尤其是双下肢远端肌无力和肌萎缩，典型者呈"鹤腿"样畸形。

（2）肌电图（EMG）提示呈神经源性受损。

（3）神经活检证实为 CMT。

（4）家族史阳性。

（5）弓形足或脊柱侧凸。

（6）排除其他病因。

患者须具备上述第（1）（2）（3）3条加上第（4）（5）（6）中任何1条，或家族中已有确诊者，再具备第（1）条即可确诊。

（四）西医治疗

目前CMT暂无特殊治疗，主要是康复及手术治疗，目前发明的足踝矫形器专门针对CMT弓形足治疗。近年来有关CMT的治疗研究有一些新进展，基于PMP22突变可以产生过多PMP22蛋白，从而阻碍施万细胞功能，干扰髓鞘形成和稳定。谢列达（Sereda）等研究发现，施万细胞髓磷脂存在孕酮受体，同时发现使用孕酮受体拮抗剂可以减少PMP22蛋白聚集，改善CMT患者症状，为CMT1A表型治疗提供新的方法。米卡莱夫（Micallef）等在CMT1A表型转基因小鼠模型中发现维生素C可以减少脱髓鞘及促进肌肉功能的恢复，而且已经验证了维生素C治疗成年CMT1A表型患者是有效的。上述均为大剂量维生素C治疗CMT提供一定依据。神经营养因子3由正常的施万细胞合成，促进神经损伤后的再生，能使失去施万细胞的轴索得以修复。

二、中医学对腓骨肌萎缩症的认识

（一）病因病机

腓骨肌萎缩症以下肢远端肌无力和肌萎缩为主要表现，根据其临床表现，可将其归属于中医学"痿证"范畴。精血津液亏损，筋脉肌肉因之失养而弛纵，不能束骨而利关节，以致肌肉软弱无力，消瘦枯萎，发为痿证。腓骨肌萎缩症是一种遗传性疾病，中医学认为，遗传性疾病是先天不足所造成的，先天不足包括以下两个方面。一是先天父母之精不足，故其后代的元精亏损，肾精亏虚，无法濡养筋脉肌肉，出现小腿及大腿下1/3肌肉萎缩；二是在胞胎的发育过程中，因各种因素的影响，胞胎失养，气血不足，经络痹阻，故出现肢体远端的感觉障碍。河北医科大学附属以岭医院李红霞团队则从奇经虚损的角度对腓骨肌萎缩症发病进行探讨，认为奇经虚损、八脉失养是腓骨肌萎缩症发病的根本原因，主张将"扶元起痿，养荣生肌"作为本病的治疗方法。

（二）中医治疗

目前针对腓骨肌萎缩的治疗方法主要有服用中药汤剂、针灸推拿及结合康复训练，通过调理脏腑气血阴阳，改善偏颇体质，配以针刺按摩，改善局部血液循环，刺激肌肉和神经组织，恢复肌组织弹性，改善骨和关节的活动性和稳定性，提高肌组织张力，恢复肌力平衡，防治关节挛缩及肌肉萎缩。

1. 中药治疗

河北医科大学附属以岭医院肌萎缩科陈金亮团队运用参芪强力胶囊治疗腓骨肌萎缩症，治疗有效率为 70.3%。参芪强力胶囊的主要成分为人参、黄芪、茯苓、白术、鸡血藤、桑枝、川牛膝、淫羊藿。服用方法：口服，每次 6 粒，每日 3 次。

另有研究者运用五龙荣肌汤（天龙、地龙、五爪龙、川江龙、活血龙、黄芪、党参、茯苓、杜仲、西洋参、葛根、山茱萸、煅牡蛎、当归、白术、甘草）以健脾益气，活血通络，补肝益肾，治疗腓骨肌萎缩症。

2. 针刺治疗

取穴：百会、大椎、阳陵泉、悬钟、三阴交、肾俞、太溪、太冲、足三里、夹脊穴等。留针 30 分钟，每 10 分钟行针 1 次，每日 1 次。还可以取阳陵泉、足三里、悬钟、太冲以维生素 B_1 注射液、维生素 B_{12} 注射液各 1mL 进行穴位注射。

《素问·痿论》云："治痿者独取阳明。""肝主身之筋膜，脾主身之肌肉，肾主身之骨髓……"故针刺以经络、脏腑辨证同施，重在治手足三阳经及肝、脾、肾三脏。百会为三阳五会之穴，有益气升阳治痿之功。阳明经多气多血，取上下肢阳明经穴位可疏通经络，调理气血。大椎为手足三阳经、督脉之交会穴，辅以阳陵泉、悬钟，三穴配合具有疏通经络、坚强筋骨的作用。三阴交为足三阴经之交会穴，辅以肾俞、太溪、太冲、足三里，调补肝、脾、肾三脏，以达治病目的。夹脊穴为督脉之旁络，通于膀胱经第 1 侧线的脏腑背俞穴，可调阴阳，行气血，调整脏腑。

三、腓骨肌萎缩症医案纪实分析

（一）腓骨肌萎缩症 1 型（脱髓鞘型）案

何某，男，19 岁，中国香港人，2015 年 1 月 10 日初诊。患者自 7 岁起足内侧肌肉开始萎缩，10 岁后小腿肌肉也逐渐萎缩，双下肢乏力，行走容易疲倦，至 2013 年，肌肉萎缩缓慢进行性自远端向近端进展，双腿下 2/3 肌肉萎缩、变细，行走困难，腓骨肌萎缩明显，弓形足伴锤状趾，行走不平衡，患者行走时为避免摔倒将膝部高抬呈跨越步态。患者在中国香港某医院诊断为腓骨肌萎缩症 1 型（脱髓鞘型）。2014 年，患者双下肢安装夹板助行器，可以勉强短途行走，上下楼梯需要搀扶。2014 年 10 月，患者肌肉萎缩开始累及前臂手部肌肉。患者无家族遗传病史。中国香港西医认为，目前临床对该病尚无特殊治疗药物，予以神经营养药如维生素、辅酶 Q_{10} 等。患者自觉病情加重，尤其是手部功能出现进行性肌萎缩，难以完成书写、电脑键盘操作等，希望中药能够有帮助，遂前往广州诊治。

刻诊见：患者行走及平衡障碍，弓形足，双下肢肌肉萎缩，无力支撑上身体重，脊柱侧凸，检查大小鱼际肌和掌间肌轻度萎缩，但不超过肘部，腱反射消失。舌肌无震颤，舌淡红，苔白腻，脉弦细，尺脉弱。

中医诊断：痿证（脾肾虚损）。

西医诊断：腓骨肌萎缩症。

治法：补脾益肾，强肌健力。

处方：黄芪 60g，五爪龙 60g，千斤拔 30g，党参 30g，白术 15g，山茱萸 15g，肉苁蓉 20g，杜仲 15g，牛膝 15g，茯苓 20g，巴戟天 15g，紫河车 10g，熟地黄 20g，甘草 5g，大枣 20g。14 剂。

上药用清水 1000mL 煎煮至 200mL 饮服；第 2 天复渣（药渣放置冰箱）再煎，用清水 700mL 煎煮至 200mL 饮服。

二诊：2015 年 3 月 7 日。患者自诉服中药后无不适，虚可受补，观察其双手虎口鱼际肌没有继续萎缩。古人以手鱼际肌诊断脾胃之气，《灵枢·经脉》云："胃中寒，手鱼之络多青矣。"患者自诉服药后双手力气有所增加。处方中黄芪、五爪龙入脾、肺二经，手鱼际肌属手太阴肺经，在食指与手阳明大肠经相接，络脉别于列缺，散入鱼际。

处方：黄芪 60g，五爪龙 60g，千斤拔 30g，鹿角霜 30g，党参 30g，白术 15g，山茱萸 15g，肉苁蓉 20g，杜仲 15g，牛膝 15g，茯苓 20g，黄精 15g，熟地黄 20g，甘草 5g，大枣 20g。14 剂。

服法同前。为何 2 日服 1 剂，因为慢性病，需要长久服药，时间通常以年计算，每日喝 2 碗药不宜。

三诊：2015 年 4 月 11 日。患者诉洗脚时双下肢辨别冷热的能力有所提高，体能有所加强，但小腿肌肉萎缩如前，弓形足仍无改善。笔者回答：弓形足、锤状趾、足下垂，吃药恐怕难以奏效，需要做矫形手术，但效果评估困难。调整处方如下。

处方一：黄芪 60g，五爪龙 60g，党参 30g，白术 15g，当归 10g，升麻 10g，柴胡 10g，山茱萸 15g，何首乌 30g，石斛 15g，紫河车 10g，熟地黄 20g，甘草 5g，陈皮 5g。

处方二：黄芪 60g，五爪龙 60g，千斤拔 30g，牛大力 30g，鹿角霜 30g，党参 30g，白术 15g，生地黄 20g，熟地黄 20g，肉苁蓉 20g，杜仲 15g，茯苓 20g，黄精 15g，牛膝 15g，甘草 5g，大枣 20g。

处方一与处方二交替服用，是仿照明代薛立斋上午补中益气补脾、下午六味地黄补肾的治法。

患者从 2015 年 1 月至 2018 年 10 月，持续服用中药 3 年余，血常规、肝肾功能检查结果正常，很少感冒，病情一直稳定，可短途搀扶行走，可以手写文件、操作电脑。其后，患者改服颗粒冲剂维持疗效。通过中医治疗，疾病虽不能治好，但能够有阶段性疗效，保持生存质量不至于下降。

（二）腓骨肌萎缩症Ⅱ型（轴索型）案

岳某，男，25 岁，2022 年 3 月 1 日初诊。患者双下肢乏力萎缩 5 年。患者诉 2017 年开始出现下肢轻度乏力，逐渐双掌大小鱼际肌及双下肢肌肉萎缩，遂前往广州市某三甲医院就诊。2018 年 11 月 9 日，广州某机构遗传检测报告示检测到基因变异，结合父母及先证者结果推断 IGHMBP2 基因上 c.1783C > T 变异可能为新发突变，考虑为腓骨肌萎缩症Ⅱ型（图 8-8）。给予甲钴胺及 B 族维生素等药物治疗，病情未能控制，逐步加重，遂就

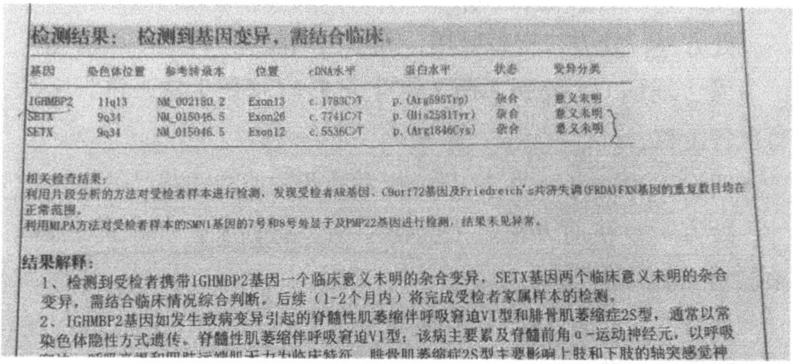

检测结果：　检测到基因变异，需结合临床。

基因	染色体位置	参考转录本	位置	cDNA水平	蛋白水平	状态	变异分类
IGHMBP2	11q13	NM_002180.2	Exon13	c.1783C>T	p.(Arg595Trp)	杂合	意义未明
SETX	9q34	NM_015046.5	Exon26	c.7741C>T	p.(His2581Tyr)	杂合	意义未明
SETX	9q34	NM_015046.5	Exon12	c.5536C>T	p.(Arg1846Cys)	杂合	意义未明

相关检查结果：
利用片段分析的方法对受检者样本进行检测，发现受检者AR基因，C9orf72基因及Friedreich's共济失调(FRDA)FXN基因的重复数目均在正常范围。
利用MLPA方法对受检者样本的SMN1基因的7号和8号外显子及PMP22基因进行检测，结果未见异常。

结果解释：
1、检测到受检者携带IGHMBP2基因一个临床意义未明的杂合变异，SETX基因两个临床意义未明的杂合变异，需结合临床情况综合判断。后续（1-2个月内）将完成受检者家属样本的检测。
2、IGHMBP2基因如发生致病变异引起的脊髓性肌萎缩伴呼吸窘迫V1型和腓骨肌萎缩症2S型，通常以常染色体隐性方式遗传。脊髓性肌萎缩伴呼吸窘迫V1型：该病主要累及脊髓前角α-运动神经元，以呼吸

图 8-8　患者岳某的基因检测报告

诊于中医。基因检测是确诊腓骨肌萎缩症及进行分型的核心手段，笔者查看患者基因检测报告，结合临床查体发现弓形足、锤状趾、鹤腿三大特征，同意腓骨肌萎缩症Ⅱ型（轴索型）的诊断。舌肌无震颤萎缩，舌胖淡苔白，脉弦细弱。

中医诊断：痿证类病（脾肾亏虚）。

治疗法：健脾补肾，填精益髓。

处方：黄芪60g，五爪龙60g，千斤拔30g，鹿角霜30g，党参30g，白术15g，山茱萸15g，肉苁蓉20g，葳蕤仁15g，杜仲15g，牛膝15g，茯苓20g，熟地黄20g，甘草5g，大枣20g。15剂。每日1剂，煎煮2次，每次用清水煎煮至200mL，分2次（2天）温服。

二诊：2022年4月27日。患者自诉站立不稳、步态蹒跚、手震颤等症状减轻，检测四肢腱反射减弱情况有好转，守方14剂。

三诊：2022年7月12日。病史如前，现症见：遗精，双下肢乏力、肌肉萎缩较前无变化，轻微高弓足，大小鱼际肌轻微萎缩，掌间肌轻度萎缩，前臂肌肉无异常，舌肌无震颤。

处方一：初诊方去肉苁蓉、葳蕤仁，加淫羊藿10g，制仙茅10g。15剂。

处方二：加桑螵蛸10g，五味子10g。15剂。

处方一、处方二交替服用，煎服法同前。

另予辅酶Q_{10}胶囊3瓶、维生素E软胶囊1盒，每日2次，每次各1粒。

四诊：2022年9月27日。患者服药后遗精症状已消失。

处方一：在前方基础上去淫羊藿、制仙茅，加桑寄生30g，桑螵蛸10g。15剂。

处方二：守方不变。15剂。

煎服法同前。

另予辅酶Q_{10}胶囊3瓶、三磷酸腺苷二钠片3盒，每日3次，每次各 1 粒（片）。

目前该患者仍在随诊中，病情尚稳定，血常规及肝肾功能数值无异常。

（三）腓骨肌萎缩症脱髓鞘和轴索变性共存的中间型（ICMT型）案

丁某，男，47 岁，2021 年 8 月 14 日初诊。患者双下肢乏力、萎缩 4 年余。患者于外院（三甲西医院）查肌酸激酶 500 ~ 600U/L，肌电图有异常（未带报告，具体不详）。现症见：跛行步态，行走困难，双下肢腓肠肌萎缩、乏力，无肌肉震颤，无麻木感。查体：前足固定性跖屈，双足纵弓形增高，双下肢腱反射减弱；皮尺量双侧髌骨上缘 10cm 处大腿周径 44cm，下肢腓肠肌外周径右 30cm、左 30cm，呈"鹤腿"状，小腿肌肉松软，无力支撑躯体上身。考虑腓骨肌萎缩症可能。

中医诊断：痿证（脾肾两虚）。

西医诊断：肌无力。

建议患者复诊时带回肌电图报告，并完善基因检测以明确诊断。中药以邓老强肌健力饮加牛膝、千斤拔。

二诊：2021 年 9 月 28 日。病史基本同前。既往肌电图示上下肢周围神经损害（下肢为重，运动纤维轴索损害为主，感觉纤维混合性损害），双胫前肌慢性周围神经源性损害。现症见：双下肢肌肉萎缩乏力，无麻木感，口周稍震颤。患者自诉曾行腰椎穿刺术检查，结果无明显异常，可以排除吉兰 - 巴雷综合征。

中医诊断：痿证（脾肾亏虚）。

西医诊断：周围神经病。

处方：前方去牛大力，加薏苡仁 30g。剂量及煎服法同前。

再次建议患者完善基因检测，因为这是确诊疾病的核心手段。

三诊：2022 年 9 月 27 日。患者携带基因检测结果示通过对疾病相关基因的测序分析，发现与疾病表现相关的高度可疑变异。染色体 chrX：70443876 位置的 GJB1 基因，临床表型高度相关，且致病性较为充分的基因变异。疾病遗传方式为 X 连锁 Charcot–Marie–Tooth 病 1 型（XLD），Hemi（半合子）（图 8–9）。患者丁某基因检测诊断为腓骨肌萎缩症 1 型（脱髓鞘型）。结合临床，患者 40 余岁起病，肌电图示以运动纤维轴索损害为主，感觉纤维混合性损害，故考虑为腓骨肌萎缩症脱髓鞘和轴索变性共存的中间型（ICMT 型）。晚发病者较之脱髓鞘型早发病者预后好，患者听后心理得到安慰。

中医诊断：痿证类病（脾肾亏虚）。

西医诊断：腓骨肌萎缩症。

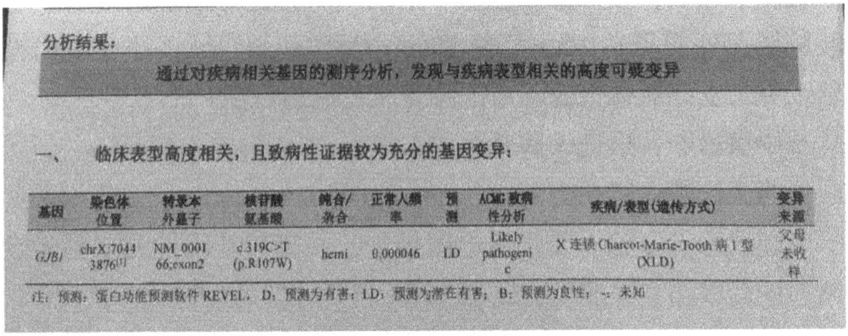

分析结果：

通过对疾病相关基因的测序分析，发现与疾病表型相关的高度可疑变异

一、临床表型高度相关，且致病性证据较为充分的基因变异：

基因	染色体位置	转录本外显子	核苷酸氨基酸	纯合/杂合	正常人频率	预测	ACMG 致病性分析	疾病/表型（遗传方式）	变异来源
GJB1	chrX:70443876[1]	NM_000166;exon2	c.319C>T (p.R107W)	hemi	0.000046	LD	Likely pathogenic	X 连锁 Charcot-Marie-Tooth 病 1 型 (XLD)	父母未收样

注：预测：蛋白功能预测软件 REVEL，D：预测为有害；LD：预测为潜在有害；B：预测为良性；-：未知

图 8–9　丁某基因检测报告单

处方一：黄芪 60g，五爪龙 60g，党参 30g，白术 15g，当归 10g，升麻 10g，柴胡 10g，山茱萸 15g，盐杜仲 15g，狗脊 15g，紫河车 10g，熟地黄 20g，甘草 5g，大枣 20g。15 剂。

处方二：黄芪 60g，五爪龙 60g，党参 30g，白术 15g，当归 10g，升麻 10g，柴胡 10g，山茱萸 15g，肉苁蓉 15g，狗脊 15g，鹿角霜 30g，熟地黄 20g，桑螵蛸 10g，甘草 5g，大枣 20g。15 剂。

处方一和处方二交替服用，2 日 1 剂，服用 2 个月。

四诊：2023 年 2 月 28 日。患者步行进入诊室，自诉劳累后双下肢及脚趾偶有不适，查肌酸激酶 312U/L。皮尺量下肢腓肠

肌外周径右 31cm、左 33cm；无爪形手，鱼际肌无萎缩，舌肌无震颤。

处方一：三诊处方一去盐杜仲，加巴戟天 15g。15 剂。

处方二：三诊处方二去桑螵蛸、加益智仁 10g，牛膝 15g。15 剂。

煎服法同前。

患者服药后，皮尺量下肢腓肠肌外周径不但没有继续萎缩，而且有增长，右增长 1cm，左增长 2cm，疗效满意。目前患者仍在随诊中，病情稳定。

按：以上 3 个案例，均为经基因检测确诊的腓骨肌萎缩症，属于罕见病。中医学无腓骨肌萎缩症病名，仍然将其归属于"痿证"范畴，《灵枢·经脉》载："脾足太阴之脉，起于大指之端，循指内侧白肉际，过核骨后，上内踝前廉，上腨内，循胫骨后，交出厥阴之前，上膝股内前廉，入腹，属脾，络胃，上膈，夹咽，连舌本，散舌下。"这段文献说明：①脾足太阴之脉，起于大趾之端，循趾内侧白肉际。白肉际，手足之掌（或跖）与指（或趾）皆有赤白肉际，阴面为白肉，阳面生毫毛部分为赤肉。腓骨肌萎缩导致双脚高弓足、锤状趾，皆白肉际萎缩，导致跖骨、趾骨失去了肌肉的保护而变形，此乃脾足太阴之病。②脾足太阴之脉，上内踝（又名内腨骨，在胫骨下），上腨内（腨，腓肠肌部，俗称小肚肌），循胫骨后。胫，《说文》云："胻也。"胫骨指小腿，或小腿骨，即从膝盖到脚跟的部分。腓，即胫骨后的肉，故称腓肠肌。从中医学角度，腓骨肌萎缩症是指从膝盖到脚跟的部分肌肉的萎缩，故为脾足太阴经脉之病；肾主骨，故腓骨肌病治宜补益脾肾，强肌健力。

诊治疑难病力求临床诊断与基因检测一致，方能提高疗效，明确机制，基因检测不可少。

2003 年，笔者曾会诊一位患者张某，男，29 岁，双下肢乏力伴肌肉萎缩 5 年，使用甲钴胺、辅酶 Q_{10}、鼠神经生长因子等西药治疗无效。肌电图检查提示双侧胫神经、双侧腓总神经、双侧腓浅神经、腰骶神经根损害，双侧胫神经神经源性损害，请结合临床。肌肉活检示神经性肌萎缩改变，呈轴突样变性。某三甲医院神经科诊断为腓骨肌萎缩症（中间型）。其有家族病史，被认为属于遗传病，无药可治，可以出院。患者出院后继续找笔者治疗。笔者见其双手肌肉萎缩，腓肠肌萎缩，足下垂较为严重，所幸肌肉无震颤，尤其舌肌无震颤，伸舌过齿，构音清晰，吞咽及呼吸顺畅，脉细弦尺脉弱，予以邓老强肌健力饮加补肾中药鹿角霜、桑螵蛸、盐杜仲等。可能是自行煎煮中药的缘故，患者诉药味香浓，甘温微咸，养胃补脾暖肾，自觉症状、体能好转。用皮尺在双髌骨上缘 10cm 处测量大腿周径，左 37.5cm、右 38.5cm；小腿腓肠肌外周径：左 30cm、右 30.5cm。笔者随访数年，患者肌肉无继续萎缩。

笔者的临证体会是凡遗传异质性疾病都是疑难之症。遗传病与生俱来，有显性遗传即发而见者，有隐形遗传后发需检测方能发现者。异质性也是遗传学概念，一种遗传性状可以由多个不同的遗传物质改变所引起，故腓骨肌萎缩症有多种分型。中医学对此采用"禀赋"理论去认识，人皆生而有禀赋，清代岭南名医陈复正《幼幼集成》卷首开篇即为"禀赋"，曰："夫人之生也，秉两大以成形，借阴阳而赋命，是故头圆象天，足方象地，五行运于内，一曜明于外。乃至精神魂魄，知觉灵明，何者，非阴阳之造就，与气化相盛衰。然天地之气化有古今，斯赋禀由之分厚薄。"陈复正还引述张景岳语："故以人之禀赋言，则先天强厚者，多寿；先天薄弱者，多夭。后天培养者，寿者更寿；后天斫削者，夭者更夭。业斯道者，当知气化厚薄，人事浇醇，因以察其胎元之受于父母者之盛衰坚脆，庶几近焉。若但以上古成方，而治今时薄弱，胶柱鼓瑟，究归无当，泥而不通，未可以言达于理也。"

临床中，虽同为腓骨肌萎缩症一个病，但也分为脱髓鞘型

（CMT1 型）、轴索型（CMT2 型）及脱髓鞘和轴索变性共存的中间型（ICMT 型）3 型。中医学禀赋之为病，也是有多种类型可辨分的。近有学者认为，禀赋病理概而言之可分为 3 类：一是禀赋残缺之病，即先天残缺，致后天不能正常发育养成。二是禀赋不纯之病，禀赋纯者，为真精气血，而无杂质，冲和以生身；禀赋不纯，轻则浊，重则为毒。三是禀赋不足之病，禀赋不足，前人谓之"胎弱"，多数均有程度不一的阴阳偏盛，五行或缺，脏腑不坚。何谓胎弱？岭南名医陈复正曰："胎弱者，禀受于气之不足也。子干父母，一体而分，而禀受不可不察。如禀肺气为皮毛，肺气不足，则皮薄怯寒，毛发不生；禀心气为血脉，心气不足，则血不华色，面无光彩；受脾气为肉，脾气不足，则肌肉不生，手足如削；受肝气为筋，肝气不足，则筋不束骨，机关不利；受肾气为骨，肾气不足，则骨节软弱，久不能行。此皆胎禀之病，随其脏气而求之。所谓父强母弱，生女必羸；父弱母强，生儿必弱。故小儿有头破颅解，神慢气怯，项软头倾，手足痿软，齿生不齐，发生不黑，行住坐立，须人扶掖者，此皆胎禀不足之故也。"腓骨肌萎缩症通常于儿童期或青少年期发病，可以认为是中医学所说的"胎弱禀赋不足之病"。这些理论是指导我们临床诊治该病应用补益脾肾之法的依据。

第五节　多系统萎缩

多系统萎缩（multiple system atrophy，MSA）是少见的散发性、进行性神经系统退行性疾病，神经系统多部位受累，临床症状主要为自主神经功能障碍、帕金森样症状、共济失调、锥体系统功能损害等。中华医学会神经病学分会帕金森病及运动障碍学组、中国医师协会帕金森病及运动障碍专业委员会在《中华老年医学杂志》2017 年第 10 期发表的《多系统萎缩诊断标准中国专家共识》(唐北沙、陈生弟执笔)提出,多系统萎缩(MSA)于1969 年被首次命名,是一种中老年起病,以进展性自主神经功能障碍,伴帕金森症状、小脑性共济失调症状及锥体束征为主要临床特征的神经系统退行性疾病。

一、西医学对多系统萎缩的认识

(一)流行病学调查及临床表现

多系统萎缩为神经系统变性疾病的一种。国外流行病学资料显示,MSA 在 50 岁以上人群的发病率为每年(0.60 ~ 3.00)/10万,发病年龄为 55 ~ 65 岁,男女发病比例为 1.3:1,患病率为(1.90 ~ 4.90)/10 万,患者生存时间一般为 7 ~ 9 年。

(二)临床表现

MSA 可分为以小脑性共济失调为主要临床表现的 MSA–C 型和以帕金森综合征为主要临床表现且对左旋多巴治疗反应欠佳的MSA–P 型。两者均有不同程度的自主神经功能障碍。本病病变主要累及基底核区、小脑、脑桥、自主神经系统和锥体束,故表现为帕金森综合征、小脑性共济失调、自主神经功能障碍和锥体束征,临床表现可出现各种形式的不同程度的组合。MSA–C 主要表现为构音障碍,眼球震颤,以躯干为主的共济失调;MSA–P主要表现为运动迟缓,肢体僵直,姿势性震颤。无论是 MSA–C还是 MSA–P 患者,均伴有自主神经系统功能的紊乱,甚至是早于运动障碍的发生,主要表现为体位性低血压(立位与卧位相比:收缩压下降 > 30mmHg 或舒张压下降 > 15mmHg,患者可有或无相关症状)、泌尿生殖系统功能障碍、排便习惯改变、睡眠障碍(如快速眼动睡眠行为障碍、睡眠呼吸暂停),痴呆虽然不被纳入 MSA 的诊断标准中,但研究发现,MSA 患者痴呆的发生率较高，且多见于 MSA-C 患者。研究表明，在欧洲国家，MSA-P 患者多见，且多数以小脑共济失调症状为首发症状，MSA-C 患者则多以帕金森综合征为首发症状。

（三）诊断标准

对于 MSA 的诊断，病理是金标准。脑组织病理学证实，MSA 患者在少突胶质细胞胞浆内存在以 α- 突触核蛋白为主要成分的嗜酸性包涵体，并伴有橄榄体、脑桥、小脑萎缩或黑质纹状体变性。在临床上进行诊断，先将散发、进展性、成年起病的，存在左旋多巴反应不良的帕金森综合征或小脑功能障碍之一的患者纳入 MSA 可疑范围中，排除不支持 MSA 诊断的临床特征后，判断其是否存在自主神经功能衰竭，存在者考虑为很可能的 MSA，若仅表现为自主神经功能不全，则考虑诊断为可能的MSA。在头颅核磁共振平扫上，T_2 加权像上的壳核裂隙征、壳核萎缩、壳核后部低信号、脑桥十字征、小脑萎缩、小脑中脚高信号等都被认为是 MSA 的特征性影像学表现。由于目前临床尚无根治本病的有效药物，预后较差，患者生活质量低，需要人护理，平均生存期为 9 年，所以部分患者转诊于中医。笔者所接诊的基本上都是由著名西医三甲医院做出多系统萎缩诊断后要求进行中医干预的患者。

二、中医学对多系统萎缩的认识

（一）病因病机及相关证候

中医学无多系统萎缩病名，但其主要临床表现可对应以下中医证候。

1. 头晕、眩晕，甚则晕厥

头晕、眩晕，甚则晕厥的特点是头脑昏沉、视物昏花、体位性低血压，甚至晕厥，重者昏迷不知人。《素问·至真要大论》载："诸风掉眩，皆属于肝。"为何"皆属于肝"？肝位于东方，得风气之先，其虚实皆能致之动摇。如发生之纪，其动掉眩颠疾；厥阴之复，筋骨掉摇之类者，故眩晕与外风气候（五运六气）有关。《素问·六元正纪大论》载："岐伯曰：辰戌之纪也，太阳，太角，太阴，壬辰，壬戌，其运风，其化鸣紊启拆，其变振拉摧拔，其病眩掉目瞑。"指眩晕伴头摇或肢体震颤，或耳鸣眩转，目不识人，多因肝风所致，又称掉眩。此乃肝血（阴）不足，肝木升发，上扰清空而眩晕或耳鸣；或肝血亏虚，肾水不足，虚风内动，体位转变则头晕，只能卧床不起。

多系统萎缩为慢性病，头为之昏晕乃上气不足。邪之所在，皆为不足，邪气上走空窍致昏晕。《灵枢·口问》载："故上气不足，脑为之不满，耳为之苦鸣，头为之苦倾，目为之眩。"上部正气不足，出现头部沉重不支而倾斜，或眼目眩晕等症状者，治法为补足外踝下留之，即取足太阴之太白、足太阳之昆仑。《灵枢·海论》载："髓海不足，则脑转耳鸣，胫酸眩冒。"不足则眩，为后世无虚不作眩的理论奠定了基础。然眩晕亦有虚实夹杂或上虚下实者，《素问·五脏生成》载："徇蒙招尤，目冥耳聋，下实上虚。"明代医家马莳注解曰："徇，疾也。蒙，茫昧也。招，谓掉也，掉摇不定也。尤，甚也。"此言眼睛眩昧不明，首掉摇甚，目暗耳聋，皆上虚下实之疾也。

2. 下肢无力、行走不稳、运动迟缓

患者往往因为行走无力而误认为得了重症肌无力来就诊，但检查发现，患者无力的肢体强直或肢体震颤，活动减少，行走不稳（走路掉摇），久病患者肢体肌肉可出现失用性萎缩。有学者认为，多系统萎缩主要有 3 组症状，一是小脑病变引起的症状，包括共济失调、行走不稳等，中医多诊断为"骨繇"；二是帕金森病样症状，包括震颤、强直等，中医病机多为土虚风动；三是自主神经功能障碍，包括头晕、晕厥、体位性低血压、性功能障碍、尿频、尿失禁等，中医病机多为清阳不升或中气下陷。近代

名医秦伯未用"骨繇"指骨节纵缓摇动不定的一种病证，临床较罕见，在《内经类证》中疑为西医学之共济失调。笔者认为，联系《灵枢·根结》前后文，将本病诊断为"骨繇"有一定的临床依据。《灵枢·根结》载："太阳为开，阳明为阖，少阳为枢。故关折则肉节渎而暴病起矣，故暴病者取之太阳，视有余不足，渎者皮肉宛膲（皮肉宛膲，指皮腠肌肉不丰满貌）而弱也。阖折则气无所止息而痿疾起矣，故痿疾者取之阳明，视有余不足。无所止息者，真气稽留，邪气居之也。枢折即骨繇而不安于地，故骨繇者取之少阳，视有余不足。骨繇者，节缓而不收也。所谓骨繇者，摇故也。当穷其本也。"由此看来，骨繇与痿疾有关联。繇，音摇，古同"摇"，即动摇；也通"徭"，即劳役疲惫，无力行走。

（二）辨证论治

目前临床上治疗本病常选用补中益气汤。补中益气汤可以补中气，升阳气，以调补脾胃为核心，再针对不同的病证进行辨证论治，随症加减。若单用补中益气汤疗效不明显，需在原方中加炮天雄、淫羊藿增强补气升阳的力量；有球麻痹症状，如吞咽困难、饮水呛咳、语音低沉、言语不利等，加远志、石菖蒲豁痰开窍；若化热，可在原方中加入黄芩以反佐；若浊阴不降、大便不畅，可在原方中加入火麻仁、枳壳甚至大黄等行气消滞，润肠通便；若尿失禁或小便不利，可在原方中加入肉桂助膀胱气化；若性功能障碍，可在原方中加入淫羊藿以鼓舞肾气。在以补中益气汤为核心的治疗过程中，方药并非一成不变的。若肝肾亏虚，以左归、右归加味治疗。如于春霞运用补中益气汤加减治疗多系统萎缩19例，显效10例，有效7例，无效2例，总有效率为89.47%。王新志教授应用地黄饮子治疗多系统萎缩取得良好效果。周绍华教授治疗多系统萎缩以右归丸为基础剂，对阴血不足者，合用生脉饮及四物汤；元气亏虚者，合用四君子汤，加用大量炙黄芪以升阳举陷；肾精不足者，与左归丸合用等。

笔者临床中主要采用现代医学病名，根据主要证候进行辨证论治。这种方法源自葛洪《肘后方》中重视主证、序列方药的治法，可供大家参考。

1. 多系统萎缩头晕证

患者最早出现的症状主要为头晕、晕厥、体位性低血压，多兼有便秘、尿频或尿失禁等，重则突然出现一过性意识丧失、昏迷，血压及血氧饱和度下降。舌淡红苔白或白腻，脉弦细数。

治法：补肾柔肝，养血息风。

方药：六味地黄汤（《小儿药证直诀》）合半夏白术天麻汤（《脾胃论》）。

组成：熟地黄 24g，山茱萸、山药各 24g，泽泻、牡丹皮、茯苓（去皮）各 24g，半夏（姜制）5g，麦芽 5g，神曲（炒）3g，白术（炒）3g，苍术 1.5g，人参 1.5g，黄芪 1.5g，陈皮 1.5g，茯苓 1.5g，泽泻 1.5g，天麻 1.5g，干姜 1g，黄柏 1g。

钱乙《小儿药证直诀》之六味地黄汤功能滋补肝肾，主治肝肾阴虚，症见腰膝酸软，头晕眼花，耳鸣耳聋，小儿囟开不合，盗汗遗精，或骨蒸潮热，或足心热，或消渴，或虚火牙痛，舌燥喉痛，舌红少苔，脉细数；而李杲《脾胃论》半夏白术天麻汤原方药量偏少（临证可根据病情使用），治脾胃内伤，眼黑头眩，头痛如裂，身重如山，恶心烦闷，四肢厥冷，谓之足太阴痰厥头痛。痰厥者，湿痰厥逆而上也。东垣曰："太阴头痛，必有痰也；少阴头痛，足寒而气逆也；太阴、少阴二经虽不上头，然痰与气逆壅于膈中，头上气不得畅而为痛也。"

2. 多系统萎缩震颤证

肢体强直或肢体震颤，见于帕金森病、共济失调、锥体系统功能损害等不同疾病。该类患者对多巴丝肼片、卡左双多巴控释片等治疗帕金森病的药物疗效欠佳。多系统萎缩的帕金森病样症状类似于中医学的颤证或拘苛。颤，肢体震颤。拘，筋肉拘苛，肌肉沉重麻木。《素问·至真要大论》载:"隐曲不利,互引阴股,筋肉拘苛。"肝主筋脉,筋脉由肝血滋养,肝脾相关,脾胃是气血生化之源,脾胃虚衰,中气不足,则气血匮乏,脾主四肢肌肉,脾胃虚衰,中气亏虚,四肢肌肉失养,则关节不得屈伸而拘挛,导致筋脉不能主持而振摇,亦属少阳枢折范畴。

何为"少阳枢折"?《灵枢·根结》曰:"太阳为开,阳明为阖,少阳为枢。"太阳为三阳之表,主表而为开;阳明为三阳之里,主里而为阖;少阳介乎表里之间,转输内外,如门户之枢纽而为枢。少阳"枢折即骨繇而不安于地,故骨繇者,取之少阳,视有余不足。骨繇者,节缓而不收也"。少阳主筋,筋以约束骨节。骨节气弛,无所约束,故骨繇。骨繇,则知少阳枢折也,乃因少阳介乎表里之间,转输内外,可出可入而为枢。如果枢的功能受损,就会发生骨繇而站立不稳。所以对于骨繇病,就可以取用足少阳胆经的腧穴,根据病情虚实,泻其有余,补其不足,来进行治疗。骨繇患者,骨节弛缓不收。之所以称它为骨繇,就是因为其患者骨节缓纵而出现身体动摇不定的症状,临床所见多为虚实夹杂或本虚标实之证。

治法:调肝温胆,补益脾肾,柔筋定繇。

方药:温胆汤(《三因极一病证方论》)合补中益气汤(《内外伤辨惑论》)加减。

组成:竹茹 10g,枳壳 6g,法半夏 10g(或胆南星 10g),茯苓 20g,橘红 5g,甘草 5g,太子参 30g(或党参 30g),石斛 15g,薏苡仁 30g,杜仲 15g,桑螵蛸 10g,大枣 20g,白术 15g,黄芪 30g,五爪龙 30g。

少阳枢折骨繇表现为站立不稳,走路掉摇,属足少阳胆经之病证。多系统萎缩之震颤证初起多本虚标实,痰浊阻络,故以温胆汤加味治疗。上述前六味为温胆汤原方,加入太子参(或党参)、白术、黄芪、五爪龙、大枣补中益气,石斛养阴,薏苡仁祛痰湿,杜仲、桑螵蛸补肾,治疗肾虚小便频数、夜尿多、性功能减弱。邓老经常以杜仲、桑螵蛸合用,有温阳化气之功效。

中后期可以补中益气汤为主,补中益气汤乃金元四大家李杲《内外伤辨惑论》名方,原方分量较轻:"黄芪(劳役病热甚者一钱),甘草(炙,以上各五分),人参(去芦),升麻,柴胡,橘皮,当归身(酒洗),白术(以上各三分)。"临床可根据病情将该方调整为黄芪45g,五爪龙45g,党参30g,白术15g,鹿角霜30g,升麻10g,柴胡10g,山茱萸15g,杜仲15g,千斤拔30g,肉苁蓉20g,熟地黄20g,白芍15g,甘草5g,陈皮5g。

3. 多系统萎缩危重症

危重症患者只能在床上生活,吞咽饮食完全需要别人帮助,甚至留置胃管鼻饲、呼吸机辅助呼吸,意识模糊,直至昏迷不知人,被动体位,肢体拘挛强直,肌肉废用萎缩,不能伸舌或伸舌不过齿,脉细数无力。

治法:扶正止损,预防并发兼夹证。

方药:静脉滴注醒脑静注射液、黄芪注射液、贞芪扶正注射液等,鼻饲中药或灌喂,视病情而定。

多系统萎缩危重症之发生有时很突然,我院曾收治1例反复头晕5年伴一过性意识丧失21天的患者。该患者急诊时血压84/62mmHg,血氧饱和度91%,开始诊断不明,但结合患者5年余头晕病史,为缓慢进展病程,呈体位性低血压表现,故需考虑多系统萎缩的可能,定位多系统损害。笔者请院外神经科专家会诊,专家表示"同意贵科诊断:多系统萎缩(MSA-C)"。西药治疗:文拉法辛片,每次1片,每日1次,1周后剂量加倍;美金刚片,每次10mg,每晚1次;丁苯肽软胶囊,每次25mg,每日2次;盐酸米多君片,每次1片,每日2次,1周后改为每次2片,每日2次;静脉注射弥可保注射液,每次1mg,每日2次;静脉注射α-硫辛酸注射液,每次600mg,每日1次。中药治疗:黄芪桂枝五物汤。黄芪50g,桂枝15g,淡附片15g,干姜15g,白术15g,茯苓15g,当归15g,枸杞子15g,麸炒枳实15g,麦冬

15g。经治疗，患者临床好转出院。

多数危重症患者病情日趋逐渐加重，如葛洪《肘后备急方·救卒中恶死方第一》，描述"卒中恶死"是以"或先病痛，或常居寝卧，奄忽而绝"为主要临床表现，临床特点是患者长年久病，病榻寝卧，在罹患基础性疾病的基础上，多并发感染，病情加重进入昏迷意识、丧失状态；自然发生或出乎意料发生死亡。多系统萎缩危重症患者多属此类情况。葛洪针对此种情况，以灸手足两爪后十四壮（十宣、气端）、心下一寸（鸠尾）、脐上三寸（建里）、脐下四寸（中极）温通开窍。攻邪以备急三物丸缓泻。备急三物丸由大黄、干姜、巴豆组成，巴豆辛热峻下，开通闭塞，为主药；干姜温中，并助巴豆以祛寒为辅药。本方今已少用。

三、多系统萎缩医案纪实分析

（一）多系统萎缩头晕证案

李某，女，53岁，2019年7月2日轮椅就诊。患者头晕、行走不稳、肌肉萎缩、构音不清2年余。患者2016年起无明显诱因偶然头晕，逐渐行走不稳，四肢乏力，左侧肢体乏力明显，无构音障碍，无吞咽困难，无呼吸困难等不适，曾就诊于当地医院，诊断不明确，具体用药不详，效果欠佳，行走不稳持续性加重。2018年3月，患者开始出现言语不清，夜间小便次数增多，偶有小便失禁，同时伴有上肢及头部震颤，进食过快偶有呛咳等不适。患者遂于某三甲医院就诊，门诊以行走不稳查因收入神经内科住院治疗。头颅MR+MRA示双侧放射冠区及额顶叶多发缺血灶；左侧大脑后动脉起源左侧颈内动脉，余头颅MRA未见明显异常。腰椎MR示腰椎第3～4、第4～5椎间盘变性。甲状腺彩超示结节性甲状腺肿。心脏彩超、双侧颈动脉、椎动脉彩超、肝胆脾胰彩超未见明显异常，肾脏彩超考虑肾错构瘤。血常规、肝肾功能、电解质、肿瘤标志物未见明显异常。心电图示窦性心律,不完全性右束支传导阻滞。根据患者的症状、体征及实验室检查,考虑为多系统萎缩。患者入院后,予静脉滴注长春西汀注射液、丹红注射液改善脑循环,奥拉西坦注射液营养脑神经;口服丁苯酞胶囊改善脑循环,多巴丝肼片控制肢体震颤,甲钴胺片营养周围神经。同时,患者按照痿证(气虚血瘀)服用过中药治疗,头晕、左膝疼痛明显缓解,行走不稳稍缓解,纳眠可,二便调,予带药出院。出院诊断:多系统萎缩,脑缺血灶,腰椎间盘突出变性,结节性甲状腺肿。

2019年6月,患者开始不能行走,生活自理困难,除继续服用上述西药后,配合活血化瘀中药,症状没有明显改善,于2019年7月2日找笔者诊治。

刻诊见:轮椅就诊,血压85/60mmHg,慢性病容,伸舌可过齿,无舌肌震颤,无肌肉震颤,言语不清,动则气短,时有呛咳,吞咽困难,胃纳差。头部晃动频繁,体位被动,肢体稍僵硬,四肢肌肉瘦削,左下肢肌肉萎缩,左侧下肢髌骨上缘10cm腿围32cm,右侧下肢髌骨上缘10cm腿围33cm。腱反射未引出,肌力2级,手足皮肤冰凉感,皮肤瘙痒,未见皮疹。脉细数无力。中医辨证为多系统萎缩头晕证,肝脾肾虚损。

治法:补中益气滋养肝肾。

处方:黄芪60g,五爪龙60g,党参30g,白术15g,当归10g,升麻10g,柴胡10g,山茱萸15g,肉苁蓉15g,何首乌20g,熟地黄20g,黄精15g,钩藤15g,陈皮5g,甘草5g。14剂。

二诊:2019年8月4日。轮椅就诊,患者精神好转,有笑容,希望能够站立。

处方:上方钩藤改为杜仲。黄芪60g,五爪龙60g,党参30g,白术15g,当归10g,升麻10g,柴胡10g,山茱萸15g,肉苁蓉15g,何首乌20g,熟地黄20g,黄精15g,杜仲15g,陈皮5g,甘草5g。14剂。

三诊：2019 年 11 月 7 日。家属代诉，患者病情稳定，服中药后头晕减轻，震颤及头部晃动与夜间小便次数明显减少，小便可以自控，皮肤温暖，但仍然离不开轮椅。

处方：鹿角霜 30g，黄芪 60g，五爪龙 60g，党参 30g，白术 15g，当归 10g，升麻 10g，柴胡 10g，山茱萸 15g，肉苁蓉 15g，熟地黄 20g，黄精 15g，杜仲 15g，陈皮 5g，甘草 5g。14 剂。

患者一直坚持就诊，2020 年 9 月复诊，全身情况尚好，体重没有下降，也无发生肺部、尿道感染，属于有阶段性疗效病案。

按：《素问·气交变大论》曰："岁土不及，风乃大行，化气不令，草木茂荣，飘扬而甚，秀而不实，上应岁星。民病飧泄霍乱，体重腹痛，筋骨繇复，肌肉𥆧酸，善怒，藏气举事，蛰虫早附，咸病寒中，上应岁星、镇星，其谷黅。"这里出现的"体重腹痛，筋骨繇复，肌肉𥆧酸"症状的描述与本病案例相似。岁土不及，脾胃属土，不及则风乃大行，风主升主动摇，四肢无力则体重不撑。筋骨繇复，肝主筋，肾主骨，肝肾亏损，则走路动摇不稳。𥆧，有跳动、𥆧动之义。肌肉𥆧酸指肌肉𥆧动酸痛。故处方以黄芪、五爪龙、党参、白术、当归、升麻、柴胡补中（脾）益气，配以鹿角霜、山茱萸、肉苁蓉、熟地黄、黄精、杜仲等补益肝肾，长久服之，则可有阶段性效果。

（二）多系统萎缩震颤证案

杨某，男，50 岁，2012 年 9 月 16 日入院。患者步态不稳、头晕 3 年。患者于 2009 年无明显诱因出现头晕，肢体乏力，左侧为甚，走路不稳，身体前倾，肢体震颤，遂于贵阳医学院附属医院诊断为帕金森叠加综合征。2011 年 7 月 8 日，患者于贵州省人民医院查肌电图提示多发性中枢神经系统损害（累及骶段脊髓及视听通路）。2011 年正电子发射计算机断层显像（PET-CT）示颅脑及全身其他部位未见明显高代谢恶性病变征象，舌体右缘条状代谢增高影，考虑为炎性改变，第 2 腰椎椎体外伤后改变。

2012 年 6 月 5 日，患者于贵阳医学院附属医院查头颅 MR 示考虑右侧半卵圆中心缺血灶，右侧额叶可疑病灶，建议加扫 SWI 序列；左侧侧脑室扩大，考虑先天变异；右侧下鼻甲肥厚，右侧筛窦炎。后病情逐渐发展，患者经常阵发性头晕，行动缓慢，肢体强直。2011 年 7 月，患者在北京协和医院诊断为多系统萎缩，改用多巴丝肼片治疗。2012 年，患者于上海华山医院亦诊断为多系统萎缩，口服多巴丝肼片、辅酶 Q_{10} 软胶囊、丁苯酞软胶囊、盐酸普拉克索片，维持至今，但效果不甚理想，服用上述药物后，四肢无力症状加重，疑重症肌无力来我院就诊，门诊以帕金森病、多系统萎缩收入综合科。

刻诊见：患者神志清，慢性病容，表情淡漠，右眼睑轻度下垂，步态不稳，身体前倾，语声低微，诉近期头面部多汗，常头晕，偶有头痛，无天旋地转感，无恶心呕吐，无耳鸣，两年来视力下降，记忆力下降，偶有饮水呛咳，腰部以下自觉发热，无发热恶寒，无胸闷心悸，无口干口苦，纳差，眠可，大便 2 日 1 次，偏干，排便困难，小便频数。近期体重无明显变化。

患者入院后请神经内科会诊，神经内科医师认为本病是多系统萎缩。患者要求请笔者会诊。笔者见患者及其家属都非常焦虑，在回顾其在北京、上海就诊的检查资料基础上，对患者及其家属进行询问，得知其每晚都在网上搜索多系统萎缩的治疗及其预后情况，因而失眠，次日便头晕加重，步履不稳，甚至无力行走，需要家人搀扶，大便秘结。

检查：右眼睑轻度下垂，埋睫征（－），眼肌疲劳试验（－），软腭上提（－），上、下肢肌疲劳试验（－），眼球活动无受限。肌肉无萎缩，四肢肌张力亢进，左侧肢体呈折刀样，肌力 3 级，右侧 4 级，四肢腱反射亢进，踝阵挛（＋），腹壁反射消失，共济运动、左上肢快速轮替试验笨拙，双下肢巴宾斯基征可疑阳性，龙贝格征（－），双下肢感觉不一致。平卧与站立血压均为 120/80mmHg。舌淡暗，舌有裂痕，舌根部苔腻，脉弦沉细。

　　根据上述检查及原有的资料，笔者认为，多系统萎缩的诊断是成立的，但因患者十分忌畏此病名，改为帕金森病也是可以的。于是对患者及家属说，患者没有体位性低血压，目前暂不考虑多系统萎缩，不排除病情进展后发展为多系统萎缩的可能，关键是调整西药，采用中药治疗。嘱西药停用多巴丝肼片，改用盐酸苯海索片，每日 1 片（2mg）；丁苯酞软胶囊也可以不用，改用吡拉西坦片。中药用邓氏温胆加参汤。

　　处方：竹茹 10g，枳壳 10g，化橘红 5g，胆南星 10g，茯苓 20g，甘草 6g，太子参 30g，石斛 15g，薏苡仁 30g，肉苁蓉 15g，路路通 20g，酸枣仁 20g，首乌藤 30g，牛膝 15g，谷芽 30g。4 剂。

　　患者服药后当晚安然入睡，次日精神爽利，不再头晕，头颈及肢体震颤与肌张力亢进有所减轻，可以慢步走路，无须家人搀扶，大便通畅。

　　1 周后，患者再请笔者会诊。笔者将上方路路通改为五爪龙 30g，补而不燥，7 剂。

　　患者 2012 年 10 月 20 日症状改善出院。笔者认为，该患者的病按照帕金森病治疗有效，主要是因为服用的中药对症。所谓"无痰不作眩"，处方以竹茹、枳壳、橘红、胆南星、茯苓、甘草温胆汤除痰化浊；肉苁蓉、太子参、石斛补益肝肾，滋养阴血，补益肾阳，润肠通便；酸枣仁、首乌藤、路路通祛风活络，入脑安神；牛膝引药下行；谷芽调和诸药，也可健脾和中。

　　随访：患者从 2012 年出院后至 2016 年，一直服用中药温胆汤加味（加补益肝肾药或补脾胃药）治疗，病情尚稳定，可以在家里行走，做家务，生活能自理。其患者家属来电话感谢我们多年来对其病证的治疗、安慰与照顾。但多系统萎缩危重症来之突然，其后因胃脘痛做纤维胃镜，诊断为胆汁反流性胃炎。某日清晨，患者因胆汁反流通过气管溢入肺部，呼吸困难，急诊入当地医院 ICU 抢救，装置胃管鼻饲住院半年。

　　按：帕金森病也可归属于多系统萎缩，开始以肢体震颤强直为主症，明·王肯堂《证治准绳·伤寒》论"筋惕肉𥆧"曰："阳气者，精则养神，柔则养筋。发汗，津液枯少，阳气大虚，筋肉失养，故惕惕而跳，𥆧然而动也……筋脉动惕者，久而成痿。"王肯堂治一例筋惕肉𥆧、虚烦不得眠者，以加味温胆汤治之而愈。王肯堂认为："筋脉动惕者，久而成痿。"后清·高鼓峰《医宗己任编》传王肯堂之说，认为"若身摇不得眠者，十味温胆汤倍加人参，或加味温胆汤"。温胆汤年代久远，在南方应用较广。凡十一脏取决于胆，胆气升则春风生而万物安，人体五脏六腑功能皆由中正之官胆气决定。元代释继洪南游岭表，著《岭南卫生方》，记述温胆汤："治大病后虚烦不得睡，兼治心胆虚怯，触事易惊，或梦寐不祥，或异象眩惑，遂致心惊胆慑。气郁生涎，涎与气搏，变生诸证。或短气悸乏，或复自汗，或四肢浮肿，饮食无味，心虚烦闷，坐卧不安，悉能主之。"邓老曾题词"难病奇方温胆汤"，并创新邓氏温胆汤以治疗疑难病症。笔者的临床体会是，对于疑难病症，可以考虑运用治疗痰证的理法方药，温胆汤作为其中的代表方，可以治疗精神科、神经科类疾病，如多系统萎缩早期阶段中医辨证属于气虚痰浊者。

（三）多系统萎缩晕厥证案

吴某，男，53 岁，2021 年 5 月 10 日初诊。患者 2019 年 5 月因进行性行走不稳、言语不利 4 年余，入广州市某三甲医院治疗，MR 颅脑平扫诊断意见为结合病史考虑多系统萎缩（MSA–C 型），弥漫性轻度脑萎缩。2020 年底，患者出现反复短暂意识丧失，进食时突然胸闷，继而意识丧失，双眼上翻，四肢僵硬，头颈后仰，持续 5～6 分钟可缓解，醒后不能回忆，1 个月共相似发作 6～7 次，在进食、淋浴、如厕、行走时均可出现，有时不伴有意识丧失，每次发作持续 5～6 分钟，久则数十分钟，平躺后可缓解。2021 年 1 月 18 日，患者因晕厥倒地、意识丧失入深圳市某三甲医院住院治疗。入院诊断：意识障碍查因：体位性低血压？癫痫？多系统萎缩？入院后完善相关检查，红细胞沉降率29mm/h（↑），乳酸2.46mmol/L（↑），谷氨酸转氨酶66.1U/L（↑），天冬氨酸转氨酶44.2U/L（↑）。2021年1月22日复查谷氨酸转氨酶75.4U/L（↑），天冬氨酸转氨酶48.9U/L（↑），胆固醇5.24mmol/L，血常规、凝血功能、血氨、肾功能、甲状腺功能、抗甲状腺抗体、糖化血红蛋白、抗中性粒细胞包浆抗体（ANCA）、大便常规、小便常规、肿瘤标志物未见明显异常。心脏彩超示左室舒张功能减退（Ⅰ级），收缩功能正常；余心脏结构、活动及血流未见明显异常。颈部+胸部磁共振示颈椎退行性变：骨质增生，C_5、C_6椎体相对缘许莫氏结节并Ⅰ型终板炎，$C_{3\sim4}$、$C_{4\sim5}$、$C_{5\sim6}$椎间盘不同程度后突出，以$C_{3\sim4}$为著；胸椎退行性变，骨质增生，T_1、T_2、T_4椎体内脂肪沉积，椎间盘变性。颅脑磁共振示右侧椎动脉较对侧细，管腔未见局限性狭窄，考虑发育变异；余颅脑MRA未见明显异常。多系统萎缩的对症支持治疗：艾地苯醌片，每次30mg，每日3次，口服；盐酸米多君片，每次5mg，每日3次，口服；丁苯酞软胶囊，每次0.2g，每日3次。助眠方案：艾司唑仑片，每次1mg，每晚睡前1次，口服；痔疮辅助用药：复方角菜酸酯栓，每次1枚，每日1次，塞肛；通便治疗：乳果糖口服溶液，每次15mL，每日2次，口服；抗癫痫治疗：左乙拉西坦片，每次0.5g，每日2次，口服。经上述治疗后，患者起床时、站立时仍有头晕发作，无类似意识丧失发生，遂出院。出院诊断：多系统萎缩，体位性低血压，癫痫待排，肝功能受损，高脂血症，膀胱起搏器术后，前列腺切除术后。

患者长期服用上述西药后头晕，出冷汗，汗毛竖起，四肢无力，以防止步行时低血压晕厥跌仆，遂找笔者诊治。

刻诊见：轮椅就诊，神志清楚，四肢乏力，肢体肌肉姿势性震颤，构音不清，吞咽顺畅，呼吸正常，痰多，汗多，大便干结

（需要复方角菜酸酯栓纳肛方能排解）。双侧膝反射可引出，下肢肢体较僵直，肌力3～4级。伸舌过齿，舌肌稍震颤，舌淡胖苔薄白，脉细数。坐立血压100/62mmHg。家属提供的患者视频可见：患者行走数步后出现头晕，后意识丧失、双眼上翻、牙关紧闭、四肢轻微抖动，持续约数分钟缓解。结合患者病史，考虑为多系统萎缩并体位性低血压可能性大。

中医诊断：痿证类病（脾肾亏虚），眩晕，厥证，便秘。

西医诊断：小脑型多系统萎缩。

处方：黄芪60g，五爪龙60g，党参30g，白术15g，防风10g，肉苁蓉15g，鹿角霜（先煎）30g，制何首乌15g，陈皮5g，大枣20g，牛膝15g，熟地黄20g，生地黄15g，浙贝母10g，酒山茱萸15g，火麻仁30g。14剂，水煎服，2日1剂。

上药用清水1000mL煎至200mL，服1次；第2天复渣，用清水700mL煎至200mL，服1次。

该方为笔者治疗痿证类病的主方，健脾补肾柔肝，主治脊髓、脑髓病变所致的肢体无力、肌肉萎缩、肌束震颤等症状，中医辨证属脾肾虚损、肝血不足者。该方重用黄芪，甘温大补脾气，以作君药。粤人称五爪龙为南黄芪，与北黄芪（黄芪）相呼应，功能补脾益肺，生气而不助火，与党参、白术同助黄芪，加强补气之功；因血为气母，故用生熟地黄以养血生气；鹿角霜味咸性温，填精益髓补肾，与上药共助黄芪以为臣。山茱萸、制何首乌、防风调养肝血，息虚风内动，止肌肉震颤，共为佐药。大枣和中，调和诸药，任使药之职。肉苁蓉、火麻仁润肠通便治疗便秘。长期坐卧患者肺部容易感染，集聚痰涎，故加浙贝母。

二诊：2021年7月26日。患者就诊时精神好，自诉服药后头晕、汗出、便秘症状大为减轻，仍然需要坐轮椅，不敢下地行走。检查：上肢肌力4级，下肢肌力3～4级，左侧膝反射可引出，右侧膝反射未引出。舌淡红苔薄白，脉细。

处方一：黄芪 60g，五爪龙 60g，党参 30g，白术 15g，山茱萸 15g，盐杜仲 15g，茯苓 20g，制何首乌 20g，陈皮 5g，甘草 5g，熟地黄 20g，酒黄精 15g，生地黄 20g，紫河车 10g，大枣 20g，火麻仁 15g。7 剂。

处方二：黄芪 60g，五爪龙 60g，党参 30g，白术 15g，葳蕤仁 15g，熟地黄 20g，酒苁蓉 15g，山茱萸 15g，茯苓 20g，稻芽 30g，甘草 5g，陈皮 5g，制何首乌 30g，牛膝 15g，盐杜仲 15g。7 剂。

以上两方交替服用，2 日 1 剂，煎服法同初诊。

三诊：2021 年 8 月 23 日。患者症如前述，痰多，未规律服用盐酸米多君片，血压尚稳定，二便通畅。舌淡苔薄白，脉弦细。

处方：黄芪 60g，五爪龙 60g，党参 30g，白术 15g，山茱萸 15g，盐杜仲 15g，茯苓 20g，制何首乌 20g，陈皮 5g，甘草 5g，熟地黄 20g，酒黄精 15g，生地黄 20g，浮海石 10g，大枣 20g，桑白皮 20g。15 剂。

四诊：2021 年 9 月 27 日。患者轮椅就诊，精神尚好，吞咽及呼吸正常，双侧膝反射未引出，服中药后大便通畅。停用乳果糖口服溶液；盐酸米多君片减为每次 1 片（2.5mg），每日 3 次；停服抗癫痫药及丁苯酞软胶囊；保留艾地苯醌片，每次 30mg，每日 3 次，口服。舌淡苔薄白，脉细。

处方：黄芪 60g，五爪龙 60g，党参 30g，白术 15g，防风 10g，酒苁蓉 15g，鹿角霜（先煎）30g，制何首乌 15g，陈皮 5g，稻芽 30g，牛膝 15g，熟地黄 20g，生地黄 15g，茯苓 20g，酒黄精 15g。14 剂。

五诊：2021 年 11 月 1 日。患者轮椅就诊，诉时见低血压晕厥、意识丧失、双眼上翻、牙关紧闭、四肢轻微抖动，持续约数分钟缓解。构音欠清，纳差，口淡。吞咽及呼吸正常，双侧膝反射未引出。舌边尖红，苔白，脉细弱。考虑体位低血压晕厥再次发生可能为盐酸米多君片减药一半所致，嘱口服盐酸米多君片，每次 5mg，每日 2 次。处方调整，治以补中益气，升阳举陷。

处方：黄芪 60g，五爪龙 60g，党参 30g，白术 15g，当归 10g，升麻 10g，北柴胡 10g，酒山茱萸 15g，盐杜仲 15g，茯苓 20g，制何首乌 20g，陈皮 5g，甘草 5g，熟地黄 20g，鹿角霜（先煎）30g。14 剂。

六诊：2021 年 12 月 6 日。患者轮椅就诊，没有晕厥发生，时见体位改变时头晕，构音欠清，吞咽及呼吸正常，便秘。双侧膝反射未引出。伸舌过齿，舌肌震颤，舌淡红，苔薄白，脉细弱。现服盐酸米多君片，每次 5mg，每日 2 次。中药需要补中益气升阳举陷与补肝肾填精益髓两方交替使用。

处方一：黄芪 60g，五爪龙 60g，党参 30g，白术 15g，当归 10g，升麻 10g，北柴胡 10g，酒山茱萸 15g，盐杜仲 15g，茯苓 20g，制何首乌 20g，陈皮 5g，甘草 5g，熟地黄 20g，紫河车 10g。7 剂。

处方二：黄芪 60g，五爪龙 60g，党参 30g，白术 15g，当归 10g，升麻 10g，北柴胡 10g，酒山茱萸 15g，盐杜仲 15g，茯苓 20g，酒黄精 15g，陈皮 5g，甘草 5g，熟地黄 20g，鹿角霜 30g（先煎）。7 剂。

以上两方交替服用，2 日 1 剂，煎服法同初诊。

七诊：2022 年 1 月 3 日。患者病情稳定。

处方一：黄芪 60g，五爪龙 60g，党参 30g，白术 15g，当归 10g，升麻 10g，北柴胡 10g，酒山茱萸 15g，盐杜仲 15g，茯苓 20g，制何首乌 30g，陈皮 5g，甘草 5g，鸡血藤 30g，酒苁蓉 15g。14 剂。

处方二：黄芪 60g，五爪龙 60g，党参 30g，白术 15g，当归 10g，升麻 10g，北柴胡 10g，酒山茱萸 15g，盐杜仲 15g，茯苓 20g，制何首乌 30g，陈皮 5g，甘草 5g，熟地黄 20g，酒苁蓉 15g。14 剂。

以上两方交替服用，2 日 1 剂，煎服法同初诊。

之后 2022 年 3 月 14 日八诊、2022 年 5 月 9 日九诊、2022 年 7 月 4 日十诊（可以站立）、2022 年 9 月 19 日十一诊、2023 年 5 月 8 日十二诊（近期血压稳定，开 4 个方）、2023 年 7 月 3 日十三诊。在此期间，基本上按照上述方药加减。其间患者口服西药盐酸米多君片，每次 5mg，每日 2 次；奥拉西坦胶囊，每次 0.8g，每日 3 次；脑活素胶囊，每次 2 粒，每日 3 次。当地医院查颅脑 MRI 平扫示老年性脑萎缩性改变，小脑与脑干萎缩更明显，请结合临床。

按：该患者是笔者诊治多系统萎缩时间最长、次数最多的一位，2018 年底起病，2019 年确诊，至 2023 年 11 月为 5 年，仍然在诊治中。中医药对多系统萎缩的治疗有阶段性疗效，但能否达到存活期 7 ~ 9 年的极限，仍然需要随访观察。多系统萎缩是一种成年发病的、致死性的神经退行性疾病，表现为进行性自主神经功能衰竭、帕金森病、小脑性共济失调和锥体束征等。笔者认为，该类慢性虚损性消耗性致死性的神经肌肉疾病，可以"痿证类病"来诠释。该患者病位在脑，但与五脏相关。晕厥意识丧失在心，神明失守；四肢无力，病位在脾；肢体强直，肌肉颤动，病位在肝；脑为髓海，肾主髓，病位在肾；痰多咳嗽，病位在肺。五脏相关学说是指导该病诊治用药的理论依据与学术源泉。

第六节　线粒体肌病

线粒体肌病（mitochondrial myopathy，MM）是指因基因缺陷导致线粒体的结构和功能异常，线粒体氧化磷酸化功能障碍，三磷酸腺苷（ATP）生成不足，细胞呼吸链及能量代谢障碍所致骨骼肌极度不能耐受疲劳的一组多系疾病。伴有中枢神经系统症状者称线粒体脑肌病，属于罕见病。此病于 1962 年由卢夫特（Luft）首次采用改良 Gomori 三色染色发现肌纤维中有破碎红纤维（或不整红边纤维）（ragged red fiber，RRF），并由此诊断首例线粒体肌病。

一、西医学对线粒体肌病的认识

从目前对本病的研究来看，线粒体肌病主要是因为基因突变导致呼吸链功能障碍而引起的一组临床症状，与遗传有关。

（一）分型

目前大致从 2 个角度对线粒体肌病进行分类，即生化角度和临床角度。

1. 生化角度

从生化角度分类是针对其生化学异常已明确者，可分为：①有底物运转障碍者，如肉毒碱缺乏病；②底物利用障碍者，如丙酮酸脱氢酶复合体缺乏症；③呼吸链中电子传递系统障碍，如复合体（NADH– 辅酶 Q 还原酶）缺乏症；④能量的保持、传递障碍，如 Luft 病等。

2. 临床角度

从临床角度分类针对虽在形态学上见到破碎红纤维，但其生化学异常尚未明确，推测系线粒体异常引起全身症状。按其主要受累部位及临床经过可分为：①以侵犯骨骼肌为主的综合征；②以中枢神经受累为主的综合征；③显示慢性进行性眼外肌麻痹（CPEO）的综合征。线粒体肌病主要包括卡恩斯 – 塞尔综合征（Kearns–Sayre syndrome，KSS）、肌阵挛性癫痫合并不整红边纤维（MERRF）、乳酸血症合并卒中样发作（MELAS），有学者将亚急性坏死性脑病（Leige 病）也包括在其中。

（二）临床表现

线粒体肌病以四肢近端骨骼肌极度不能耐受疲劳为主要特征，患者往往轻微活动后即感疲乏，休息后好转，常有肌肉酸痛及压痛，但肌萎缩少见。线粒体肌病多在 20 岁左右起病，也有儿童及中年起病者，男女均可受累。本病肌无力进展非常缓慢，可有缓解复发。患病几十年后，患者生活仍可自理。婴儿线粒体肌病有婴儿致死性和良性 2 种类型。致死性婴儿线粒体肌病多发生在出生后 1 周，表现为肌力、肌张力低下、呼吸困难、乳酸中毒和肾功能不全，患者多于 1 岁内死亡。良性婴儿线粒体肌病表现为婴儿期内肌力、肌张力低下和呼吸困难，1 岁以后症状缓解，并逐渐恢复正常。

（三）实验室检查

1. 肌酸激酶

血清肌酸激酶是反映肌纤维坏死程度的重要的生化指标。线粒体肌病多伴有血清肌酸激酶水平的升高。

2. 乳酸

线粒体肌病患者血乳酸水平轻度升高，特别是在运动后即刻升高。

（四）其他辅助检查

1. 肌电图

线粒体肌病患者的针极肌电图多数呈肌源性损害特征。

2. 骨骼肌活检

（1）冰冻切片以改良 Gomori 三色染色，在肌膜下或肌纤维内可见不规则红色颗粒状改变，称破碎红纤维（RRF），系异常线粒体堆积的一种表现。

（2）在电镜下可见线粒体数量增多，形态不一，有巨大线粒体，线粒体嵴排列紊乱，线粒体内可见结晶状、板层状包涵体，并有大量脂滴及糖原颗粒堆积。这是本病的独有表现。

3. 基因检测

外周血或骨骼肌组织 mtDNA 分析可发现基因缺陷。

（五）诊断

特定的症状和体征组合构成的临床综合征、脑 CT 和 MRI 的一些特征性改变，以及母性遗传的家族史，是提示线粒体肌病的重要线索。肌肉活检是诊断线粒体肌病的重要手段。有诊断价值的病理改变包括 RRF、细胞色素氧化酶缺失等。血和脑脊液内乳酸和丙酮酸水平测定是筛查线粒体肌病的重要实验室检查。mtDNA 分析是诊断线粒体肌病最可靠的方法，但 mtDNA 分析不易推广，需在有条件的分子生物学实验室进行。

（六）鉴别诊断

对单纯性线粒体肌病，应注意与脂质沉积性肌病、糖原贮积病、多发性肌炎及肌营养不良相鉴别；有眼外肌瘫痪者，应与重症肌无力及癌性眼肌病相鉴别；肌痛较明显者，类似多发性肌炎；肌无力带有发作性者，又似周期性瘫痪，需注意鉴别；其他各种综合征如 MELAS 及如 MERRF 等，均应和与其临床表现相似的疾病谨慎区别。及时进行肌肉活检等检查，有助于确诊线粒体肌病。

（七）治疗

绝大多数的线粒体肌病缺乏确切有效的治疗，主要集中于对症治疗。

1. 药物治疗

（1）可采用线粒体鸡尾酒疗法，即给予多种能量合剂如三磷酸腺苷（ATP）、多种辅酶合剂如辅酶 Q_{10} 肌内注射或口服。辅酶

Q10可清除自由基对细胞的损伤，还可参与线粒体氧化磷酸化反应，为细胞提供能量。

（2）补充大剂量B族维生素如维生素B_1、维生素B_2、维生素B_6等可改善症状。

（3）新型抗癫痫药，如左乙拉西坦等可控制肌肉阵挛而减缓线粒体肌病进展。牛磺酸可在一定程度上减少线粒体肌病患者的氧耗量以预防卒中发作。

2. 饮食治疗

患者应避免空腹，提倡高脂低糖饮食即生酮饮食。通过脂肪酸代谢产生ATP，为MM患者提供能量。

总之，线粒体肌病的对症治疗应遵循三个原则：改善线粒体能量障碍，清除体内代谢废物，以及避免服用损害线粒体功能的物质。目前的治疗方法都不能从根本上纠正线粒体肌病，只是在某种程度上改善症状。线粒体肌病是遗传病，因此，其根本的出路是基因治疗，药物治疗仅能在一定程度上缓解症状。结合线粒体肌病的致病机制特点，我们应试图从病因上寻找减轻患者病痛的新思路。由于线粒体肌病的临床病例较少，又不易做出明确诊断，往往给探究此病的临床医生及科研人员带来许多困难。为攻克本病，业内人士可尝试利用基因疗法来减少致病基因的突变比例。

二、中医学对线粒体肌病的认识

根据线粒体肌病的临床表现，本病当属于中医学"痿证"范畴。痿证是肢体筋脉弛缓，软弱无力，不能随意运动，或伴有肌肉萎缩的一种病证。中医学认为，脾主肌肉，人体一身的肌肉都依赖脾胃运化的水谷精微和津液的濡养。西医学中线粒体的能量代谢与脾密切相关。

（一）脾主肌肉与线粒体的功能

脾主肌肉是中医学脾胃学说的一个重要组成部分，是中医学整体观念和脏腑学说的重要内容，在中医经典理论著述中有诸多论述。《素问·太阴阳明论》曰："四肢皆禀气于胃……今脾病不能为胃行其津液，四肢不得禀水谷气……筋骨肌肉皆无气以生，故不用焉。"《灵枢·经脉》曰："足太阴气绝者，则脉不荣肌肉。"宋代官修方书《太平圣惠方·脾脏论》曰："夫脾受水谷之精，化为气血，养于脏腑，充于肌肤，若其气不荣，则不能与胃行其津液。"故脾胃者，受水谷之精气，化气血以荣华，润养身形，荣于肌肉。明·张景岳《类经·脾胃》综述明代以前历代医家关于脾胃生理功能及病理变化的论述。其中，《素问·玉机真脏论》曰："五脏者皆禀气于胃，胃者五脏之本也。"《素问·脏气法时论》曰：脾病者，身重，善饥，肉痿，足不收。"张景岳在《论东垣〈脾胃论〉》中提道："人以水谷为本，故脾胃为养生之本，惟东垣独知其义，发为《脾胃论》曰：历观《内经》诸篇而参考之，则元气之充足，皆由脾胃之气无所伤，而后能滋养元气，若胃气之本弱，饮食自倍，则脾胃之气既伤，而元气亦不能充，此诸病之所由生也。"张景岳的结论是："是以养生家必当以脾胃为先，而凡脾胃受伤之处，所不可不察也。"清·张志聪《黄帝内经素问集注·五脏生成》曰："脾主运化水谷之精，以生养肌肉，故主肉。"清·黄元御《四圣心源》中亦曰："肌肉者，脾土之所生也，脾气盛则肌肉丰满而充实。"前人认为，脾为后天之本、气血生化之源，四肢肌肉皆有赖于脾气运化水谷精微的滋润和濡养。故脾气健运，四肢肌肉营养充足，全身肌肉壮实丰满，并发挥其收缩运动的功能。因此，若脾运化功能失健，水谷精微及津液的生成和转输障碍，肌肉得不到水谷精微及津液的滋润濡养，则出现四肢困倦乏力，肌肉消瘦，甚至痿弱不用等表现。这从病理方面说明了脾与肌肉的关系十分密切。

现代医学研究表明，脾虚证发生的病理机制包括线粒体质和量的变化及组织器官和肌肉代谢相关酶的活性。而骨骼肌线粒体是细胞的呼吸器官，线粒体在肌肉收缩过程中通过氧化磷酸化生成 ATP，为肌肉收缩提供能量。线粒体又是细胞钙的缓冲器，具有摄取、释放及调节胞浆 Ca^{2+} 浓度的能力，进而维持细胞的功能，使肌肉处于正常状态。线粒体对运动的适应称为线粒体的生物合成，其生理作用是改善代谢能力，使肌肉更多地利用脂类而非糖类进行代谢，从而减少乳酸产生，并延缓运动性疲劳的产生。线粒体功能正常与否直接决定了骨骼肌细胞生理功能的强弱。所以，从中医学角度理解，线粒体类似中医学的脾，是后天之本。

（二）健脾与恢复线粒体功能

部分痿证具有显性遗传或隐性遗传基因，患者到一定年龄才发病，古人对此已经有所认识。《圣济经·气质生成章第三》载："血荣气卫，不能逃乎消息虚盈之理，则禀贷之初，讵可一概论……是以，附赘垂疣，骈拇枝指，侏儒跛躄，形气所赋有如此者。疮疡痫肿，聋盲喑哑，瘦瘠疲瘵，气形之病有如此者。然则，胚胎造化之始，精移气变之后，保卫辅翼，固有道矣。"吴褆注："得乎消息虚盈之理，彼其禀贷之初，各有分量，讵可一概论哉……胚胎造化之始，精而气变之后，果可无保卫辅翼之道哉。"这说明胚胎在造化之始，禀赋遗传疾病还"无保卫辅翼之道"。

中医禀赋理论的超前在于禀贷之初，各有分量，可一概定论，固有道矣。此即不可避免发生的禀赋疾病有很多种，线粒体肌病为其一。现代研究者发现，线粒体类似于中医学中的脾。线粒体（脾）通过三羧酸循环和氧化磷酸化、氧化（脾的运化功能）三大营养物（水谷精微）生成 ATP（气），并且利用琥珀酸单酰 Co-A 与甘氨酸合成血红素（血）。因此，从中医学角度看，线粒体（脾）是气血生化之源，五脏六腑都赖其濡养，若脾胃健运失常，则阳明经气血虚少，难以营运精微物质至经脉之中，则可致五脏失养，肌肉失充，表现为痿证。《素问·痿论》曰："阳明者，五脏六腑之海，主润宗筋，宗筋主束骨而利机关也……阳明虚，则宗筋纵，带脉不利，故足痿不用也。"治疗上提出"治痿者独取阳明"，强调了脾胃在治疗痿证中的重要作用。《景岳全书》曰："脾为土脏，灌溉四旁，是以五脏中皆有脾气，而脾胃中亦皆有五脏之气，此其互为相使……故善治脾者，能调五脏，即所以治脾胃也。"故脾气虚弱者若能健脾，调理后天之本，则正气恢复，邪气自去。邓老亦明确提出，脾胃虚损、五脏相关是神经肌肉肌病的主要病机，补脾益损是治疗该病的基本原则。对于本病的治疗，根据"虚者补之，损者益之"之旨，当以补脾益损、升阳举陷为治疗大法，通过调理后天气血生化之源以达到治疗线粒体肌病的目的。

三、线粒体肌病医案纪实分析

（一）线粒体肌病案一

张某，女，18岁，学生，2015年11月25日入院。患者左侧眼睑下垂3年余，加重3个月。患者3年前无明显诱因感左侧眼睑较右侧眼睑下垂明显，遮盖未超过1/3，无晨轻暮重，无眼睑交替下垂，无重影复视，无视力下降，无明显四肢无力，无吞咽困难，无饮水呛咳，无呼吸困难，至当地医院就诊，未予特殊处理。近3个月，患者无明显诱因左侧眼睑下垂症状逐渐加重，无其余不适，遂至惠州市第三人民医院就诊，查疲劳试验（−），2015年11月5日肌电图示左侧皮神经、面神经颞支RNS阳性（低频阳性，高频阴性）。今为进一步治疗来我院就诊，门诊以左侧眼睑下垂查因收入院。

入院症见：患者神清，精神可，左侧眼睑下垂，上睑遮挡角膜，无晨轻暮重，无肢体乏力，无吞咽困难，无饮水呛咳，无呼吸困难，无恶寒发热，无咳嗽咳痰，无口干口苦，胃纳可，二便调，眠可。患者肌肉酸痛，发病以来体重无明显下降。

入院后完善相关检查。患者行新斯的明试验，结果为阴性。胸部 CT 示结合临床，考虑胸腺增生或退化不全。头部 MR 示透明隔腔形成，左侧上颌窦积液，余颅脑 MR 平扫＋增强扫描未见异常。结合患者检查结果，排除颅内病变，暂考虑胸腺增生引发的重症肌无力可能，予请胸外科会诊指导是否可行手术治疗，另予溴吡斯的明片，每次 60mg，每日 1 次，行诊断性治疗，观察患者症状有无改变。患者服用溴吡斯的明片 3 天，眼睑下垂症状未见明显改善，新斯的明试验、疲劳试验、肌电图均不支持重症肌无力诊断，予停用溴吡斯的明片，胸部 CT、头颅 MR 未见特殊异常，考虑其他神经内科疾病可能，予请脑病科会诊。行腰穿示脑脊液检查未见明显异常，目前不考虑中枢神经系统病变；血乳酸测定未见明显异常，目前考虑左动眼神经功能不全损害可能性大，但仍不能完全排除线粒体肌病，告知患者及其家属行线粒体相关疾病基因检测及肌肉活检术，家属同意后，外送肌肉活检示电镜下可见线粒体数量增多，形态不一，有巨大线粒体，线粒体嵴排列紊乱，线粒体内可见结晶状、板层状包涵体，并有大量脂滴及糖原颗粒堆积。外送外周血 mtDNA 分析可发现基因缺陷。

中医诊断：痿证。

西医诊断：线粒体肌病。

治法：健脾益气，补益肝肾。

处方：黄芪 60g，五爪龙 60g，牛大力 30g，党参 30g，白术 15g，茯苓 20g，熟地黄 20g，女贞子 20g，紫河车 10g，石斛 15g，鸡血藤 30g，牛膝 15g，薏苡仁 30g，鸡骨草 15g，陈皮 5g，甘草 5g。

经治疗，患者症状未有明显改善，出院。

（二）线粒体肌病案二

黄某，男，29 岁，2014 年 9 月 24 日轮椅入院。患者四肢乏力 1 年，发热 2 月余。患者 1 年前无明显诱因出现四肢乏力，无肌肉酸痛，无吞咽困难等不适，患者未予以明显重视，未经系统诊治。患者 2 个月前出现发热，持续高热 24 小时，最高体温 40℃，四肢乏力，遂至荔湾区第二人民医院就诊，高热持续不退。后患者至广州市第一人民医院急诊就诊，予对症处理后，体温恢复正常，仍行走乏力，无法上下楼梯，逐渐出现四肢无力加重，动弹不能，精神萎靡，反应迟钝，烦躁，遂至中山大学附属第一医院住院治疗。患者查 Leige 病 mtDNA8993 位点测序结果示阳性，检测到致病性的基因突变 MT-ATP6m.8993T > C（约88%）致病突变。行腰穿，脑脊液生化示氯化物 120mmol/L，葡萄糖 3.2mmol/L，蛋白 857.0mg/L。感染 IgG 三项示巨细胞病毒抗体（CMV）IgG82.60IU/mL，风疹病毒抗体 103.50IU/mL。脑电图示中度异常。肌电图示双正中神经中度混合性损伤，左胫神经、双腓神经重度混合性损伤（以上轴索损伤较突出），左股神经轻度脱髓鞘；左拇短展肌、股直肌及右胫前肌肌电图提示慢性神经性损伤。颅脑胸椎（MR）平扫＋增强示双侧基底节区－中脑大脑脚－桥臂（皮质脊髓束走行区）对称性异常信号并强化，考虑代谢性脑病可能性大。胸椎 MR 扫描示胸髓稍细小，意义待定。诊断为线粒体性脑肌病。予抗病毒、激素治疗后，患者症状好转出院至当地医院行康复治疗。后患者因症状无明显改善，遂先后至广州市三九脑科医院、中山大学附属第三医院行康复锻炼治疗，症状较前稍改善。今为进一步康复治疗来我院就诊，门诊以线粒体肌病收入院。

入院症见：患者神清，精神一般，反应稍迟钝，四肢乏力，以双下肢为甚，轮椅代步，双手指麻木，无发热恶寒，无咳嗽咳痰，无腹痛腹胀，饮食可，寐稍差，偶有烦躁，二便调，无失禁。

查体：体温 36.2℃，脉搏 99 次/分，呼吸 18 次/分，血压 133/73mmHg。心肺腹查体未见明显异常。意识清楚，言语清晰，情感无异常，定向力正常、记忆力及计算力未见异常、判断力无明显障碍。脑神经未见异常。四肢关节无肿胀畸形、无压痛。上肢肌肉形态无异常，下肢肌肉萎缩，四肢无不自主运动；双上肢肌张力正常，近端肌力 4 级，远端 4 级；双下肢肌张力 3⁻ 级，近端肌力 2 级，远端肌力 2⁻ 级；指鼻试验、轮替动作欠稳准；跟膝胫试验不能配合完成。髋关节呈外展外翻位，足呈内收内翻趾伸位。轮椅代步。感觉系统正常。双侧腹壁反射对称存在，双侧肱二、肱三头肌腱反射对称（+），双侧桡骨膜反射对称（+），双侧膝反射（+），双侧跟腱反射（+），病理征、脑膜刺激征（-）。舌体瘦小，质暗红，苔黄厚腻，脉弦数。

患者入院后完善相关检查。血常规示血红蛋白量 146g/L，中性粒细胞百分比 78.2%，血小板计数 341×10⁹/L，白细胞计数 19.46×10⁹/L；肝功八项示丙氨酸转氨酶 92U/L，γ-谷氨酰转肽酶 69U/L；生化八项、尿常规、大便常规正常。治疗上中药予以强肌健力胶囊，又以四妙散清利湿热为法。西药以甲泼尼龙片每次 20mg（后减至 12mg）抗炎，以及改善脑代谢、营养神经、护肝、护胃等综合治疗，同时辅以推拿、针灸等治疗。经治疗，患者症状稍缓解，要求带药出院。出院中医诊断：痿证（湿热浸淫）。西医诊断：线粒体肌病，轴索型腓骨肌萎缩。

患者出院后继续在门诊进行中医治疗。该患者病情复杂，并发症多，邓老脾胃虚损、五脏相关的理论能客观解释线粒体肌病患者各脏器的损害情况。患者轮椅就诊，神疲乏力，双下肢肌肉萎缩，舌质红瘦小，舌根部苔腻，脉细弱。患者伸舌过齿，吞咽尚可。患者每日服用甲泼尼龙 3 片。

处方：黄芪 45g，五爪龙 45g，千斤拔 30g，党参 30g，白术 15g，熟地黄 20g，生地黄 20g，紫河车 10g，茯苓 20g，杜仲 15g，牛膝 15g，薏苡仁 30g，鸡骨草 15g，陈皮 5g，甘草 5g。14 剂。

1 个月后，患者激素减为 2 片。笔者嘱咐其每日 2 片激素要吃够 3 个月，将上方中药鸡骨草改为白花蛇舌草 15g。门诊治疗有阶段性效果，患者精神尚好，对答合理，体重没有继续下降。

按：中医学无线粒体肌病之名，有学者采用萎凋综合征之名来表述这类遗传异质性难治性的肌肉疾病。笔者诊治过多例线粒体肌病，其临床症状及体征非常复杂，受影响的部位和脏器损伤程度差异很大，如进行性眼外肌麻痹，伴有中枢神经系统症状者称线粒体脑肌病。然而，就临床所见，多数患者的主要症状是下肢肌肉无力，其有"三不像"特点。曾有一例我校学生罹患该病住院，不像重症肌无力，却有眼睑下垂、眼球麻痹、肢体无力的相似症状；不像多发性肌炎，却有肌肉酸痛、肌酸激酶升高；不像进行性肌营养不良，却有肌酸激酶升高、上肢三角肌假性肥大、下肢无力站立时需要双手支撑及下肢近端肌肉萎缩。最后，患者于院外行肌肉活检，结果示电镜检查：肌膜连续，部分肌原纤维轻度溶解，具有排列整齐的 Z 线，肌膜下及肌原纤维之间可见增多的线粒体、脂滴和溶酶体沉积，线粒体形态多样，可见巨大线粒体，长杆状线粒体和含有晶格状包涵体的线粒体，偶见肌细胞核内移，间质中可见萎缩的肌纤维，毛细血管基膜增厚。电镜诊断或印象：符合线粒体肌病的超微结构改变，但请密切结合其他生化指标和临床。最后，患者确诊为线粒体肌病。

因此，线粒体肌病是一种综合征，需要临床做出鉴别诊断，通常需要做疾病基因检测及肌肉活检，患者为此花费金钱、时间后又被宣告无药可治。中医学强调对症治疗，以"萎凋综合征"命名该病，出自刘完素《素问玄机原病式·五运主病》："诸气膹郁，病痿，皆属肺金。膹，谓膹满也。郁，谓奔迫也。痿，谓手足痿弱，无力以运动也。大抵肺主气，气为阳，阳主轻清而升，故肺居上部，病则其气膹满奔迫，不能上升；至于手足痿弱，不能收持，由肺金本燥，燥之为病，血液衰少，不能营养百骸故也。"何以"病痿"属"肺金"？刘完素解释道："秋金旺则雾气蒙郁，而草木萎落，病之象也。萎，尤痿也。"草木萎落凋谢，痿病之象也，故本病可名为萎凋综合征。针对本病，笔者临床用药，仍然以邓老强肌健力饮为主，主要用药有黄芪、五爪龙、千斤拔、牛大力、党参（或太子参）、白术、当归、升麻、柴胡、山茱萸、紫河车、茯苓、杜仲、制首乌、女贞子、菟丝子、牛膝、桑寄生、熟地黄、黄精、大枣、陈皮、鹿角霜、甘草等。多数患者服用后无不良反应，有阶段性效果。

附录　临床罕见肌无力疾病医案纪实分析

一、GNE 肌病

GNE 肌病又称为股四头肌未受累的包涵体肌病（vacuolar myopathy sparing quadriceps）、伴镶边空泡远端肌病（distal myopathy with rimmed vacuoles）、Nonaka 肌病，是由于 GNE 基因变异引起的以肌纤维内出现异常管丝状包涵体为特征的常染色体隐性遗传的骨骼肌疾病。本病通常于 30 岁以前发病，缓慢进行性发展，以四肢远端骨骼肌无力、萎缩为临床表现，胫前肌受累最明显，双下肢远端细小，有时臀部肌群轻度萎缩，但股四头肌极少受累。

临床上经常把 GNE 肌病称为包涵体肌病，由于本病有遗传性，中医学仍然从"禀赋残缺不足""痿证类病"范畴予以辨证论治，兹列举笔者临床诊治的 2 例患者医案进行说明。

【案一】

李某，男，42 岁。患者于 2018 年 10 月无明显诱因出现左下肢乏力，伴行走不稳，但尚能行走，无四肢麻木，无视物旋转，无耳鸣，无二便障碍。2019 年 3 月，患者自觉易跌倒。2019 年 6 月，患者病情逐渐进展，出现双上肢无力，以左侧为著，伴左手肌肉萎缩。2019 年 8 月，患者出现左下肢症状加重，出现明显无力及踩棉花感，左手有肉跳感，左下肢易抽搐，易摔倒在地，遂入广州市某著名三甲医院住院检查。查体见双手骨间肌、胫前肌萎缩。闭目难立试验可疑阳性，舌肌纤颤，余未见明显异常。四肢肌肉形态无异常，四肢无不自主运动，四肢肌张力稍增高，左侧肢体肌力 4 级，右侧肢体肌力 5 级，指鼻试验、轮替动作、跟膝胫试验左侧较右侧迟钝，步态正常。感觉系统未见异常。双侧腹壁反射对称存在，双侧肱二、肱三头肌腱反射（+++），双侧桡骨膜反射（+++），双侧膝反射（++），双侧跟腱反射（+++），双侧霍夫曼征（+），双侧巴宾斯基征（+），查多克征（+），双侧奥本海姆征（-），踝阵挛（+），髌阵挛（-）。脑膜刺激征示颈软，克尼格征（+），布鲁津斯基征（-）。肌电图提示广泛神经源性损害，SFEMG 示左侧胫前肌 Titter 值轻度增宽，棘波数稍增多（同心针记录）。2018 年 10 月 25 日遗传病医学外显子组基因测序结果为运动神经元病。予利鲁唑控制症状，依达拉奉清除自由基。经治疗，患者出院。

出院后，患者继续请西医以肌萎缩侧索硬化进行治疗。2020年 9 月 1 日，患者讲话不流利，进食有呛咳，双上肢无力，肌肉萎缩明显，扶持下轮椅可行走，大小便正常。查体：舌肌见轻度萎缩和震颤，双手握力 2^+ 级，近端肌力 $1 \sim 2$ 级。西医处理意见：行胃造瘘术。治疗：利鲁唑片，每次 50mg，每日 2 次，口服；茯苓多糖口服液，每次 10mL，每日 3 次，口服；甲钴铵片，每次 1000μg，每天 3 次，口服；丁苯酞软胶囊，每次 0.2g，每日 3 次，口服；盐酸美金刚片，每次 20mg，每日 1 次，口服；依达拉奉注射液 30mg，每日 2 次，静脉注射 14 天。

由于面临是否需要行胃造瘘术，患者家属找笔者咨询。笔者对该患者的初步印象仍然为肌萎缩侧索硬化症（ALS）。为慎重起见，笔者查看患者的 2 次基因检测报告：2020 年 4 月 15 日结果为查周围神经病抗体谱全阴性。2018 年 11 月 13 日遗传病医学外显子组基因测序，检测结果为检测到基因变异，需结合临床（附图 1）。

项目名称：	遗传病医学外显子组基因测序
临床提示：	诊断：运动神经元病。
	主诉：进行性左侧肢体无力伴肌肉萎缩1年。

检测结果： 检测到基因变异，需结合临床。

基因	染色体位置	参考转录本	位置	cDNA水平	蛋白水平	状态	变异分类
GNE	9p13	NM_001128227.2	Exon3	c.620A>T	p.(Asp207Val)	杂合	致病变异

结果解释：
1、检测到受检者携带GNE基因一个杂合致病变异，需结合临床情况综合判断。
2、GNE基因如发生致病性变异可引起Nonaka肌病，以常染色体隐性的方式遗传。患者主要临床症状为下肢近端无力，也可为下肢远端、上肢或四肢均匀无力，肌无力可对称或不对称，起病隐匿，进展缓慢。
另外，GNE基因如发生致病性变异还可引起儿童期起病的唾液酸尿症，以常染色体显性的方式遗传。
3、对于常染色体显性遗传疾病，杂合变异的患者有50%的几率将致病性变异传递给子代；对于常染色体隐性遗传方式，携带一个杂合致病性变异不会发展成为患者，但本检测并不能检测到所有的变异类型（详见方法学说明）。患者的父母往往均携带致病性变异。携带致病性变异的父母每次生育子女均有25%的可能为患者。患者父母的其他亲属亦具有携带相同致病变异的风险。

所检测到的基因变异的解释：
GNE 9p13 NM_001128227.2 Exon3 c.620A>T p.(Asp207Val)
该变异为错义突变（预计会使所编码蛋白质第207位的氨基酸由Asp变为Val）。有多篇文献报道在肌病患者中检测到该变异，功能学研究显示该变异显著降低所编码蛋白酶的活性；ESP6500siv2_ALL数据库未见收录。千人基因组(1000g2015aug_ALL)和dbSNP147数据库有收录(0.000399361，rs139425890)；生物信息学软件预测有致病可能性，但软件预测结果仅供参考。综合考虑，认为该变异为致病性变异。
[Nishino (2002) Neurology 59: 1689 PubMed: 12473753//Noguchi (2004) J Biol Chem 279: 11402 PubMed: 14707127(文献中命名为p.Asp176Val)//Malicdan (2007) Hum Mol Genet 16: 115 PubMed: 17164266//Malicdan (2007) Hum Mol Genet 16: 2647 PubMed: 17895373]

其他建议：
建议到具有资质的机构进行遗传咨询。

临床意义：

本检测仅对来样负责，如果对结果有疑义，请在收到报告后7个工作日内与我们联系，多谢合作！ 收样点： 南方医科大学南方医院-检验科
主检： 审核： 批准： 主检实验室：
地址：
GZ0022746925231
全国统一客服热线： 网址： 报告日期：2018-11-13 11:27:27

线路信息：特检3线（内）

附图1 李某的遗传病医学外显子组基因测序报告单

患者轮椅就诊，躯干、四肢肌肉萎缩无力，双上肢肌力1级，双下肢肌力3级，头颈垂下（颈软头倾，需戴颈托），构音不清，夜间使用无创呼吸机，伸舌过齿，舌肌轻度萎缩、震颤，咽喉软腭能够上提，可以半流饮食，脉细弱。考虑GNE肌病，建议是否造胃瘘或装置胃管视情况而定。嘱行中医药治疗同时，购买N-乙酰甘露糖胺。中药使用补肾健脾柔肝方。

处方一：黄芪 60g，五爪龙 60g，党参 30g，千斤拔 30g，牛大力 30g，熟地黄 20g，肉苁蓉 15g，制何首乌 20g，鹿角霜（先煎）30g，白术 15g，茯苓 20g，桑螵蛸 10g，葳蕤仁 15g，甘草 6g，大枣 20g。7 剂。

处方二：黄芪 60g，五爪龙 60g，千斤拔 60g，党参 60g，制何首乌 30g，升麻 10g，柴胡 10g，山药 30g，枸杞子 15g，酒山茱萸 15g，盐杜仲 15g，石斛 15g，酒女贞子 15g，橘络 5g，甘草 6g。7 剂。

处方一、处方二交替服用。1 剂药服 2 天，第 1 天用 1000mL 清水煎煮至 200mL，药渣置放冰箱；第二天取出药渣，用 700mL 清水煎煮至 200mL。

二诊：患者服药后自觉好转，家属又找笔者开药，处方同前。

三诊：2021 年 9 月 17 日。患者轮椅就诊，舌肌震颤，构音不清，肌肉萎缩暂时没有进行加重，可以吞咽进食。2021 年 8 月 7 日外院查 AST 16.8U/L，CK 303.4U/L，LDH 115.8U/L，CK-MB 11.5U/L。

处方一：黄芪 60g，五爪龙 60g，党参 30g，千斤拔 30g，生地黄 20g，熟地黄 20g，肉苁蓉 15g，制何首乌 20g，鹿角霜（先煎）30g，白术 15g，茯苓 20g，甘草 6g，大枣 15g，牛膝 15g，防风 10g。7 剂。

处方二：黄芪 60g，五爪龙 60g，党参 30g，千斤拔 30g，牛大力 30g，熟地黄 20g，肉苁蓉 15g，制何首乌 20g，鹿角霜（先煎）30g，白术 15g，茯苓 20g，甘草 6g，大枣 20g，山药 30g，桑螵蛸 10g。7 剂。

其后，2021 年 11 月 19 日四诊、2022 年 1 月 7 日五诊、2022 年 4 月 4 日六诊、2022 年 4 月 26 日七诊、2022 年 6 月 25 日八诊、2023 年 2 月 27 日九诊，笔者基本按照以上方药加以诊治，患者均轮椅就诊，白天呼吸平顺，夜间需要呼吸机，吞咽饮食尚可，没有进行胃造瘘术。

2023年4月10日十五诊（十诊至十四诊为快递邮寄药物）：患者轮椅就诊，肌肉萎缩，颈肌乏力，四肢瘦削无力，肩峰突起，肩部肌肉跳动，胸大肌及肋间肌萎缩，构音不清，呼吸吞咽尚可，血氧饱和度98%，眠差，伸舌过齿，舌肌震颤，下肢腱反射亢进，夜间需使用无创呼吸机辅助通气。患者没有进行胃造瘘术。脉细数，尺脉弱。现服N-乙酰甘露糖胺，每日3g。

处方一：黄芪60g，五爪龙60g，党参30g，白术15g，防风10g，肉苁蓉15g，鹿角霜（先煎）30g，制何首乌15g，陈皮5g，大枣20g，甘草5g，牛膝15g，熟地黄20g，生地黄15g，茯苓20g，杜仲15g。7剂。

处方二：黄芪60g，五爪龙60g，党参30g，白术15g，当归10g，升麻10g，柴胡10g，酒山茱萸15g，甘草5g，陈皮5g，盐杜仲15g，茯苓20g，熟地黄20g，酒黄精15g，益智15g。7剂。

煎服法同前。

按：该病临床诊断原为肌萎缩侧索硬化（ALS）。该病患者的生存期通常为3～5年，临床所见，该病患者在第4年吞咽不下，需要装置胃管，或者行胃造瘘术，解决患者的饮食生存问题。本案患者检测到受检者携带GNE基因1个杂合变异，GNE基因如发生致病性变异可引起Nonaka肌病，给予N-乙酰甘露糖胺，每日3g，以及补肾健脾柔肝的中药。笔者临床追踪1年多，患者病情仍然稳定，可以自行吞咽饮食，没有装置胃管，也没有做胃造瘘，生存期已达5年以上，临床考虑为GNE肌病。中医学"痿证类病"的内涵非常丰富，痿证包括多种罕见肌病，类病包括各类表现为肌无力肌萎缩的疑难病症。笔者2023年7月24日随访患者，患者诉除声音比较微弱外，其他都可以，尤其是可以吃饭，每晚只需要40分钟无创呼吸机辅助呼吸（附图2）。

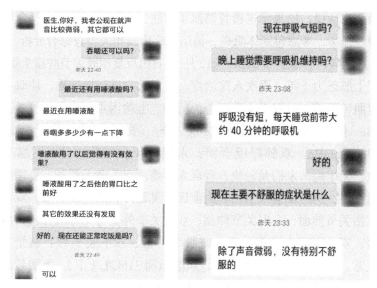

附图 2　笔者随访本案患者的聊天记录

【案二】

陈某，男，48 岁，2022 年 9 月 13 日初诊。患者反复四肢关节肿痛 8 年，双上肢乏力 2 年余。患者曾先后 4 次在三家三甲综合医院住院治疗。

第 1 次：2014 年 8 月。患者查抗抗环瓜氨酸肽抗体（CCP）抗体 114.7U/mL，类风湿因子（RF）3950IU/mL，C 反应蛋白 29.3mg/L，红细胞沉降率 59mm/h，ANA 阳性，诊断为类风湿关节炎，经中西药治疗后，关节症状好转。

第 2 次：患者于 2020 年 1 月出现四肢乏力，伴酸痛感，以双上肢上抬无力为甚，双手近指关节、掌指关节、双肘关节、双踝关节伸面红斑，伴皮肤破损，外院诊断为皮肌炎，予激素及环磷酰胺等药物治疗，激素逐步减量至每日 10mg，规律注射环磷酰胺（至 2020 年 10 月 10 日累计 4.8g）。

第 3 次：患者于 2020 年 5 月 11 日在中山大学第三附属医院

做肌肉活检，结果示送检骨骼肌（右肱二头肌）组织形态符合肌源性损害，考虑包涵体肌炎，请结合临床及相关检查综合分析。

第4次：患者于2021年12月14日因反复四肢关节肿痛7年，双上肢乏力1年，再次入院治疗。患者乏力进行性加重，伴双上臂肌肉萎缩，以双手上臂明显，持物、上抬困难，步行尚可。查体：体温36.3℃，心率88次/分，呼吸16次/分，血压130/89mmHg。双肺呼吸音清，未闻及干湿啰音。律齐，腹平软，无压痛，未扪及包块，肾区无叩痛。双下肢无浮肿。生理反射存在，病理反射未引出。胸前区可见斑片状红色斑丘疹，双手掌指关节伸面、左肘关节伸面、双踝关节外侧可见陈旧性色素沉着，双上臂肌肉萎缩，双上肢肌力4$^-$级、双下肢5$^-$级。肌张力正常。肌电图示肌源性损害。肌酸激酶316U/L（↑），肌酸激酶同工酶35.5U/L（↑），乳酸脱氢酶326U/L（↑），α-羟丁酸脱氢酶248U/L（↑），钾3.45mmol/L（↓），类风湿因子200.7 IU/mL（↑），抗环瓜氨酸肽抗体（CCP）65.1U/mL（↑），IV型胶原蛋白282.7ng/mL（↑），谷胱甘肽还原酶（GR）74U/L（↑）。予甲泼尼龙、羟氯喹、甲氨蝶呤、托法替布免疫抑制治疗，予阿戈美拉汀、阿普唑仑、富马酸喹硫平改善睡眠，予碳酸钙、阿法骨化醇、雷贝拉唑、维生素 B$_2$、叶酸对症支持治疗。患者四肢乏力情况经康复运动治疗后稍好转，遂出院。出院诊断：包涵体肌炎，类风湿关节炎，皮肌炎，痛风，睡眠障碍，胆囊切除术后。

笔者查看患者提供的病史资料，阅读病理检测报告。光镜描述摘要如下：送检骨骼肌组织肌纤维大小不等，部分肌纤维萎缩，可见少量镶边空泡。特染与免疫组化示 MGT 染色可见镶边空泡。病理诊断：（右肱二头肌）送检骨骼肌组织形态符合肌源性损害，考虑包涵体肌炎，请结合临床及相关检查综合分析。

根据患者肱二头肌、肱三头肌肌肉萎缩明显（附图3），对糖皮质激素和免疫抑制剂的疗效差等表现，笔者同意西医诊断包涵体肌病。

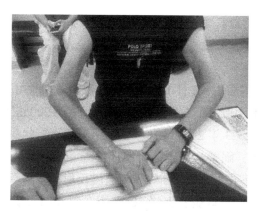

附图 3　本案患者肌肉萎缩情况

注：上肢肱二头肌萎缩明显，手指屈曲呈爪形。

中医诊断：痿证类病。

处方：党参片 30g，白术 15g，茯苓 20g，粉萆薢 15g，陈皮 5g，山药 30g，酒苁蓉 15g，鸡骨草 15g，甘草 5g，大枣 20g，稻芽 30g，薏苡仁 30g，黄芪 45g，五爪龙 45g，酒山茱萸 15g。30 剂。每日 1 剂。

上药煎煮 2 次，温服。

处方中黄芪、党参、酒苁蓉、酒山茱萸等补益脾肾虚损，因考虑包涵体肌病是一种慢性炎症性肌病，故加入鸡骨草、粉萆薢清热利湿。

二诊：2022 年 11 月 4 日。病史如前，患者诉服用中药后症状有好转，体重 60kg。嘱咐西药继续服用甲泼尼龙片，每次 8mg，每日 1 次；甲氨蝶呤片，每次 4 片，每周 1 次；羟氯喹片，每日 1 片，每日 2 次。

处方一：黄芪 60g，五爪龙 60g，党参 30g，千斤拔 30g，地黄 20g，熟地黄 20g，酒苁蓉 15g，制何首乌 20g，鹿角霜（先煎）30g，白术 15g，茯苓 20g，甘草 6g，牛膝 15g，鸡骨草 15g，白花蛇舌草 15g。7 剂。

处方二：黄芪 60g，五爪龙 60g，党参 30g，千斤拔 30g，生地黄 20g，熟地黄 20g，酒苁蓉 15g，制何首乌 20g，鹿角霜（先煎）30g，白术 15g，茯苓 20g，甘草 6g，牛膝 15g，防风 10g，茵陈 15g。7 剂。

两方交替服用，2 日 1 剂，每日 1 次。煎煮时用清水 1000mL煎至 200mL 温服，第 2 日用清水 700mL 煎至 200mL 温服。

三诊：2023 年 2 月 24 日。患者感染新型冠状病毒后，双上肢无力加重，眠差，上肢前臂肌肉萎缩。体格检查：上肢肌力3～4 级，下肢肌力 4～5 级，四肢腱反射减弱，双下肢肌肉未见明显萎缩。测量髌骨上缘 10cm 处左侧股四头肌肌围 42mm，右侧股四头肌肌围 42mm，小腿肌肉肥大。体重仍然保持 60kg。复查肌酸激酶 409U/L，较前上升。经询问得知，患者 1 个月来自行停服甲氨蝶呤片。考虑病情加重与感染新型冠状病毒及停服甲氨蝶呤片有关，嘱咐甲氨蝶呤片每周服 2 片。

处方一：黄芪 60g，五爪龙 60g，党参 30g，千斤拔 30g，地黄 20g，熟地黄 20g，酒苁蓉 15g，乌梅 20g，诃子 15g，白术 15g，茯苓 20g，甘草 6g，牛膝 15g，鸡骨草 15g，薏苡仁 15g。7 剂。

处方二：黄芪 60g，五爪龙 60g，党参 30g，千斤拔 30g，地黄 20g，熟地黄 20g，酒苁蓉 15g，制何首乌 20g，鹿角霜（先煎）30g，白术 15g，茯苓 20g，甘草 6g，茵陈 15g，乌梅 10g，桑螵蛸 10g。7 剂。

两方交替服用，2 日 1 剂，每日 1 次。煎煮时用清水 1000mL煎至 200mL 温服，第 2 日用清水 700mL 煎至 200mL 温服。

嘱口服邓老清冠饮颗粒，早晚各 1 包。笔者临床观察发现，凡长期口服激素及免疫抑制剂者，咽喉多有干渴不适感觉，乌梅、诃子及邓老清冠饮颗粒可以较好解决此症状。

四诊：2023 年 5 月 6 日。患者诉双上肢乏力，酸痛感，眠差，烦躁，上肢肱二头肌萎缩明显，翼状肩胛，上肢肌力 3～4 级。腱反射消失，测量髌骨上缘 10cm 处左侧股四头肌肌围 43mm，右侧股四头肌肌围 43mm，下肢肌力 4～5 级，胫前肌未见明显受累，小腿肌肉肥大。患者上肢表现为肩胛带肌、腕部及手部肌群受累，手指弯曲似爪形，病情仍然在缓慢发展。

处方一：黄芪60g，五爪龙60g，党参30g，千斤拔30g，地黄20g，熟地黄20g，酒苁蓉15g，绵茵陈20g，鹿角霜（先煎）30g，白术15g，茯苓20g，甘草6g，牛膝15g，薏苡仁30g，炒酸枣仁20g。7剂。

处方二：黄芪60g，五爪龙60g，党参30g，千斤拔30g，地黄20g，熟地黄20g，酒苁蓉15g，大枣20g，鹿角霜（先煎）30g，白术15g，茯苓20g，甘草6g，牛膝15g，桑螵蛸10g，百合30g。7剂。

两方交替服用，2日1剂，每日1次。煎煮时用清水1000mL煎至200mL温服，第2日用清水700mL煎至200mL温服。

五诊：2023年6月30日。患者诉病情加重，关节疼痛，找西医复查肌酸激酶764.2U/L（↑）。双上肢酸痛无力，眠差（需要睡前服酒石酸唑吡坦片1片，才能入睡），偶有烦躁，上肢肱二头肌萎缩，翼状肩胛，爪形手，右手肌肉萎缩明显，舌肌无萎缩震颤，四肢腱反射消失，测量髌骨上缘10cm处左侧股四头肌肌围43mm，右侧股四头肌肌围43mm，小腿肌肉肥大。目前患者服用的西药多达10种。患者病情发展及西药的使用，符合包涵体肌炎的病理变化特点。该病目前尚无特效药治疗，主要是对症治疗，患者并发症多，所以西药也很多，患者询问笔者能否减少西药的使用。笔者认为，目前该患者下肢肌肉没有萎缩，生活可以自理，病情进展属于缓慢，家族无遗传病史，应该预后尚好，以前笔者也诊治过几名类似情况的患者，大多数的生命期限接近正常人群。因此，西药可以视病情适当减少。

处方一：睡眠饮食方。阴山燕麦30g，宁夏百合30g。煲粥，晚上吃，每日1次。

处方二：黄芪60g，五爪龙60g，党参30g，千斤拔30g，酒苁蓉15g，白茅根30g，白术15g，茯苓20g，鸡血藤30g，绵茵陈 15g，豆蔻（后下）6g，白花蛇舌草 30g，酸枣仁 20g，大枣 20g，甘草 6g。15 剂，2 日 1 剂，每日 1 次。

煎煮时用清水 1000mL 煎至 200mL 温服，第 2 日用清水 700mL 煎至 200mL 温服。

处方中白茅根可以减轻西药导致的小便黄症状，绵茵陈、豆蔻去湿毒，白花蛇舌草是治疗炎性肌病的常用药物。笔者嘱咐患者进行 GNE 基因检测，如果阳性可考虑使用 N- 乙酰甘露糖胺进行辅助治疗。

六诊：2023 年 11 月 10 日。通过五诊方药的调整，患者精神好转，关节疼痛消失，肌酸激酶 257.6U/L（↑），效不更方，继续服用上述中药加减治疗。患者没有进行 GNE 基因检测。

按：包涵体肌炎是特发性炎症性疾病的一种，是一组病因未明的以肢近端肌无力为主的骨骼肌非化脓性炎症性疾病。患者的肌肉病理主要表现为镶边空泡、包涵体及无炎性细胞浸润 3 大特点，与 GNE 基因突变有关。本案例由广州市某著名三甲综合医院神经科确诊及西药治疗，后转笔者行中医诊治。客观而论，疗效不显，但治疗结果能够满足患者需求。患者先患类风湿关节炎之痹证，后患包涵体肌炎之痿证类病。治疗上使用健脾补肾益损、消炎止痛祛湿方药。患者服后无不良感觉，肌肉没有继续萎缩，体重保持 60kg 状态，可以步行就诊，血常规及肝肾功能无异常。这说明中西医协调诊治该病安全有效可行。该患者目前仍然在治疗中。

笔者最近接诊了一名从重庆来诊治的包涵体肌病患者张某。其于北京协和医院行肌肉活检，病理结果示少数肌原纤维见较多大小不一脂滴空泡，局灶镶边空泡簇状聚集。笔者经询问得知，患者父亲、祖母均有相同疾病，根据患者 11 年的慢性病史，肌酸激酶 425U/L，四肢肌肉逐渐萎缩无力，激素及甲氨蝶呤治疗无效，参照包涵体肌炎西医诊断，中医按痿证类病进行治疗。处方：黄芪 60g，五爪龙 60g，党参 30g，白术 15g，防风 10g，肉苁蓉 15g，鹿角霜（先煎）30g，制何首乌 15g，牛膝 15g，熟地黄 20g，生地黄 15g，茯苓 20g，杜仲 15g，陈皮 5g，大枣 20g，甘草 5g。患者服药 30 天，有阶段性效果。

二、努南综合征

努南综合征（Noonan syndrome）是一种可由不同的基因突变所致的具有相似临床表现的常染色体显性遗传病。典型临床表现包括特征性面容、矮小、先天性心脏病和骨骼异常等。目前已知的致病基因包括 PTPN11、SOS1、RAF1、RIT1、KRAS、NRAS、BRAF 和 MAP2K1。

张某，女，1 岁 6 个月，2021 年 10 月 9 日由广州市某著名专科医院经基因检测明确诊断后，找笔者诊治。患者转氨酶升高，异常 MRI。心脏彩超提示先天性心脏病，房间隔缺损，肺动脉流速增高等异常。患者进行家系全基因组点突变检测，规范临床表型示 HP：0002333- 运动发育迟缓。HP：0001631- 房间隔缺陷。家族史：姐姐有重症肌无力眼肌型（附图 4）。检查结果小结示努南样综合征伴早期毛发稀疏 1 型（AD）（附图 5）。

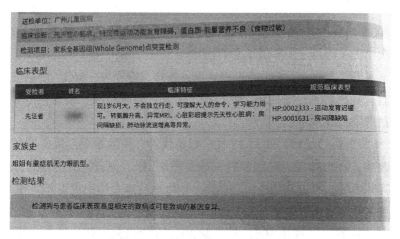

附图 4 本案患者家系全基因组点突变检测的临床表型

一、检测结果小结

基因	染色体位置	突变	先证者	父亲	母亲	人群频率	基因相关疾病（遗传方式）	变异类别	变异来源
SHOC2	chr10:112724120	NM_007373.3:c.4 A>G (p.Ser2Gly), Exon2/9	杂合子	野生型	野生型	0	努南样综合征早期毛发稀疏1型（AD）	致病	新发

结果说明

附图 5　本案患者家系全基因组点突变检测的结果

刻诊见：神疲乏力，表情呆滞，发育落后，不会站立行走，头颅毛发稀疏浅黄，后囟未闭，眼距宽，鼻梁低，乳距宽，有先天性心脏病（房间隔缺损），鸡胸，软肋外翻，躯干、四肢肌肉瘦削，检查不配合。指纹浅红显露，过风关。母亲代诉，喂养困难，对多种食物过敏，汗多，睡眠差。

中医诊断：小儿禀赋不足，痿证类病。

西医诊断：努南综合征。

治法：补益脾肾。

处方：黄芪 30g，五爪龙 30g，党参 15g，白术 10g，酒山茱萸 10g，茯苓 10g，稻芽 30g，麦芽 30g，独脚金 10g，山药 15g，甘草 5g，陈皮 5g。10 剂。

患者为 3 岁以下儿童。可一次性用 500mL 清水煎煮至 100～150mL，不需要复煎，将药液置放于冰箱，5℃保存，分 3 次（天）喂服（3 岁以下每日服 50mL，2 岁以下每日服 30mL）。笔者叮嘱家属：1 剂中药可服 3 天，每日只需要服 30mL。慢病慢治，凡禀赋不足或残缺之儿科病，患者对乳制品如牛奶及其他中西药物都容易过敏。

二诊：2021 年 11 月 15 日。母亲代诉，患者服药后喂养有所改善，汗出减少，睡眠好转，体重增加 1kg。患者家在外地，来广州不易，照方在当地医院抓药，但服药后患者即出现皮肤瘙痒，纳呆欲吐，稍有咳嗽。舌尖红，苔薄白，指纹浮现，考虑有外感。

处方一：黄芪 30g，五爪龙 30g，党参 15g，灯心草 2g，酒山茱萸 10g，茯苓 10g，稻芽 30g，甘草 5g，陈皮 5g，山药 15g，麦芽 30g，独脚金 5g。5 剂。

小儿心火常炎，故用灯心草 2g。

处方二：照一诊处方，10 剂，仍然每日服 30mL。

三诊：2022 年 6 月 15 日，患者因新型冠状病毒感染疫情复诊困难，最近皮肤过敏，皮疹抓痂，但头发稀疏好转，仍然有鸡胸、软肋外翻，缺钙明显。笔者回忆当年在基层当医生时，跟随广东省人民医院的儿科黄主任学习，其对儿科疑难危重病如 Ⅱ 度、Ⅲ 度儿童营养不良，都使用维生素 D_2 果糖酸钙注射液，之后笔者也经常使用这个药治疗儿科慢性病。医嘱维生素 D_2 果糖酸钙注射液 1mL，每日肌内注射 1 次，1 个月注射 4 次，连续 3 个月。

处方：黄芪 30g，五爪龙 30g，党参 15g，白术 10g，酒山茱萸 10g，茯苓 10g，甘草 5g，陈皮 5g，山药 10g，稻芽 30g，麦芽 30g，独脚金 5g。15 剂。

四诊：2022 年 11 月 2 日。患者明显好转，可以步行，鸡胸、软肋外翻得到纠正，后发际头发乌黑，发育基本正常（附图 6）。

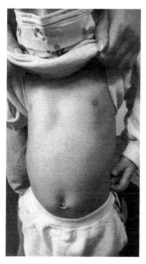

附图 6　本案患者治疗后

处方：黄芪 30g，五爪龙 30g，党参 15g，白术 10g，酒山茱萸 10g，茯苓 10g，甘草 5g，陈皮 5g，山药 10g，稻芽 30g，麦芽 30g，独脚金 5g。14 剂。

五诊：2023 年 1 月 11 日。患者病情稳定，继续治疗。

处方：黄芪 30g，五爪龙 30g，党参 15g，白术 10g，酒山茱萸 10g，茯苓 10g，甘草 5g，陈皮 5g，山药 15g，稻芽 30g，麦芽 30g，独脚金 5g。14 剂。

五诊：2023 年 5 月 25 日。患者后囟闭合，可以入幼儿园，体检查血常规、肝肾功能无异常。

处方：太子参 15g，白术 10g，酒山茱萸 10g，茯苓 10g，甘草 5g，陈皮 5g，山药 15g，稻芽 30g，麦芽 30g，独脚金 5g，白芍 10g，大枣 10g。7 剂。

目前该患者仍在治疗中。

按：随着科技的发展，基因检测技术不断应用于临床，让人们对许多疾病，尤其是罕见病如努南综合征有了新的认识。张抒扬主编的《罕见病诊疗指南》认为，关于努南综合征，目前已知的致病基因至少有 8 个。此病没有根治方法，建议定期随诊和对症治疗。首都医科大学附属北京儿童医院丁圆、曹冰燕、苏畅等研究了 20 例努南综合征患者基因变异，结果显示 PTPN11 基因变异 12 例，SOS2 基因变异 4 例，SHOC2 及 SOS1 基因变异各 2 例。本例患者变异基因为 SHOC2，临床表现为发育迟缓，1 岁半不会独立行走，头颅毛发稀疏，肢体无力，肌肉瘦削。中医学将本病归属于"五迟""五软"范畴，禀赋不足乃至残缺，具体病名为痿证类病。治法为健脾养后天，补肾益先天。笔者既往侍诊邓老，体会到对于小儿痿证，可多用补中益气汤加独脚金。本案患者没有眼睑下垂，对多种食物过敏，故去当归、升麻、柴胡，改用稻芽、麦芽、山药等平淡之药调理脾胃；山茱萸补益肝肾；黄芪、五爪龙仍然为主药，强肌健力；独脚金乃岭南儿科诊治疳积的良药，也为当代诊治儿科疑难病要药。该患者经过笔者中药诊治 2 年，从不会站立行走，到可以步行来门诊，现已能正常上幼儿园。

参考文献

［1］张抒扬.罕见病诊疗指南［M］.北京：人民卫生出版社，2021.

［2］许贤豪.肌无力——临床与基础［M］.北京：中国协和医科大学出版社，2003.

［3］中国免疫学会神经免疫分会.中国重症肌无力诊断和治疗指南（2020版）［J］.中国神经免疫学和神经病学杂志，2021（1）：1.

［4］张清勇，张振香，郑蔚.重症肌无力临床医学与护理研究［M］.上海：第二军医大学出版社，2009.

［5］李亚.临床常见神经内科疾病诊治策略［M］.天津：天津科学技术出版社，2014.

［6］王伟，卜碧涛，朱遂强.神经内科疾病诊疗指南.3版［M］.北京：科学出版社，2019.

［7］李延寿.北史（第九册）［M］.北京：中华书局，1974.

［8］田代华，刘更生.灵枢经［M］.北京：人民卫生出版社，2005.

［9］杨上善.黄帝内经太素［M］.北京：科学技术文献

出版社，2005.

[10] 张介宾.类经 [M].北京：学苑出版社，2005.

[11] 接传红，高健生.秘传眼科龙木论 [M].北京：人民卫生出版社，2006.

[12] 朱肱.南阳活人书 [M].北京：中国中医药出版社，2006.

[13] 太平惠民和剂局.太平惠民和剂局方 [M].北京：人民卫生出版社，2007.

[14] 倪维德.原机启微 [M].上海：上海卫生出版社，1959.

[15] 佚名.眼科奇书 [M].北京：中医古籍出版社，1991.

[16] 黄庭镜.目经大成 [M].北京：人民卫生出版社，2006.

[17] 李杲.脾胃论 [M].沈阳：辽宁科学技术出版社，1997.

[18] 王肯堂.证治准绳 [M].北京：人民卫生出版社，1991.

[19] 刘耀先.眼科金镜 [M].北京：人民卫生出版社，2006.

[20] 佚名.眼科奇书 [M].北京：中医古籍出版社，1991.

[21] 刘昉.幼幼新书 [M].北京：人民卫生出版社，1987.

［22］巢元方.诸病源候论［M］.北京：人民卫生出版社，1955.

［23］傅仁宇.审视瑶函［M］.北京：人民卫生出版社，2006.

［24］刘完素，张子和，李东垣，等.金元四大医学家名著集成·素问玄机原病式［M］.北京：中国中医药出版社，1997.

［25］张子和.儒门事亲［M］.天津：天津科技出版社，2000.

［26］薛己.内科摘要［M］.北京：人民卫生出版社，1983.

［27］张景岳.景岳全书精选［M］.科学技术文献出版社，1996.

［28］马莳.黄帝内经素问注证发微［M］.北京：学苑出版社，2003.

［29］朱震亨.丹溪心法［M］.北京：人民卫生出版社，2005.

［30］王怀隐.太平圣惠方［M］.北京：人民卫生出版社，1982.

［31］陈无择.医学全书·三因极一病证方论［M］.北京：中国中医药出版社，2005.

［32］林珮琴.类证治裁［M］.北京：人民卫生出版社，2006.

［33］刘渊.医学纂要［M］.北京：中国中医药出版社，1999.

［34］田代华.黄帝内经素问［M］.北京：人民卫生出版社，2005.

［35］葛洪.《肘后备急方》全本校注与研究［M］.广州：广东科技出版社，2018.

［36］丹波元简.杂病广要（下册）［M］.北京：学苑出版社，2009.

［37］王好古.王好古医学全书［M］.北京：中国中医药出版社，2004.

［38］张锡纯.医学衷中参西录［M］.石家庄：河北人民出版社，1974.

［39］喻昌.医门法律［M］.北京：中国中医药出版社，2002.

［40］李庚和.脾肾学说对重症肌无力症的探讨［J］.新中医，1982（4）：8-12.

［41］刘会武，伊桐凝.张静生治疗重症肌无力经验介绍［J］.中国中医药信息杂志，2006，13（10）：85-86.

［42］刘少云.尚尔寿教授诊治重症肌无力经验撷拾［J］.中医药学刊，2001（19）：306.

［43］王娜.李宝珍辨治小儿重症肌无力经验［J］.中医杂志，2012，53（3）：252-253.

［44］王中琳.王新陆教授从肝脾肾论治重症肌无力经验［J］.中国医药现代远程教育，2010，8（15）：4-5.

［45］刘凤全.吴以岭教授从奇经和络脉论治重症肌无力经验撷萃［J］.四川中医，2006，24（2）：4-6.

［46］张志慧.重症肌无力发病机制初探［J］.陕西中医，2006，27（12）：1596.

［47］钱同，蒋旭宏.裘昌林中医治疗重症肌无力的经验［J］.浙江中西医结合杂志，2016（8）：68.

［48］刘凤斌.中医、中西医结合治疗重症肌无力的诊疗方案和临床路径［S］.广州：广州中医药大学，2010，2.

［49］中华中医药学会.中医内科常见病诊疗指南：西医疾病部分［M］.北京：中国中医药出版社，2008.

［50］中国免疫学会神经免疫分会.中国重症肌无力诊断和治疗指南（2015版）［J］中华神经科杂志，2015，48（11）：934-940.

［51］中国医师协会肿瘤多学科诊疗专业委员会，国家癌症中心，国家肿瘤临床医学研究中心，等.中国胸腺上皮肿瘤临床诊疗指南（2021年版）［J］.中华肿瘤杂志，2021（4）：395-403.

［52］刘卫彬.重症肌无力［M］.北京：人民卫生出版社，2014.

［53］张山雷.中风斠诠［M］.福州：福建科技出版社，2006.

［54］农汉才，王致谱.近代中医药大师名著精选增订通俗伤寒论［M］.福州：福建科学技术出版社，2020.

［55］张景岳.杂证谟［M］.北京：中国医药科技出版社，2017.

［56］郑梅涧.重楼玉钥［M］.北京：中国医药科技出版

社，2019．

［57］张介宾．景岳全书［M］．上海：第二军医大学出版社，2006．

［58］周学海．周学海医学全书［M］．北京：中国中医药出版社，1999．

［59］何廉臣．增订通俗伤寒论［M］．福州：福建科学技术出版社，2004．

［60］贝政平．3200 个内科疾病诊断标准［M］．北京：科学出版社，1966．

［61］李军莲．延长 Lou Gehrig 病人生命的药物利鲁唑［J］．国外医学：药学分册，1997，24（3）：181．

［62］王桂清，周广智，姚立正，等．运动神经元病 198 例临床分析［J］．中华神经精神科杂，1987，20（5）：294．

［63］刘成丽，刘小斌．运动神经元疾病回顾性调研分析［J］．湖北民族学院学报（医学版），2008（4）：6．

［64］孟庆云．命门学说的理论源流及实践价值［J］．中国中医基础医学杂，2006（7）：488．

［65］仝小林．仝小林新病机十九条：中医诊疗疾病新视角［M］．广州：广东科技出版社，2021．

［66］中华医学会医学遗传学分会遗传病临床实践指南撰写组．杜氏进行性肌营养不良的临床实践指南［J］．中华医学遗传学杂志，2020，37（3）：258．

［67］王怀隐．太平圣惠方校注［M］．郑州：河南科学技术出版社，2015．

［68］吴昆.内经素问吴注［M］.济南：山东科学技术出版社，1984.

［69］王叔和.脉经［M］.北京：人民卫生出版社，2007.

［70］钟维.进行性肌营养不良症的病情分级及中医证候研究［D］.广州：广州中医药大学硕士学位论文，2014.

［71］赵佶.圣济经［M］.北京：华夏出版社，2019.

［72］张璐.张氏医通［M］.北京：人民卫生出版社，2006.

［73］盛端明.程斋医抄撮要［M］.北京：人民卫生出版社，2003.

［74］陈复正.幼幼集成［M］.北京：人民卫生出版社，2006.

［75］芬余氏.三三医书［M］.北京：中国中医药出版社，1998.

［76］叶天士.临证指南医案［M］.北京：人民卫生出版社，2006.

［77］中华医学会风湿病学分会.多发性肌炎和皮肌炎诊断及治疗指南［J］.中华风湿病学杂志，2010（12）：828-831.

［78］张艺，孙丽蕴，陈维文，等.王萍教授中医治疗皮肌炎经验［J］.中国中西医结合皮肤性病学杂志，2019，18（5）：487-491.

［79］杨峰，付新利.张鸣鹤教授辨治皮肌炎验案2例［J］.风湿病与关节炎，2016，5（2）：31-32.

［80］李作强.张鸣鹤教授治疗多发性肌炎/皮肌炎的临床经验［D］.济南：山东中医药大学，2013：5-8.

［81］赵艳霞，陈学荣.陈学荣教授治疗皮肌炎、多发性肌炎中医辨证思想［J］.中国中西医结合皮肤性病学杂志，2010，9（5）：274-275.

［82］郭晓明，高明利.高明利教授辨证治疗皮肌炎和多发性肌炎［J］.实用中医内科杂志，2012，26（5）：19-20.

［83］刘友章，姬爱冬，杨以琳，等.多发性肌炎、皮肌炎中医辨治临床研究［J］.继续医学教育，2007（23）：42-44.

［84］任北大，陈东梅，赵欣，等.皮肌炎用药规律文献研究［J］.中医杂志，2017，58（9）：791-795.

［85］邓铁涛，吴弥漫.中医基本理论［M］.北京：科学出版社，2015.

［86］诸旭.临床神经内科学［M］.长春：吉林科学技术出版社，2018.

［87］中华医学会神经病学分会，中华医学会神经病学分会周围神经病协作组，中华医学会神经病学分会肌电图与临床神经电生理学组，等.中国吉兰-巴雷综合征诊治指南（2019）［J］中华神经科志，2019，52（11）：877-882.

［88］赵建国，肖蕾.Meige综合征临床研究近况［J］.中国实用内科杂志，2002，22（6）：381.

［89］Hallett M.Blepharospasm：Recent Advances［J］.Neurology，2002，59（9）：1306-1312.

［90］孙彩虹，逄淑申，丛志强.Meige 综合征［J］.临床荟萃，1999（13）：3-5.

［91］赵华，李世亭.Meige 综合征的最新治疗评价［J］.医学与哲学（B），2015，36（7）：68-70.

［92］聂坤，张玉虎，王丽娟.肯尼迪病的研究进展［J］.中国临床神经科学，2011，19（3）：317-320.

［93］Rhodes L E，Freeman B K，Auh S，et al.Clinical features of spinal and bulbar muscul aratrophy.［J］.Brain，2009，132（12）：3242-3251.

［94］Katsuno M，Banno H，Suzuki K，et al.Molecular genetics and biomarkers of polyglutamine diseases［J］.Curr Mol Med，2008，8（3）：221-234.

［95］Tanaka F，Katsuno M，Banno H，et al. Current status of treatment of spinal and bulbar muscul aratrophy［J］. Neural Plast，2012，2012（7）：369284.

［96］万全.幼科发挥［M］.北京：中国中医药出版社，2007.

［97］陈士铎.辨证奇闻［M］.北京：中国医药科技出版社，2011.

［98］虞抟.医学正传［M］.北京：人民卫生出版社，1984.

［99］章楠.医门棒喝［M］.北京：中医古籍出版社，1999.

［100］缪希雍.神农本草经疏［M］.北京：中国医药科

技出版社，2011.

［101］倪朱谟.本草汇言［M］.上海：上海科技出版社，
2005.

［102］张珍珍，苗晶，李香丽，等.糖原累积病Ⅱ型2例
家系报告并文献复习［J］.中风与神经疾病杂志，2015，32
（4）：367-368.

［103］American Association of Neuromuscular ＆ Electro
diagnostic Medicine. Diagnostic criteria for late-onset（childhood
and adult）Pompe disease［J］. Muscle Nerve，2009，40（1）：
149-160.

［104］Zaidman C M，Malkus E C，Siener C，et al.
Qualitative and quantitative skeletal muscle ultrasound in late-
onset acid maltase deficiency［J］. Muscle Nerve，2011，44：
418-423.

［105］Pompe Disease Diagnostic Working Group，Winchester
B，Bali D，et al.Methods for a prompt and reliable laboratory
diagnosis of Pompe disease：Report from an international
consensus meeting.Molecular Genetics and Metabolism，93（3）：
275-281.

［106］Kumamoto S，Katafuchi T，Nakamura K，et al.High
frequency of acid α-glucosidase pseudodeficiency complicates
new born screening for glycogen storage disease type Ⅱ in
Japanese population. Molecular Genetics and Metabolism，2009，
97（3）：190-195.

[107] 郭鹏, 翟晖, 宋福聪. 腓骨肌萎缩症临床表现、基因分型和分子发病机制研究进展 [J]. 中风与神经疾病杂志, 2013, 30 (10): 953-955.

[108] Nobbio L, Vigo T, Abbruzzese M, et al. Impairment of PMP22 transgenic Schwann cells differentiation inculture: implications for Charcot-Marie-Tooth type 1A disease [J]. Neurobiol Dis, 2004, 16 (1): 263-273.

[109] Runker A E, Kobsar I, Fink T, et al. Pathology of a mouse mutation in peripheral myelin protein P0 is characteristic of a severe and early onset form of human Charcot-Marie-Tooth type 1B disorder [J]. Cell Biol, 2004, 165 (4): 565-573.

[110] Kijima K, Numakura C, Izumino H, et al. Mitochondrial GT pasemit of us in 2 mutation in Charcot-Marie-Tooth neuropathy type 2A [J]. Hum Genet, 2005, 116 (1): 23-27.

[111] Verhoeven K, Jonghe P, Coen K, et al. Mutations in the small GTP-ase late endosomal protein RAB7cause Charcot-Marie-Tooth type 2B neuropathy [J]. Am Hum Genet, 2003, 72 (3): 722-727.

[112] Kabzinska D, Hausmanowa-Petrusewicz I, Ochanski A. Charcot-Marie-Tooth disorders with an autosomal recessive mode of inheritance [J]. Clin Neuropathol, 2008, 27 (1): 1-12.

[113] 杨晓黎, 陈金亮, 杜雅洁. 参芪强力胶囊治疗腓

骨肌萎缩症 120 例疗效观察［J］. 新中医，2010，42（10）：23-24.

［114］顾卫红. 多系统萎缩的诊断与治疗［J］. 中国现代神经疾病杂志，2012，12（3）：257-260.

［115］葛洪. 肘后备急方［M］. 天津：天津科学技术出版社，2000.

［116］王肯堂. 王肯堂医学全书［M］. 北京：中国中医药出版社，2010.

［117］释继洪. 岭南卫生方［M］. 北京：中医古籍出版社，1983.

［118］张宁，孙新刚，李刚，等. 线粒体肌病与线粒体脑肌病的临床分析［J］. 中风与神经疾病杂志，2008，25（6）：697-699.

［119］张惠芳. 线粒体肌病［J］. 宁夏医学杂志，2003（9）：574-575.

［120］宋腾腾，李倩. 线粒体肌病的临床诊治现状和研究进展［J］. 赣南医学院学报，2019，39（8）：846-851.

［121］张志聪. 黄帝内经素问集注［M］. 北京：学苑出版社，2002.

［122］黄元御. 黄元御医集［M］. 北京：人民卫生出版社，2015.

［123］胡齐，宋雅芳，孙莹. 中医"脾主肌肉"与线粒体生物合成中能量代谢的相关性探讨［J］. 时珍国医国药，2014，25（4）：1018-1020.

［124］孙莹，宋雅芳，胡齐．中医"脾主肌肉"与线粒体功能的相关性探析［J］．中医药信息，2014，31（4）：27-29．

［125］刘完素．素问玄机原病式［M］．北京：人民卫生出版社，2005．

［126］陆国辉，张学．产前遗传病诊断．2版［M］．广州：广东科技出版社，2020：1050．

［127］丁圆，曹冰燕，苏畅，等．努南综合征20例临床及遗传学分析［J］．中华儿科杂志，2021，59（7）：588．

［128］郑洪．禀赋系统研究探要［J］．中医药学刊，2003（11）：1844．